全国高职高专护理类专业规划教材（第二轮）

# 外科护理学

## （第2版）

（供护理及助产类专业使用）

主　　编　林建兴　张　德
副 主 编　王宏臻　吴　明　吴文君　韩　樱
编　　者（以姓氏笔画为序）
王宏臻（厦门长庚医院）
卞丽芳（浙江大学医学院附属第一医院）
朱延玲（安徽医学高等专科学校）
刘　萍（天津医学高等专科学校）
孙立明（厦门医学院）
吴　明（福建卫生职业技术学院）
吴文君（重庆三峡医药高等专科学校）
张　德（四川护理职业学院）
陈　颖（天津医学高等专科学校）
林建兴（漳州卫生职业学院）
韩　樱（贵州医科大学附属医院）
韩贤明（漳州卫生职业学院）
编写秘书　韩贤明

中国健康传媒集团
中国医药科技出版社

## 内容提要

《外科护理学》（第2版）为“全国高职高专护理类专业规划教材（第二轮）”之一。依照教育部教育发展规划纲要等相关文件要求，结合全国护士执业资格考试大纲，根据课程标准的基本要求和课程特点编写而成。全书共7个模块20章。除模块一外，疾病护理统一用“护理评估”“护理问题”“护理目标”“护理措施”的结构进行编写，增强了教材的科学性与实用性。本教材为书网融合教材，即纸质教材有机融合电子教材、教学配套资源（PPT、微课、视频、图片等）、题库系统、数字化教学服务（在线教学、在线作业、在线考试）。

本教材主要供高职高专护理及助产类相关专业使用，适合医药卫生高职高专、函授及自考等护理类专业相同层次不同办学形式教学使用。



**图书在版编目（CIP）数据**

外科护理学/林建兴，张德主编．—2版．—北京：中国医药科技出版社，2019.7

全国高职高专护理类专业规划教材（第二轮）

ISBN 978－7－5214－0897－3

Ⅰ.①外…　Ⅱ.①林…　②张…　Ⅲ.①外科学－护理学－高等职业教育－教材　Ⅳ.①R473.6

中国版本图书馆CIP数据核字（2019）第116005号

**美术编辑**　陈君杞
**版式设计**　友全图文

出版　**中国健康传媒集团**｜中国医药科技出版社
地址　北京市海淀区文慧园北路甲22号
邮编　100082
电话　发行：010－62227427　邮购：010－62236938
网址　www.cmstp.com
规格　889×1194mm $^{1}/_{16}$
印张　25 $^{3}/_{4}$
字数　560千字
初版　2015年8月第1版
版次　2019年7月第2版
印次　2020年8月第2次印刷
印刷　三河市万龙印装有限公司
经销　全国各地新华书店
书号　ISBN 978－7－5214－0897－3
**定价　68.00元**



**版权所有　盗版必究**

举报电话：010－62228771

本社图书如存在印装质量问题请与本社联系调换


获取新书信息、投稿、为图书纠错，请扫码联系我们。

# 数字化教材编委会


**主　　编**　林建兴　张　德

**副 主 编**　王宏臻　吴　明　吴文君　韩　樱

**编　　者**（以姓氏笔画为序）

王宏臻（厦门长庚医院）

卞丽芳（浙江大学医学院附属第一医院）

朱延玲（安徽医学高等专科学校）

刘　萍（天津医学高等专科学校）

孙立明（厦门医学院）

吴　明（福建卫生职业技术学院）

吴文君（重庆三峡医药高等专科学校）

张　德（四川护理职业学院）

陈　颖（天津医学高等专科学校）

林建兴（漳州卫生职业学院）

韩　樱（贵州医科大学附属医院）

韩贤明（漳州卫生职业学院）

**编写秘书**　韩贤明

# 出版说明

“全国高职高专护理类专业规划教材”于2015年由中国医药科技出版社出版，全套教材共27门，是针对全国高职高专医药院校护理类专业教育教学需求和复合型临床人才培养目标要求而编写，自出版以来得到了各院校的广泛欢迎。为了进一步提升教材质量，使教材更好地服务于院校教学，同时为了进一步贯彻落实国务院办公厅《关于深化医教协同进一步推进医学教育改革与发展的意见》(〔2017〕63号)等有关文件精神，不断推动职业教育教学改革，推进信息技术与医学教育融合，加强医学人才培养，使职业教育切实对接岗位需求，教材内容与形式及呈现方式更加契合现代职业教育需求，培养具有整体护理观的护理人才，在教育部、国家卫生健康委员会、国家药品监督管理局的支持下，中国医药科技出版社组织了本套教材的修订工作，并由全国近百所高职高专院校及附属医疗机构260余名专家、教师精心编撰，即将付梓出版。

本轮教材共包含27门，其中24门教材为新修订教材（第二版），主要特点如下。

## 一、内容精练，专业特色鲜明

本轮教材建设对课程体系进行科学设计，整体优化；对上版教材中不合理的内容框架进行适当调整；内容上吐故纳新，力求达到基础学科与专业学科紧密衔接、主干课程与相关课程合理配置的目标。教材内容精练、针对性强，具有鲜明的专业特色和高职教育特色。

## 二、对接岗位，强化能力培养

本轮教材强化以岗位需求为导向的理实教学，注重理论知识与护理岗位需求相结合，对接职业标准和岗位要求。每门教材在由教学一线经验丰富的教师组成编写团队的基础上，吸纳了多位具有丰富临床经验的医护人员参与编写，满足培养应用型人才的需求。在教材正文适当插入临床案例，起到边读边想、边读边悟、边读边练，做到理论与临床护理岗位相结合，强化培养学生临床思维能力和护理操作能力；同时注重护士人文关怀素养的养成，注重吸收临床护理新技术、新方法、新材料，体现教材的先进性。

## 三、对接护考，满足考试需求

本轮教材内容和结构设计，与国家护士执业资格考试紧密对接，在国家护士执业资格考试相关课程教材中以“考点提示”和“目标检测”的形式插入护士执业资格考试考点与真题，为学生学习和参加护士执业资格考试奠定基础，提升学习效率。

## 四、书网融合，学习便捷轻松

全套教材为书网融合教材，即纸质教材与数字教材、配套教学资源、题库系统、数字化教学服务有机融合。通过“一书一码”的强关联，为读者提供全免费增值服务。按教材封底的提示激活教材后，读者可通过PC、手机阅读电子教材和配套课程资源，并可在线进行同步练习，实时反馈答案和解析。同时，读者也可以直接扫描书中二维码，阅读与教材内容关联的课程资源（“扫码学一学”，轻松学习PPT课件；“扫码练一练”，随时做题检测学习效果），从而丰富学习体验，使学习更便捷。教师可通过PC在线创建课程，与学生互动，开展在线课程内容定制、布置和批改作业、在线组织考试、讨论与答疑等教学活动，学生通过PC、手机均可实现在线作业、在线考试，提升学习效率，使教与学更轻松。此外，平台尚有数据分析、教学诊断等功能，可为教学研究与管理提供技术和数据支撑。

本轮教材修订在组织、编写和审定过程中，得到众多专家的悉心指导和相关院校的大力支持，在此一并致谢！

改革创新的过程也是探索提升的过程，目标的提出至目标的实现是一个漫长、曲折的过程。在此殷切希望各医药卫生类院校师生和广大读者在使用中对教材进行检验，并提出宝贵意见，使本套教材日臻完善，为促进我国高职高专护理类专业教育教学改革和人才培养做出积极贡献。

**中国医药科技出版社**
**2019年5月**

# 全国高职高专护理类专业规划教材（第二轮）
# 建设指导委员会


**主 任 委 员** 史瑞芬（南方医科大学）

**顾　　　问** 黄庶亮（漳州卫生职业学院）

**副主任委员**（以姓氏笔画为序）

马　波（安徽中医药高等专科学校）
郑翠红（福建卫生职业技术学院）
房立平（漳州卫生职业学院）
姚永萍（四川护理职业学院）
谭　工（重庆三峡医药高等专科学校）

**委　　　员**（以姓氏笔画为序）

王　刚（四川护理职业学院）
王亚宁（江西科技学院）
王珊珊（福建卫生职业技术学院）
尹　红（漳州卫生职业学院）
兰　萌（天津医学高等专科学校）
朱　霖（安徽医学高等专科学校）
朱美香（衢州职业技术学院）
汲　军（长春医学高等专科学校）
严家来（安徽医学高等专科学校）
杜庆伟（山东医学高等专科学校）
杨　峥（漳州卫生职业学院）
杨小玉（天津医学高等专科学校）
李大权（毕节医学高等专科学校）
李正姐（安徽中医药高等专科学校）
李丽娟（漳州卫生职业学院）
李钟峰（湄洲湾职业技术学院）
苏湲淇（重庆医药高等专科学校）
邱　波（漳州卫生职业学院）

张　庆（济南护理职业学院）
张　荣（毕节医学高等专科学校）
张　健（长春医学高等专科学校）
张　敏（安徽医学高等专科学校）
张　德（四川护理职业学院）
张亚军（内蒙古医科大学继续教育学院）
陈　燕（惠州卫生职业技术学院）
陈秋云（漳州卫生职业学院）
陈顺萍（福建卫生职业技术学院）
陈晓玲（安徽卫生健康职业学院）
陈瑄瑄（漳州卫生职业学院）
林建兴（漳州卫生职业学院）
林斌松（漳州卫生职业学院）
周卫凤（安徽医学高等专科学校）
周谊霞（贵州医科大学）
庞　燕（四川护理职业学院）
洪　霞（福建卫生职业技术学院）
郭永洪（云南工商学院）
黄小凤（漳州卫生职业学院）
谌　秘（南昌大学第四附属医院）
谢万兰（襄阳职业技术学院）
薛　梅（天津医学高等专科学校）

# 前　言 / PREFACE

随着社会需求的增长，高素质技能型护理专业的培养规模在逐年增加。《外科护理学》（第 2 版）主要适用于高职高专三年制护理专业和助产专业的教学。

本教材力求贴近护理和助产岗位需求，贴近国家护士执业资格考试要求，贴近学生的学习需求。本次修订重点将教材建设为书网融合教材，即纸质教材有机融合电子教材、教学配套资源（PPT、微课、视频、图片等）、题库系统、数字化教学服务（在线教学、在线作业、在线考试）。本教材遵循“三基五性”基本原则，密切临床专业发展和需要，增加和更新专业领域新理论、新知识和新技能，运用数字媒体和现代化信息手段，通过 PPT、试题库、微视频、微课、动画等多元化、多维度的学习资源，赋予教材更丰富的内涵、更直观的情境实践、更活力的新颖方式、更生动的兴趣体验、更富魅力的教学互动，也赋予了教材更强的实用性和可操作性。全书具有以下特点。

1. 按工作岗位职责要求，分模块编写。教材为临床实践服务，本教材按护理岗位需求，分为外科护理基本理论与技术，颅脑外科疾病患者的护理，颈部、乳腺及胸部外科疾病患者的护理，腹部及普通外科疾病患者的护理，泌尿外科疾病患者的护理，骨与关节外科疾病患者的护理，皮肤病与性病患者的护理七大模块，共二十章，使教材模块符合临床实际。

2. 突出护理专业特点。本教材涵盖了护理专业学生应知应会的内容和国家护士执业资格考试大纲要求。但鉴于助产专业的特点，我们在教材的“护理评估”中增加了“与产科相关性评估”内容，阐述外科疾病对孕产妇的影响、合并有外科疾病的孕产妇的护理措施等内容。

3. 贴近临床实际。此次修订将第 1 版护理评估中的“病因评估”改为“健康史”，“临床表现评估”改为“身体状况”，“实验室及其他检查”改为“辅助检查”，更有利于医护之间的交流。

4. 教材编写体现实用性和适用性。为高职高专学生编写“理论适度，实践适用”的应用型教材，是本教材编写的原则。为此，在编写中，我们深入临床护理一线调研，反复研讨，明确思路，注意体现“思想性、科学性、先进性、启发性”，突出“适用性、实用性和针对性”，形成“模块分明、条理清晰、文字简洁、逻辑合理”的编写体例。

教材编写人员来自全国部分高职高专院校，内容反映了外科护理教育和临床实践中积累的很多经验。但是，教材的编写与创新是需要与时俱进的。编写中仍可能存在诸多不足之处，恳请全国广大师生和临床护理工作者提出宝贵意见，以使本教材能进一步修订和完善。

编　者

2019 年 5 月

# 目 录 / CONTENTS

## 模块一 外科护理基本理论与技术

## 模块二　颅脑外科疾病病人的护理



## 模块三　颈部、乳腺及胸部外科疾病病人的护理

## 模块四 腹部及普通外科疾病病人的护理

## 模块五　泌尿外科疾病病人的护理



## 模块六　骨与关节外科疾病病人的护理



## 模块七　皮肤病、性病病人的护理

## 模块一

# 外科护理基本理论与技术

扫码“学一学”

# 第一章

# 绪 论

**学习目标**

1. 简述外科护理学的发展史。
2. 归纳外科护理学的定义和范畴。
3. 运用外科护理学的学习方法学习本课程。

## 第一节 外科护理学的定义和范畴

《外科护理学》是护理和高级助产专业一门重要的专业课程。外科护理学是一门研究如何对外科病人进行整体护理的临床护理学科。外科护理包括医学基础理论、外科学基础理论和护理学基础理论及技术，同时还包括护理心理学、护理伦理学、社会学等人文学科。它以外科病人为研究对象，在现代医学模式和现代护理观的指导下，根据外科病人的身心健康要求、社会家庭文化需求，以人的健康为中心，应用护理程序，向病人提供整体护理。

外科护理与医疗相配合，通过护理程序使病人的健康目标检测得到解决，顺利地恢复身心健康。外科疾病分为损伤、感染、肿瘤、畸形、内分泌功能失常、寄生虫病和其他疾病七大类。病人主要包括以下几类。

**1. 损伤病人** 损伤指各种致伤因子对人体组织器官造成的结构破坏和功能障碍。如内脏器官破裂、骨折等病人。

**2. 外科感染病人** 是指需要外科治疗的感染性疾病或发生在损伤、手术、器械检查及治疗等并发的感染。如行坏死阑尾的切除、肝脓肿的切开引流等的病人。

**3. 肿瘤病人** 肿瘤是正常细胞在不同始动与促进因素长期作用下所产生的增生与异常分化所形成的新生物。包括需手术切除的良、恶性肿瘤病人。

**4. 畸形病人** 多数为先天性畸形病人，如先天性巨结肠病人等，需施行手术治疗；后天性畸形病人，如烧伤后瘢痕挛缩病人，也多需手术整复。

**5. 内分泌功能失常病人** 如部分甲状腺功能亢进症病人需外科手术治疗。

**6. 寄生虫病病人** 如部分胆道蛔虫病病人需外科手术治疗。

**7. 其他疾病病人** 包括器官移植（如肝移植）病人；空腔脏器梗阻性（如肠梗阻、尿路梗阻）病人；结石（如胆结石、尿路结石）病人等。

以上这些疾病往往需要以手术或手法处理为主要治疗手段。因此手术就成为外科特有的一种治疗方法，而外科疾病的围术期护理（手术前、中、后的护理）亦成为外科护理中最主要的内容。随着医学科学的发展，有的原来认为应当手术的疾病，现在可以改用非手术疗法治疗，例如大部分的尿路结石可以应用体外震波，使结石粉碎排除。有的原来不能施行手术的疾病，现在已创造了有效的手术疗法，例如大多数的先天性心脏病，可以用手术方法来纠正。基础医学、生物医学工程及相关学科的前沿成果，使体外循环机、多功能麻醉机、纤维光束内镜、核磁共振、X 线刀、伽马刀、人工心脏瓣膜、人工关节等进入临床，大大丰富了外科学和外科护理学的深度和广度。外科护理学与外科学是紧密配合的，外科学的发展对护理工作提出新的要求，现代护理理念拓宽了外科护士的职能，促使外科护理学的发展；同时，由于外科护理学的突破，也有助于外科学的发展。

现代护理学理论包括四个框架性概念：人、环境、健康、护理。世界卫生组织（WHO）对健康定义为："健康不仅是没有身体上的疾病和缺陷，还要有完好的心理状态和良好的社会适应能力。"1980 年美国护士学会提出，护理是诊断和处理人类现有的或潜在的健康目标检测的反应。护理的宗旨就是帮助人适应和改变内、外环境的压力，使其达到最佳状态。护理的根本目的是为服务对象解决健康目标检测。外科护士应始终以人为本，坚持以现代护理观念为指导，以护理程序为框架，及时收集和分析资料，提出病人现存的或潜在的健康目标检测，采用有效的护理措施并评价效果，最终达到帮助服务对象解决健康目标检测。

## 第二节 外科护理学的发展

外科护理学的发展与现代护理学和外科学的发展紧密相关。虽然早在远古时代人们已认识并建立外科学，但由于社会生产力等因素的限制，仅限于表浅疮、疡和外伤等治疗，未认识到"护理"的重要性。随着社会生产力和科学技术的进步，医学科学迅猛发展。人体解剖学、病理解剖学以及实验外科学等相关学科的建立，为外科学的发展奠定了基础。麻醉、消毒、灭菌、无菌术、止血、输血等技术的问世解决了阻碍外科学发展的手术疼痛、伤口感染、出血等目标检测，使得古老的外科学进入了新的发展阶段。与之同期，弗洛伦斯·南丁格尔在克里米亚前线医院看护伤病员的过程中，注重伤病员的心理调节、营养补充、敷料更换和清洁、消毒等，使伤病员病死率从 50% 下降至 2.2%，充分证实了护理工作在外科治疗中的独立地位和意义，并由此创建了护理专业，外科护理学作为护理专业的先驱学科而问世。随着现代外科学在深度和广度方面的迅速发展，外科日渐专科化。按人体的部位分，有腹部外科、胸心外科等；按人体的系统分，有骨科、泌尿外科、神经外科等；按病人年龄分，有小儿外科、老年外科等；按手术方式分，有显微外科、移植外科、整复外科等；按疾病性质分，有肿瘤外科、急症外科等。特别是由于手术涉及的领域日益扩大，难度不断增加，对麻醉的要求不断提高，出现了麻醉专科、监护病房，共同创造条件保证手术成功。现代外科学的发展，促使外科护理学在一定的理论基础上更进一步地走向专、细、深，且日臻完善。

回顾护理学的临床实践和理论研究，现代外科学的发展经历了以疾病护理为中心、以病人护理为中心和以人的健康为中心的三个发展阶段。在不同的发展阶段中，人们对人、健康、环境和护理的概念的认识不断深入，使外科护理的实践和理论不断向前发展。进入21世纪以后，科学技术更日新月异，尤其是外科领域有关生命科学、新技术的不断引入，计算机的广泛应用，医学分子生物学和基因研究的不断深入，为外科学和外科护理学提供了新的机遇与挑战。外科护理工作者必须着眼本学科的发展趋势以及与先进国家的差距，努力提高自身素质，承担起时代赋予的重任，为外科护理学的发展做出贡献。

## 第三节　如何学习外科护理学

现代外科护理学正迅猛地向前发展，外科护理工作者只有在以下几个方面努力，才可能学好外科护理学。

### 一、树立正确的人生观和价值观

学习外科护理学的基本目的是为了掌握知识，使自己成为一个能够更好地为人类健康服务，立志献身护理事业的优秀人才。作为一名护理工作者，仅有知识还远远不够，如果外科护理工作者服务思想不端正，任何偶然的疏忽大意，轻则会增加病人的痛苦，重则危及生命。因此，护理工作者要树立正确的人生观和价值观，端正全心全意为人民服务的思想，培养良好的职业道德，要有高度的责任心，严谨的慎独作风，无私奉献的精神，爱岗敬业，吃苦耐劳，才能够更好地为人类健康服务。

### 二、以现代护理观指导学习

1977年，美国罗彻斯特大学医学院精神病学和内科学教授恩格尔（G. L. Engel）提出了生物－心理－社会医学模式。它给护理学的发展带来无限生机，为护理专业的发展指明了方向。为人类健康服务是现代护理观念的主导思想。人被看成是生理、心理和社会、精神文化等多方面因素构成的统一体。护士的角色由病人的照顾者扩大到决策者、管理者、沟通者、健康教育者、研究者和保护者。外科护士在手术前运用扎实的护理学知识与病人交流，消除病人的紧张情绪，增强其信心，使之从被动护理转向主动参与者。手术后观察病情，避免手术并发症的发生。对出院前的病人，进行健康目标检测宣教。对已出院的病人，要进行随访。护理工作的服务对象从病人扩展到对健康者的预防保健，工作场所从医院延伸至家庭和社区。护理方式是整体护理。护理的目的是满足病人的需要，解决其健康存在的目标检测，增强其应对和适应能力，使其达到最佳的健康状态。

### 三、掌握外科护理学特点

要做好外科护理工作，首先要掌握现代护理的整体观。外科护理工作的特点是急症多、重病多、抢救多，且病情变化快，加之外科病人手术后解剖关系和生理功能发生了变化，术前、术后护理的重点也随之发生改变，这就要求护理工作者必须掌握好理论知识，细心观察，透过细微之处看到目标检测的本质，及时发现目标检测，早期处理，以达到预防并发症的发生、促进病人早日康复的目的。

外科病人的特点是面对手术，对手术顾虑重重，这就要求外科护士运用扎实的护理学知识，消除病人的紧张情绪，增强病人战胜疾病的信心。

## 四、坚持理论联系实际

外科护理学是一门操作性较强的学科，须自觉地遵循理论联系实践的原则，既要认真学习书本的理论知识，又要参加临床实践，将所学到的理论知识灵活运用到护理工作当中。护理工作者必须学会沟通与交流技巧，有针对性地提供心理护理，使病人能够积极配合治疗与护理，促进疾病的康复。在外科护理实践过程中，必须具有整体观念，通过独立思考，将感性认识与理论知识密切结合，不断提高发现目标检测、分析目标检测和解决目标检测的能力，以更好地为病人的健康服务。

随着现代医学科学的进步，医学模式与护理理念的转变，各种新理论、新技术、新设备不断应用于临床，护理工作的范畴也在不断扩大，外科护士的职能不断拓宽。外科护士必须具有高尚的职业道德、良好的业务素质、健康的身体素质，与时俱进，开拓进取，勇于探索，才可成为一名优秀的外科护理工作者。

## 目标检测

### 思考题

1. 外科疾病分为几大类？
2. 如何学习外科护理学？

（林建兴）

扫码“学一学”

# 第二章

# 外科体液代谢失衡病人的护理

## 第一节　正常体液平衡

### 学习目标

1. 简述钾和钙代谢失调的病因与病理生理要点；缺水和酸碱失衡的分类、病因与病理生理要点。
2. 归纳外科体液代谢平衡的生理要点；缺水、钾和钙代谢失调、酸碱失衡的护理评估内容。
3. 运用护理程序对水、电解质、酸碱平衡失衡病人实施整体护理。

体液（body fluid）的主要成分是水和溶质，溶质包括电解质（晶体、胶体）和非电解质。体液可分为细胞内液和细胞外液两部分，在生命活动中起着重要的作用。正常体液平衡包括水、电解质和渗透压、酸碱平衡。机体在神经－内分泌系统的调节作用下，始终维持着体液的相对平衡，这种内环境的平衡是人体正常新陈代谢的必要条件。但是，损伤、感染等疾病以及麻醉、手术等特殊治疗均可能会干扰或破坏这种平衡，导致体液代谢的失衡，严重时甚至危及生命。因此，体液失衡的预防、治疗及护理，对病人的康复起着重要作用（本章讨论成人的体液平衡失调）。

### 一、水平衡

#### （一）体液的容量与分布

体液的容量因人的年龄、性别、肥胖程度而不同，正常成年男性体液总量约占体重的60%，女性占55%，婴儿占70%。其中40%（女性35%）分布在细胞内，称细胞内液；20%分布在细胞外，称细胞外液。细胞外液又分为组织间液和血浆，组织间液约占细胞外液3/4，而血浆约占细胞外液1/4。组织间液是体重的15%，血浆是体重的5%。绝大部分的组织间液能迅速地与血管内液体或细胞内液进行交换并取得平衡，在维持体液平衡方面具有重要作用，故又称其为功能性细胞外液。另有一小部分组织间液仅有缓慢地交换和取得平衡的能力，如消化液、胸腹腔液、脑脊液、关节液、心包液等，构成第三间隙，在维持体液平衡方面的作用甚小，故又称其为非功能性细胞外液，约占组织间液的10%。病理情况下，第三间隙液体量增加如肠梗阻病人肠腔内大量渗液，会导致体液失衡。

**（二）水分的摄入与排出**

正常人体每日水的摄入量与排出量保持着动态平衡，为2000～2500ml（表2－1）。如果水摄入不足或出水量大于入水量，可发生脱水；反之，则可引起体内的水潴留。

**表2－1　正常成人24小时水的出入量**

| 来源 | 摄入水量（ml） | 排出途径 | 排出水量（ml） |
|---|---|---|---|
| 饮水 | 1000～1500 | 尿 | 1000～1500 |
| 食物水 | 700 | 皮肤蒸发 | 500 |
| 内生水（代谢水） | 300 | 呼吸蒸发 | 350 |
| | | 粪 | 150 |
| 共计 | 2000～2500 | 共计 | 2000～2500 |

**1. 内生水**　糖、蛋白质、脂肪等营养物质在体内氧化代谢的最终产物是二氧化碳和水，这部分水的量较少，即内生水（代谢水）。

**2. 呼吸及皮肤蒸发**　每天随呼吸排出和皮肤蒸发排出的水分，称不显性失水，约850ml，这部分水的排出感觉不到，也不可控制。即使在机体缺水、不进水、不活动情况下，不显性失水也照常进行。出汗是皮肤丢失水分的另一种形式，其失水量远大于皮肤蒸发，且汗为低渗，约含0.25%氯化钠以及少量的钾盐。在某些病理情况下，通过皮肤丢失的水分量可非常巨大，如大面积烧伤创面丢失的水分，可达每日3～5L。

**3. 尿**　正常成人24小时尿量为1000～1500ml。肾每天要排出体内产生的固体废物30～40g，每克至少需15ml尿液才能溶解排出体外，如24小时尿量在500～600ml，可基本排出体内的代谢产物，但此时尿比重可高达1.030，肾脏负担很重，长时间可加重肾脏负担，可导致肾功能不全。

**4. 粪**　为了消化食物，消化道每天分泌消化液约为8200ml，包括唾液、胃液、胆汁、胰液和肠液等。但绝大部分经肠道吸收，只有150ml左右随粪便排出。如腹泻，则水分丢失明显增加。

## 二、电解质平衡

电解质在细胞内液和细胞外液中的分布显著不同。细胞外液中主要阳离子是$Na^+$，阴离子主要是$Cl^-$、$HCO_3^-$、蛋白质；细胞内液中主要阳离子是$K^+$和$Mg^{2+}$，主要阴离子是$HPO_4^{2-}$和蛋白质。根据电中和基本规律，不论细胞内还是细胞外，其阳离子总量和阴离子总量始终维持着电性平衡。在病理因素下，如果一种阳离子增多，必然伴随另一种阳离子减少；一种阴离子增多，同样也会有另一种阴离子减少。

**（一）钠平衡**

钠占细胞外液阳离子总数的90%以上，决定了细胞外液的渗透压。血清钠正常值135～150（平均142）mmol/L。氯化钠生理需要量为4～5g/d（约相当于生理盐水500ml）。由于细胞膜上的$Na^+-K^+$泵的作用，不断将进入细胞内的$Na^+$排出，同时使$K^+$进入细胞内。钠由饮食摄入体内，主要由肾脏排出，肾脏保留钠的能力强，其特点是摄入多排出多，摄入少排出少，不摄入就几乎不排（排出量甚微）。钠参与细胞代谢活动和生物电活动，能维持神经、肌肉（包括心肌）的兴奋性。钠构成细胞外液的缓冲系统，调节酸碱平衡。

### （二）钾平衡

钾是细胞内的主要阳离子，全身 $K^+$ 总量 98% 在细胞内，钾对维持细胞内渗透压起重要作用。血清钾正常值为 3.5～5.5mmol/L。氯化钾生理需要量 3～4g/d（相当于 10% KCl 30～40ml）。细胞外液中钾量较少，但对神经－肌肉以及心肌兴奋性有显著影响。钾参与细胞的许多代谢活动，如细胞合成糖原或蛋白质时，钾由细胞外进入细胞内；而糖原或蛋白质分解时，钾自细胞内逸出细胞外。碱中毒时，细胞外液中的钾与细胞内的 $H^+$ 交换，可使钾进入细胞内，同时肾小管细胞钾排出增多而使血钾降低。钾从饮食中摄取，85% 由肾脏排出，肾保留钾的能力较低，其特点是摄入多排出多，摄入少排出少，不摄入时也有一定量的排出。在禁食情况下，每天仍然要从尿中排出相当的钾，造成低钾血症，因此，病人禁食两天以上就必须静脉补钾。临床上低钾血症较为常见。

### （三）钙平衡

体内 99% 的钙以磷酸钙和碳酸钙的形式储存在骨骼和牙齿内。血清钙正常值为 2.25～2.75mmol/L（平均为 2.5mmol/L）。血钙中半数为游离钙，是细胞功能的重要调节物质，可降低毛细血管、细胞膜的通透性和神经－肌肉的兴奋性，并参与肌肉收缩、细胞分泌、凝血等过程；其余一半钙与蛋白质结合。

### （四）镁平衡

镁约有一半储存在骨骼内，其余几乎都存在于细胞内，仅有 1% 存在于细胞外液中。血清镁正常值为 0.75～1.25mmol/L（平均为 1mmol/L）。镁是细胞内多种酶的激活剂，参与糖和蛋白质代谢，对降低神经－肌肉应激性有重要作用。

### （五）氯和碳酸氢根平衡

$Cl^-$ 和 $HCO_3^-$ 是细胞外液中两种主要的阴离子，与钠共同维持细胞外液的渗透压。血清氯的正常值为 95～105mmol/L，碳酸氢根正常值为 22～27mmol/L（平均为 24mmol/L）。为了保持细胞外液阴离子浓度的恒定，碳酸氢根常对氯的增减起代偿作用，即氯增多时碳酸氢根减少，氯减少时碳酸氢根则代偿性增多。碳酸氢根为体内碱储备，故其增减可影响酸碱平衡。

## 三、渗透压平衡

溶质在水中产生的吸水能力（或张力）称为渗透压。渗透压的高低与溶质的颗粒数目成正比，而与颗粒的电荷、大小及重量无关。体液中的溶质有无机盐、葡萄糖和蛋白质等。渗透压的高低决定了水分在细胞内外和血管内外的分布。蛋白质是胶体物质，分子大，但颗粒数少，在体液中形成的胶体渗透压较小，但是蛋白质不能自由通过毛细血管壁，由血浆蛋白形成的胶体渗透压虽小，却对血管内外的水分分布有重要意义。无机盐离子的颗粒数目巨大，它所形成的晶体渗透压对维持体液总渗透压起着决定性作用，影响着细胞内、外水分的分布，膜外钠浓度下降，即渗透压低，水进入细胞内，引起细胞内水肿；反之造成细胞内脱水。血浆正常渗透压为 280～310mmol/L。

体液及渗透压的平衡是受神经－内分泌系统调节的。一般下丘脑－垂体后叶－抗利尿激素系统恢复和维持渗透压，肾素－醛固酮系统恢复和维持血容量。肾是调节体液平衡的重要器官。此两系统共同作用于肾，调节水及钠等电解质的吸收及排泄，从而达到维持体液平衡。①当体内丧失水分或摄盐过多时，细胞外液的渗透压增高，可刺激下丘脑－垂体后叶－抗利尿激素系统，抗利尿激素（antidiuretic hormone，ADH）分泌增多，一方面产生口渴感，机体主动增加饮水。另一方面促使肾小管对水分重吸收，尿量减少，细胞外液渗透压降低。反之，体内水分增多时，细胞外液的渗透压降低，ADH 分泌减少，口渴反应被抑制，尿量增加，细胞外液渗透压增高。②当血容量减少和血压下降时，刺激肾素－醛固酮系统，醛固酮的分泌增加，可促进肾小管对钠的重吸收，随着钠再吸收的增加，水的再吸收也增多，从而恢复和维持血容量；另外，血容量下降时，通过神经反射作用或血管紧张素Ⅱ的直接刺激作用，也会引起抗利尿激素分泌增加。抗利尿激素与醛固酮的主要作用见表 2－2。

**表 2－2　抗利尿激素与醛固酮的主要作用**

| | 主要影响因素 | 分泌 | 肾小管重吸收 | 尿 | 血渗透压 | 血容量 |
|---|---|---|---|---|---|---|
| 抗利尿激素 | 渗透压增加 | ↑ | ↑（水） | ↓ | ↓ | （↑） |
| | 渗透压减少 | ↓ | ↓ | ↑ | ↑ | （↓） |
| 醛固酮 | 血容量增加 | ↓ | ↓（钠水） | ↑ | | ↓ |
| | 血容量减少 | ↑ | ↑ | ↓ | | ↑ |

## 四、酸碱平衡

生活中每天都有大量酸、碱物质进入体内，同时机体在代谢过程中也会产生酸、碱，这些都会影响体液的酸碱度。正常人体血液 pH 值维持在 7.35～7.45 之间，呈弱碱性，这是机体进行新陈代谢最适宜的环境，机体通过以下三个途径来维持体液酸碱平衡。

**1. 血液缓冲系统**　包括细胞内磷酸盐缓冲系统、红细胞内血红蛋白缓冲系统、血浆中蛋白缓冲系统、碳酸氢盐缓冲系统等。其中最重要的缓冲系统是血浆中的 $HCO_3^-/H_2CO_3$。$HCO_3^-$ 是弱碱，是体内主要的正常碱储备，$H_2CO_3$ 是弱酸。当体内酸增多时，$HCO_3^-$ 中和酸（$H^+ + HCO_3^- \rightarrow H_2CO_3 \rightarrow CO_2\uparrow + H_2O$），通过呼吸排出 $CO_2$，使体液酸度缓冲；当体内碱增多时，$H_2CO_3$ 中和碱（$OH^- + H_2CO_3 \rightarrow HCO_3^- + H_2O$），使体液碱度缓冲。缓冲系统的调节作用最迅速，但总量有限，同时 $HCO_3^-$ 及 $H_2CO_3$ 的相应增减还得依靠肺、肾的调节，血液中 $HCO_3^-$ 正常值平均为 24mmol/L，$H_2CO_3$ 正常值平均为 1.2mmol/L。$HCO_3^-/H_2CO_3$ = 24/1.2 = 20∶1，只要二者比值保持 20∶1，血浆的 pH 值就能维持在 7.4。

**2. 肺的调节**　肺是排出体内挥发性酸（碳酸、酮体）的主要器官，主要通过排出 $CO_2$ 来调节血中 $H_2CO_3$ 的浓度。当血 $H_2CO_3$ 浓度增高时，$PaCO_2$ 升高，兴奋呼吸中枢，使呼吸加深加快，加速 $CO_2$ 排出，以降低血中 $H_2CO_3$ 浓度；反之则抑制呼吸中枢，使呼吸减慢变浅，以减少 $CO_2$ 排出。

**3. 肾的调节**　肾是调节酸碱平衡最重要的器官，一切非挥发性酸和过多的碱性物质都必须经过肾脏排出，但调节速度最缓慢，肾是通过排出 $H^+$，回吸收 $Na^+$ 和 $HCO_3^-$ 来调节酸碱平衡的。

另外，酸碱平衡的变化可引起细胞内外离子浓度的改变，而细胞内外离子浓度的变化也可影响酸碱平衡。

（1）酸碱平衡变化对 $K^+$ 的影响　如细胞外液酸中毒时，细胞外 $H^+$ 浓度增高，大量 $H^+$ 进入细胞内，与细胞内 $K^+$ 交换，细胞外 $K^+$ 增多（每移出 3 个 $K^+$，即有 2 个 $Na^+$ 与 1 个 $H^+$ 移入细胞内）；同时因酸中毒，肾脏中 $H^+-Na^+$ 交换加强而 $K^+-Na^+$ 交换减弱，肾排$K^+$减少。故酸中毒可能伴高钾血症；碱中毒可能伴低钾血症。

（2）$Cl^-$和$HCO_3^-$变化对酸碱平衡的影响　如临床上反复的较重的呕吐、胃肠减压，会使胃液中大量的$Cl^-$与$K^+$丢失，为维持细胞外液阴离子浓度恒定，$HCO_3^-$会代偿性升高，同时细胞外$K^+$下降，$K^+$自细胞内向外转移，$H^+$被交换进入细胞内，以及肾$H^+$-$Na^+$交换的加强，可导致低钾低氯性碱中毒；相反大量输入生理盐水，会使细胞外液$Cl^-$浓度增加，$HCO_3^-$会代偿性减少，可导致高氯性酸中毒。

（3）酸碱平衡变化对$Ca^{2+}$的影响　在碱性环境下，血浆中$Ca^{2+}$易与蛋白质结合，致游离钙降低；相反，在酸性环境下，血浆中蛋白质结合钙易转变成$Ca^{2+}$离子，游离钙增加。故碱中毒常发生低钙血症，酸中毒易掩盖低钙血症的表现。

扫码“学一学”

## 第二节　水、钠代谢失衡病人的护理

### 一、缺水与缺钠病人的护理

**【分类】**

由于体内钠是维持细胞外液渗透压的主要阳离子，渗透压又维持了细胞外液的容量，故水和钠在体液平衡过程中总是密切关联的，故一旦发生代谢紊乱，缺水与缺钠同时发生，但有的以缺水为主，有的以缺钠为主，或两者缺失比例相当，故临床上将缺水与缺钠分为高渗性缺水、低渗性缺水、等渗性缺水三种类型。

**【病理生理】**

**1. 高渗性缺水（hypertonic dehydration）**　又名原发性缺水，水和钠同时缺失，但缺水更多，钠盐缺失相对较少。病理特点是缺水比例多于缺钠，细胞外液渗透压与血钠升高。由于细胞外液渗透压增高可刺激下丘脑的口渴中枢，病人会自觉口渴而饮水；同时刺激下丘脑-垂体后叶-抗利尿激素系统，使抗利尿激素（ADH）分泌增多，肾小管增加对水的重吸收，尿量减少，尿比重增高；若继续缺水，则引起循环血量减少，刺激肾上腺皮质分泌醛固酮增多，促进肾小管对水钠重吸收以维持血容量。同时，细胞内水分向渗透压高的细胞外转移，结果导致细胞内、外液量都减少，且细胞内缺水超过细胞外缺水的程度。严重的脑细胞缺水会引起脑功能障碍。

**2. 低渗性缺水（hypotonic dehydration）**　又称慢性缺水或继发性缺水，病人体液丢失以缺钠为主，其病理特点是失钠多于失水，细胞外液低渗，血浆渗透压与血钠降低，水分向细胞内转移，引起细胞水肿，而细胞外液缺水最重。因细胞外液渗透压降低，抗利尿激素分泌减少，肾小管对水的重吸收减少，尿量不减甚至增多，加重了细胞外液的丢失；晚期，随着血容量的减少，刺激醛固酮分泌增多，肾重吸收增加，尿量减少。

**3. 等渗性缺水（isosmotic dehydration）**　又称急性缺水或混合性缺水，是临床上最常见的缺水类型。其病理特点是水和钠按比例丢失，细胞外液渗透压和血钠浓度基本保持正常；早期主要丢失细胞外液，血容量减少，持续时间较久后，会使细胞内液相应缺失。如补液不及时，可转化为高渗性缺水；如补液不当，补充大量葡萄糖溶液，又可转化为低渗性缺水。

**【护理评估】**

**（一）健康史**

**1. 高渗性缺水**　主要是两个方面：①水分摄入不足，如长期禁食、吞咽困难、昏迷而未补充液体、鼻饲液浓度高、在高温环境劳动而饮水不足等；②水分丧失过多，如高热大汗、呼吸增快、气管切开、尿崩症或大面积烧伤暴露疗法而补液不足等。

**2. 低渗性缺水**　常见于一些慢性疾病，如：①胃肠道消化液持续性丢失，如反复呕吐、腹泻、长期胃肠减压或大面积烧伤创面慢性渗液等；②等渗性体液丢失病人只喝白开水，或静脉输入大量葡萄糖液，未注意补给适量的钠盐，以致体内缺钠程度多于缺水；③长期使用排钠利尿剂，或水分摄取过多，如输入过多低渗溶液、清水灌肠等。

**3. 等渗性缺水**　主要原因有：①消化液急性丧失，是最常见的原因，如急性肠梗阻所致大量呕吐、肠瘘等；②体液急性丧失，如急性腹膜炎、大面积烧伤早期等。

**（二）身体状况**

**1. 高渗性缺水**　临床表现以口渴为特点，此症状出现最早也最明显；随后出现组织缺水征象，如唇舌干燥、皮肤弹性减退、眼窝凹陷、精神萎靡等；缺水严重时可出现高热及神经系统功能障碍，如躁狂、幻觉、抽搐、谵妄甚至昏迷等；因体液渗透压升高，ADH 分泌增加，造成尿量减少及尿比重增高。根据缺水程度不同，可将高渗性缺水分为三度（表 2－3）。

**表 2－3　缺水程度的评估**

| 程度 | 临床表现 | 失水量（占体重） |
|---|---|---|
| 轻度 | 口渴、尿少等缺水症状 | 2%～4% |
| 中度 | 极度口渴，并出现缺水体征：唇舌干燥、皮肤弹性差、眼窝凹陷。常有精神萎靡或烦躁。尿少且比重高 | 4%～6% |
| 重度 | 除缺水症状和体征外，出现中枢神经功能障碍（如高热、躁狂、谵妄、抽搐、神志不清甚至昏迷）或出现循环功能障碍（如血压下降甚至休克） | 6%以上 |

**2. 低渗性缺水**　以较早出现周围循环衰竭为特点，病人口渴不明显。而缺钠所致乏力、恶心、呕吐、头晕、神情淡漠、腓肠肌痉挛性疼痛等较明显；因体液渗透压低，故细胞外液缺水较为明显，血容量显著减少，较早出现直立性晕倒、血压下降甚至休克等。早期因细胞外液渗透压降低，ADH 分泌减少，故尿量不减或略有增多，但尿比重低，尿钠、氯含量下降；随后由于血容量下降，醛固酮和 ADH 均增多，故尿量减少，但尿比重一般仍低。根据缺钠程度不同，可将低渗性缺水分为三度（表 2－4）。

**表 2－4 缺钠程度的评估**

| 程度 | 临床表现 | 血钠（mmol/L） | 缺 NaCl（g/kg） |
|---|---|---|---|
| 轻度 | 乏力、头晕、手足麻木，直立性晕倒，无口渴，尿量正常或略增、尿比重低 | 130～135 | 0.5 |
| 中度 | 除以上症状外，皮肤弹性减退、眼窝凹陷，食欲不振、恶心呕吐，尿量减少且比重仍低，表情淡漠，血压下降、脉压小 | 120～130 | 0.5～0.75 |
| 重度 | 以上表现加重，少尿，并有休克，或出现抽搐、昏迷等 | <120 | 0.75～1.25 |

**3. 等渗性缺水**　临床特点是既有缺水表现，又有缺钠表现。

（1）缺水表现　尿少，皮肤黏膜干燥，眼窝凹陷，但口渴不明显。由于短时间内丢失大量体液，血容量不足症状尤为突出。当丧失量达体重 5% 时可出现血容量不足表现；当体液丧失量达体重的 6%～7% 时，可出现休克。

（2）缺钠表现　表现乏力、厌食、恶心、呕吐、神情淡漠。

**（三）辅助检查**

**1. 高渗性缺水** ①血清钠高于150mmol/L；②红细胞计数、血红蛋白量、血细胞比容轻度增高，表示有血液浓缩；③尿比重增高。

**2. 低渗性缺水** ①血清钠小于135mmol/L；②红细胞计数、血红蛋白量、血细胞比容及血液尿素氮明显升高，表示有血液浓缩；③尿比重低，尿钠、氯含量下降。

**3. 等渗性缺水** ①血清钠在正常范围；②红细胞计数、血红蛋白量、血细胞比容及血液尿素氮明显升高，表示有血液浓缩；③尿比重增高。

**（四）治疗评估**

**1. 高渗性缺水** ①处理原发疾病。②降低细胞外液的渗透压：轻度缺水病人饮水即可纠正。不能口服或缺水达中度以上者，应从静脉输入5%葡萄糖溶液，缺水改善后，还需补充适当钠盐（0.9%氯化钠溶液或平衡液）。

**2. 低渗性缺水** ①处理原发疾病。②纠正细胞外液低渗及血容量不足：静脉输入等渗盐水或高渗盐水。轻中度病人补充5%葡萄糖盐溶液或生理盐水即可，病情较重者可补充少量高渗盐水（3%～5%氯化钠溶液），尽快恢复细胞外液量。

**3. 等渗性缺水** ①处理原发疾病。②一般补给平衡液或等渗盐水，尽快补充血容量。重度缺水病人应避免给予大量盐水以免引起高氯性酸中毒，可选择平衡液补给。

**（五）社会心理状态评估**

了解病人及家属对各种类型缺水及其伴随症状的认知程度、心理反应和经济承受能力。

**【护理问题】**

**1. 体液不足** 与体液丢失过多、体液摄入不当、代谢率增加等有关。

**2. 组织灌注量减少** 与体液丢失引起血容量减少有关。

**3. 活动无耐力** 与体液丢失引起病人活动能力下降有关。

**4. 知识缺乏** 缺乏与缺水相关的健康指导知识。

**【护理目标】**

（1）病人缺水得到纠正，体液维持平衡。

（2）病人组织灌注量改善。

（3）病人恢复正常的活动能力。

（4）病人获得相关改善缺水的健康知识。

**【护理措施】**

**（一）控制原发疾病**

积极处理原发疾病，是治疗体液平衡失调的关键。

**（二）液体疗法护理**

病人入院后第一个24小时内的补液量，是纠正体液失衡的关键。对已发生缺水的病人，应给予及时、正确的液体补充。液体疗法主要包括四个方面问题：补多少（补液总量）；补什么（液体种类）；怎样补（输液方法）；补得如何（疗效观察）。前两者由医生决定，而后两者由护士在具体输液时合理安排。

**1. 补多少** 补液总量应包括生理需要量、累积丧失量和继续损失量三部分。

（1）生理需要量 即正常每日需要量。一般成人生理需要的水分2000～2500ml/d。其中生理盐水500～1000ml，其余补给5%～10%葡萄糖溶液。

（2）累积丧失量 或称失衡量，即病人从起病到就诊时已经累积丧失的体液量。临床上可按缺水程度（表2-3）、缺钠程度（表2-4）估计。可根据缺水原因、病人表现和化验检查加以估计。对高渗性缺水、等渗性缺水病人，可按缺水程度（轻、中、重度缺水）估计累积丧失量。如一位体重60kg的中度缺水病人。失水量约是60kg×5%=3kg，即缺水3000ml。对低渗性缺水病人，按缺盐程度（轻、中、重度缺钠）估计累积失钠量，再将其转算为等渗盐水量。如一位体重60kg的中度缺钠病人，失钠量约是0.6g×60=36g，相当0.9%氯化钠等渗盐水4000ml。

累积丧失量的估计只是临床上大略的估计，一般第1日只补给估算量的1/2，如上述两个病例分别补1500ml和2000ml。第2日再酌情补给余量的1/2。以免一次性补液过多，造成人为的体液失衡。

（3）继续损失量　是治疗过程中继续丢失的体液量，如高热、出汗、呕吐、肠瘘、胃肠减压等体液丢失情况，这部分损失量的补充原则是"丢多少，补多少"，故应严格记录其具体排出量。此外还应注意，体温升高可增加皮肤蒸发，体温每升高1℃，每日应按3～5ml/kg增加水分补充；如明显出汗，失水更多，大汗湿透一身衬衣裤时，失水约1000ml；气管切开病人的呼吸失水是正常人的2～3倍，故对成人气管切开者每日要增加水分补充800～1200ml。常按前一天实际损失量补给。

临床上病人入院后前三天的补液量可按以下简易公式计算：

第一天补液量=生理需要量+1/2累积丧失量+继续损失量

第二天补液量=生理需要量+1/2累积丧失量（酌情调整）+前1天继续损失量

第三天补液量=生理需要量+前1天继续损失量

补液量的计算不可机械从事，应根据病情变化边输液、边观察、边调整。

**2. 补什么（液体种类）**　原则上是"缺什么，补什么"。但要"宁少勿多"，充分发挥机体的调节代偿作用而达到正常平衡，避免矫枉过正所导致的更复杂体液平衡紊乱。可选用电解质、非电解质、胶体和碱性溶液。

（1）生理需要量　液体种类可按机体对盐、糖的日需量补给。正常成人需氯化钠4～5g/d（约相当于生理盐水或5%GNS 500ml），葡萄糖应在100～150g/d以上（5%葡萄糖溶液500ml含糖25g，10%葡萄糖溶液500ml含糖50g），氯化钾3～4g/d（相当10%氯化钾30～40ml）。

（2）累积丧失量　液体种类的选择可根据缺水性质确定。如高渗性缺水可先补给5%葡萄糖溶液，待缺水改善后再适当补充等渗盐水；低渗性缺水，轻者补给等渗盐水，中度或重度者可补给适量高渗盐水，如3%～5%氯化钠溶液200～300ml。等渗性缺水一般补给平衡液或等渗盐水。血容量不足或已发生休克者，应以平衡盐溶液为主进行扩容，同时要补给适量胶体溶液；一般情况下，每输入晶体液3000ml，需同时输给胶体液500ml（晶∶胶=6∶1）。以利于维持血浆胶体渗透压，恢复和稳定血容量。有酸中毒者适当补5%碳酸氢钠等碱性液体，缺钾、缺钙、缺镁者可分别补给适量的10%氯化钾、10%葡萄糖酸钙或氯化钙、10%～25%硫酸镁。

（3）继续损失量　液体种类选择可根据实际丢失成分补给。如发热、气管切开病人主要补充5%葡萄糖溶液。消化液丢失一般可用林格液或平衡盐溶液补给，但丢失量大或时间持久者，最好按消化液成分配制。

临床常用液体的成分与用途见表2-5。包括晶体溶液、胶体溶液及碱性溶液，晶体溶液又可分为电解质溶液与非电解质溶液。晶体溶液有5%～10%葡萄糖溶液、0.9%氯化钠溶液（生理盐水）、5%葡萄糖氯化钠溶液、林格溶液、平衡液等。因葡萄糖溶液滴入静脉后，糖迅速被细胞氧化利用，故临床上可不计其渗透压，只当水分补充。生理盐水的渗透压与血浆渗透压相同，但其中 $Cl^-$ 含量较正常血浆中含量高出近 1/3（约 50mmol/L），大量输入静脉后可引起高氯性酸中毒。而平衡盐溶液（碳酸氢钠等渗盐水或乳酸钠林格溶液）的成分（含 $Na^+$ 与 $Cl^-$ 的比例）接近血浆，更符合生理，且为碱性，可供大量使用，又有利于纠正轻度酸中毒。但乳酸钠林格溶液不宜用于休克和肝功能不全的病人，因易致体内乳酸蓄积。胶体溶液包括全血、血浆、人血清白蛋白、羟乙基淀粉、聚明胶肽注射液以及中分子和低分子右旋糖酐等。

**表 2-5　临床常用液体的成分与用途**

| 溶液名称 | | 渗透压 | 电解质（mmol/L） | | | | | | | 糖（g/L） | 用途 |
|---|---|---|---|---|---|---|---|---|---|---|---|
| | | | $Na^+$ | $K^+$ | $Ca^{2+}$ | $Mg^{2+}$ | $HCO_3^-$ | 乳酸根 | $Cl^-$ | | |
| 非电解质溶液 | 5%葡萄糖 | 等渗 | | | | | | | | 50 | 补充水分及热量 |
| | 10%葡萄糖 | 高渗 | | | | | | | | 100 | |
| 电解质溶液 | 0.9%氯化钠 | 等渗 | 154 | | | | | | 154 | | 补充水分及钠盐 |
| | 5%葡萄糖氯化钠溶液 | 高渗 | 154 | | | | | | 154 | 50 | 补充水分、热量及钠盐 |
| | 林格液 | 等渗 | 145 | 4 | 3 | | | | 155 | | 补充水分、钠盐及少量的 $K^+$ 和 $Ca^{2+}$ |
| | 乳酸钠林格液 | 等渗 | 130 | 4.17 | 1.8 | | | 27.9 | 109.6 | | 又称平衡盐溶液（或平衡液），用于扩充血容量 |
| | 碳酸氢钠等渗盐水 | 等渗 | 153 | | | | 50 | | 103 | | |
| | 10%氯化钾 | 高渗 | | 1340 | | | | | 1340 | | 补充钾盐 |
| | 10%氯化钙 | 高渗 | | | 900 | | | | 1800 | | 补充钙盐 |
| | 3% NaCl | 高渗 | 510 | | | | | | 510 | | 纠正严重的低渗性缺水 |
| | 5% NaCl | 高渗 | 850 | | | | | | 850 | | |
| | 25%硫酸镁 | 高渗 | | | | 2000 | | | | | 补充镁盐 |
| 碱性溶液 | 11.2%乳酸钠 | 高渗 | 1000 | | | | | 1000 | | | 纠正代谢性酸中毒 |
| | 1.9%乳酸钠 | 等渗 | 167 | | | | | 167 | | | |
| | 5% $NaHCO_3$ | 高渗 | 600 | | | | 600 | | | | |
| | 1.5% $NaHCO_3$ | 等渗 | 178 | | | | 178 | | | | |
| 胶体溶液 | 血浆 | 等渗 | 142 | 5 | 2.5 | 1.5 | 27 | 5 | 103 | | 扩充血容量，提高胶体渗透压 |

**3. 怎样补（输液方法）**　液体补充以口服最好、最安全。若须静脉输液时，护士应安排好先后次序，特别注意各种药物之间有无配伍禁忌。原则是先盐后糖，先晶后胶，先快后慢，液种交替，尿畅补钾。可参考以下几点原则。

（1）先盐后糖　一般应先输入含盐等渗溶液，然后再给葡萄糖溶液。因为糖进入体内迅速被细胞氧化利用，对维持体液渗透压意义不大，先盐则利于稳定细胞外液渗透压和恢复细胞外液容量。但是，高渗性缺水病人要先输入5%葡萄糖溶液，以求迅速降低细胞外液的高渗状态。

（2）先晶后胶　一般先输入一定量的晶体溶液进行扩容，使血液适当稀释，有利于改善微循环，常首选平衡盐溶液。然后输入适量胶体溶液以维持血浆胶体渗透压，稳定血容量。若先输入胶体，则产生的胶体渗透压可吸收水分入血，可加重组织缺水。在缺水情况下，输入胶体可使血液黏稠度增加，对微循环不利。但是，急性大量失血所致的低血容量性休克，在抢救时应尽早地补给胶体溶液，如全血、血浆、羟乙基淀粉等。

（3）先快后慢　明显缺水的病人，开始输液要快，以迅速改善缺水状态。对休克病人可能需建立 2 个以上静脉通道，必要时还需加压输液、深静脉置管以及静脉切开插管。待病人一般情况好转后，再减慢滴注速度，以免加重心肺负担。

但以下情况必须慢滴，如心肺等重要脏器功能障碍者、静脉滴注高渗盐水、经静脉特殊用药（钾盐、普萘洛尔、血管活性药物等），应根据病情与用药要求控制滴速，必要时使用输液泵。此外，葡萄糖输入速度也不宜过快，因为机体对葡萄糖的最高利用率是每小时每千克体重 0.5g，超过此值就会形成渗透性利尿，失去营养价值。一位体重 50kg 的成人，静脉滴注 10% 葡萄糖溶液速度不宜超过 250ml/h，大约是 60 滴/分。

（4）液种交替　补液时，各种液体应交替输入，有利于机体发挥代偿调节作用。以免在较长时间内单纯输入一种液体，造成人为（医源性）的体液平衡失调。但是，高渗性缺水初期宜持续补充葡萄糖溶液，低渗性缺水初期宜持续补充盐水，这是临床治疗的特殊需要。

（5）尿畅补钾　缺水缺钠也常伴缺钾，缺水及酸中毒纠正后，钾随尿排出增多，会使血清钾下降，故应及时补钾。注意尿量必须在≥40ml/h 才可补钾，否则有高钾血症的危险。

**4. 补得如何（疗效观察）**　补液过程中，必须密切观察治疗效果，注意不良反应。因为纠正任何一种体液失衡不可能一步到位，用药量也缺少理想的计算公式作依据，故应根据病情变化随时调整补液方案，积极处理异常情况。

（1）保持输液通畅　观察输液是否顺利，穿刺部位有无液体外溢、肿胀及疼痛。并按要求控制滴速。

（2）记录液体出入量　应详细记录 24 小时液体出入量，作为制定和修改输液方案的主要参考和依据。如口服、饮食液量、静脉输入量及呕吐、胃肠减压、引流液量与大、小便液量等。

（3）观察治疗反应　①精神状态：如乏力、精神萎靡、烦躁、嗜睡、昏迷等症状的好转情况。②缺水征象：如口渴、黏膜干燥程度、皮肤弹性、眼窝凹陷等表现的恢复程度。③血容量状况：如血压、脉搏、尿量、尿比重的改善情况。④心肺体征：如快速或大量输液时，病人心率增快、颈静脉怒张、呼吸急促、咳血性泡沫痰、两肺有湿啰音等，是心力衰竭和肺水肿表现，应立即减慢输液速度或停止输液。⑤输液反应：输液过程中如突然出现寒战、高热、恶心等，可能是输液反应，应减慢输液速度或停止输液，并及时报告医生，遵医嘱肌内注射苯巴比妥钠 0.1g 或异丙嗪 25mg 或静脉注射（壶入）地塞米松 5～10mg 等。必要时可送检现用液体及输液器具。⑥辅助检查：如血、尿常规，血清电解质测定，肝、肾功能，心电图，中心静脉压监测等是否接近正常或恢复正常。

**（三）健康指导**

（1）宣教预防缺水的重要性及缺水的相关表现。指导生活中正确饮水方法。高温环境中作业或进行高强度活动者，出汗较多，要及时补充水分，宜饮淡盐水，避免大量饮用白开水。

（2）教会病人及家属记录出入量的方法，并及时报告医护人员。

（3）补液过程中不得随意调节补液速度和量，特别是使用特殊药物或脏器功能不良的病人 。

（4）补液过程中如出现不适，如呼吸急促、胸闷等及时报告，以便及时发现不良反应。

## 二、水中毒病人的护理

水中毒（water intoxication），又称水过多或稀释性低血钠。指机体水分摄入量超过排出量，致水分在体内潴留，引起血浆渗透压下降和循环血量增加。体内水分过多，可使细胞外液稀释，同时细胞外液向细胞内渗入而引起细胞内水肿。

**【护理评估】**

**（一）健康史**

（1）急性感染、严重创伤、大面积烧伤、大手术后所致应激状态可刺激抗利尿激素分泌增多，易致水中毒。

（2）肾功能不全病人，未限制水分的摄入量，易致水中毒。

（3）机体摄入过多水分，如静脉输液过多、过快，大量清水洗胃、灌肠等。

**（二）身体状况**

（1）脑水肿表现　临床上以脑细胞水肿症状最为突出。急性水中毒起病急骤，如头痛、乏力、躁动、嗜睡、意识不清、定向能力失常、谵妄甚至昏迷，严重者可发生脑疝。慢性水中毒症状往往被原发病的症状所掩盖，可有乏力、恶心、呕吐、嗜睡等。

（2）肺水肿表现　如咳大量泡沫痰、呼吸困难等。

（3）体重明显增加，皮肤苍白而湿润。

**（三）辅助检查**

辅助检查包括：①血清钠低于正常；②红细胞计数、血红蛋白、血细胞比容均降低；③尿多而比重低。

**（四）治疗评估**

控制原发疾病，严格限制水分摄入，每日控制在700～1000ml。一般轻症病人即可逐渐好转。重症病人需用高渗氯化钠溶液，使细胞内水分渗出，酌情使用渗透性利尿剂如快速（20分钟内）静脉输注20%甘露醇250ml，或静脉注射袢利尿药如呋塞米（速尿），促进水分排出。肾衰竭者可采用透析疗法排出体内多余的水分。积极防治脑水肿和肺水肿。

**（五）社会心理状态评估**

了解病人及家属对水中毒及其伴随症状的认知程度、心理反应和经济承受能力。

**【护理问题】**

**1. 体液过多**　与水分摄入过多、肾功能不全有关。

**2. 潜在并发症**　水和电解质紊乱、脑水肿、肺水肿。

**【护理措施】**

（1）密切观察病情变化，如意识状态、生命体征、尿量、颈静脉充盈情况，特别是脑水肿、肺水肿情况。

（2）严格限制水分的摄入量，合理补液，防止输液过多过快。

（3）对重症病人遵医嘱静脉慢滴3%～5%氯化钠溶液，纠正细胞外液低渗，缓解细胞内水肿。同时给予20%甘露醇与呋塞米（呋塞米）等，以减轻脑水肿。

（4）配合医生对肾功能衰竭病人进行透析疗法。

扫码“学一学”

## 第三节　电解质代谢失衡病人的护理

### 一、钾代谢失调病人的护理

#### 低钾血症

血清钾浓度低于3.5mmol/L称为低钾血症（hypokalemia）。

**【护理评估】**

**（一）健康史**

**1. 钾摄入不足**　昏迷、吞咽困难、禁食、长期进食不足等。

**2. 钾丢失过多**　呕吐、腹泻、持续胃肠减压等从消化道排出大量的钾；或长期应用排钾利尿剂、盐皮质激素等从肾丢失大量的钾。

**3. 钾向细胞内转移**　大量注射葡萄糖与胰岛素或进行高营养支持时，使用多种氨基酸使细胞内糖原和蛋白质合成增加，钾随之转入细胞内。

**4. 碱中毒**　细胞内外 $H^+-K^+$ 交换可使钾进入细胞内，引起低钾血症。

**（二）身体状况**

**1. 神经－肌肉兴奋性降低**　肌无力是最早出现的症状，一般先出现四肢软弱乏力、眼睑下垂，严重者可延及躯干和呼吸肌，出现软瘫、腱反射减弱或消失、呼吸困难及窒息。

**2. 消化道症状**　胃肠道平滑肌兴奋性降低，导致肠麻痹，可有腹胀、厌食、恶心呕吐以及肠鸣音减弱或消失。

**3. 中枢神经抑制症状**　因脑细胞代谢功能障碍，早期可有烦躁，严重时神志淡漠、嗜睡或意识不清。

**4. 循环系统症状**　心动过速、心悸、心律不齐、血压下降，严重时可发生心室纤颤，心脏停搏于收缩期。

**（三）辅助检查**

**1. 血液检查**　血清 $K^+$ 浓度低于3.5mmol/L，pH值升高且常伴代谢性碱中毒。

**2. 尿液检查**　尿比重下降。尿为酸性（反常性酸性尿）。

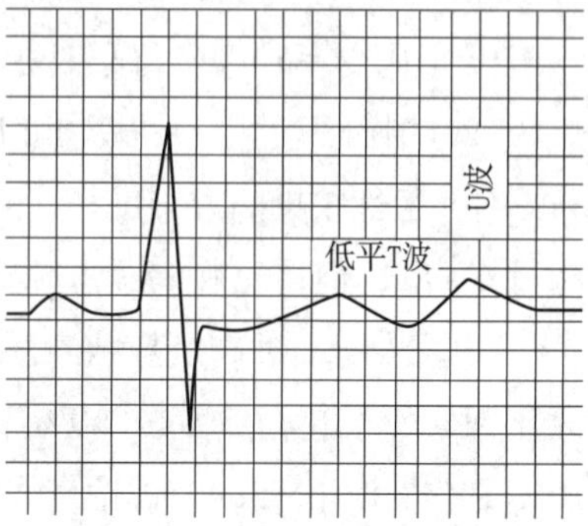


图2－1　低钾血症心电图

**3. 心电图检查**　典型的心电图改变为早期出现T波低平、变宽或倒置、ST段降低、Q－T间期延长、U波（图2－1）等。心电图检查虽有助于诊断，但一般不宜等待心电图显示出典型改变，才确定诊断。

**（四）治疗评估**

（1）治疗原发疾病，防止钾继续丢失。

（2）尽快恢复正常饮食，缺钾者宜多吃含钾高的食物，如蛋、肉、牛奶和新鲜水果等食物。

（3）补充钾盐，根据缺钾程度补钾。口服补钾最安全，如口服氯化钾控释片或10%氯化钾，但对胃肠道刺激较大。严重缺钾病人可静脉补钾，通常采用分次补钾、边治疗边观察的方法，一般需要3～5天才能纠正低钾血症。

**（五）社会心理状态评估**

了解病人及家属对低钾血症及其伴随症状的认知程度、心理反应和经济承受能力。

**【护理问题】**

**1. 活动无耐力** 与肌无力、意识不清有关。

**2. 舒适的改变：腹胀、恶心等** 与肠麻痹有关。

**3. 知识缺乏** 缺乏低钾血症的相关知识。

**4. 潜在并发症** 心律不齐、心室纤颤、呼吸困难等。

**【护理目标】**

（1）病人活动无耐力症状减轻。

（2）不适症状缓解。

（3）了解相关低钾血症的知识。

（4）病人安全无意外及无并发症发生。

**【护理措施】**

**1. 配合医生** 治疗造成缺钾的病因，如止吐、止泻等，防止钾的继续丢失。在病情允许时，尽快恢复病人正常饮食，指导病人经口进食含钾高的食物，如新鲜水果、蔬菜、蛋类、豆类、鱼类等。

**2. 遵医嘱正确补钾** 口服钾盐最安全，常选用氯化钾控释片，也可选用10%氯化钾溶液，每次口服10ml，每日3次，但对胃黏膜刺激较大，引起恶心、呕吐等反应，给药时需大量饮水。病情较重或无法口服者可经静脉补钾，为减轻钾对人体的刺激性和毒性，防止出现高钾血症，危及病人生命，静脉补钾应注意以下原则。

（1）尿少不补钾 每小时尿量大于40ml，才能补钾，防止因排钾不畅引起高钾血症。

（2）补钾不过量 一般禁食病人而无其他额外失钾者，每日可补生理需要量氯化钾2～3g；对一般性缺钾病人，每日补氯化钾4～5g；严重缺钾者，24小时内补氯化钾总量也不宜超过6～8g，但严重腹泻、急性肾衰竭多尿期等特殊情况例外。

（3）浓度不过高 静脉滴注氯化钾溶液浓度一般不超过40mmol/L，即1000ml液体中氯化钾含量不超过3.0g（10%氯化钾溶液30ml）。如葡萄糖溶液500ml中最多只能加入10%氯化钾溶液15ml。钾浓度较高时注射部位常会有严重疼痛，病人不能忍受，且对静脉刺激大，可引起静脉炎。

（4）速度不过快 成人静脉滴注速度不宜超过60滴/分。

（5）绝对禁止将氯化钾溶液直接静脉注射（推注），以免导致心搏骤停。

**3. 补钾过程中的监护** 严密观察病人呼吸、脉搏、血压、尿量，及时复查血清钾与心电图，及时发现心律不齐、心室纤颤等并发症，遵医嘱正确处理。

**4. 防止意外伤害**　病人因肌无力、意识恍惚等表现，容易发生危险。需对病人家属解释清楚，制定合理的活动内容与时间，并予协助。

**5. 健康指导**　向病人介绍钾的作用，鼓励病人尽早恢复经口饮食。介绍含钾高的食物及摄入钾的相关知识。

## 高钾血症

血清钾浓度高于5.5mmol/L称为高钾血症（hyperkalemia）。

**【护理评估】**

**（一）健康史**

**1. 钾摄入过多**　如静脉补钾过量、过快或过浓，大量输入保存期较久的库存血等。

**2. 钾排出减少**　是引起高血钾的常见原因，如肾功能衰竭等。

**3. 体内分布异常**　钾从细胞内移至细胞外，如缺氧、酸中毒等。大量溶血、严重感染、组织损伤等，使细胞大量破坏，钾由细胞内释出。

**（二）身体状况**

**1. 对神经-肌肉的抑制症状**　主要表现为肌肉无力、麻木和感觉异常，从躯干发展到四肢，甚至出现软瘫，并可影响呼吸肌运动。

**2. 对心肌的抑制症状**　高血钾能抑制心肌，出现心动过缓和心律不齐，甚至发生舒张期心跳停搏。

**3. 对微循环的刺激症状**　高钾刺激微循环血管收缩，出现皮肤苍白、发凉、低血压等。

**（三）辅助检查**

**1. 血液检查**　血清钾离子浓度大于5.5mmol/L，pH值降低伴代谢性酸中毒。

**2. 尿液检查**　尿中钾含量增加。尿为碱性（反常性碱性尿）。

**3. 心电图检查**　典型的心电图改变为早期T波高而尖（图2-2），Q-T间期延长，随后出现QRS波增宽，P-R间期延长等。

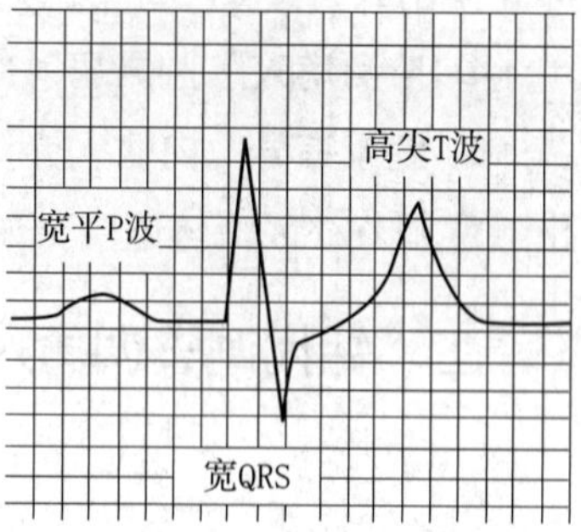

图2-2　高钾血症心电图

**（四）治疗评估**

（1）治疗原发疾病。

（2）改善肾功能。

（3）纠正高钾血症，及时治疗心律失常。

（4）防止并发症的发生。

**（五）社会心理状态评估**

了解病人及家属对高钾血症及其伴随症状的认知程度、心理反应和经济承受能力。

**【护理问题】**

**1. 有受伤的危险**　与四肢肌无力、意识恍惚有关。

**2. 知识缺乏**　缺乏高钾血症的相关知识。

**3. 潜在并发症**　呼吸困难、窒息、心律失常、心搏骤停。

**【护理目标】**

（1）病人安全无意外。

（2）病人了解相关高钾血症的知识。

（3）病人无并发症发生，或并发症得到及时发现和处理。

**【护理措施】**

**1. 配合医生** 治疗引起高血钾的原发疾病，改善肾功能。

**2. 降低血清钾浓度**

（1）停用一切含钾药物，如青霉素钾盐；禁食含钾量高的食物如水果、橘汁、豆类、牛奶等；严格限制使用含钾多的库存血；及时清除坏死组织，引流脓液或血肿。

（2）促使钾暂时转入细胞内，常用方法有：①促进糖原合成，10% 葡萄糖溶液 500ml 或 25% 葡萄糖溶液 200ml + 胰岛素 12.5U 静脉滴注（4g 糖加 1U 胰岛素）；②碱化细胞外液，5% 碳酸氢钠溶液 100～200ml 静脉滴注或 11.2% 乳酸钠溶液 60～80ml 稀释成等渗液，可使钾转入细胞内，并可增加肾小管排钾；③肌内注射丙酸睾丸素或苯丙酸诺龙，促进蛋白质的合成。

（3）口服阳离子交换树脂，每日 4 次，每次 15mg。可从消化道携带走较多钾离子。同时山梨醇口服或甘露醇导泻以防便秘、粪块堵塞。

（4）透析疗法，有血液或腹膜透析两种，是降低血钾的有效方法，应做好相关护理工作。

**3. 对抗心律失常** 重度高钾血症极易出现严重心律失常甚至心搏骤停，护理人员应加强观察，并做好急救复苏的准备。钙与钾有对抗作用。当发生心律失常时，可使用 10% 葡萄糖酸钙 20～30ml 加等量 5% 葡萄糖溶液稀释后缓慢静脉注射，直接对抗过量钾对心肌的抑制作用。

**4. 监测病人** 监测病人血钾情况、心率、心律、心电图，及时发现并发症。

**5. 健康指导** 向病人介绍高钾血症的危害，禁食含钾高的食物。静脉补钾期间绝对禁止随意调节补钾液体速度，尿量减少应及时告知医护人员。

## 二、钙代谢失调病人的护理

### 低钙血症

血清钙浓度低于 2.25mmol/L 称为低钙血症（hypocalcemia）。

**【护理评估】**

**（一）健康史**

多见于急性胰腺炎、消化道瘘、甲状旁腺功能降低、低蛋白血症、维生素 D 缺乏症病人。

**（二）身体状况**

表现为神经－肌肉兴奋性增高，如手指、口周麻木及刺痛感，手足肌肉抽搐、腱反射亢进等。

**（三）辅助检查**

血清钙浓度低于 2.25mmol/L 有诊断价值，心电图示 Q-T 间期与 ST 段延长。

**（四）治疗评估**

（1）处理原发疾病。

（2）手足肌肉抽搐时用 10% 葡萄糖酸钙 20ml 或 5% 氯化钙 10ml 做静脉缓慢注射，平时可口服钙和维生素 D。当补充钙不能纠正手足肌肉抽搐时，应考虑低镁血症的可能。

**（五）社会心理状态评估**

了解病人及家属对低钙血症及其伴随症状的认知程度、心理反应和经济承受能力。

**【护理问题】**

**1. 有受伤的危险**　与抽搐、骨质疏松有关。

**2. 疼痛**　与肌肉强直性痉挛有关。

**3. 知识缺乏**　缺乏低钙血症的相关知识。

**【护理目标】**

（1）病人安全无意外发生。

（2）血钙恢复正常，症状缓解。

（3）病人了解相关低钙血症的知识。

**【护理措施】**

静脉输液纠正低钙血症时应注意输液速度要慢，以防发生低血压和心律不齐；注意评估输液部位，不可将其渗至皮下组织，以防造成组织坏死；注意不可与碳酸盐和磷酸盐溶液混合使用，以防发生沉淀；如同时服用毛地黄制剂，应密切观察毒副作用。向病人介绍钙代谢紊乱的相关知识，介绍补钙和维生素 D 的重要性和方法。

## 高钙血症

血清钙超过 2.75mmol/L 称为高钙血症（hypercalcemia）。

**【护理评估】**

**（一）健康史**

多见于甲状旁腺功能亢进及骨转移性癌病人。

**（二）身体状况**

表现为软弱无力、食欲减退、恶心、呕吐和体重下降等。

**（三）辅助检查**

血清钙浓度高于 2.75mmol/L 可确诊，心电图示 Q-T 间期缩短，X 线示软组织钙化、尿路结石。

**（四）治疗评估**

（1）处理原发疾病。

（2）给予低钙饮食和充足的水分。还可采用乙二胺四乙酸与钙螯合及透析疗法。

**（五）社会心理状态评估**

了解病人及家属对高钙血症及其伴随症状的认知程度、心理反应和经济承受能力。

【护理问题】

**1. 有受伤的危险** 与肌无力有关。

**2. 营养失调：低于机体需要量** 与食欲减退、恶心、呕吐有关。

**3. 知识缺乏** 缺乏与钙有关的知识。

【护理目标】

（1）病人安全无意外发生。

（2）血钙恢复正常，症状缓解。

（3）病人了解相关高钙血症的知识。

【护理措施】

鼓励病人下床活动，以防骨质脱钙。鼓励低钙饮食并摄取充足的水分。向病人介绍钙代谢紊乱的相关知识。

扫码“学一学”

## 第四节 酸碱代谢失衡病人的护理

### 一、代谢性酸中毒病人的护理

因代谢性因素使体内酸性物质过多或碱性物质过少，造成血 $HCO_3^-$ 原发性减少者，称代谢性酸中毒（metabolic acidosis），是外科临床最多见的酸碱失衡。

【护理评估】

**（一）健康史**

**1. 体内酸性物质生成过多** 是最常见的原因。常见有2种情况：①乳酸酸中毒，如组织缺血、缺氧、高热、严重损伤、休克等使机体乳酸增多。②酮症酸中毒，如饥饿、糖尿病等使脂肪氧化过度形成酮体积聚。

**2. 体内碱性物质丢失过多** 如腹泻、肠瘘、胆瘘和胰瘘等使碱性消化液（$NaHCO_3$）大量丧失。

**3. 肾功能不全** 由于肾小管泌 $H^+$ 和重吸收 $HCO_3^-$ 减少，均可致酸中毒。

**（二）身体状况**

**1. 呼吸代偿表现** 肺的代偿调节加强，以加速体内 $CO_2$ 排出，降低 $H_2CO_3$ 浓度，早期最突出的表现是呼吸加深加快（Kussmaul 呼吸），呼气频率有时可高达40～50次/分。呼气中带有酮味（烂苹果气味），因体内酮体生成过多所致。

**2. 心血管系统表现** 酸中毒时 $H^+$ 浓度增高，且常伴高钾血症，二者均可抑制心肌收缩力，而出现心率增快、心律失常、血压偏低。$H^+$ 浓度增高，刺激毛细血管扩张，病人面部潮红，口唇樱红色，但休克所致酸中毒，因缺氧而发绀。

**3. 中枢神经系统表现** 酸中毒抑制脑细胞代谢活动，病人可有头痛、头晕、嗜睡、感觉迟钝等表现，严重者神志不清，甚至出现昏迷。

**（三）辅助检查**

**1. 血液检查** 血气分析可见pH值小于7.35，$HCO_3^-$ 浓度下降。因呼吸的代偿，$PaCO_2$

正常或略下降。血 $K^+$ 可升高。

**2. 尿液检查**　尿呈强酸性。但高钾酸中毒时为反常性碱性尿。

**3. 心电图检查**　可有高钾血症心电图的相关表现。

**（四）治疗评估**

（1）轻度代谢性酸中毒病人，经消除病因、输液后可自行纠正。

（2）中、重度代谢性酸中毒病人必须使用5% $NaHCO_3$。

（3）防止并发症的发生。

**（五）社会心理状态评估**

了解病人及家属对代谢性酸中毒及其伴随症状的认知程度、心理反应和经济承受能力。

**【护理问题】**

**1. 低效型呼吸型态**　与呼吸代偿有关。

**2. 心输出量减少**　与 $K^+$ 增高、抑制心肌收缩力有关。

**3. 有受伤的危险**　与中枢神经受抑制有关。

**4. 潜在并发症**　高钾血症、心律失常。

**【护理目标】**

（1）维持有效呼吸型态。

（2）血钾及循环功能恢复正常。

（3）中枢神经功能恢复正常。

（4）病人并发症得到预防、及时发现和处理。

**【护理措施】**

（1）配合医生治疗原发病，去除引起代谢性酸中毒的原因。

（2）轻度代谢性酸中毒病人常有脱水表现，经补液纠正后，酸中毒多可好转。

（3）中、重度代谢性酸中毒病人须遵医嘱静脉补充5%碳酸氢钠溶液。静脉滴注5%碳酸氢钠时注意以下几点。

1）5%碳酸氢钠溶液（高渗）可直接静脉滴注。但滴速不宜过快，以免发生高钠血症。

2）酸中毒时血中游离钙（$Ca^{2+}$）增多，血 $K^+$ 亦趋增多，常掩盖低钙血症或低钾血症。在补充碳酸氢钠后应注意观察血清 $Ca^{2+}$ 与 $K^+$ 变化，出现低钾、低钙、低镁者则可分别选用10%氯化钾、10%葡萄糖酸钙、10%～25%硫酸镁溶液补充。

（4）密切观察病人意识、生命体征、出入量、血气分析、血清电解质等，及时通知医生。

## 二、代谢性碱中毒病人的护理

因代谢性因素使体内碱性物质过多或酸性物质过少，造成血 $HCO_3^-$ 原发性增多者，称代谢性碱中毒（metabolic alkalosis）。

**【护理评估】**

**（一）健康史**

**1. 酸性胃液丧失过多**　严重呕吐、长期胃肠减压、溃疡病的幽门梗阻等，使酸性胃液大量丢失，造成体内 $H^+$、$Cl^-$、$K^+$ 减少，可导致低钾低氯性碱中毒。

**2. 碱性物质摄入过多** 多因酸中毒时补碱过量，长期服用碱性药物引起。

**3. 缺钾** 低钾血症时，细胞内钾向细胞外转移（$H^+$、$Na^+$进入细胞内），可引起细胞内的酸中毒和细胞外的碱中毒。

**（二）身体状况**

**1. 呼吸抑制表现** 一般无明显症状，较重病人呼吸变浅变慢。

**2. 中枢神经系统表现** 可有头昏、嗜睡、谵妄或昏迷等，因碱中毒时氧不易与血红蛋白分离，组织缺氧，特别是可发生脑细胞的缺氧。

**3. 神经－肌肉系统表现** 肌张力增加，腱反射亢进和手足抽搐等，因碱中毒时血中游离钙离子浓度降低。

**4. 心血管系统表现** 可伴有低钾血症的表现，如心律失常等。

**（三）辅助检查**

**1. 血液检查** 血气分析可见 pH 值高于 7.45，$HCO_3^-$ 增高。因呼吸抑制而代偿性 $PaCO_2$稍上升。血 $K^+$可下降。

**2. 尿液检查** 尿呈强碱性。但低钾碱中毒时为反常性酸性尿。

**3. 心电图检查** 可有低钾血症心电图的相关表现。

**（四）治疗评估**

（1）治疗原发疾病，去除引起代谢性碱中毒的原因。

（2）病情较轻的病人，补 0.9% 氯化钠溶液和适量氯化钾后可纠正。

（3）病情严重的病人，使用0.1mol/L 稀盐酸或氯化铵溶液中和过多的 $HCO_3^-$。

**（五）社会心理状态评估**

了解病人及家属对代谢性碱中毒及其伴随症状的认知程度、心理反应和经济承受能力。

**【护理问题】**

**1. 低效型呼吸型态** 与呼吸抑制有关。

**2. 体液不足** 与呕吐、胃肠减压等有关。

**3. 有受伤的危险** 与脑细胞缺氧有关。

**4. 潜在并发症** 低钙血症、低钾血症、心律失常。

**【护理目标】**

（1）维持有效呼吸型态。

（2）酸碱平衡失调状况改善。

（3）中枢神经功能恢复正常，未发生意外伤害。

（4）病人并发症得到预防、及时发现和处理。

**【护理措施】**

（1）配合医生积极治疗原发疾病。

（2）病情较轻者，只需补充 0.9% 氯化钠溶液和适量氯化钾后，即可纠正碱中毒。对病情较重的病人，遵医嘱给氯化铵 1～2g 口服，每日 3 次。不能口服者可应用 0.1mol/L 的稀盐酸溶液缓慢静脉滴注。

（3）有手足抽搐者，遵医嘱给10%葡萄糖酸钙20ml静脉缓注。

（4）密切观察病人意识、生命体征、出入量、血气分析及血清电解质浓度改变。

## 三、呼吸性酸中毒病人的护理

因$CO_2$排出障碍或吸入过多，造成血$H_2CO_3$原发性增多，称呼吸性酸中毒（respiratory acidosis）。

**【护理评估】**

**（一）健康史**

任何引起肺泡通气与换气功能不足的疾病均可使$CO_2$在体内蓄积，导致呼吸性酸中毒。如呼吸道梗阻、胸部外伤、肺炎、肺水肿、支气管哮喘、全麻过深、镇静剂过量、呼吸机使用不当、胸部活动受限等。

**（二）身体状况**

主要表现有呼吸困难、发绀、头痛、胸闷、乏力，严重者可有血压下降、谵妄或昏迷等。脑缺氧可致脑细胞水肿、脑疝，甚至呼吸骤停。

**（三）辅助检查**

**1. 血气分析**　pH值降低，$PaCO_2$增高，$HCO_3^-$正常或代偿性增高。

**2. 尿液检查**　尿呈酸性。

**（四）治疗评估**

（1）治疗原发病，改善肺的通气与换气功能。

（2）低流量吸氧，必要时可行气管插管和气管切开并使用呼吸机辅助呼吸。

（3）如因呼吸机使用不当而发生的酸中毒，应及时调整呼吸机的参数。

**（五）社会心理状态评估**

了解病人及家属对呼吸性酸中毒及其伴随症状的认知程度、心理反应和经济承受能力。

**【护理问题】**

**1. 低效型呼吸型态**　与呼吸道梗阻等因素有关。

**2. 有受伤的危险**　与中枢神经受抑制有关。

**【护理目标】**

（1）病人呼吸状况得到改善。

（2）病人未发生意外伤害。

**【护理措施】**

（1）配合医生积极控制原发病。

（2）解除呼吸道梗阻，改善肺通气、换气功能，如促进咳痰，必要时配合医生采取气管插管、气管切开、使用呼吸机辅助呼吸等。

（3）低流量吸氧。要注意的是呼吸性酸中毒，不能单纯给氧，因高浓度吸氧可减弱呼吸中枢对缺氧的敏感性，反而抑制呼吸。

（4）如因呼吸机使用不当而发生的酸中毒，应及时调整呼吸机的参数。

（5）密切观察病人意识、生命体征、出入量、血气分析及血清电解质浓度改变。

## 四、呼吸性碱中毒病人的护理

因肺泡通气过度，体内 $CO_2$ 排出过多，造成血 $H_2CO_3$ 原发性减少，称呼吸性碱中毒（respiratory alkalosis）。

**【护理评估】**

**（一）健康史**

肺泡通气过度，会使体内生成的 $CO_2$ 排出过多，血中 $PaCO_2$ 减低，导致低碳酸血症。如休克、癔症、高热、颅脑损伤、呼吸机使用不当等。

**（二）身体状况**

一般无明显症状，有时可有呼吸急促的表现。病情较重者有晕厥、肢体和口周麻木和针刺感、手足抽搐、腱反射亢进等。危重病人发生急性呼吸性碱中毒，提示预后不良，或将发生急性呼吸窘迫综合征。

**（三）辅助检查**

**1. 血气分析** pH 值升高，$PaCO_2$ 下降，$HCO_3^-$ 代偿性略降低。

**2. 尿液检查** 尿呈碱性。

**（四）治疗评估**

（1）治疗原发疾病，去除造成呼吸异常的原因。

（2）用纸袋罩住口鼻，增加呼吸道无效腔，减少 $CO_2$ 呼出，病情重者吸入含 5% $CO_2$ 的氧气。

（3）呼吸机使用不当引起过度通气者，应及时调整呼吸机的参数。

（4）对症治疗。

**（五）社会心理状态评估**

了解病人及家属对呼吸性碱中毒及其伴随症状的认知程度、心理反应和经济承受能力。

**【护理问题】**

**1. 低效型呼吸型态** 与过度换气有关。

**2. 有受伤的危险** 与中枢神经异常有关。

**【护理目标】**

（1）病人恢复正常呼吸型态。

（2）病人未发生意外伤害。

**【护理措施】**

（1）配合医生控制致病因素，及时治疗原发病。

（2）指导病人屏气或用纸筒罩住口鼻，以增加 $CO_2$ 的吸入量。有条件时可让病人吸入含 5% $CO_2$ 的氧气。

（3）手足抽搐者可给葡萄糖酸钙静脉注射。

（4）密切观察病人意识、生命体征、出入量、血气分析及血清电解质浓度改变。

## 目标检测

### 思考题

病人，男性，52 岁，体重 62kg。因“急性肠梗阻”入院，主诉：口渴、乏力、眩晕。入院后给予禁食、禁水，持续胃肠减压。查体：体温 37.2℃，脉搏 110 次/分，血压 90/60mmHg，呼吸深快达 42 次/分，神志清楚，面色潮红，巩膜无黄染，皮肤干燥，四肢湿冷，眼窝凹陷，双肺呼吸音清，腹彭隆，腹部可见肠型、全腹轻压痛，无反跳痛，肌紧张，腹水症（-）。实验室检查：血常规示白细胞 $14 \times 10^9$/L，中性粒细胞 90%，血红蛋白 15.2g/dl。电解质检查示 $Na^+$ 140mmol/L，$Cl^-$ 102mmol/L，$Ca^{2+}$ 2.1mmol/L，$K^+$ 3.0mmol/L。血气分析示 $PCO_2$ 30mmHg，$PO_2$ 90mmHg，pH 7.2，$HCO_3^-$ 12mmol/L。

请问：

（1）该病人可能发生了什么问题？

（2）该病人应该补充哪些液体？

（3）简述补液原则？

（陈　颖）

扫码“练一练”

# 第三章

# 外科病人营养代谢支持的护理

## 第一节 概　　述

扫码“学一学”

### 学习目标

1. 熟记外科病人代谢变化及营养需求。
2. 描述营养代谢支持的护理评估内容。
3. 解释肠内营养、肠外营养的护理措施。
4. 能够运用营养状态的评定与营养风险筛查的知识指导病人。

营养支持（nutritional support，NS）系病人在饮食摄入不足或禁食的情况下，通过口服（或管饲）经胃肠道或静脉滴注等途径供给病人营养素的临床支持方法。目前营养支持包括肠内营养（enteral nutrition，EN）和肠外营养（parenteral nutrition，PN）两种。

外科病人代谢变化及营养需求如下。

（1）禁食或饥饿状态下，血糖水平下降，为了维持糖代谢的稳定，胰岛素分泌立即减少，胰高血糖素、生长激素、儿茶酚胺分泌增多，促进糖原分解，使糖生成增加。但体内碳水化合物的储存有限，禁食24小时后，肝糖原即被耗尽，肌糖原仅被肌肉本身利用，体内葡萄糖的来源转由体内蛋白质的糖异生供给，而体内无贮备的蛋白质，均是各器官、组织的组成成分，其被消耗，必然会使器官功能受损，饥饿初期蛋白质的消耗比较严重，以后脂肪水解供能，蛋白质的消耗逐渐减少，约2周后消耗量降至最低水平。

（2）严重创伤或感染后，机体处于应激状态，此时交感神经系统兴奋，胰岛素分泌减少或正常，肾上腺素、去甲肾上腺素、胰高血糖素、肾上腺皮质激素及抗利尿激素等分泌增加。创伤时机体对糖的利用率下降，容易发生高血糖、尿糖。蛋白质的分解加速，尿氮排除增加，脂肪分解加速，体重减轻。因此，严重创伤、感染时，适当的营养支持是保证合成代谢的必备条件。

（3）外科病人营养状况不良导致各脏器功能低下，肠道结构和屏障功能受损，如不采取积极措施予以纠正，将会增加手术并发症的发生率，影响伤口愈合，使住院、康复时间延长，病人经济负担加重，因此对病人进行及时正确的营养评估，采取合理的营养支持，是有效治疗疾病的措施之一。

扫码“学一学”

# 第二节　营养代谢支持病人的护理

**【护理评估】**

**（一）健康史**

（1）食物摄入不足。

（2）消化吸收障碍。

（3）营养素丢失或分解代谢增加。

（4）疾病引起的味觉异常、厌食等症状。

（5）药物引起的不适症状。

（6）心理因素影响食欲。

**（二）身体状况**

**1. 体重测量**　患病前3～6个月的实际体重在标准体重的90%以下，提示体重显著下降，是简单易行反映目前病人营养状况的方法。

**2. 体质指数（body mass index，BMI）**　BMI＝体重（kg）/身高（m）$^2$。中国标准的BMI的正常值为18.5kg/m$^2$≤BMI＜24kg/m$^2$，BMI≥24kg/m$^2$为超重，BMI＜18.5kg/m$^2$为消瘦。

**3. 贫血征象**　病人出现面色苍白、头晕、乏力、气促、心悸等症状。

**4. 其他测定**　肱三头肌皮肤褶折厚度（TSF）低于标准10%，上臂肌肉周径（AMC）低于正常人标准10%以上。

**（三）辅助检查**

（1）血清白蛋白（ALB）、转铁蛋白（TRF）及前白蛋白（PA）检测值均有不同程度下降，其中血清白蛋白的降低更有临床意义。

（2）免疫状态测试　延迟型皮肤超敏试验反应低下，周围血液中的淋巴细胞计数＜$1.5\times10^9$/L。

（3）氮平衡测定呈负氮平衡，是动态监测营养治疗效果的最佳方法。

**（四）治疗评估**

**1. 肠内营养（enteral nutrition，EN）**　是用口服或管饲经胃肠道途径提供给病人所需的营养素。如果病人所需的合理配制的全部营养素完全由胃肠道途径供给，就成为全肠内营养（total enteral nutrition，TEN）。消化道功能基本正常，如无禁忌，应以经口摄食为主，对不能摄食且胃肠功能尚好者，可根据时间的长短、病情需要等选择鼻胃管、鼻肠管、胃造口或空肠造口等不同管饲方式对病人进行营养支持。

（1）肠内营养制剂　分为：①氨基酸型，能源来自糊精及食物淀粉，含有人体必须的矿物质、多种维生素和微量元素，无渣，粪便排出量少，适合消化道通畅、不能正常进食、消化道手术术前准备、手术后吻合口瘘的病人；②短肽型，容易被机体吸收，不含乳糖，避免不耐受乳糖而引起腹泻、脂代谢障碍等问题，低渣，排粪量少，适合胃肠功能正常或部分正常的病人（如胰腺炎、短肠综合征）、营养不良病人的手术前后喂养及肠道准备；③整蛋白型，适合面颈部手术、咀嚼吞咽功能受损、高分解代谢状态病人。目前市面上喂养管的材质有三种：①聚氨酯类，柔软，病人耐受性好，对pH值不敏感，是首选；②聚氯乙烯类，较硬，对 pH 值敏感，病人耐受性差，易出现咽炎，使用时间短；③硅胶类，柔软操作时不易置入，容易发生堵塞。如病人发生肠梗阻、消化道活动性出血、严重腹泻、腹腔或肠道内感染、休克时不能进行肠内营养。

（2）常见的并发症　①胃肠道反应：包括恶心、呕吐、腹胀、便秘和腹泻等，其中最常见的是腹泻；②误吸：因昏迷、鼻胃管移位及胃内容物潴留引起；③代谢性并发症：低血糖、高血糖及水、电解质紊乱等。

**2. 肠外营养（parenteral nutrition，PN）**　是通过静脉滴注等胃肠外途径供给病人营养素的临床支持方法。病人所需营养素全部由静脉途径提供时，称为全胃肠外营养（total parenteral nutrition，TPN）。不能或不宜口服、管饲者及消化与吸收功能障碍的病人，可采用肠外营养的方式对病人进行营养支持。短期（<2 周）、部分营养支持或中心静脉置管和护理有困难时，可经周围静脉输注，但当长期、全量补充时以选择中心静脉途径为宜。如病人发生严重水、电解质、酸碱平衡失调、凝血功能异常时不能采取肠外营养支持。

（1）肠外营养制剂　包括葡萄糖、脂肪乳剂、复方氨基酸、维生素、电解质、微量元素。将以上肠外营养制剂混合配成"全营养混合液"输入静脉，是最合理的输注方式，可避免单瓶输入糖或者脂肪乳时发生的不良反应或并发症。

（2）常见的并发症

1）损伤性并发症　①气胸。病人在静脉穿刺时或置管后，一旦出现胸闷、胸痛、呼吸困难、同侧呼吸音减弱或消失应怀疑气胸的发生，及时明确诊断。②血胸或液胸。如果导管穿破静脉及胸膜，血液流入胸腔或营养液输注胸腔引起。③空气栓塞。发生于静脉置管过程中或导管接头脱开。④血栓性静脉炎。多发生于外周静脉营养支持时，输注部位由于化学性或机械性损伤，静脉呈条索状变硬、红、肿、触痛。

2）感染性并发症　由于操作时污染、导管长期留置、病人抵抗力低下等原因导致。穿刺部位感染，一般于置管数天或数周后出现，表现为穿刺部位红肿、压痛。当病人出现不明原因的寒战、发热、烦躁时应考虑导管性脓毒症。

3）代谢性并发症　①非酮症性高渗性高血糖性昏迷。常见原因是短时间内输入过量高渗的葡萄糖及胰岛素相对不足。病人出现血糖升高、渗透性利尿、脱水、电解质紊乱、神志改变，严重时可有昏迷，一旦出现上述现象应遵医嘱积极纠正脱水，停输葡萄糖溶液及含有大量葡萄糖的营养液，并加入适量胰岛素，使血糖水平逐渐下降。②低血糖性昏迷。由于应用胰岛素后突然停输高渗性葡萄糖溶液或营养液中胰岛素含量过多所致，病人可出现低血糖、冷汗、心率加快、面色苍白、四肢湿冷、乏力、昏迷、血压下降、休克甚至死亡。一经证实，立即静脉注射高渗葡萄糖或含糖溶液即可缓解。③肝胆系统损害。主要表现为肝脂肪变性、肝酶谱异常、胆汁淤积等，可能与长期肠外营养、配方不合适或胆碱缺乏有关。

**（五）社会心理状态评估**

评估病人及其家属对营养支持治疗的必要性及重要性的认知程度，对此次治疗及护理支持配合情况。家庭经济状况能否承受营养支持治疗的费用等。

**【护理问题】**

**1. 营养失调：低于机体需要量**　与营养摄入不足或分解代谢增强有关。

**2. 舒适的改变**　与长时间输液、留置喂养管、疾病疼痛等有关。

**3. 潜在并发症**　误吸、腹泻、气胸、血胸、空气栓塞、感染及水、电解质紊乱等。

**【护理目标】**

（1）病人的营养状况得到改善，抵抗力及手术耐受力增强。

（2）病人疼痛减轻，未发生皮肤、黏膜损伤。

（3）病人没有并发症发生或即使发生也能得到及时有效的处理。

**【护理措施】**

**（一）肠内营养支持病人的护理**

（1）妥善固定喂养管，注意观察喂养管有无扭转、折叠、受压，以保持通畅。定时冲洗喂养管，每次输注营养液前、后及特殊用药前、后，均应用约30ml温水冲洗喂养管，如是连续输注，应每隔4小时冲洗喂养管一次，以保持通畅、清洁。

（2）营养液应现配现用，严格遵守无菌操作原则，暂不用时放在4℃冰箱内，并于24小时内用完。输注前室温下复温后再输。

（3）注意营养液的输注速度和浓度，一般由小剂量、低浓度、低速度开始。

（4）根据不同的喂养方式，调节营养液输注时的浓度、速度及温度。以输液泵控制滴速更佳。出现恶心、呕吐、腹痛、腹胀、腹泻等症状时应注意调整输注浓度和速度，必要时可暂停输注，以缓解不良反应。

（5）输注营养液温度应保持在38～40℃，过烫可能灼伤胃肠道黏膜，过冷则刺激胃肠道，引起肠痉挛、腹痛或腹泻。

（6）长期留置鼻胃管或鼻肠管的病人，须每天用油膏涂拭鼻腔黏膜，轻轻转动鼻胃管或鼻肠管，每日行口腔护理，胃肠造口处黏膜、皮肤保持清洁干燥，避免损伤。定期更换喂养管，做好管路标识。

（7）注意预防和及时处理误吸，根据喂养管位置及病情，选择合适的体位，病情允许时可采用半卧位，输注完毕后维持体位半小时，年老体弱及昏迷病人应特别注意防止误吸。及时监测胃潴留量，当残留量大于150ml时，应减慢或暂停输注，以防胃潴留引起反流而导致误吸。一旦病人突然出现呛咳、呼吸困难或咳出类似营养液时，应想到有喂养管移位导致误吸的危险，应立即停止输注，病人取侧右卧位，并将床头放低，鼓励和刺激病人咳嗽，以自行排出吸入物，并及时报告医生经鼻导管或气管镜清除误吸物。

（8）严密观察病情，准确记录出入量，定期测体重，定期检测相关指标，如血糖、电解质、肝肾功能等，避免或及时发现高钠、高氯、氮质血症、高血糖或非酮症性高渗性高血糖性昏迷等并发症，注意及时评估病人全身情况的变化。

**（二）肠外营养支持病人的护理**

（1）做好心理护理，耐心解释病人提出的问题，加强巡视，发现问题及时解决。

（2）营养液应严格遵守无菌操作原则配制，暂不用时放于4℃冰箱内保存，并在24小时内输完，如存放超过24小时，则不宜使用。

（3）合理安排好输液顺序及控制输液速度，葡萄糖的输入速度应小于5mg/（kg·min），脂肪乳剂不宜过快，从1ml/min开始，经常巡视滴速，并按病人的年龄、耐受情况及医嘱调节输液速度的快慢。

（4）静脉导管的护理　①妥善固定导管，避免折叠、受压或滑脱，保持导管通畅，做好管路标识，记录导管刻度、置管时间、贴膜更换时间。②观察插管部位有无红、肿、热、痛等感染征象，一旦发生，应及时拔除导管。③输液装置各连接部分应牢固，输注过程应保持连续性，防止液体中断、滴空和连接脱落，以免造成空气栓塞。④严禁经导管处输入药液、血液，也不可在此处采血标本、测血压等。

（5）严密观察及记录　①准确记录24小时液体出入量，摄入热量记各种营养成分的含量。定时观察生命体征、意识状态等。定期监测血清电解质、血糖、血气分析及肝肾功能等指标。

（6）严密观察各种并发症的发生并及时处理　①静脉穿刺时或置管后，一旦出现胸闷、胸痛、呼吸困难、出血甚至休克时，应怀疑气胸、血胸、空气栓塞等。②留置导管行营养支持期间，一旦出现不明原因的寒战、发热、烦躁时应考虑导管性感染，可先行细菌培养，一旦确诊应立即拔除静脉导管，并予以积极抗感染治疗。③一旦病人出现高血糖、低血糖或水、电解质紊乱、神志改变甚至昏迷等情况时应及时通知医生，并遵医嘱进行调整滴速或营养液配方等处理。

**（三）健康指导**

（1）告知病人及家属营养不良产生的原因及对机体的危害，使病人充分认识到营养支持的重要性。

（2）如病情允许，应尽可能鼓励病人经口进食，以避免肠源性感染的发生。

（3）告知病人及家属营养支持治疗期间的注意事项及护理配合。

（4）携带喂养管出院的病人，告知病人及家属妥善固定喂养管，应定期更换。

## 目标检测

### 思考题

病人，女性，67岁，因“大便发黑2个月”入院，体格检查：身高165cm，体重50kg，食欲较前下降，入院前2个月体重下降4kg，胃镜检查发现胃小弯处有肿物伴出血，入院后准备行胃大部切除术。

请问：

该病人存在哪些护理问题，需要采取哪种营养支持的方式？

扫码“练一练”

（韩　樱）

# 第四章

# 麻醉病人的护理

## 学习目标

1. 简述麻醉的概念及麻醉的分类与方法、各种麻醉特点及临床应用。
2. 归纳麻醉前及麻醉后的护理评估及常见护理诊断、麻醉主要并发症发生原因。
3. 运用护理程序对麻醉前、后病人实施整体护理。

麻醉（anesthesia）是指用药物或其他方法使病人的整体或局部暂时失去感觉，以达到无痛的目的，为手术治疗或其他医疗检查治疗提供条件的方法。麻醉对保障良好的手术效果和病人的安全具有十分重要的作用，理想的麻醉要求安全、无痛、精神安定和适度的肌肉松弛。现代麻醉学的研究内容，已由临床麻醉扩展到急救复苏、重症监测、疼痛诊疗和麻醉理论研究等领域。

临床上将麻醉分为全身麻醉、局部麻醉两大类。

## 第一节　麻醉前护理

麻醉前护理是麻醉病人护理工作的开始，也是麻醉病人护理工作的重要环节之一。为提高病人对麻醉和手术的耐受力，减少麻醉期间和麻醉后的并发症，保障病人安全，应认真做好麻醉前护理。

扫码“学一学”

**【护理评估】**

**（一）健康史**

询问病人的病史、了解有无重要脏器（心、肺、肾、脑、肝等）疾病史，既往有无麻醉与手术史；是否使用过抗高血压药、降糖药、镇静药、激素类药，使用的时间及剂量。有无药物过敏史、吸烟饮酒史；有无特殊的家族史和个人史。

**（二）身体状况**

（1）评估病人神志、精神状态及发育营养情况；了解心、肺、肝、肾和脑等重要脏器的功能状况。

（2）评估病人有无水、电解质和酸碱平衡紊乱及营养障碍状况。

（3）评估病人有无发热、贫血、凝血功能障碍等情况。

（4）了解牙齿有无缺损或松动或义齿。

（5）拟行椎管内麻醉者穿刺部位有无皮肤感染，有无脊柱畸形或骨折，活动度是否良好。

**（三）辅助检查**

（1）常规进行血、尿、粪便检查，出凝血时间测定、肝肾功能检查；必要时进行血气分析、血清电解质测定、输血前检查等。

（2）心电图和胸部 X 线检查　了解心、肺有无异常。

（3）特殊病例可选择针对性的项目检查。

**（四）治疗评估**

根据病情综合评价病人对麻醉的耐受力，再根据病人身体情况、手术部位、范围等情况选择麻醉方法。为做好病人麻醉前的健康教育工作，护士应了解麻醉方法的选择（表 4－1）。

**表 4－1　麻醉方法的选择**

| 手术部位、范围 | 麻醉方法 |
|---|---|
| 一般小手术 | 局部浸润、区域阻滞麻醉 |
| 上肢手术 | 臂丛神经阻滞麻醉 |
| 颈部手术 | 颈丛神经阻滞麻醉 |
| 腹部手术及下肢手术 | 硬膜外麻醉 |
| 脐以下手术 | 硬膜外麻醉、腰麻 |
| 会阴、肛门部手术 | 骶麻或鞍麻 |
| 颅脑手术 | 全麻或复合麻醉 |
| 开胸手术 | 气管内麻醉或复合麻醉 |
| 心脏直视手术 | 全麻、复合人工低温和体外循环 |

**（五）社会心理状态评估**

病人对麻醉和手术都有顾虑，常产生紧张、焦虑、恐惧的情绪反应，常影响病人的休息、睡眠，易导致对麻醉、手术的耐受力降低。

**【护理问题】**

**1. 焦虑、恐惧**　与对手术室环境陌生、担忧手术和麻醉的风险有关。

**2. 知识缺乏**　缺乏有关麻醉及麻醉前护理配合知识。

**3. 潜在并发症**　呼吸和循环功能异常、麻醉药过敏等。

**【护理目标】**

（1）病人对麻醉的焦虑、恐惧减轻，对麻醉的耐受力得到提高。

（2）病人了解麻醉有关知识，并能积极配合麻醉前护理。

（3）病人无并发症，或发生并发症能及时发现和处理。

**【护理措施】**

**（一）心理护理**

了解病人的心理状态，鼓励病人说出自己的担忧、困惑，耐心听取和解释病人提出的各种顾虑，并把麻醉方法、麻醉基本要求、麻醉配合的注意事项向病人作耐心、细致、恰当的解释，消除病人的焦虑、紧张与恐惧心理状态，以取得病人的理解、信任与合作。精神过度紧张者可以配合药物辅助治疗。

**（二）提高病人对麻醉和手术的耐受力**

麻醉前应尽力改善病人的营养状况，纠正各种生理功能紊乱，积极治疗潜在的内科疾病，尽可能使病人各重要器官功能处于较好的生理状态，为麻醉创造条件。

**（三）胃肠道准备**

择期手术病人麻醉前应常规禁食、禁饮，以防病人在麻醉及手术过程中因呕吐而发生误吸导致窒息或吸入性肺炎，同时也利于术后胃肠道功能恢复。成人手术麻醉前应常规禁食12小时，禁饮4小时；小儿术前应禁食（奶）4～8小时、禁水2～3小时。对于急症手术病人，如病情、时间容许可催吐或插入胃管排空胃内容物；饱食后的急诊手术病人，可考虑局部麻醉；必须施行全麻者，应考虑选择清醒气管插管麻醉，能主动控制呼吸道，避免误吸。

**（四）局麻药过敏试验**

普鲁卡因、丁卡因能与血浆蛋白结合产生抗原或半抗原可发生过敏反应，故麻醉前应了解病人有无局麻药过敏史。普鲁卡因使用前应常规做皮肤过敏试验，但目前已基本不用此药。

**（五）麻醉前用药**

**1. 麻醉前用药目的**　①稳定病人情绪，消除焦虑和恐惧等心理状态；②抑制唾液及呼吸道腺体的分泌，保持呼吸道通畅；③消除因手术或麻醉引起的不良反应；④提高痛阈，增强麻醉效果，减少麻醉药用量。

**2. 常用药物**　麻醉前常用药物有以下几类。

（1）抗胆碱药　能抑制腺体分泌，减少唾液和呼吸道黏液分泌，保持呼吸道通畅，是全麻前不可缺少的药物。抗胆碱药还能抑制迷走神经反射，从而避免心动过缓或骤停，故亦作为椎管内麻醉前用药。常用药物为阿托品，成人剂量0.5mg，儿童（体重3kg以下者为0.1mg，7～9kg者为0.2mg，12～16kg者为0.3mg，20～27kg者为0.4mg，32kg以上者为0.5mg）。由于阿托品能抑制迷走神经兴奋而使心率加快，故甲状腺功能亢进、高热、心动过速、心脏病等病人不宜使用，可改用东莨菪碱0.3mg肌内注射。

（2）催眠药　具有镇静、催眠、抗惊厥、防治局麻药毒性反应等作用，适于各种麻醉前用药。主要是巴比妥类药物，其代表药为苯巴比妥钠（鲁米那）、戊巴比妥和司可巴比妥等，苯巴比妥钠成人剂量0.1～0.2g，儿童2～3mg/kg。

（3）安定镇静药　具有镇静、催眠、抗焦虑、抗惊厥及中枢性肌松弛和一定预防局麻药中毒的作用。常用药物有地西泮、劳拉西泮、氟哌啶、异丙嗪等，其中代表性的药物是地西泮，用于肝功能欠佳的局麻病人。成人剂量地西泮5～10mg、氟哌啶5mg。异丙嗪还具有止吐、抗心律失常和抗组胺作用，成人剂量12.5～25mg肌内注射。

（4）镇痛药　能提高痛阈，强化麻醉效果，减少麻醉药用量和减轻腹部手术中的内脏牵拉反应。常用药物有哌替啶、吗啡和芬太尼等。哌替啶对呼吸中枢的抑制作用较弱，临床上应用广泛，成人常用剂量为50～100mg肌内注射。吗啡镇痛作用强，但有明显抑制呼吸中枢的副作用，故小儿、老人慎用，孕妇临产前和呼吸功能障碍、颅内压增高者禁用，成人常用剂量为5～10mg皮下注射。

（5）麻醉前的特殊用药　根据不同的病情决定给予相应的药物，如支气管哮喘病人术前给予氨茶碱；有过敏史者应用苯海拉明、异丙嗪或氯苯那敏；糖尿病者使用胰岛素等。

**3. 麻醉前用药原则与方法**　应根据年龄、病情、手术方案及麻醉方法等选择麻醉前用药的种类、剂量、给药途径和时间。一般术前晚口服催眠药或加安定镇静药，消除病人的紧张情绪，利于病人休息，术前30分钟肌内注射抗胆碱药和催眠药或安定镇静药，剧痛病人加用镇痛药。

**（六）麻醉物品准备**

麻醉前常规准备好麻醉药品和器械，所有的麻醉器械和急救设备必须处于完好备用状态。

**1. 药品准备** 包括麻醉药和各种急救药。

**2. 器械准备** 包括吸引器、面罩、喉镜、气管导管、供氧设备、麻醉机、监测仪器等。

**（七）健康指导**

术前向病人讲解麻醉方法与过程，减轻病人的焦虑、恐惧感。指导病人排除不良情绪的方法，保持情绪稳定。指导病人配合做好麻醉前的各项护理工作，如麻醉前应按时禁食禁饮，以减少麻醉中、麻醉后各种并发症的发生。

## 第二节 局部麻醉病人的护理

扫码“学一学”

局部麻醉（简称局麻）是指局部麻醉药暂时阻断周围神经的冲动传导，使这些神经所支配的区域产生麻醉作用。局部麻醉的病人神志清醒，对重要器官的功能干扰轻，并发症少，简便经济，广泛应用于临床，适用于部位较表浅、局限的中小型手术。但对于范围大、部位深的手术，因止痛不够完全，肌肉不能松弛，不适合使用；另外，对于小儿等不合作病人还需辅以基础麻醉。局麻根据药物作用部位不同，分表面麻醉、局部浸润麻醉、区域阻滞和神经阻滞等。

**（一）常用局麻药**

按照化学结构不同，局部麻醉药可分为两大类：①酯类，包括普鲁卡因和丁卡因；②酰胺类，包括利多卡因、丁哌卡因、罗哌卡因等。酯类局麻药可发生药物过敏，使用前应常规进行药物过敏试验，阴性者方可使用。要注意各种局麻药的麻醉效能和使用浓度及最大剂量（表4－2），以免出现局麻药中毒反应。

**表4－2 四种局麻药物的比较**

| | 丁卡因 | 利多卡因 | 丁哌卡因 | 罗哌卡因 |
|---|---|---|---|---|
| 麻醉效能 | 强 | 中等 | 强 | 强 |
| 毒性 | 强 | 中等 | 强 | 强 |
| 弥散性能 | 弱 | 强 | 中等 | 中等 |
| 显效快慢 | 慢 | 快 | 快 | 快 |
| 作用时间（h） | 2～3 | 1～2 | 5～6 | 4～6 |
| 用途与限量*（mg） | 表面麻醉（40）<br>神经干阻滞（80） | 表面麻醉（100）<br>局部浸润、神经阻滞（400） | 150 | 150 |

*为成人剂量，使用时还需视具体病人和具体部位而定

局麻药能扩张血管，用于头皮、颈部、腋窝、腹膜、尿道等处时，易被吸收，导致血中浓度迅速升高而引起中毒。若加入适量肾上腺素（每100ml局麻药加肾上腺素0.1mg），使血管收缩，可减慢局麻药吸收、延长麻醉时间和减少中毒反应；但过量又可导致血管收缩、心跳加快、血压骤升，故阴茎与四肢末梢部位的手术，或心脏病、高血压、甲亢病人，局麻药中勿加肾上腺素。

**（二）常用的局麻方法**

**1. 表面麻醉（topic anesthesia）** 将穿透力强的局麻药施用于黏膜表面，使其透过黏

膜阻滞黏膜下的神经末梢，使黏膜产生麻醉，称为表面麻醉。常用于眼、鼻、咽喉、气管、尿道等处的浅表手术或内镜检查。如眼用滴入法，鼻用涂敷法，咽喉、气管用喷雾法或环甲膜穿刺注药法、尿道用灌入法等。常用药物为1%～2%的丁卡因或2%～4%的利多卡因。因眼结膜、眼角膜组织柔嫩，滴眼需用0.5%～1%丁卡因。

**2. 局部浸润麻醉（local infiltration anesthesia）**　沿手术切口线分层注射局麻药，阻滞组织中的神经末梢，称局部浸润麻醉，为局麻中应用最广的方法。若无禁忌，可在局麻药中加少量肾上腺素，以降低其吸收率、延长麻醉时间并减少出血。常用药物为0.5%普鲁卡因或0.25%～0.5%利多卡因。

**3. 区域阻滞（regional block）**　围绕手术区四周和底部注入局麻药，以阻滞进入手术区的神经干和神经末梢，称为区域阻滞麻醉。主要优点在于避免穿刺病理组织，手术区域解剖结构清晰。适用于体表小包块切除手术。用药同局部浸润麻醉。

**4. 神经阻滞（nerve block）**　亦称传导麻醉，是在神经干、丛、节的周围注射局麻药，暂时地阻滞其冲动传导，使受其支配的区域产生麻醉作用。其特点是用较少的局麻药可产生较广泛的麻醉区。常用的有：颈丛神经阻滞用于颈部手术，臂丛神经阻滞用于上肢手术，肋间神经阻滞用于胸壁及腹部手术，指（趾）间神经阻滞用于指（趾）末节手术。最常用的局麻药是1%～2%利多卡因。

**【护理评估】**

参见麻醉前护理。

**【护理问题】**

**1. 焦虑、恐惧**　与担心麻醉安全等有关。

**2. 潜在并发症**　局麻药的毒性反应及过敏反应等。

**【护理目标】**

（1）病人对麻醉的焦虑、恐惧心理减轻或消失，能积极配合麻醉。

（2）病人无局麻药的毒性反应及过敏反应等并发症发生，或发生了并发症能被及时发现和处理。

**【护理措施】**

**（一）一般护理**

局麻药对机体影响小，一般无须特殊护理。手术时间长、用药多的门诊手术病人，应于术后休息片刻，经观察无异常反应后方可离开，并嘱病人如有不适，应立即就诊，必要时进行静脉输液及药物治疗等。

**（二）局麻药不良反应及护理**

**1. 毒性反应**　局麻药吸收入血后，单位时间内血中局麻药浓度超过机体耐受剂量就可发生全身毒性反应。

（1）常见原因　①一次用量过大，浓度过高，超过病人耐受力；②误将局麻药注入血管内；③注药部位血供丰富，局麻药吸收过快；④药物间相互影响使毒性增高，如普鲁卡因和琥珀胆碱均由血内同一种酶分解，两者同时使用时，普鲁卡因的分解速度减慢而易中毒；⑤病人体质虚弱，耐受力差。

（2）毒性反应的表现　主要为中枢神经系统和心血管系统的兴奋与抑制。兴奋型表现为精神紧张、多语、耳鸣、舌麻、恶心、呕吐、呼吸急促、心率增快，严重者有谵妄，甚至神志丧失、惊厥。抑制型则有昏睡、神志突然消失、脉搏徐缓、血压下降、呼吸慢而不规则等循环与呼吸衰竭现象，甚至呼吸、心搏停止。

（3）预防和护理　麻醉前常规使用苯巴比妥钠；遵循最小剂量及最低有效浓度的原则，一次用药勿超过最大剂量；一次用量普鲁卡因不超过1g，利多卡因不超过0.4g，丁卡因不超过0.1g。注药前均须回抽，以防注入血管；麻药中适量加入肾上腺素；勿与能增加毒性作用的药物同用。一旦出现中毒反应，应立即停用局麻药，加快输液以利麻药排出，保持呼吸道通畅并予以吸氧。对兴奋型，可肌注苯巴比妥钠或静滴地西泮，以预防和控制抽搐发生；惊厥者可缓慢静注硫喷妥钠；出现喉痉挛者，可静注肌松剂司可林，待呼吸暂停行气管插管与人工呼吸。若血压下降宜给予麻黄素收缩血管升压，心率过慢可静注阿托品，心搏、呼吸骤停则行心肺复苏。

**2. 过敏反应**　两类局麻药中，以酯类发生机会多，酰胺类极罕见。病人在使用很小剂量后出现荨麻疹、喉头水肿、支气管痉挛、血压降低，甚至危及生命。过敏反应是预防关键，麻醉前询问药物过敏史和进行药物过敏试验，一旦发生过敏反应立即停药，对症和抗过敏处理。

**3. 局部麻醉操作并发症**　在锁骨上和肋间进针行神经阻滞麻醉者，观察有无气胸等并发症：如直接刺入神经干或肾上腺素浓度过高可致神经损伤，主要表现为术后该神经支配区域出现局灶性感觉异常和（或）运动障碍，一般在1~2周后症状逐步消退，无须特殊治疗。

## 第三节　椎管内麻醉病人的护理

扫码“学一学”

将局麻药注入椎管的蛛网膜下腔或硬脊膜外隙（图4-1），阻滞部分脊神经的传导，使其所支配的区域失去痛觉的麻醉方法，称为椎管内麻醉（intrathecal anesthesia）。根据局麻药注入椎管内腔隙的不同，可分为蛛网膜下隙阻滞麻醉（简称腰麻）和硬脊膜外腔阻滞麻醉（简称硬膜外麻）。椎管内麻醉时，病人意识清醒、镇痛效果确切、肌肉松弛良好，但对循环功能甚至呼吸功能影响明显；对内脏牵拉反应抑制作用较弱，病人易发生恶心、呕吐反应。

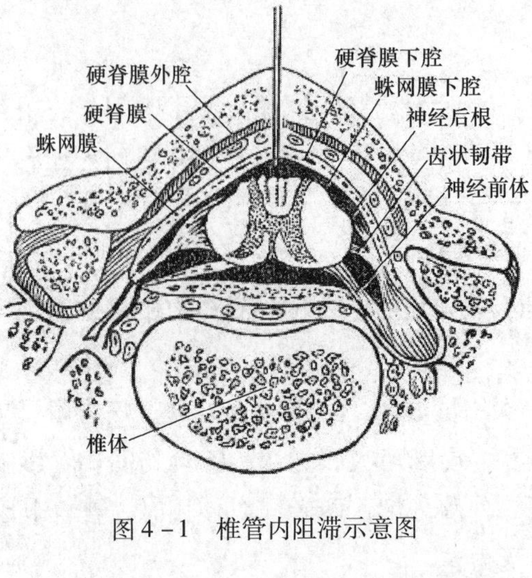


图4-1　椎管内阻滞示意图

**【椎管内麻醉方法】**

**（一）蛛网膜下腔阻滞**

蛛网膜下腔阻滞（spinal block）是将局麻药注入蛛网膜下腔，阻滞部分脊神经的传导而使相应支配区域产生麻醉的方法。

**1. 分类**　按给药方式、麻醉平面和局麻药药液的比重进行分类。

（1）给药方式　可分为单次法和连续法。

（2）麻醉平面　阻滞平面达到或低于$T_{10}$为低平面，高于$T_{10}$但低于$T_4$为中平面，达到或高于$T_4$为高平面麻醉，现高平面麻醉罕用。只阻滞会阴及肛门部的骶神经，即最低位腰麻，则称鞍区麻醉（鞍麻）。

（3）局麻药液的比重　所用药液的比重与脑脊液比重相比，分重比重、等比重、轻比重腰麻。

**2. 常用麻醉药**　普鲁卡因和丁卡因等，均为纯度较高的白色结晶，使用时用5%的葡萄糖溶液或脑脊液溶化，其比重较脑脊液高，称为重比重液；用蒸馏水溶化时，比重低于脑脊液，称为轻比重液。为便于控制麻醉平面的高度，临床多用重比重液。

**3. 麻醉方法即腰麻穿刺术**

（1）体位　病人侧卧于手术台上，取低头、弓腰、抱膝姿势，以使棘间隙增宽便于穿刺。鞍区麻醉常为坐位。

（2）穿刺　消毒病人背部，然后进行穿刺点定位，两侧髂嵴最高点连线为$L_4$棘突或$L_{3-4}$棘突间隙。成人穿刺点一般选择$L_{3-4}$间隙，也可酌情上移或下移一个间隙（图4－2）。

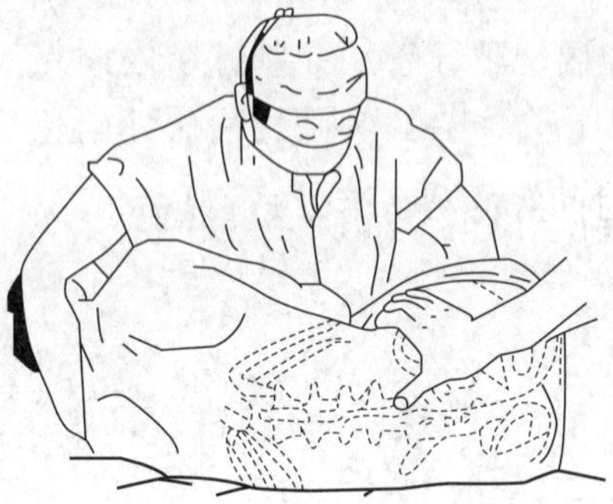

图4－2　腰麻体位与腰椎间隙定位

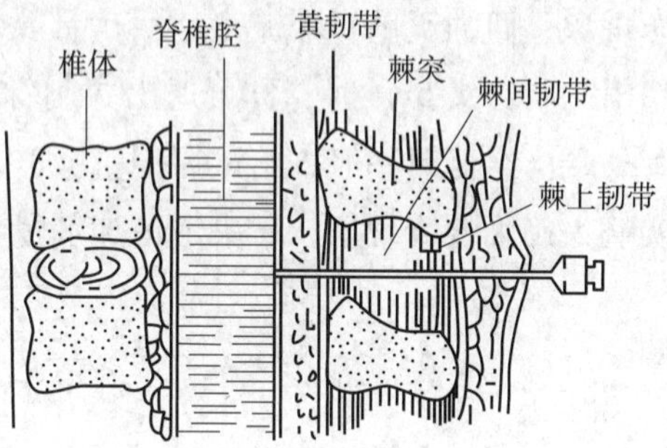


图4－3　腰麻穿刺进针过程

确定穿刺点后，先用1%普鲁卡因在间隙正中做一皮丘，再将药物在皮下组织和棘间韧带做逐层浸润。换腰椎穿刺针在皮丘处垂直刺入皮肤，依次穿过皮下组织、棘上韧带、棘间韧带和黄韧带（图4－3）。当针刺破黄韧带时，常有明显落空感，再进针刺破硬脊膜和蛛网膜，出现再次落空感，拔出针芯见有脑脊液自针内滴出，即表示穿刺成功。

（3）注药　腰椎穿刺成功后，将装有局麻药的注射器与穿刺针衔接，将药液注入蛛网膜下腔。

（4）测麻醉平面　注药后即将病人改为仰卧位。1分钟后下肢就会出现发热反应，乃因交感神经纤维首先被阻滞而血管扩张。随即下肢皮肤麻木说明感觉神经纤维阻滞，待到运动纤维阻滞时，下肢软弱无力，无法自主运动。当下肢感觉麻木，即可用大头针针刺皮肤来测定麻醉平面。倘麻醉平面过高或过低，可在注药后5～10分钟内变动病人体位，调节手术所需要的平面。

**4. 适应证** 手术时间在2~3小时以内的脐部以下任何手术。

**5. 禁忌证** ①中枢神经系统疾病；②穿刺部位或邻近部位有皮肤感染；③脊柱感染、畸形；④严重休克、贫血、脱水；⑤近期有急性心力衰竭或冠心病发作；⑥婴幼儿及不合作的病人等。

**（二）硬膜外腔阻滞**

硬膜外腔阻滞（epidural block）是将局麻药注入硬脊膜外腔，阻断脊神经传导功能，使其支配区域产生暂时性麻痹的麻醉方法，又称为硬膜外阻滞或硬膜外麻醉。

**1. 分类** 根据神经阻滞部位不同，分为以下几类。

（1）高位硬膜外阻滞 于$C_5$~$T_6$之间进行穿刺，阻滞颈部及上胸段脊神经。高位硬膜外阻滞易出现严重并发症和麻醉意外，目前临床已很少采用。

（2）中位硬膜外阻滞 穿刺部位在$T_6$~$T_{12}$之间，用于腹部手术。

（3）低位硬膜外阻滞 穿刺部位在腰部各棘突间隙，用于下肢与盆腔手术。

（4）骶管阻滞 经骶裂孔进行穿刺，阻滞骶神经，用于肛门与会阴部手术。

**2. 常用麻醉药** 用于硬膜外阻滞的局部麻药应具备穿透性和弥散性强、毒副作用小、起效时间短、作用时间长等特点，因此常选用1.5%~2%利多卡因（成人一次限量为400mg）、0.25%~0.33%丁卡因（成人一次限量为60mg）和0.5%~0.75%丁哌卡因。

**3. 麻醉方法** 有单次法和连续法两种给药方法。单次法一次注入药量大，可控性小。现在临床主要用连续硬膜外阻滞，病人的准备和体位与腰麻相同。局部浸润麻醉后，用特制的勺状尖端硬膜外穿刺针，在预定麻醉范围中心的椎间隙穿刺，针头依次穿过皮肤、皮下组织、棘上与棘间韧带，当针头刺破黄韧带的瞬间阻力突然消失，经测试有搏动或出现负压现象，回抽无脑脊液流出，明确针头在硬膜外隙内，将导管从穿刺针芯内插入，待导管超出勺状针头5cm时，即可退出穿刺针，而导管则留置于硬膜外隙，最后外用胶布固定导管外端。给药时一般先给试探剂量（3~5ml起效时间短的利多卡因），观察5~10分钟，证实病人确无腰麻现象，再决定追加剂量（图4-4）。

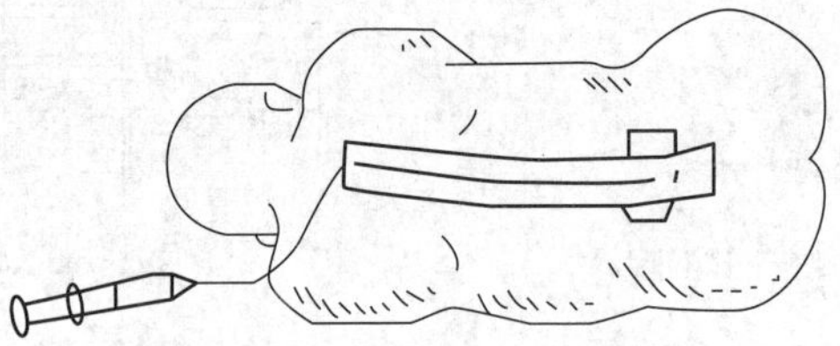

图4-4 持续硬膜外麻醉情况

**4. 适应证** 适用范围比腰麻广。最常用于横膈以下的各种腹部、腰部和下肢手术，尤其适用于上腹部手术，且不受手术时间的限制。还可用于颈部、胸壁和上肢手术，但要慎重。

**5. 禁忌证** 与腰麻相似，凝血机制障碍者禁用。

**【护理评估】**

**（一）健康史**

了解麻醉前准备情况，是否接受了麻醉前用药，有无发热、咳嗽、麻醉部位皮肤感染等情况。了解有无麻醉手术史、药物过敏史。了解麻醉手术情况，注意询问观察有无头痛、尿潴留等麻醉后并发症的征象。

**（二）身体状况**

评估病人重要器官功能状况，有无休克、严重贫血、严重高血压、冠心病、心力衰竭等情况；穿刺部位有无畸形、感染病灶。评估麻醉后病人生命体征是否稳定，有无麻醉的并发症发生。

**（三）辅助检查**

评估病人常规实验室检查及重要器官检查是否正常。了解心电图、胸透和相关特殊检查有无异常，对椎管内麻醉有无影响及影响程度等。

**（四）社会心理状态评估**

了解病人对麻醉方式和麻醉后相关知识的认识程度。注意观察病人有无精神紧张、焦虑和恐惧等情绪反应及其程度。

**【护理问题】**

**1. 焦虑、恐惧**　与担心麻醉安全等有关。

**2. 疼痛**　与手术创伤和麻醉药作用消失有关。

**3. 潜在并发症**　血压下降、呼吸抑制、头痛、尿潴留、全脊髓麻醉和神经损伤等。

**【护理目标】**

（1）病人焦虑、恐惧情绪减轻或消失，能主动配合麻醉。

（2）病人疼痛缓解或减轻，舒适感增加。

（3）病人无并发症发生，或并发症发生后能及时发现并得到有效处理。

**【护理措施】**

**（一）一般护理**

**1. 麻醉前**　禁食、禁饮同术前准备；局麻药过敏试验；检查脊椎有无畸形及穿刺部位有无皮肤感染。

**2. 麻醉后**

（1）体位　腰麻术后为预防颅内压降低引起的头痛，应常规去枕平卧6～8小时。硬膜外麻醉，一般不会引起头痛，但因阻滞了交感神经，血压多受影响，故术后平卧4～6小时，无须去枕。

（2）吸氧　对有呼吸抑制和血压下降病人应常规吸氧，以改善病人缺氧状态。

**（二）病情观察**

密切监测病人的意识、血压、脉搏、呼吸、体温等生命体征直到平稳；注意病人尿量、肢体感觉和运动情况，并注意观察有无血压下降、呼吸抑制、头痛、尿潴留、全脊髓麻醉和神经损伤等并发症的出现。

**（三）常见并发症的防治及护理**

**1. 蛛网膜下腔阻滞麻醉**

（1）血压下降　腰麻时血压下降可因脊神经中的交感神经被部分阻滞后、麻醉区的血管扩张、回心血量减少、心排血量降低所致。麻醉平面越高，阻滞范围愈广，血压下降愈明显。合并有高血压或血容量不足者，由于自身代偿能力差，更易发生低血压。防治措施：麻醉后半小时内密切观察血压和心率变化，一旦发现血压下降，应加快输液速度，以扩充血容量，必要时可按医嘱静注麻黄碱15～30mg；心动过缓者静注阿托品。

（2）呼吸抑制　常见于胸段脊神经阻滞，因肋间肌麻痹，病人感到胸闷气短、吸气无力、说话费力，胸式呼吸弱甚至发绀。防治措施：可根据呼吸抑制的程度采用吸氧或面罩辅助呼吸；出现呼吸停止时应立即气管插管、人工辅助呼吸。

（3）恶心、呕吐　低血压和呼吸抑制造成脑缺氧使呕吐中枢兴奋、迷走神经亢进致胃肠蠕动增强、牵拉腹腔内脏等均能引起病人恶心、呕吐。防治措施：术前须禁食6小时以上，麻醉前用阿托品，以降低迷走神经兴奋性。发生呕吐时立即将病人头转向一侧，同时针对原因处理，如提升血压、吸氧、暂停手术刺激等。

（4）头痛　最常见，常于术后24～72小时开始，其特点是抬头或坐起时头痛加重，平卧后减轻或消失。多数病人在4天内症状消失，一般不超过1周。头痛的原因是多次穿刺或穿刺针太粗使穿刺孔较多、较大，脑脊液从穿刺孔漏出到硬膜外腔，致颅内压下降，颅内血管扩张而引起的血管性头痛。防治措施：穿刺采用细腰穿针，力争一次腰穿成功，术中及术后注意补液防止脱水，腰麻后常规去枕平卧6～8小时等措施可预防术后头痛的发生。发生腰麻后头痛者应平卧休息；多关心、问候病人，分散其注意力；使用镇痛或安定类药；针刺太阳穴、印堂穴或合谷穴等穴位；症状持续严重者，可于硬膜外腔内注入生理盐水或5%葡萄糖液或右旋糖酐15～30ml。

（5）尿潴留　为腰麻后较常见的并发症。主要因支配膀胱的第2、3、4骶神经纤维细且对局麻药敏感，阻滞后恢复较慢，致使膀胱逼尿肌松弛而不能排尿。下腹部或会阴、肛门手术后伤口疼痛及病人不习惯床上排尿也是常见原因。防治措施：解释出现尿潴留的原因，指导病人练习床上排尿。鼓励术后病人及时床上排尿，或协助无下床禁忌的病人下床排尿，对排尿困难者可针刺三阴交穴、足三里穴、中极穴、关元穴等穴位，或用下腹部热敷、按摩、诱导排尿等方法，必要时留置导尿管。

**2. 硬膜外腔阻滞麻醉**

（1）全脊髓麻醉　是硬膜外麻醉最严重的并发症。主要是因穿刺针或导管误入蛛网膜下腔而未及时发现，将大量局麻药误注入蛛网膜下隙而导致的脊髓及全部脊神经阻滞现象。病人可在注药后数分钟内出现呼吸困难、血压下降、意识模糊或消失，最后呼吸停止、心搏骤停。一旦发生全脊髓麻醉，立即面罩加压给氧，配合医师行心肺脑复苏，同时快速输液，使用血管收缩剂维持循环稳定。防治措施：注药前应回抽无脑脊液后方可注药；先给试验剂量3～5ml，观察5～10分钟，确定未误入蛛网膜下隙才能继续注药；麻醉过程中密切观察病人的呼吸、血压及意识改变。

（2）神经损伤　因穿刺针直接损伤神经，或导管质硬而损伤脊神经根或脊髓。表现为局部感觉或（和）运动障碍，并与神经分布有关。防治措施：选择质地较柔软的导管，穿刺与置管时避开脊神经根和脊髓，若病人有触电感并向肢体放射，说明触及神经。对出现神经损伤者，一般予以对症治疗，多能自愈。

（3）硬膜外血肿　主要为导管刺破硬膜外腔内丰富的静脉丛所致，若病人应用抗凝药治疗或凝血功能障碍则更易发生。当血肿聚积较大时，可压迫脊髓引起截瘫。若发现病人有下肢感觉、运动障碍等血肿压迫征兆，应及时报告。小血肿可自行吸收，大血肿则需穿刺抽吸或手术清除。手术尽量在血肿形成后8小时内进行，若超过24小时则受损很难恢复。预防措施：操作者在置管过程中动作应轻柔细致，对在抗凝治疗期间或有凝血功能障碍病人禁用硬膜外阻滞。

（4）硬膜外脓肿　因无菌操作不严格或穿刺针经过感染组织，将细菌带入硬膜外腔造成感染而形成脓肿。病人表现为穿刺部位剧烈疼痛，肌无力与截瘫，同时伴有寒战、高热、白细胞计数增多。一旦确定为硬膜外脓肿，应采用大剂量抗生素治疗，并及早准备手术切开椎板减压引流。

血压下降、呼吸抑制、恶心、呕吐等并发症的观察及护理与腰麻相同。

## 第四节　全身麻醉病人的护理

扫码“学一学”

麻醉药物作用于中枢神经系统并暂时性抑制其功能，使病人意识及全身痛觉消失，反射活动减弱和一定程度的肌肉松弛，这种麻醉方法称为全身麻醉。因这些抑制状态是可以控制的，也是可逆的，且较局部麻醉安全和舒适，故全身麻醉对适用于身体各部位手术，为目前临床麻醉最常用的方法。

**【全身麻醉的方法】**

按麻药入血的途径不同，全身麻醉主要有吸入麻醉、静脉麻醉、复合全身麻醉、基础麻醉。

**1. 吸入麻醉（inhalation anesthesia）**　全身麻醉药经呼吸道吸入进入血液循环后作用于中枢神经系统，产生可逆性抑制的麻醉方法称为吸入麻醉。吸入麻醉在全身麻醉中应用最为广泛。

（1）常用的吸入麻醉药（表4－3）

**表4－3　常用吸入麻醉药物的比较**

| 药名 | 理化性质 | 优点 | 缺点 | 禁忌证和注意事项 |
|---|---|---|---|---|
| 恩氟烷 | 无色透明挥发性液体，化学性质稳定 | 诱导和苏醒快且平稳，有明显的肌松弛作用，可使眼压降低，有利于眼科手术 | 对呼吸的抑制作用较强，价格昂贵 | 癫痫病史者、肝功能受损者不用为宜 |
| 异氟烷 | 是恩氟烷的异构体，性状稳定 | 诱导和苏醒迅速，可增加肌肉松弛剂的作用，麻醉性能好，较少引起颅内压增高，是颅脑手术较好的麻醉药之一 | 有刺激性气味，易引起病人呛咳和屏气 | 因有刺激性气味，需在静脉诱导后吸入；血压下降时提示麻醉过深 |
| 七氟烷 | 无刺激性气味，在钠石灰中和温度升高时可发生分解，其分解产物在半紧闭麻醉下对人体无明显影响 | 诱导迅速，麻醉深度容易掌握 | 对中枢神经系统有抑制作用，对脑血管有舒张作用，可引起颅内压升高。对心肌力有轻度抑制，对呼吸的抑制作用较强 | 对肝功能影响尚不肯定 |
| 地氟烷 | 沸点低，室温下蒸气压高，需用特殊的电子装置控制温度的蒸发器 | 神经肌肉阻滞作用较其他氟化烷类吸入麻醉药强，在体内生物转化少，对机体影响小，血、组织溶解度低，麻醉诱导及复苏快 | 药效较低，价格昂贵 | 高浓度时可引起呛咳、屏气和呼吸道分泌物增多，甚至喉痉挛 |

（2）吸入麻醉方法　将特质的气管导管经口或鼻插入病人气管内（图4－5），接麻醉机引入药液蒸气而产生麻醉。麻醉方法包括气管内插管术和麻醉机操作两部分。由于吸入麻醉

的气体经肺吸收或排除，麻醉深度便于控制。气管内痰液、血液可以通过气管插管及时吸出，有利于保持呼吸道通畅，防止病人缺氧和二氧化碳积蓄，适用于各种大手术，尤其是开胸手术、颅内手术。另外，对心搏骤停、窒息及呼吸道梗阻等病人，紧急气管插管和人工呼吸又是一项重要的抢救措施。

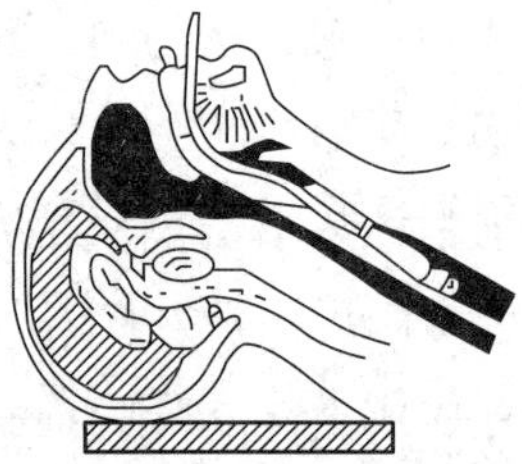

图4－5　口腔气管插管

**2. 静脉麻醉（intravenous anesthesia）**　经静脉注入麻醉药物，作用于中枢神经系统而产生全身麻醉作用的方法。静脉麻醉因诱导迅速、无呼吸道刺激、无环境污染、病人舒适、便于掌握等优点，已广泛用于各种手术或用于吸入麻醉前的诱导。麻醉深浅可通过注入药物的剂量和速度来调节，多数静脉麻醉药单独使用镇痛效果不强，且无肌肉松弛作用，用药过量可造成体内蓄积和苏醒延迟，因此往往需配合镇静、镇痛、肌松等辅助药物进行麻醉（表4－4）。

**表4－4　静脉麻醉常用的药物**

| 药名 | 使用方法 | 作用特点 | 注意事项 |
|---|---|---|---|
| 氯胺酮 | 静脉注射用0.1%溶液，初量2mg/kg，维持10～15分钟，根据需要追加剂量，总量可达10mg/kg；肌内注射常用2.5%～5%溶液，初量6mg/kg维持30分钟左右，根据需要用递减剂量再次注射，总量可达15mg/kg | 麻醉浅，镇痛作用显著，诱导迅速，作用时间短暂、苏醒期短；无肌松作用，麻醉期间下颌不松弛，舌不后坠，呼吸道通畅；兴奋交感神经使心率增快，血压上升，无肌肉松弛作用；麻醉中唾液分泌增多，醒后无呕吐，但有复视、幻觉现象 | 高血压、冠心病、颅内压及眼内压增高等病人忌用；麻醉前必须给足够量抗胆碱药，与安定配伍应用可减少复视、幻觉等副作用 |
| 异丙酚（丙泊酚） | 一次静脉注射1.5～2 mg/kg后进入麻醉状态，维持3～10分钟，既可作麻醉诱导，也可与安定、氧化亚氮同用作复合麻醉，或按50μg/（kg·min）速度作静脉滴注以维持麻醉 | 麻醉作用与硫喷妥钠相似，起效快，作用时限短，苏醒快而安全，无兴奋现象，对肝肾功能无明显影响 | 对心血管和呼吸系统有较强的抑制作用，可致严重低血压和呼吸暂停，对老年人和循环功能不全者应减量 |
| 依托米酯 | 适用于年老体弱和危重症病人的麻醉，一般剂量为0.15～0.3mg/kg | 为短效催眠药，无镇痛作用。起效快，可降低脑血流量、颅内压及代谢率，对心率、血压及心排量的影响均小，并有轻度的扩张冠状动脉作用，对呼吸影响明显小于硫喷妥钠，对肝肾功能无明显影响 | 注射后可发生肌阵挛，对静脉有刺激作用，术后易发生恶心、呕吐，反复用药可抑制肾上腺皮质功能 |
| 咪达唑仑 | 静脉注射1～2 mg病人即可入睡，静脉诱导剂量为0.15～0.2 mg/kg | 具有较强的镇静、催眠、抗焦虑、抗惊厥及降低肌张力作用。起效快，半衰期较短 | 对呼吸有抑制作用，对并呼吸系统疾病病人应特别注意呼吸管理 |
| 吗啡 | 成人用量为5～10mg皮内或肌内注射 | 作用于大脑边缘系统，可消除紧张和焦虑，能提高痛阈和解除疼痛 | 有成瘾性，对呼吸中枢有明显抑制作用，能扩张小血管，引起低血压 |
| 芬太尼 | 镇痛剂量为2～10μg/kg，或麻醉剂量为30～100μg/kg，麻醉期间作为辅助用药0.05～0.1mg | 镇痛效果为吗啡的75～125倍，持续30分钟，较少引起低血压，常用于心血管的手术麻醉 | 对呼吸有抑制作用，与咪达唑仑配伍应用时抑制更为明显，呼吸抑制可达1小时 |

续表

| 药名 | 使用方法 | 作用特点 | 注意事项 |
|---|---|---|---|
| 琥珀胆碱 | 用量为 1～2mg/kg，由静脉快速注入 | 为去极化肌松药，起效快，肌松完全且短暂 | 骨骼肌广泛去极化时可引起血清钾一过性升高，引起心动过缓和心律失常；肌强直收缩时可引起眼压、颅内压及胃内压升高 |
| 泮库溴铵 | 首次用量为 0.1～0.15mg/kg，术中成人可间断静注 2～4mg 维持全麻期间的肌肉松弛 | 为非去极化肌松药，肌松作用强，作用时间长 | 胆碱酯酶抑制剂可拮抗其肌松作用。对于高血压、心肌缺血及心动过速、肝功能障碍者慎用，重症肌无力者禁用 |

**3. 复合全身麻醉**　为克服各种全身麻醉药单独应用不够理想的不足，常采用联合用药或辅以其他药物。使用两种或两种以上的药物或麻醉方法，取长补短，以达到比较理想的麻醉效果的方法，称复合全身麻醉。常用的复合全身麻醉有全静脉麻醉及静－吸复合麻醉。

**4. 基础麻醉**　是指麻醉前先让患儿神志消失的方法，用于小儿外科的中、小手术，故又称小儿基础麻醉。基础麻醉并无镇痛作用，仅使患儿处于深睡状态，决不能依靠基础麻醉作为主要止痛手段，否则易引起过量中毒，必须配合其他麻醉方法，消除手术的疼痛刺激，才能获得满意效果。常用药物有氯胺酮，行深部臀肌注射，吸收入血后作用于中枢神经系统，安全性大。

**【护理评估】**

**（一）健康史**

了解麻醉前准备情况，有无麻醉手术史、药物过敏史。评估病人既往身体健康情况，有无重要器官功能障碍情况。了解病人术中麻醉情况、麻醉方式、麻醉药种类和用量；术中失血量、输血与输液量、术中其他异常情况。

**（二）身体状况**

评估病人重要器官功能有无障碍、全身营养状况；能否耐受全身麻醉和手术；有无体液失衡。评估病人麻醉后有无呼吸、循环及神经系统并发症等。

**（三）辅助检查**

评估病人常规实验室检查及重要器官检查结果有无异常、对全身麻醉有无影响及影响程度等。

**（四）社会心理状态评估**

评估病人是否配合执行手术麻醉后相关要求，了解病人饮食、睡眠、活动等情况；有无术后紧张综合征。了解病人对麻醉方式和术后相关知识的认识程度；了解病人家属对麻醉的了解和对病人的支持程度。

**【护理问题】**

**1. 焦虑、恐惧**　与担心麻醉安全等有关。

**2. 疼痛**　与手术创伤和麻醉药作用消失有关。

**3. 知识缺乏**　缺乏有关麻醉方面的知识。

**4. 有受伤的危险**　与病人麻醉后未清醒或感觉未完全恢复有关。

**5. 潜在并发症**　窒息、麻醉意外、呼吸道梗阻、低氧血症、低血压、心律失常、坠积性肺炎等。

【护理目标】

（1）病人焦虑、恐惧情绪减轻或消失，能主动配合麻醉。

（2）病人疼痛缓解或减轻，舒适感增加。

（3）病人了解并能复述有关麻醉方面的知识。

（4）病人未发生意外伤害。

（5）病人无并发症发生，或发生并发症后能及时发现并得到有效处理。

【护理措施】

（一）一般护理

**1. 体位** 全身麻醉后未清醒的病人应取去枕平卧头偏向一侧或侧卧的体位，以保持呼吸道通畅，防止呕吐误吸引起窒息。病人完全清醒后，如无禁忌，应取半坐位。

**2. 吸氧并保持呼吸道通畅** 全身麻醉病人应吸氧至血氧饱和度并在自主呼吸下达到正常为止。同时保持呼吸道通畅，有气道分泌物和呕吐物应及时清除。

**3. 防止意外伤害** 在病人清醒前，应有专人护理，防止病人躁动跌落致意外伤害。

**4. 生命体征监测** 全身麻醉病人未清醒前，每15～30分钟测1次血压、脉搏直至稳定，同时观察病人的意识、皮肤色泽、末梢循环等。

**5. 饮食护理** 非消化道手术病人如无恶心、呕吐、腹胀，可在麻醉清醒后4～6小时开始少量饮水，次日开始进食。

（二）病情观察

**1. 呼吸系统** 主要观察呼吸频率、节律、深浅等。浅而快的呼吸是呼吸功能不全的表现，可引起低氧血症，可能的原因是麻醉过浅；浅而慢的呼吸，可能因麻醉过深抑制呼吸中枢；呼吸困难常因呼吸道梗阻引起。

**2. 循环系统** 主要的观察内容是血压、心率、心律、脉压等。麻醉过程中若病人血压下降、脉搏加快、脉压减小，常提示病人有休克征兆。血压下降明显时，应减浅麻醉、补充血容量、减少内脏牵拉。心动过缓时给予阿托品；频发房性期前收缩可给予β-受体阻滞剂或洋地黄；室性期间收缩可给予利多卡因；心室纤颤应立即进行电除颤，并按心肺复苏处理。一旦发生心搏停止，即刻人工呼吸、心脏按压。

**3. 其他** 包括病人的意识状态、体温、末梢循环、尿量、瞳孔变化等，据此除可以进一步了解病人的呼吸循环功能外，还有助于判断麻醉深度及脑缺氧程度。

（三）全身麻醉的并发症防治及护理

**1. 呼吸系统的并发症**

（1）呼吸抑制 在全身麻醉中较常见。多因麻药、肌松剂逾量所致，表现为呼吸变浅、不规则，甚至停止。应针对原因，同时给氧吸入，必要时进行气管插管和人工呼吸。

（2）呼吸道梗阻 以声门为界，分上呼吸道梗阻和下呼吸道梗阻，也可同时并存。

1）上呼吸道梗阻 梗阻部位在声门以上，以吸气困难表现为主。主要有：①舌后坠，因下颌肌肉松弛致使舌根后坠，使上呼吸道不全梗阻从而产生鼾声。只要将下颌托起，使下颌门齿咬合于上颌门齿之前，鼾音消失说明呼吸梗阻解除（图4-6）。②咽喉分泌物堵塞，常因麻醉前未用抗胆碱药或剂量不足所致。病人吸气困难，呼吸时有水泡噪音，可从口腔置入口咽导管或从鼻放入鼻咽导管，吸净咽喉部分泌物（图4-7），必要时注射阿托品。③喉痉挛，刺激性麻醉药、麻醉过浅或有外物刺激喉头等情况时，可诱发喉痉挛发生。病人吸气困难伴高调鸡鸣音，可因缺氧而发生发绀，因声带持久性紧闭而窒息。应立即去除诱因，轻者给予氧气吸入、加深麻醉后能解除；重者先加压吸氧，如仍不能缓解，可用粗针头穿刺环甲膜（图4－8）输氧，亦可静注琥珀胆碱后作气管插管，用麻醉机控制呼吸。

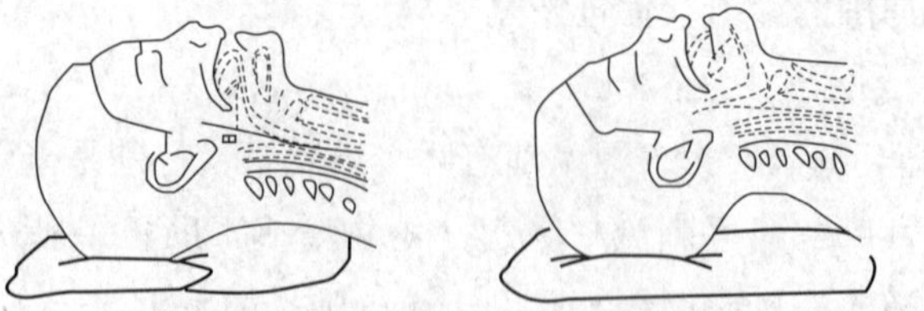

图4－6　舌后坠及其纠正

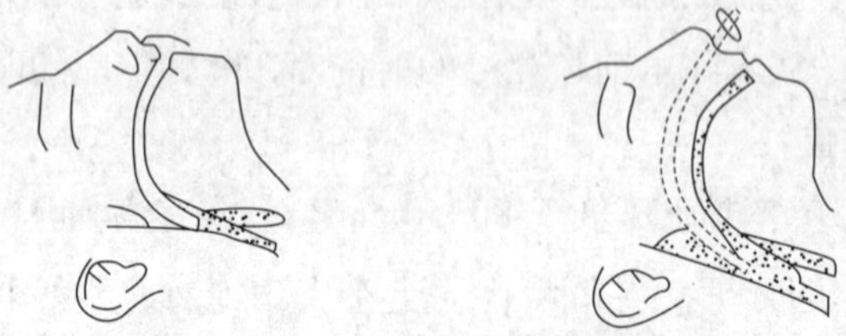

图4－7　口咽导气管法和鼻咽导气管法

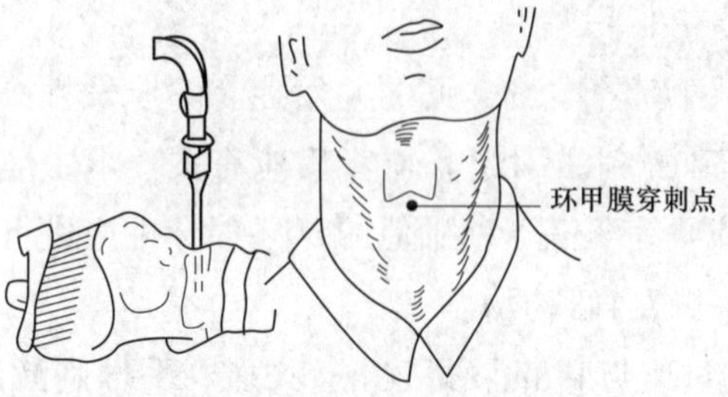


图4－8　环甲膜穿刺

2）下呼吸道梗阻　可因气管、支气管内分泌物积聚或唾液、呕吐物侵入下呼吸道引起；亦可因支气管痉挛引起，多发生在有哮喘史或慢性支气管炎病人，应用硫喷妥钠、进行气管插管、诱导期麻醉过浅都能发生支气管痉挛。梗阻不严重者，无明显症状，只在肺部能听到啰音；梗阻严重或梗阻虽不严重但未被发现和处理者，可呈现发绀、脉速和血压下降，病人可因缺氧而心博、呼吸停止。应以预防为主。麻醉前给予足量的阿托品能减少唾液及呼吸道分泌；维持适当的麻醉深度等。如已发生梗阻，最好作气管插管，然后用吸引器将分泌物吸出；支气管痉挛者可用解痉药氨茶碱0.25g加入50%葡萄糖溶液40ml中缓慢静注，或用异丙嗪25mg静脉注射；有呼吸困难者给氧吸入。

（3）反流与误吸　多见于饱食后的急症病人，以产科和小儿外科病人发生率较高，这些全身麻醉病人因意识消失，咽喉部反射消失，易发生呕吐引起误吸，甚至窒息。呕吐前常有恶心、唾液分泌增加、出现频繁吞咽等征兆，一旦发现，应将病人去枕平卧，头偏向一侧，使呕吐物容易流出，同时应用纱布及吸引器将口、鼻腔内的食物残渣清除干净。如有少量呕吐物进入呼吸道，可将麻醉减浅，让病人咯出，量多时应立即进行气管插管清除呼吸道内呕吐物，直至呼吸音正常为止。低 pH（<2.5）胃液进入呼吸道，迅速引起小支气管周围渗出性反应，出现间质出血和水肿，导致化学性肺炎，病情凶险，死亡率高。其典型症状以支气管痉挛为主，哮喘、咳嗽和发绀。麻醉中如发现吸出物内含有胃内容物，应立即开始针对化学性肺炎进行治疗。除给氨茶碱和抗生素外，可经气管插管或支气管镜以5～10ml 生理盐水（或加用碳酸氢钠溶液）反复冲洗支气管，给大量氢化可的松2～3天，以抑制小支气管周围的渗出，促进恢复。

（4）肺部并发症

1）肺炎　并发肺炎的病人大多数术前有呼吸道感染，特别是老年人或吸烟较多而有慢性支气管炎者。挥发性麻醉药可刺激呼吸道分泌物增多，助长了肺炎的发生。术前应用抗生素，治疗原有呼吸道疾病及戒烟等都有助于减少肺炎的发生。

2）肺不张　麻醉过程中痰液堵塞支气管是引起肺不张的主要原因。术后由于胸、腹手术切口疼痛、无力咳嗽、腹胀或肌松药的残余作用，可使肺通气不足，部分肺泡充气不佳，逐渐形成肺不张。多痰的病人除术前作充分的准备外，麻醉中应随时清除呼吸道分泌物。

**2. 循环系统的并发症**

（1）血压下降　以麻醉中血压低于80/50mmHg，或有高血压史者以血压下降超过术前血压的30%为低血压的标准。麻醉过深、手术中出血、直接或间接刺激迷走神经引起心脏收缩力减弱，均可导致血压下降。若已有血容量不足者，应查明原因，减浅麻醉，补充血容量和使用升压药，必要时暂停手术刺激，牵拉肠系膜和处理肺门时先以普鲁卡因封闭。

（2）血压升高　是全身麻醉中最常见的并发症。除原发性高血压者外，多与麻醉浅、镇痛药用量不足及手术、麻醉刺激引起心血管反应有关。术中应密切观察记录血压变化，当舒张压高于100mmHg或收缩压高于基础值的30%时，即应进行适当处理，包括调节麻醉深度，应用降压药和其他的心血管药物。

（3）心律失常　心动过速与麻醉深浅不当、失血、手术刺激、二氧化碳蓄积有关；心动过缓与内脏牵拉、高钾血症、缺氧晚期等有关。原有心功能不全的病人麻醉中更易发生心律失常，而原有心律失常的，更可因此而加重，应针对原因进行预防和处理。

（4）心搏骤停　是最严重的意外事件。可根据无血压、无脉搏、无心音、面色苍白、瞳孔散大等症状而及时诊断。导致心搏骤停的原因很多，但最常见的原因是缺氧，如已有心肌缺氧（如冠心病）、低血容量、高钾血症或低钾血症、体温过低的病人，麻醉深浅不当、呼吸道梗阻、强烈的手术刺激、牵拉内脏等，也可以成为诱发因素。抢救措施包括气管插管、人工呼吸和给氧吸入、心脏按压、给予强心药和升压药、头部降温以及降低脑代谢等一整套措施。

**3. 中枢神经系统并发症**

（1）高热、抽搐和惊厥　由于婴幼儿的体温调节中枢尚未发育健全，故多见于小儿麻醉。高热若不立即处理，可引发抽搐甚至惊厥。因此小儿高热应积极进行物理降温，特别是头部降温，以防脑水肿发生。当抽搐既已发生，则需立即给氧吸入，保持呼吸道通畅，静脉小量注射硫喷妥钠控制抽搐。

（2）苏醒延迟或不醒　苏醒时间的长短与麻醉药种类、麻醉深浅及病人的循环和呼吸功能有关。如麻醉过程中曾发生严重的发绀或缺氧，麻醉后苏醒将受到影响。麻醉后倘病人长时间昏睡不醒，各种反射未见恢复，且有躁动、呼吸困难、瞳孔散大等现象，则往往提示麻醉过深或缺氧引起的继发性脑损害，应尽早进行抢救，包括给氧、人工呼吸、降低颅内压及头部降温等。

**（四）麻醉恢复期护理**

术后由于麻醉药物对机体的影响仍将持续一定时间，苏醒过程中，随时可出现循环、呼吸、代谢等方面的异常而发生意外，因此必须重视苏醒前的护理。全麻病人苏醒前，应有专人护理，在接收病人时，立即测血压、脉搏一次，并听取护送人员介绍手术中情况。然后根据不同情况，每 15～30 分钟测神志与生命体征一次，直至病人完全清醒，循环和呼吸稳定。重大手术后的病人最好先送入麻醉恢复室密切监护，以便及时发现并发症及意外，做到随时抢救。当病人意识与肌力恢复，可按照指令睁眼、张口、握手；气管插管拔除，呼吸平稳，能深呼吸与咳嗽，血氧饱和度 >95%；心率、脉搏、血压正常且平稳 30 分钟以上，心电图示无心肌缺血与心率失常，即可送病人返回病区。

**（五）健康指导**

解释麻醉操作中的配合要点及麻醉后注意事项，争取病人的合作。协助病人合理安排休息与活动，鼓励病人尽可能生活自理，促进身体尽快康复。

## 目标检测

### 选择题

**A3/A4 型题**

（1～3 题共用题干）

病人，男性，60 岁，全身麻醉术后送回病房，麻醉未清醒，病人血压为 90/60mmHg，心率 92 次/分，呼吸困难，有鼾声。

1. 该病人应考虑

A. 喉痉挛　　B. 呼吸道分泌物多　　C. 舌后坠

D. 误吸　　E. 血压下降

2. 最主要的护理诊断为

A. 有窒息的危险　　B. 气体变换受损　　C. 低效性呼吸型态

D. 有受伤的危险　　E. 心输出量减少

3. 首先采取的护理措施应为

A. 吸痰　　B. 加压吸氧　　C. 头偏向一侧

D. 加快输液速度　　E. 用手托起下颌，至鼾声消失

（4～6 题共用题干）

病人，女性，25 岁，近 1 年来情绪急躁，月经不调，多食消瘦，脉率 >100 次/分，甲状腺肿大，入院准备拟行甲状腺大部切除术。

4. 对该病人首选的麻醉方式是

A. 全身麻醉　　B. 硬膜外麻醉　　C. 区域阻滞麻醉

D. 颈丛神经阻滞　　E. 臂丛神经阻滞

5. 该病人术前禁食、禁水的时间是

A. 禁食 6 小时，禁水 4 小时　　B. 禁食 8 小时，禁水 4 小时

C. 禁食 8 小时，禁水 8 小时　　D. 禁食 12 小时，禁水 4 小时

E. 禁食 12 小时，禁水 8 小时

6. 该病人麻醉前不能使用的药物是

A. 安定　　B. 阿托品　　C. 哌替啶

D. 氟哌啶　　E. 苯巴比妥钠

（张　德）

扫码“练一练”

# 第五章

# 围手术期病人的护理

**学习目标**

1. 简述妊娠期病人手术的特殊性；老年病人及妊娠期病人术前护理要点；手术室基本设备设施及产科相关手术准备；产科相关术后护理；围手术期概念、外科手术的分类。
2. 归纳围手术期护理的任务；急症手术术前护理要点；手术室规章制度、常用手术物品和器械、手术室护士工作职责；手术后护理评估；手术前护理评估的主要内容和常规护理措施；手术人员无菌准备方法、手术区皮肤消毒、铺单及手术体位安置方法；手术后护理诊断、护理措施。
3. 运动护理程序对围手术期病人实施整体护理。

## 第一节　概　　述

扫码“学一学”

围手术期（perioperative period）是指病人确定手术到与手术有关的治疗基本结束的整个过程，分为手术前、手术中和手术后三个阶段。手术是外科疾病治疗的重要手段，但疾病本身的影响、手术及麻醉的刺激都可导致机体生理功能的紊乱，降低对手术的耐受力，影响手术预后。围手术期的长短，可因不同疾病、手术大小、手术方式及病人机体耐受力而有所不同。围手术期护理的任务就是在这一时期内，配合医生的治疗措施，运用护理程序进行整体护理，旨在使病人具有充分的思想准备和良好的机体条件，以提高病人对手术的耐受力，降低手术风险，保证手术顺利进行，预防或减少术后并发症，尽快地恢复生理功能，促进病人早日康复。

### 一、手术分类

手术前准备与手术的急缓程度、手术范围的大小有密切关系，术后观察和护理要点亦随手术类型的不同而不尽相同。

**1. 按照手术的急缓程度分**　①急症手术：对于危及生命的疾病应根据病情轻重缓急，在最短时间内重点做好必要的准备，争分夺秒地进行紧急手术，以挽救病人生命，例如：肝破裂、脾破裂、胸腹腔内大血管破裂出血等。②限期手术：手术时间虽然可以选择，但应有一定的限度，不宜延迟过久，要求在条件允许的情况下，在尽可能短的时间内做好充分的术前准备，如各种恶性肿瘤的根治术等。③择期手术：手术实施的迟早不会影响治疗效果，可根据病人的身体状况、医疗条件及外界环境等方面的情况，选择合适的手术时机，在充分的术前准备下进行手术，如未嵌顿的腹股沟疝修补术、良性肿瘤切除术等。

**2. 按手术的无菌情况分** ①无菌手术：手术的全过程是在无菌条件下进行，如脾切除术、甲状腺大部切除术等。②污染手术：在手术过程中的某一环节，手术区有可能被细菌污染，如胃大部切除术、肠道手术等。③感染手术：手术部位已有感染者，如脓肿切开引流术、急性化脓性阑尾炎手术等。

**3. 按手术范围分** 为大手术、中手术、小手术及微创手术。

**4. 按手术目的分** 诊断性手术、治疗性手术、姑息性手术及美容性手术。

### 二、与产科有关的手术特殊性

妊娠期母体各系统器官发生变化，是非常复杂且又协调的生理过程。妊娠期间进行手术治疗有流产、早产的危险，除应考虑疾病本身适应证外，还需充分考虑其特殊的生理、病理变化对孕产妇的影响，以及母胎安全。由于需要同时顾及母体与胎儿的健康和发育，治疗和护理都具有一定的特殊性。手术时机通常是根据外科疾病的严重性和急迫性所决定，其原则是当延误手术可能影响母体发病率或死亡率时，绝不能拖延手术以期待胎儿的成熟或分娩。

**1. 早孕期** 是胚胎发育的重要阶段，各器官的萌芽都在这个阶段内发育，最易受药物和外界影响而致畸；且此期进行手术易发生流产，应尽量避免在早孕期进行手术。早孕期的手术仅适用于急症的抢救。

**2. 中孕期** 此时胎盘取代黄体功能，同时子宫敏感性降低，胎儿丢失率降低；且胎儿已经完成主要器官的发育，可避免围术期药物导致的胎儿畸形；此时子宫大小适宜，有利于手术操作。近年来，曾经在妊娠期禁忌使用的腹腔镜手术经临床实践证明，适用于中孕期。当并非急症，却又不能延迟到产后进行的手术，其最佳的手术时机应选在中孕期。

**3. 晚孕期** 因胎儿达到或接近成熟，剖宫产手术可放宽，终止妊娠同时可处理合并症或并发症。很多在妊娠早、中期发生的合并症及并发症，经保守治疗后得以缓解，可继续妊娠至晚孕期进行手术。某些晚孕期发生的外科疾病，如肠梗阻，经分娩后可能缓解，不再需要手术治疗。对于择期手术则应该延期到分娩后再进行。

## 第二节 手术前病人的护理

扫码"学一学"

病人确定手术时起，至进入手术室时止，这一阶段称为手术前期。这一时期的护理，称为手术前护理（preoperative nursing care）。完善的手术前准备是取得手术成功的关键。手术前护理必须从评估和矫正可能增加手术危险性的生理和心理问题，给予病人相关的健康教育，指导适应术中体位和术后变化的锻炼等方面做好充分的准备工作，以增强病人对手术及麻醉的耐受能力，使其身心调整到最佳状态，保证其在手术时的安全与配合，预防或减少术后可能出现的并发症。择期手术和限期手术，准备时间比较充分；急症手术，也要力争在最短时间，做好必需的重点准备；至于须行紧急气管切开或开胸心按摩等，时间就是生命，准备工作则与手术同时进行，有的可在病情稳定后补做。

**【护理评估】**

**（一）健康史**

**1. 一般资料收集** 姓名、性别、年龄、籍贯、受教育程度、职业背景、宗教信仰及婚姻状况等。

**2. 现病史评估** 本次发病的时间、原因和（或）诱因、主要症状和体征、疾病诊断等。

**3. 既往史评估** 详细了解有关心血管、呼吸、内分泌、肝肾等系统疾病史，创伤史、手术史、过敏史。

**4. 用药史评估** 因某些药物可影响手术进行或术后恢复，因此必须评估病人是否服用下列药物。

（1）抗凝血药 抗凝血药影响血液凝固，可增加手术出血量。手术前应停药并观察有无出血征象。

（2）降压药 易导致术中低血压。

（3）利尿药 可引起血清钾离子过低，手术前应慎用。

（4）皮质激素 长期使用会导致肾上腺皮质功能低下，抑制炎症反应，延迟伤口愈合，故手术前应慎用。

（5）降血糖药物 如胰岛素，手术前病人禁食时须减量或暂时停药。

（6）镇静、安定类药物 易诱发低血压而导致休克。

（7）抗生素 可增加肝肾负担，降低病人对麻醉的耐受力，还可降低肌松药物的效果。

**5. 个人史评估** 有无吸烟和饮酒的习惯，有无酒精中毒史。

**6. 其他评估** 家族史、遗传史、传染病史、女性病人月经史和婚育史。

**（二）身体状况**

**1. 年龄状况** 婴幼儿及老年人对手术的耐受力较成年人差。婴幼儿的器官尚未发育完善，循环、呼吸系统较脆弱，易受麻醉和手术创伤的干扰，抗感染能力差，易发生水、电解质代谢紊乱，因此，婴幼儿术前应重点评估生命体征、出入液量和体重的变化等。老年人身体器官呈退行性改变，生理贮备能力和代偿功能逐渐减退，免疫力和抗感染能力下降，机体反应差，既往可能有高血压、冠心病、糖尿病、慢性支气管炎等慢性疾病史，使手术耐受力下降，无论施行择期手术还是急症手术，其危险性和死亡率明显高于青年人，因此应全面评估老年人的生理状态，包括呼吸、循环、消化、内分泌、泌尿等各个系统，掌握其病理生理变化。

**2. 营养状态** 通过测量病人身高、体重、三头肌皮褶厚度、上臂肌肉周径及食欲、精神面貌、劳动能力等，结合病情和实验室检查结果，如血浆蛋白含量及氮平衡等，评判病人的营养状况，是否存在营养不良或肥胖。营养不良对手术、失血的代偿功能很差，容易发生循环血量减少和休克，慢性营养不良和严重营养不良病人，切口愈合能力差，易发生切口裂开、切口感染。肥胖也属于营养问题，肥胖病人手术操作困难，脂肪组织缝合后血循环较差，会延迟伤口愈合，严重肥胖者常合并高血压、糖尿病或心血管方面的疾病，易引起手术后切口感染、切口裂开和肺部并发症等。

**3. 体液平衡情况** 术前应全面评估病人有无脱水及脱水程度、类型，有无电解质代谢紊乱和酸碱平衡失调。长期呕吐、严重腹泻、出血和液体补充不足可引起脱水和电解质紊乱，老年人和幼儿更易发生。常规监测血电解质水平，包括 $Na^{+}$、$K^{+}$、$Mg^{2+}$、$Ca^{2+}$ 等，有助于及时发现并纠正水、电解质失衡。

**4. 感染情况** 评估病人是否有上呼吸道感染症状，并观察皮肤，特别是手术区域的皮肤有无损伤和感染现象。有上述情况应通知医师，以考虑延迟手术。

**5. 睡眠型态** 术前正确评估病人睡眠型态、时间及质量，鼓励其表达引起失眠的原因。

**6. 重要器官功能**

（1）心血管功能 健全者能满足手术期间身体对氧气、液体、营养的需求，而严重高血压、心肌梗死（6个月内发生的）、充血性心力衰竭或周围血管病变等病人难以承受手术的打击，增加了手术的危险性。故手术前应评估病人的血压、脉搏、心率（律）及四肢末梢循环状况，如有无水肿、皮肤的颜色和温度等。术前常规做心电图检查，以正确评估其心血管系统的功能状态，必要时监测动态心电图及心脏超声检查。心率 $<60$ 次/分，应先安装临时起搏器后再考虑手术。

（2）呼吸功能 病人在手术中须有足够的气体交换。当患有肺气肿、支气管扩张症、哮喘、慢性支气管炎等疾病时，都会影响气体交换而增加危险性，并使手术后肺部感染机会明显增加。故术前应评估病人的呼吸节律和频率，了解有无吸烟嗜好，有无哮喘、胸痛、咳嗽、杵状指、咳痰，观察痰液性质、颜色等，术前常规做胸部X线检查，必要时应行肺功能检查，以协助评估手术和麻醉的耐受性。

（3）神经系统功能 手术中使用的麻醉药和止痛剂对中枢神经有抑制作用。应评估病人神经系统功能，了解有无神经系统疾病。不能控制的癫痫和严重的帕金森疾病，会增加手术的危险性，应询问病人有无眩晕、头昏、眼花、耳鸣、步态不稳和抽搐等情况。

（4）肾功能 正常肾脏能排泄代谢产物和药物，并保持体液、电解质平衡。术前了解病人有无肾炎、肾功能不全等疾病，有无排尿困难、尿频、少尿或无尿等症状；评估肾功能，包括尿液分析、血尿素氮或肌酐排出量等。肾功能不全者术后易并发肾衰竭，应先治疗泌尿系统疾病，以降低手术危险性。

（5）肝功能 低下可影响麻醉药物代谢和术后恢复过程，故术前应评估病人有无酒精中毒、黄疸、腹水、呕血、黑便、肝掌、蜘蛛痣等表现。对既往有肝炎、肝硬化、血吸虫病或长期饮酒者，更应注意监测其肝功能情况。血清白蛋白 $<30g/L$ 的病人，术后发生并发症的可能性明显提高且预后差，术前应予纠正；如病人出现血清谷丙转氨酶、直接或间接胆红素升高，应积极进行护肝治疗后方可手术。

（6）血液功能 凝血机制障碍或缺乏凝血因子会造成手术中或手术后出血。因此应评估病人及家族成员有无出血和血栓栓塞史；是否曾输血，有无出血倾向的表现，如手术和月经有无严重出血，是否易发生皮下瘀斑、牙龈出血或鼻出血等；是否同时存在肝、肾疾病；有无服用阿司匹林、非甾体抗炎药物或降血脂药（可能导致维生素K缺乏），抗凝治疗等。凝血酶原时间异常者，应暂缓手术。若确需手术以挽救生命者，在术前、术中、术后均需输入新鲜血液、凝血酶原复合物或相应的凝血因子。

（7）内分泌功能 糖尿病病人易感染，伤口愈合差，常合并心血管、肾脏疾病，使手术危险性增加。因此术前应该评估糖尿病病人慢性并发症（如心血管、肾疾病）和血糖控制情况。甲状腺功能亢进病人，手术前常规服用碘剂或普萘洛尔等药物，以降低基础代谢率，避免术中、术后出现甲状腺危象，因此，术前应了解甲亢病人基础血压、脉率、体温、基础代谢率的变化，术前还应进行甲状腺功能相关的辅助检查。

**7. 手术耐受性** 根据上述评估，对病人的手术耐受性做出判断。常把病人对手术的耐受性分为2类：①耐受良好，指病人的全身情况较好，外科疾病对全身影响较小，重要脏器无器质性病变或其功能处于代偿阶段，只做常规术前准备便可施行手术。②耐受不良，指病人的全身情况欠佳，外科疾病对全身影响明显，或重要脏器有器质性病变，功能濒临或已失代偿，需经积极、全面的特殊准备后方可进行手术。通过对手术耐受的评估，可以对手术危险性做出估计，为降低危险性做好针对性的术前准备。

**（三）辅助检查**

手术前病人必须进行详细的检查，以了解全身情况。各项检查结果不但可提高病人对手术的耐受力，而且可以作为基础指标与术中、术后进行比较。

**1. 实验室检查**　血、尿、粪常规，出、凝血时间，凝血酶原时间，血型，交叉配血试验，血清电解质，肝功能，肾功能，血糖，尿糖，动脉血气分析等。

**2. 肺功能、心电图检查**　协助评估病人的心肺功能。

**3. 胸部X线检查**　可了解肺部有无占位性及渗出性病变。

**4. B超、CT、MRI检查**　可明确病变部位、范围、大小甚至性质，有助于临床诊断。

**（四）社会心理状态评估**

妥善的术前心理评估是术前护理的重要环节，首先应评估病人对疾病、麻醉、手术及其他治疗的了解情况；对术前准备、术中配合及术后康复锻炼等知识的了解程度，以判断病人对手术的认知程度及心理准备程度。

重点要评估的是病人的心理反应。麻醉及手术的危险性、手术可能带来的痛苦、生理缺陷、社会角色的改变、家庭经济负担以及家庭社会的支持程度，都会对病人的心理产生巨大影响，容易产生紧张、恐惧、疑虑、消极、淡漠、悲观等情绪，这些心理反应随手术期限的临近而日益加重。病人常出现一些特征性表现，如失眠、情绪低落、食欲减退、尿频、腹泻甚至心率增快、血压升高等。一般说来，术前焦虑反应是正常现象，轻度焦虑反映了病人正常的心理适应功能，有利于和医护人员的配合。重度恐惧、焦虑等情绪反应则可通过下丘脑-垂体肾上腺轴，使内分泌系统受到抑制，从而降低机体的免疫功能，降低对手术的耐受性，增加术后发生并发症的机会，影响病人术后康复过程。手术前应全面评估病人的心理状况，及时发现其不良的心理反应及不良心理反应的原因，并正确制定相应措施护理措施，消除或减少不良心理反应，从而保证各项医疗护理措施的顺利进行。

另外，还要注意了解病人家庭对手术治疗的认知程度、态度及家属心理承受能力，有针对性地进行家属的心理疏导，加强支持系统，更有利于病人配合治疗。

**（五）与产科相关性评估**

**1. 临床表现评估**　孕妇出现通常只在孕期出现的症状，如头痛、晕厥、恶心、呕吐、腹部不适等，也可能是由于伴随的外科疾病所引起的。相反，在孕期心率达到100次/分可视为正常。平卧位呼吸困难和低血压是主动脉腔静脉压迫综合征的伴随症状，常见于平时采取仰卧位的正常孕妇在接近临产时。由于皮肤的相对充血会掩盖在非妊娠期病人低血压和休克时所表现的典型改变，应注意甄别。此外，由于增大的子宫使腹腔脏器移位而使外科疾病的腹部体征被掩盖或改变位置，触诊时触痛的定位或腹壁反射如肌紧张和反跳痛的激发也可被隐匿。

**2. 辅助检查评估**　由于妊娠期间的正常生理性变化可以使实验室检查的正常值范围发生改变，相对性贫血、轻度白细胞增多、血尿素氮和肌酐的正常值下降以及纤维蛋白原和血沉率正常值的增高是其特征。

**3. 治疗评估**　在孕晚期进行手术时，应注意评估早产（伴有胎儿不成熟）发生的可能性。孕产妇外科手术后常见的并发症为深静脉血栓，由于妊娠本身使机体处于高凝状态，加上手术操作更增加了血栓栓塞的危险，最危险的因素是年龄超过40岁、手术操作持续30分钟以上或较大的整形手术，因此术前应注意评估病人的年龄，既往有无心肌梗死、血栓栓塞、肿瘤或中风的病史及手术时间的长短。

**【护理问题】**

**1. 焦虑或恐惧** 与不适应住院环境、不了解疾病性质及手术必要性、缺乏手术和麻醉的相关知识、担忧疾病预后、术后并发症及经济负担等有关。

**2. 营养失调：低于机体需要量** 与进食环境改变、长期禁食或进食不足、饮食结构不合理、胃肠功能障碍或紊乱、分解代谢增加及厌食或忧郁等有关。

**3. 体液不足** 与长期呕吐、腹泻和出血及液体摄取不足有关。

**4. 疼痛** 与外科疾病有关。

**5. 睡眠型态紊乱** 与身体不适、不适应住院环境、担忧手术及疾病预后有关。

**6. 知识缺乏** 缺乏有关术前准备方面的知识。

**【护理目标】**

（1）病人焦虑、恐惧减轻或缓解。

（2）病人获得足够营养，体重稳定。

（3）病人体液能维持平稳。

（4）病人疼痛减轻或缓解。

（5）病人能够得到充足的休息。

（6）病人具备有关术前准备方面的相关知识。

**【护理措施】**

**（一）心理准备**

病人具备对手术的良好心理适应能力，有利于减少负面心理的不良影响，树立治疗的信心，提高手术耐受力，并使病人更好地配合治疗。

护士应热情、主动迎接病人入院，为其介绍病房环境及病房规章制度，使病人尽快适应目前的治疗状态。根据其年龄、性别、素质、文化和社会背景，用通俗易懂的语言结合病人的病种，深入浅出地讲解治疗与疾病有关的知识，耐心向病人讲明手术治疗必要性、相对把握性以及危险性，介绍术前、术中、术后的注意事项，对手术前的各种辅助检查及手术后可能留置的各种管道的必要性和重要性作详细介绍，指导病人术前辅助检查标本采集及术中的配合方法，讲解术后可能出现的不适和并发症，并指导病人可采取的预防和应对方法。

可邀请病区中手术成功的病人介绍其经验及体会，做好安慰、鼓励等思想工作，经常与病人沟通，建立良好的护患关系，以帮助病人及家属消除不必要的顾虑，使其在术中、术后与医护人员密切配合。对恶性肿瘤病人注意保护性医疗，应恰如其分地解释病情。医护人员说话要一致，如有出入将增加病人疑虑。

**（二）生理准备**

目的是使病人在最佳状态下接受手术，安全渡过手术治疗的全过程。

**1. 一般准备**

（1）呼吸道准备 目的是控制呼吸道的炎症，预防围术期肺部感染等并发症。根据病人不同的手术部位，进行深呼吸和有效排痰法的训练，如胸部手术者训练腹式呼吸，腹部手术者训练胸式呼吸。深呼吸训练：先从鼻慢慢深吸气，腹部隆起，呼气时腹肌收缩，由口慢慢呼出。有效排痰法训练：病人可取坐位或半坐卧位，上身微向前倾，如为胸腹部手术，咳嗽时须双手放在切口两侧，向切口方向按压，以减轻切口张力和振动，使疼痛减轻；在排痰之前，先轻轻咳嗽几次，使痰液松动，再深吸气后，用力咳嗽，使痰液顺利排出。有吸烟嗜好者，术前2周戒烟，以免呼吸道黏膜受刺激分泌物增多而阻塞气道。已有肺部感染者，术前3～5天开始应用抗生素，指导体位引流；一般情况下，待感染控制后再考虑安排手术。痰液黏稠者，可用抗生素加糜蛋白酶雾化吸入，每天2～3次，使痰液稀薄，易于排出。哮喘发作者，术前1天地塞米松0.5mg雾化吸入，每天2～3次，以减轻支气管黏膜水肿，促进痰液排出。

（2）胃肠道准备

1）饮食管理　根据手术种类、部位和范围不同，术前给予不同的饮食。胃肠道手术病人术前1～2天开始进流质饮食；非紧急手术病人术前8～12小时开始禁食，术前4小时开始禁水，以防在麻醉或手术过程中因呕吐物误吸而引起窒息或吸入性肺炎。如为紧急手术，可予插胃管以抽吸胃内容物。

2）置胃管或洗胃　胃肠道手术病人术前常规放置胃管，以减少术后胃潴留引起腹胀。幽门梗阻病人术前3天每晚以生理盐水洗胃，以减轻胃黏膜充血水肿。

3）灌肠或导泻　除急症手术病人严禁灌肠外，择期手术病人于术前晚常规用0.5%～1%肥皂水灌肠一次或使用开塞露排空肠腔内粪便，以防术中因麻醉使病人肛门括约肌松弛，大便排出，污染手术区，增加手术污染的机会；腹部手术病人灌肠还可防止术后发生腹胀。直肠、结肠手术病人术前3天开始口服肠道抑菌药，以减少术后感染；补充维生素K，以防凝血功能异常；术前3天开始服缓泻剂，每晚用0.5%～1%肥皂水灌肠一次，术前晚及手术当天清晨行清洁灌肠，并观察灌肠效果，应灌洗至流出液中无粪便为止。

（3）手术区皮肤准备　手术区皮肤准备简称备皮，是预防切口感染的重要措施，重点是清洁手术野皮肤和剃除毛发。若切口不涉及头、面部、腋毛、阴毛，且切口周围毛发比较短少，不影响手术操作，可不必剃除毛发。因剃毛可造成肉眼看不到的表皮损伤，而形成细菌生长繁殖的基础和感染源。皮肤准备时间应越接近手术开始时间越好，若皮肤准备时间已超过24小时，应重新准备。此外，手术前1天协助病人沐浴、洗头、理发、剪指（趾）甲及更换清洁衣服。

1）一般皮肤准备范围　原则上以手术切口为中心，周围15～20cm。各种手术剃毛及清洁范围具体如下（表5－1，图5－1至图5－9）。

**表5－1　手术区备皮范围**

| 手术部位 | 备皮范围 |
|---|---|
| 颅脑手术 | 全部头皮，包括前额，两鬓及颈后皮肤 |
| 颈部手术 | 上起下唇，下至乳头连线，两侧到斜方肌前缘 |
| 乳房手术 | 上起锁骨上部，下至脐水平，两侧到腋后线，包括同侧上臂1/3和腋窝部，剃除腋毛 |
| 胸部手术 | 上起锁骨上部，下至脐水平，前后胸范围均应超过正中线5cm以上 |
| 上腹部手术 | 上起乳头连线，下至耻骨联合，两侧到腋后线，剃除阴毛，清洁脐孔 |
| 下腹部手术 | 上起剑突，下至大腿上1/3前内侧及外阴部，两侧到腋后线，剃除阴毛，清洁脐孔 |
| 腹股沟和阴囊部手术 | 自脐平至大腿上1/3，包括外阴部 |
| 肾区手术 | 上起乳头连线，下至耻骨联合，前后均过正中线 |
| 会阴部及肛门手术 | 自髂前上棘连线至大腿上1/3，包括会阴及臀部 |
| 四肢手术 | 以切口为中心上下20cm以上，一般多准备患侧整个肢体 |

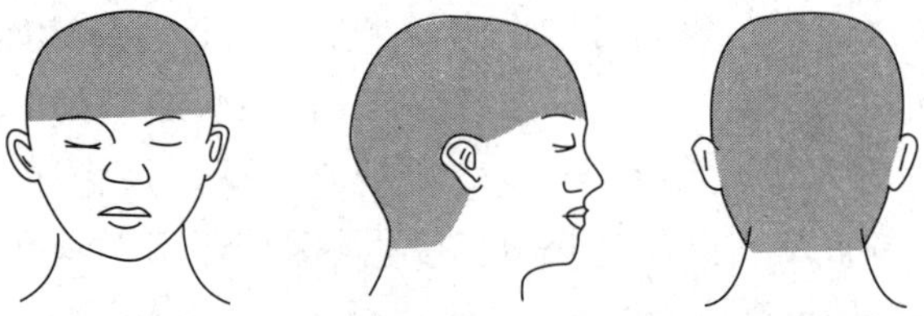

图 5－1　颅脑手术备皮范围

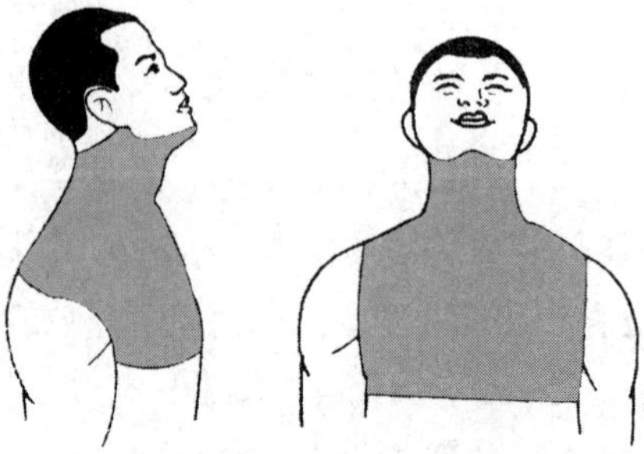

图 5－2　颈部手术备皮范围

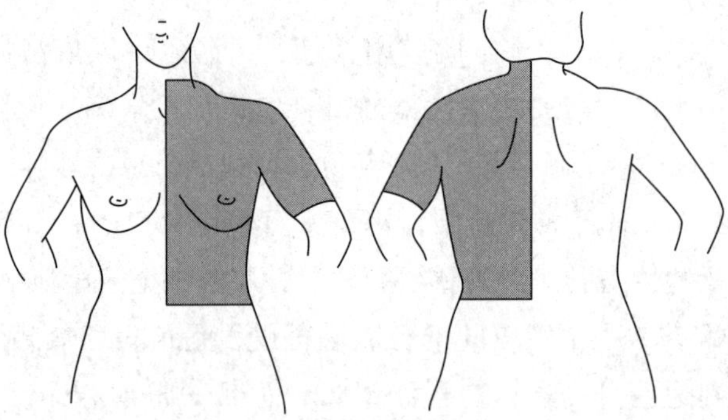

图 5－3　乳房手术备皮范围

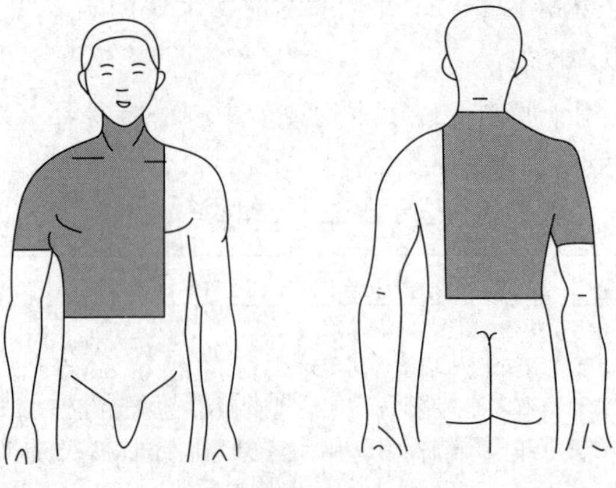

图 5－4　胸部手术备皮范围

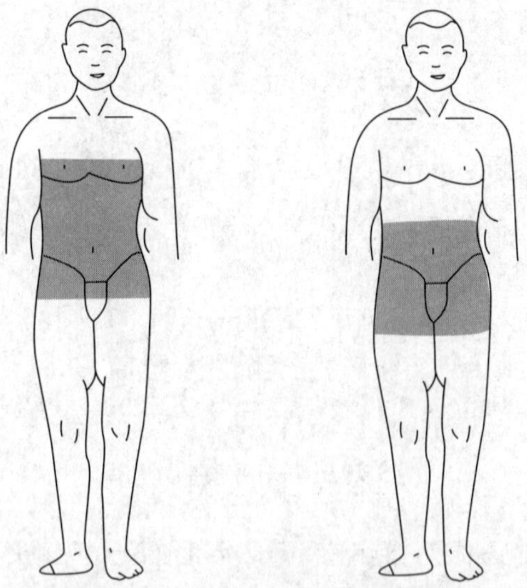

图 5－5　腹部手术备皮范围

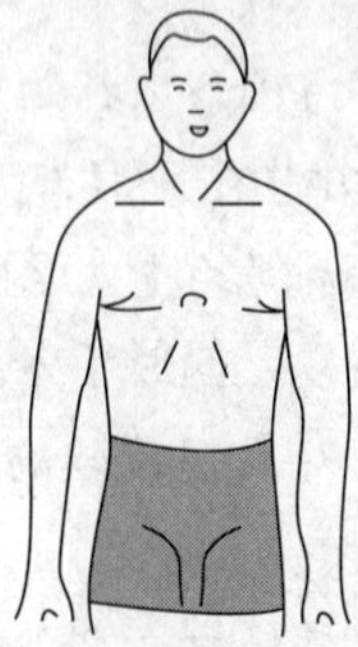

图 5－6　腹股沟手术备皮范围

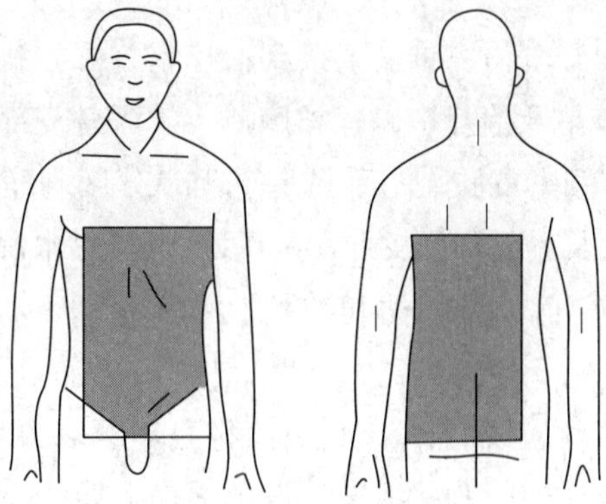

图 5－7　肾部手术备皮范围

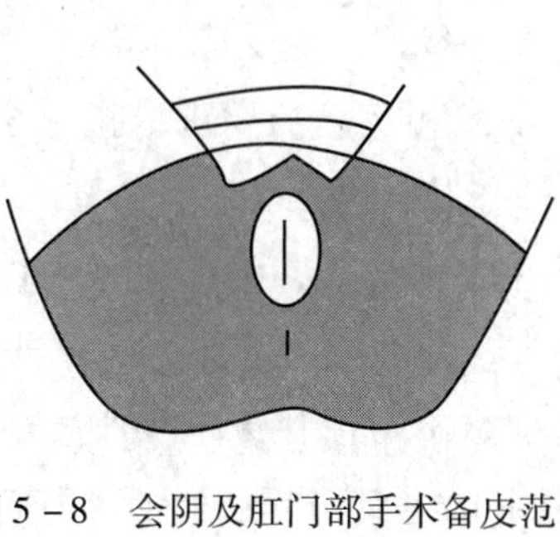

图 5－8　会阴及肛门部手术备皮范围

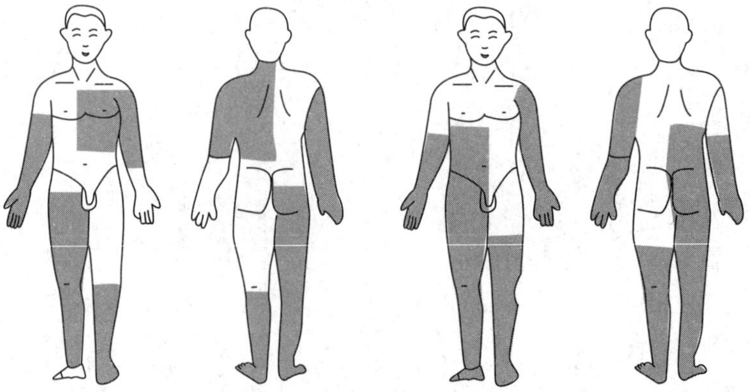

图 5-9　四肢手术备皮范围

2）特殊手术部位的皮肤准备　颅脑手术要求术前 3 天剪短头发，并每日洗头一次（急症例外）。手术前 2 小时剃净头发，剃后用肥皂水洗头，并戴干净帽子。颜面手术应以清洁为主，尽量保留眉毛。口腔手术嘱病人入院后保持口腔清洁卫生，入手术室前用复方硼酸溶液漱口。骨、关节、肌腱手术需于手术前 3 天开始皮肤准备，第 1、2 天先用肥皂水洗净患侧，并用 70% 乙醇消毒后再用无菌巾包扎，第 3 天进行剃毛、刷洗，70% 乙醇消毒后，用无菌巾包扎手术野，待手术日晨重新消毒包扎。阴囊、阴茎部手术，入院后每日温水浸泡局部，用肥皂水洗净，于术前一日备皮。四肢手术病人入院后应每日用温水浸泡手足 20 分钟，并用肥皂水刷洗，剪去指（趾）甲和已浸软的胼胝。

3）皮肤准备的方法

①用物准备　托盘内放置剃毛刀架及刀片、纱布、弯盘、治疗碗内盛皂球数只、持物钳、橡胶单及治疗巾、毛巾、棉签、汽油、手电筒，脸盆内盛热水。骨科手术还应准备软毛刷、70% 乙醇、无菌巾、绷带。

②操作步骤　a. 做好解释工作，将病人接到治疗室（如在病室内备皮应用屏风遮挡），注意保暖及照明；b. 铺橡胶单及治疗巾以保护床单，暴露备皮部位；c. 用持物钳夹取皂球涂擦备皮区域，一手用纱布绷紧皮肤，一手持剃毛刀，分区剃净毛发；d. 剃毕用手电筒照射，仔细检查是否剃净毛发及有无刮伤皮肤；e. 用毛巾浸热水洗去局部毛发和皂液；f. 腹部手术者需用棉签蘸取汽油清除脐部污垢和油脂，然后用 70% 乙醇消毒；g. 备皮完毕，整理用物，妥善安置病人。

③注意事项　a. 剃毛刀片应锐利；b. 剃毛前将皂球蘸取少量热水后再涂于病人皮肤；c. 剃毛时，应绷紧皮肤，不能逆行剃除毛发，以免损伤毛囊；d. 剃毛后须检查皮肤有无割痕或裂缝及发红等异常状况，一旦发现应详细记录并通知医生；e. 操作过程中应具有爱伤观念，动作轻柔、熟练，注意病人保暖，避免受凉感冒。

（4）饮食和补液　术前根据手术和疾病的要求，指导合理饮食，保证营养摄入。及时纠正水、电解质及酸碱平衡失调，维持体液平衡。

（5）适应性训练　对某些部位手术病人，为适应术中体位要求，术前指导其练习术中体位，如甲状腺手术病人术中要求颈仰卧位，术前给病人进行肩部垫枕、头后仰卧位练习。术后病人因创伤和麻醉的影响，加之不习惯在床上大小便，易发生尿潴留和便秘，尤其老年男性病人，更易发生尿潴留，因此术前应指导病人练习床上大小便。

（6）疼痛护理　外科病人大都伴有不同程度的疼痛。为减轻病人对疼痛的敏感性，如腹部疼痛，可协助其取半卧位，以放松腹肌；指导病人适时应用放松技巧，如搓擦、按摩或热水擦洗背部、缓慢有节奏的呼吸或深呼吸，握紧拳头或打哈欠等；疼痛急性发作时适当采用分散注意力的简单方法，如数数、念字、听音乐或在疼痛加重时增大音量等。急腹症者，必要时禁食、胃肠减压，遵医嘱肌内注射止痛剂如强痛定、哌替啶，或解痉剂如山莨菪碱（654－2）等；但诊断未明确前禁用止痛剂，以免掩盖病情。

（7）休息　充足的休息对病人的康复起着不容忽视的作用。促进睡眠的有效措施包括：①消除引起不良睡眠的诱因。②创造良好的休息环境，保持病室安静、避免强光刺激，定时通风，保持空气新鲜，温湿度适宜。③提供放松技术，如缓慢深呼吸、全身肌肉放松、听音乐等自我调节方法。④在病情允许下，尽量减少病人白天睡眠的时间和次数，适当增加白天的活动量。⑤必要时遵医嘱使用镇静安眠药，如地西泮、水合氯醛等，但呼吸衰竭者应慎用。

（8）其他准备　预测术中出血较多需要输血者，术前 1 日应验血型、做交叉配血试验，并备足血。术前 1 日，根据用药方案做药物过敏试验。部分病人为预防术后感染的发生，术前需要预防性应用抗生素，做好用药护理。

（9）手术日晨准备

1）检查手术前准备工作是否完善。

2）测量温度、脉搏、呼吸、血压，若发现病人有体温、血压升高或女性病人月经来潮时，及时通知医师，必要时延期手术。

3）需做植皮、整形、关节手术者，手术区皮肤用 70% 乙醇消毒后，用无菌巾包扎。

4）手术前 30～60 分钟遵医嘱注射术前用药。

5）遵医嘱灌肠，胃肠道及上腹部手术者，术前置胃管。

6）病人入手术室前取下义齿、发夹、眼镜、手表、首饰等。

7）擦去指甲油、口红等，以便手术中观察病人血液循环情况。

8）去手术室前，属病人排尽尿液，估计手术时间长或拟行盆腔手术者，应留置导尿，使膀胱处于空虚状态，以免术中误伤。

9）准备手术需要的物品，如病历、X 线片、CT 片、MRI 片、药品、引流瓶等，并随病人一同带入手术室。

10）病人去手术室后，应按手术大小、麻醉种类准备好床位及术后所需用药。大手术及全身麻醉病人应集中到术后恢复室或监护病室，以便观察、监护和抢救。

（10）急症手术术前准备　急症手术须争取时间，根据病情在做好必要的急救和处理的同时，尽快地进行必要的术前准备，以赢得手术治疗机会。

首先处理急症病情，如病人有水、电解质代谢紊乱和酸碱平衡失调，立即输液，给予纠正；如病人处于休克状态，应立即建立两条静脉输液通道，以便迅速补充血容量，并监测病人生命体征；如有伤口应尽快处理伤口，及时包扎止血。同时密切观察并详细记录病人病情变化。

立即通知病人禁食、禁饮，注意急症手术病人禁服泻药，禁灌肠，未明确诊断前禁用止痛剂，尽可能快地与病人家属进行适当的沟通，使家属了解病情及治疗情况。急查血尿常规、出凝血时间、血型、血交叉试验，迅速做好皮肤准备，给予术前用药，如时间紧迫，药物过敏试验可只执行药敏试验操作并记录时间，通知手术室护士观察药敏试验结果，嘱病人排尿，送往手术室。

**2. 特殊准备** 对手术耐受性不良者，除做好一般准备外，还应根据具体情况做好特殊准备。

（1）纠正营养不良状态 营养不良可使术后感染率和死亡率增加。营养不良病人常伴有低蛋白血症，多同时合并贫血、血容量减少，导致病人对失血、低血容量的耐受力下降。低蛋白血症可影响组织愈合。术前应鼓励多摄取碳水化合物、蛋白质和维生素 B、C、K 丰富的饮食，不能经口进食者，给予鼻饲或静脉营养支持，以改善病人的营养状况，最好能达到正氮平衡。低蛋白血症或贫血病人可通过少量多次输血来纠正。

（2）合并各系统疾病时，遵医嘱分别做好术前的特殊准备工作。

1）高血压 病人血压在 160/100mmHg 以下，可不必做特殊准备。血压过高者，诱导麻醉和手术应激可并发脑血管意外和充血性心力衰竭等危险，在术前应适当用降压药物，使血压控制在 180/100mmHg 以下，并不要求降至正常后才手术，注意密切观察病人血压变化。

2）心脏病 病人在疾病没有得到良好控制或病情已进入失代偿状态下，手术和麻醉的刺激可能导致术中发生严重的心律失常、心力衰竭甚至心搏骤停等严重后果。严重心律失常病人，用药物治疗尽可能使心律恢复正常方可手术。急性心肌梗死病人发病后 6 个月内不施行择期手术，6 个月以上，如果没有心绞痛发作，在监护条件下可施行手术。心力衰竭病人，最好在心力衰竭控制 3 ~4 周后，再施行手术。

3）脑血管病 术后脑卒中多因低血压、心房纤颤导致的心源性栓塞所致，老龄、高血压、冠状动脉疾病、糖尿病、吸烟等都是危险因素。短期内有短暂性脑缺血发作的病人，应进一步检查和治疗。近期脑卒中史者，2 周内不宜手术，择期手术最好安排在 6 周以后。

4）呼吸功能障碍 易导致术后肺炎、肺不张及低氧血症的发生，术前应积极治疗。吸烟、慢性阻塞性肺疾病、肥胖、老年、急性感染及胸部大手术者也易发生术后肺部并发症。常见导致呼吸功能障碍的疾病为肺气肿和哮喘，术前需常规进行血气分析和肺功能检查，以评估病人对手术的耐受性。术前常规戒烟 2 周，训练深呼吸和有效咳嗽，增加肺通气量。对阻塞性肺疾病，可应用支气管扩张药增加肺通气量；对哮喘发作者，可应用激素控制症状；对痰液黏稠者，可应用化痰药物雾化吸入，促进排痰。为避免呼吸抑制和咳痰困难，麻醉前给药量要适宜；盐酸哌替叮（杜冷丁）具有支气管解痉作用，对呼吸的抑制作用比吗啡弱，故较常用；阿托品可增加痰液的黏稠度，应用时当注意。严重肺功能不全或并发感染者，须先积极控制感染，再手术治疗。

5）肝脏疾病 肝功能不全病人受到麻醉、手术刺激可能出现肝功能衰竭而危及生命，因此，术前应常规监测肝功能状态，及时纠正肝功能不全，还应注意避免应用损肝药物。轻度肝功能损害不影响手术耐受性；肝功能损害较严重或濒临失代偿者，必须经长时间严格准备，必要时静脉输注葡萄糖以增加肝糖原储备；输注人体白蛋白液，以改善全身营养状况；少量多次输注新鲜血液，或直接输注凝血酶原复合物，以改善凝血功能；有胸水、腹水者，在限制钠盐基础上，使用利尿剂。

6）肾脏疾病 手术及麻醉药物的刺激会加重肾脏负担，术前血肌酐和尿素氮升高、充血性心力衰竭、低血压、脓毒症、老龄、使用肾毒性药物等都是急性肾衰竭的危险因素。术前应常规进行肾功能检查，对肾功能不全者应最大程度地改善肾功能。合理控制饮食中蛋白质和盐的摄入量及观察出入水量，注意维持水、电解质和酸碱平衡，禁用肾毒性药物，如需透析，应在计划24小时以内进行。

7）糖尿病　病人对手术耐受性差，伤口愈合和抗感染能力降低，甚至术中可并发高渗性昏迷和酮症酸中毒，术后并发症发生率和死亡率均明显升高。手术前应密切监测血糖变化，使控制血糖于5.6～11.2mmol/L，纠正水、电解质代谢失调和酸中毒，改善营养情况。凡是施行有感染可能的手术，术前都应使用抗生素。一般术前口服降糖药或注射长效胰岛素治疗的病人，术前一律改为常规胰岛素治疗。手术宜安排在当日晨尽早进行，以缩短术前禁食时间，避免引起酮症酸中毒。术中可根据血糖监测结果，静脉滴注胰岛素来控制血糖。

8）凝血障碍　术前常规询问病人有无出血或血栓栓塞病史，观察病人有无出血症状或体征，是否长期应用抗凝药物。长期用药者术前应停药，术前7天停用阿司匹林，术前10天停用抗血小板药氯吡格雷和噻氯匹定，术前2～3天停用非甾体类抗炎药。凝血功能或血小板检查异常者，术前遵医嘱做相应治疗处理，以防术中大出血。

**（三）与产科相关的特殊准备**

**1. 心理准备**　当孕妇在妊娠期间合并外科疾病必须进行手术治疗时，由于病人和家属特别担心疾病和治疗对胎儿产生不利影响，再加上缺乏有关疾病的知识，心理压力很大，很容易引起恐惧焦虑的情绪，因此对此类病人的心理护理尤为重要。护士要了解病人病情，做好病人及家属的解释工作，说明手术治疗的必要性和重要性，取得病人和家属的理解，使其对病情有充分的认识，减轻病人不安、恐惧心理，缓解焦虑。护士要及时做好病人的心理疏导，做到人性化关怀及护理，稳定病人情绪，树立病人对手术的信心，强调保持良好的心情有利于疾病的恢复和胎儿健康，使病人配合手术治疗。

**2. 一般护理**　孕妇取左侧卧位，可减少自发性宫缩，增加子宫胎盘血流量，增加胎盘对氧气、营养和代谢物质的交换。术前完善相关检查，各项护理活动要集中进行，护理操作应动作轻柔，防止诱发子宫收缩和早产。

**3. 病情观察**　护士要具有丰富的产科和外科理论基础知识，密切观察孕妇生命体征变化，及时监测血压、脉搏、呼吸、体温变化，重视病人的主诉和自觉症状如头痛、头晕、眼花等，防止其他并发症发生；密切观察腹痛病人发生腹痛的部位、性质、特点及恶心、呕吐等伴随症状，正确地区分外科疾病引起的腹痛和子宫收缩痛，子宫收缩痛常为间歇性下腹痛、腰痛，宫底坚硬，下坠感，常伴有少许阴道流血或血性分泌物，发现异常情况及时向医生报告并做出处理。观察阴道流血流水情况，注意有无里急后重感，如阴道流血流水，应警惕早产。如早产概率很高，要做好新生儿的特别护理准备。

**4. 胃肠道准备**　孕妇合并外科疾病时，由于自身和胎儿特殊生理、病理特点，孕期应禁忌灌肠，以减少对子宫的刺激，避免诱发流产或早产；可嘱术前一天进食流质或半流质，晚上口服20%甘露醇150ml、饮水1000ml清洁肠道。产期孕妇手术前一晚可用肥皂水灌肠，术晨排空大小便，必要时再灌肠一次。

**5. 手术日晨准备**　术前留置导尿管，以便术中监测尿量。

**6. 产科护理**　外科疾病本身，如持续腹痛或恶心、呕吐可诱发早产，中晚期妊娠孕妇更应密切观察胎心音和胎动变化，加强对孕妇胎心音和胎动的监测和维护，正常胎心音为120～160次/分，胎动计数>30次/12小时为正常，不足10次/12小时，提示胎儿在宫内缺氧，应报告医生及时做出处理。

**7. 治疗护理** 孕妇非常担心妊娠期用药会给胎儿带来不良影响，护士应解释药物应用的必要性和可行性，说明以确保孕妇及胎儿安全为原则，选择安全合理的药物，同时应耐心详细地讲解有关药物的应用信息，不要以简单的“是”或“否”回答之，以免增加病人的疑虑。预防深静脉血栓可应用预防性弹力长筒袜和（或）肝素，低分子量肝素每天2500U SC，也可选用大剂量肝素5000U SC，在术前2小时开始每12小时一次，直至病人离床活动，遵医嘱使用药物并做好相应指导。

**（四）健康指导**

**1. 休息指导** 合理安排病人的作息时间，劳逸结合。告知病人及其家属，保证适当的休息，充足的睡眠，既可促进食欲，改善机体营养状况，又能增强免疫功能。

**2. 营养指导** 术后组织的愈合需要有足够的营养物质，无论术前、术后都应进食富含蛋白质、能量、维生素和膳食纤维的食物，必要时经静脉输注人体白蛋白、血制品或提供营养支持，以改善全身营养状况或纠正营养不良。

**3. 活动指导** 让病人进行手术后应掌握的锻炼活动的练习。

**4. 感染预防** 术前注意保暖，预防上呼吸道感染，病人不随便离院外出；近期有呼吸道感染的家属尽量避免或减少探视次数，防止交叉感染。

**5. 知识介绍** 介绍有关疾病及手术前后的配合知识，以及手术后常见的不适及并发症的预防和处理。

## 第三节　手术中病人的护理

扫码“学一学”

手术中期是指病人进入手术室至手术完毕返回恢复室或病房的阶段。手术中护理是保证手术顺利进行的关键，目的是保证病人手术的安全。本节重点介绍手术室的护理工作。

### 一、手术室设施与设备

**（一）手术室的建筑要求**

**1. 手术室位置** 手术室在建筑上应当成为一个独立的单元，应建在医院内安静、清洁、干燥、无污染的位置，靠近手术科室，以方便接送病人；与监护室、中心检验室、血库等相关科室相邻。

**2. 手术室内部设计要求** 手术室内设有手术间及附属工作间、办公室等。手术间、洗手间及无菌附属间等都布置在内走廊的两侧，手术室内走廊宽度2.2～2.5m，便于工作人员、无菌器械、敷料的进出和平车运送病人。洁净级别要求高的手术间应设在手术室的尽端或干扰最小的区域。

手术间数量与医院手术科室床位数的比例应为1:(20～25)。手术间应按不同用途设计大小。小手术间面积20～30$m^2$；中手术间仅放置一个手术床，每间面积30～40$m^2$为宜；用作大型手术的手术间因辅助仪器设备较多，面积需40～50$m^2$。门窗结构都应考虑其密闭性能，一般为封闭式无窗手术间，外走廊一般也不作开窗设计。手术间的门应宽大，最好采用感应自动开启门；地面用易清洗、耐消毒液的材料铺设，有微小倾斜度，并有下水地漏(不用时可封闭)；墙壁和天花板应光滑无孔隙，最好使用防火、耐湿和易清洁材料；墙角呈弧形，不易蓄积灰尘且易清洁。室内应设有隔音、空调和净化装置，防止各手术间相互干扰和保持空气洁净。

**（二）洁净手术室**

洁净手术室通过空气净化系统，有效控制室内的温、湿度和微生物含量，实现理想的手术环境。洁净手术室除具有普通手术室的一般条件外，还有以下要求。

**1. 手术间配置**　手术间内只允许放置必需的器具和物品，各种物品应有固定的放置地点。手术间的基本配备包括多功能手术床、大小器械桌、升降台、麻醉机、无影灯、药品柜、敷料柜、抢救车、读片灯、吸引器、输液轨、垫脚凳、污物桶、各种扶托架及固定病人的物品。现代手术室有中心供氧、中心负压吸引和层流式空气净化等装备设施，分藏墙式、设备带安装式、吊塔安装式三种方式安装。层流空气净化技术不仅能提供洁净的空气，还能控制气流流通的方向，使手术室内形成正压环境，气流从室内流向室外，不会反向流通，但反复开门可使室内气压降低，造成空气污染，所以手术进行时，应尽量避免开门。配备各种监护仪、X线摄影和显微外科装置等，还配有循环、呼吸、血清电解质监测及血气分析仪等，有电视录像装置或参观台供教学、参观之用。墙上设有足够的电源插座，并有双电源、防火花、防水装置和过滤通风除菌装置，双路供电设备可防止因停电影响手术进行。手术间内光线均匀柔和，手术灯光应为无影、低温、聚光和可调。手术室内应有温湿度调控装置，温度应恒定在21~25℃，相对湿度40%~60%为宜。

**2. 辅助工作间配置**　物品准备用房包括器械清洗间、器械准备间、敷料间和灭菌间等，应有单独的快速灭菌装置，以便进行紧急物品灭菌；同时设有无菌物品贮藏室以存放无菌敷料和器械等；库房用于存放必要的药品、器材和仪器。洗手间设备包括感应或脚踏式水龙头、无菌刷子、洗手液、无菌擦手巾等。其他附属工作间，如更衣室、接待病人处、护士站、值班室、厕所、沐浴间和污物间等亦应设置齐全、布局合理，以将减少细菌至最低限度和防止交叉污染为目标。

**3. 手术室净化级别**　手术室的空气净化技术通过初、中、高效3级过滤以控制室内尘埃含量，可选用各种的气流方式和换气次数达到净化的级别，可分为以下级别。

100级　粒径≥0.5μm的尘粒数0.35~3.5个/L。为特别洁净手术室，用于器官移植、关节置换、脑外科、心外科及眼科等无菌手术，一般设在限制区最里侧。

1000级　粒径≥0.5μm的尘粒数3.5~35个/L。为标准洁净手术室，用于肝胆胰、胸外、泌尿、骨科、整形外科及普外科的Ⅰ类手术。

10000级　粒径≥0.5μm的尘粒数35~350个/L。为一般洁净手术室，用于普外科除Ⅰ类手术之外的其他手术及妇产科手术。

100000级　粒径≥0.5μm的尘粒数350~3500个/L。为准洁净手术室，用于肛肠外科及污染、感染手术，一般设在限制区最外侧。

**4. 手术室分区**　按洁净程度将手术室分为三个区域：限制区、半限制区和非限制区，三个区必须严格区分和隔离。分区的目的是控制无菌手术的区域及卫生程度，减少各区之间的相互干扰，防止医院内感染。

（1）限制区　包括手术间、洗手间、手术间内走廊、无菌物品间等，洁净要求最为严格，应设在内侧。非手术人员或非在岗人员禁止入内，此区内的一切人员及其活动都须严格遵守无菌原则。

（2）半限制区　包括器械室、敷料室、洗涤室、消毒室、手术间外走廊等，设在中间。该区实际是由非限制区进人限制区的过渡性区域。

（3）非限制区　包括办公室、标本室、污物室、资料室、值班室、更衣室、医护人员休息室和手术病人家属等候区。一般设在最外侧。

**5. 出入路线**　出入路线的布局设计需符合功能流程及洁污分区要求，应设 3 条出入路线，即病人出入路线、工作人员出入路线、器械敷料等循环供应路线，尽量做到相互隔离，避免交叉感染。

## 二、手术室的管理

建立健全各项规章管理制度，明确各类人员职责是提高工作效率和护理质量、防止差错事故的重要保证。

**（一）手术室一般规则**

（1）手术室内保持肃静，不得大声喧哗，操作时尽量避免发出较大响声，严禁吸烟，不可随意走动。

（2）除参加手术及相关人员外，其他人员一律不准随便进入手术室。

（3）凡进入手术室的人员，必须按规定更换手术室的清洁衣裤、口罩、帽子、鞋等；外出时换外出衣和鞋。

（4）所有工作人员应严格执行无菌技术操作，并相互监督。

（5）手术室工作人员应坚守岗位，随时准备接收急诊手术病人。

（6）无菌手术与有菌手术严格分开，若在同一手术间内接台，则先安排无菌手术，再做一般污染手术，后做感染手术，如有特殊感染手术，安排在最后。

（7）手术室内备齐急救物品，择期手术提前一天准备好手术器械和用品。

（8）患有急性上呼吸道感染、急慢性皮肤感染性疾病者，不可进入手术室，更不能参加手术。

**（二）手术室参观制度**

（1）凡来参观者必须经有关部门同意，由手术室护士长安排，在指定的手术间和限定的时间内参观。有条件者最好在教学参观室观看闭路电视。

（2）根据手术间面积等因素严格限定入室参观人数（$40m^2$手术室不超过 6 人，$30m^2$手术室不超过 4 人）。

（3）参观者应遵守手术室管理规则，接受医护人员的指导，参观时距离手术人员和无菌区域不得小于 30cm，以避免污染。

**（三）接送病人制度**

（1）接送病人由专人负责，接病人时要与病房护士一同严格查对科室、姓名、性别、年龄、床号、住院号、诊断、手术时间、手术部位、手术名称等，并核对需带入手术室的物品，确认无误。

（2）接送病人使用手术专用平车，注意接送过程中保证病人舒适、安全，常规使用护栏保护病人，病情特殊或危重病人，需由医护人员陪同接送。

（3）病人进入手术室后需戴清洁帽、换鞋等。巡回护士需核查术前准备是否完善，检查病历、特殊用药、X 线和（或）CT 片等是否带齐。不要带贵重物品进手术室，若已带来，需与手术室护士长当面点清，术后交接。

（4）手术结束后，护送病人到复苏室，待生命体征平稳、病情许可时，护送病人回病房。回病房后需与病房护士交接病人术中情况，如术中抢救、补液、给药，以及术后注意事项等。

**（四）手术室清洁消毒制度**

（1）每台手术完毕后，撤去污染布类，清除污物，清洗器械。对手术间通风，用消毒液擦拭手术台、器械桌、输液架、无影灯等各处的污迹和地面，更换清洁手术床单及枕套，室内空气通风消毒。

（2）每日早晨或晚上，用紫外线消毒60分钟或臭氧消毒30分钟。

（3）每周彻底大扫除一次，擦洗地面、墙壁，擦净门窗、家具、无影灯等，然后关闭门窗进行空气熏蒸消毒。

（4）特殊感染手术后，立即做室内空气熏蒸消毒，必要时可重复；地面及室内物品用含氯消毒液擦拭；布类打包后注明特殊感染，再送供应室；器械用消毒液浸泡或煮沸消毒后再彻底冲洗，然后灭菌备用；污染敷料集中焚毁。

（5）每日检查一次灭菌包；每周集中更换一次泡盘及器械浸泡消毒液；每月定期做细菌培养，包括手术室内空气、灭菌物品、手术人员刷洗后的手等，如不合格，必须重新处理。

（6）用于不同区域及不同手术间的清洁用物，如拖把、抹布等应分开，不可混用。

## 三、常用手术物品与器械

**（一）布类物品**

手术室的布类用品包括手术衣和各种手术单。一般应选择质地细柔且厚实的棉布，颜色以深绿色或深蓝色为宜。现在临床上也使用无纺布制成并经灭菌处理的一次性手术衣和手术单，免去了清洗、折叠、消毒所需的人力、物力和时间，但不能完全替代布类物品。

**1. 手术衣**　在术中起到隔离作用，分为普通和遮背式两种，有大、中、小三号，折叠时要求除衣袖外，衣服内面向外。

**2. 手术单**　有大单、中单、手术巾、各部位手术单以及各种包布等，均有各自的规格尺寸和一定的折叠方法。

**（二）敷料类**

包括吸水性强的脱脂纱布类和脱脂棉花类，用于术中止血、拭血及压迫、包扎等，有不同规格及制作方法。

**1. 纱布类**　纱布类敷料包括不同大小尺寸的纱布垫、纱布块、纱布球及纱布条。

**2. 棉花类**　常用的有棉垫、带线棉片、棉球及棉签。

各种敷料经加工制作后包成小包或存放于敷料罐内，经压力蒸汽灭菌后供手术时使用（表5-2）。

**表 5-2　手术室常用布单及敷料**

| 名称 | 规格 | 用途 | 折叠法 |
|---|---|---|---|
| 普通手术衣 | 型号有大小，袖口有松紧，左右各有一长 70cm 腰带，胸腹部及衣袖为双层布，胸前有护手袋 | 遮盖参加手术人员的身体，起无菌隔离作用 | 衣身反面向外折叠。腰带打活结。衣袖顺身长方向摆平整。将衣身之后身两侧部分分别向正面内折叠两折，再对折使其重叠。然后将身长两端按 1/3 内折，领口在外 |
| 遮背手术衣 | 比普通手术衣多一遮背部分，右侧腰带位于遮背布片边缘，其他部分同普通手术衣 | 同普通手术衣 | 腰带打活结。衣身反面向外折叠使两侧腋窝处及衣身两侧对齐，衣袖顺身长方向摆平整。将遮背部分按 1/2 内折，再沿长轴对折 1 次。然后将身长两端按 1/4 内折，领口在外 |
| 手术巾 | 单层 80cm×50cm | 覆盖手术切口周围皮肤等，用途广泛 | 两边以宽幅的 1/4 作扇形折叠，两端做两次对折 |
| 中单 | 单层 200cm×80cm | 遮盖手术切口之上下端及器械台和手术台等，用途广泛 | 两边做两个对折，两端也做两个对折 |
| 剖腹单（剖胸单、颈部手术单） | 300cm×160cm，距剖腹单头端 100cm 处中心开一 25cm×7cm 的孔，孔的上端标一红色三角标志（可根据需要在不同处开孔）。除单的四周 30cm 为单层，其余均为双层 | 用于腹部（胸、颈部）手术，覆盖于手术巾及中单之上。开孔处对准手术切口 | 以孔裂为中心，四周做扇形折叠。即先扇式折脚端于孔裂部之上，再扇式折头端相继于其上。然后扇折左右两侧，并使两侧合缝于孔裂处，再以孔裂为折缘，将两侧对折 |
| 洞巾 | 80cm×50cm，正中开直径为 7～9cm 的圆孔，孔周 20cm 为双层 | 用于小手术、椎管麻醉及各种穿刺等 | 两边以宽幅的 1/3 扇形折叠，两端做两次对折 |
| 包布 | 用双层布制，可有 110cm×110cm、80cm×80cm、50cm×50cm 等各种型号 | 包裹手术用品及敷料 | |
| 纱布块 | 大号 40cm×12cm，小号 10cm×10cm | 供浅小手术拭血，覆盖伤口 | 以一定方法折成光边长（正）方形 |
| 纱布垫 | 35cm×20cm，6～8 层纱布制成，一角嵌入避孕环一个，带一 20cm 长布带 | 常用于手术野拭血及盐水浸湿后遮盖手术切口，保护器官组织 | |
| 剥离子（“花生米”） | 5cm×5cm 的纱布，将四周毛边内折，卷紧至花生米粒大小，用线缝紧 | 用止血钳夹住剥离粘连组织 | |
| 纱布球 | 用 15cm×15cm 纱布对折两次后卷成球形 | 消毒皮肤及压迫深部出血点 | |
| 纱布条 | 厚的用纱布纵形对折 4 层卷好备用，规格 100cm×12cm；薄的为一层抽边纱条，加凡士林后灭菌则成凡士林纱条 | 用于伤口引流，止血 | |

### （三）器械类

手术器械是外科手术操作必备物品，分为基本器械和特殊器械两大类。其更新与发展对手术质量和速度的提高起了很大作用，但最常用的还是刀、剪、钳、针、镊和拉钩等。

**1. 常用手术基本器械**　外科手术器械是手术必须工具，此处介绍一般外科手术的基本器械及使用和传递方法。

（1）手术刀　主要用来切开和分离组织。

手术刀有固定、可拆卸刀柄两种（图 5-10），根据手术需要选择不同的型号。后者较为常用，分刀片和刀柄两部分。使用时，用持针钳夹持刀片的背侧前端，上于刀柄上，取下刀片时夹持刀片尾端向前推（图 5 - 11）。传递手术刀时，传递者左手握持刀片与刀柄衔接处背侧，将刀柄尾端送于操作者右手中。同理，用右手也可操作（图5 - 12）。执刀法有执弓式、执笔式、握持式、反挑式四种，如图所示（图 5 - 13）。目前临床对高频电刀的使用已超过了机械手术刀，既可对组织进行切割分离，也可进行凝固止血。

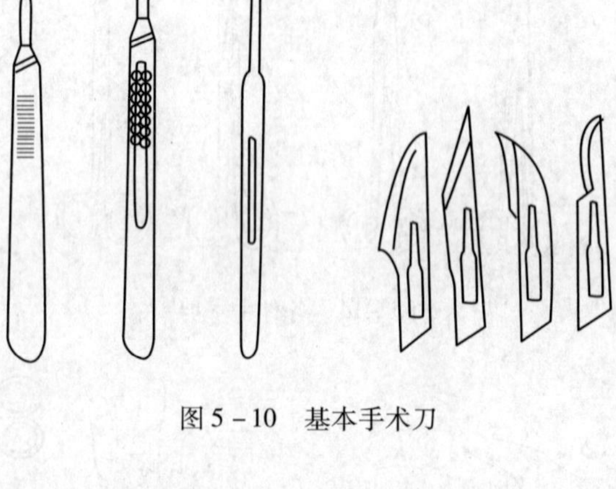

图 5 - 10　基本手术刀

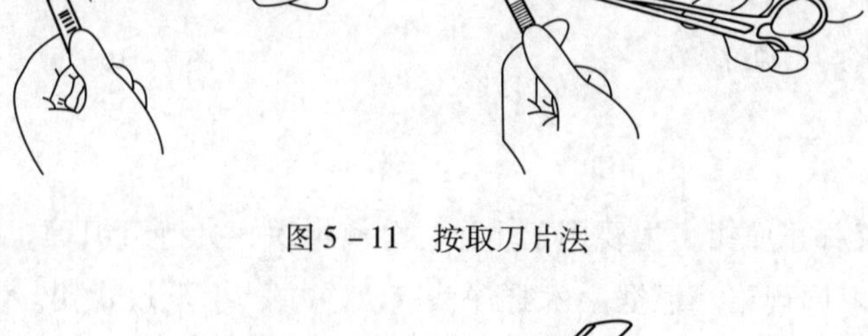

图 5 - 11　按取刀片法

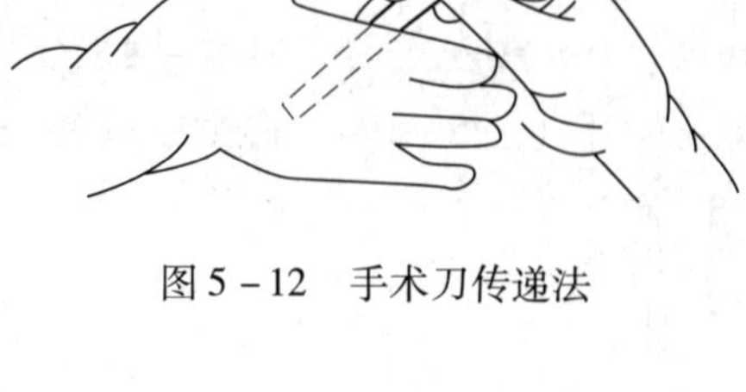

图 5 - 12　手术刀传递法

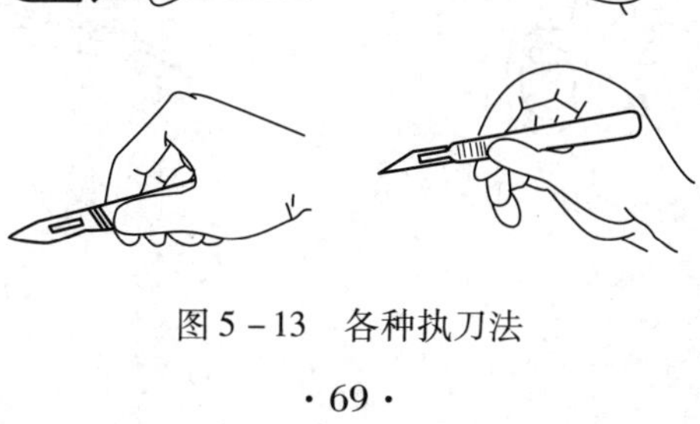

图 5 - 13　各种执刀法

（2）手术剪　分组织剪和线剪，有直、弯两种，分别用于浅、深部手术。组织剪头圆、刃薄、锐利，用于组织的剪断、分离与解剖，深部操作应用长弯剪，肩部操作应用短直剪。线剪头尖或一叶尖头一叶圆头，用于剪断缝线、敷料、引流物等（图5－14）。使用时线剪和组织剪不可混用。持剪时拇指与无名指分别扣入剪刀柄环内，中指放于无名指侧柄部，示指按于轴节处固定剪刀（图5－15）。传递方法为传递者握持手术剪的中部，弯剪应将弯头向上，然后将剪刀柄尾端递给操作者（图5－16）。

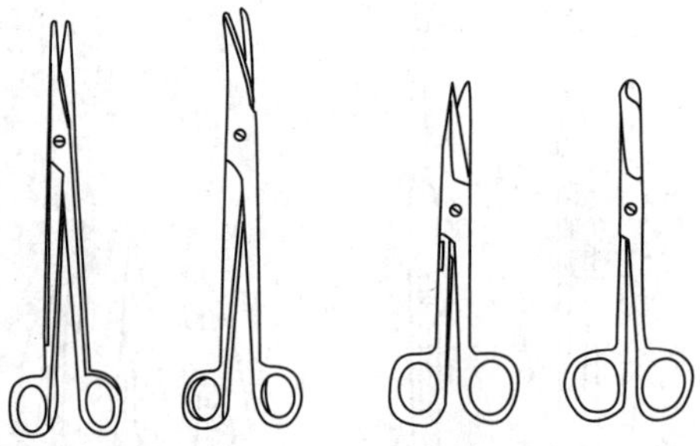

图5－14　各种手术剪

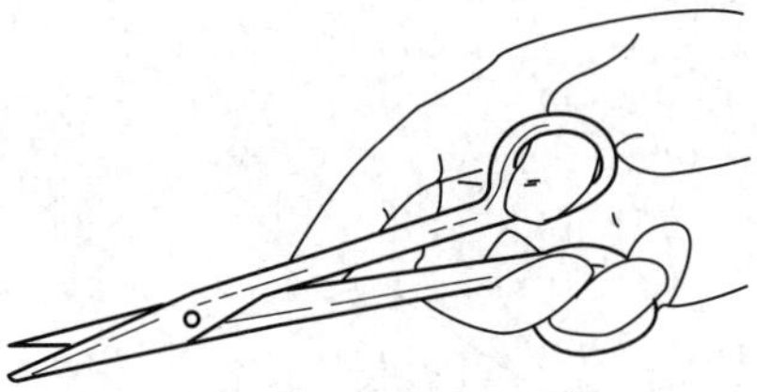

图5－15　正确持剪法

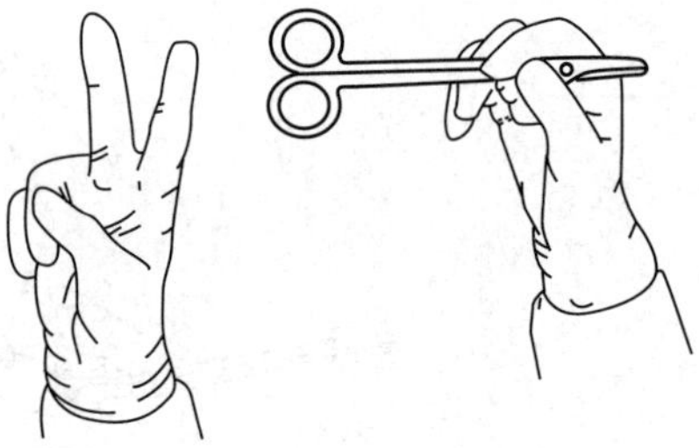

图5－16　剪刀传递法

（3）钳类

1）血管钳　又称止血钳。主要用于止血、分离组织、夹持组织等。根据手术操作的需要有直、弯、直角不同规格。根据手术野深浅有大、中、小及蚊式钳。直血管钳用于皮下止血；弯血管钳用于深部止血和分离组织；蚊式钳用于精细操作；有钩直钳用于钳夹较厚而易滑脱的组织（图5－17）。持钳法与手术剪相同（图5－18）。松钳法：用右手将拇指及无名指套入柄环内，相对挤捏使扣齿分开；用左手时，拇指与示指持一柄环，中指、无名指顶住另一柄环，二者相对用力，即可松开（图5－19）。递钳法同递剪刀的操作方法（图5－20）。

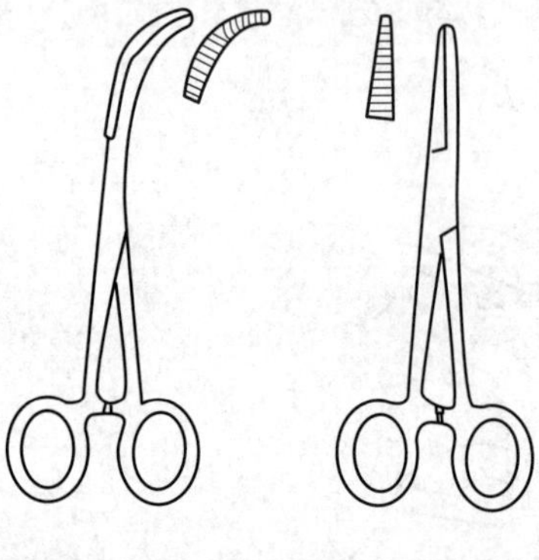

图5－17　各种类型的血管钳

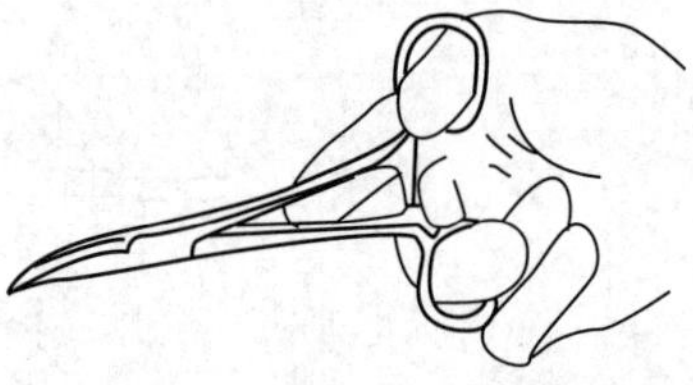

图5－18　正确持钳法

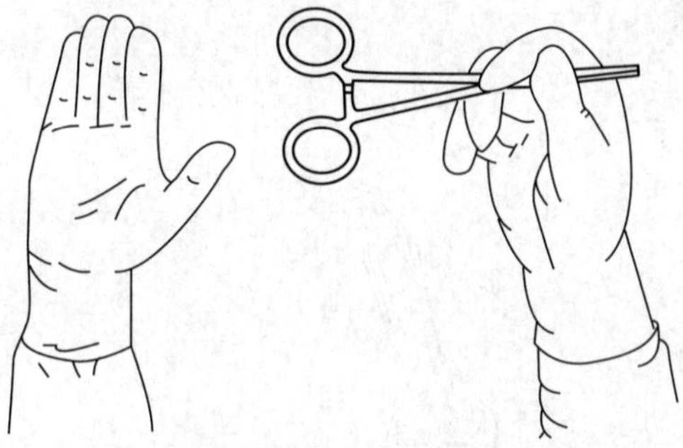

图5－19　正确递钳法

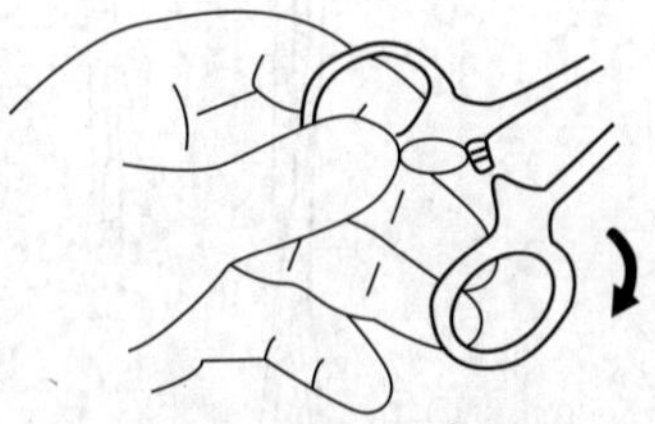

图5－20　松钳法

2）持针钳　又称持针器，用于夹持缝针、装卸刀片及持钳打结操作。其外形与血管钳相似，不同之处在于前端齿槽部分短粗，内侧有网格状齿纹，可增大摩擦力，防止缝针或刀片滑脱。分大、中、小型号；缝合时应以持针钳的尖端夹持缝针的中、后1/3交界处。持针钳执法和传递法如（图5－21，图5－22）所示。

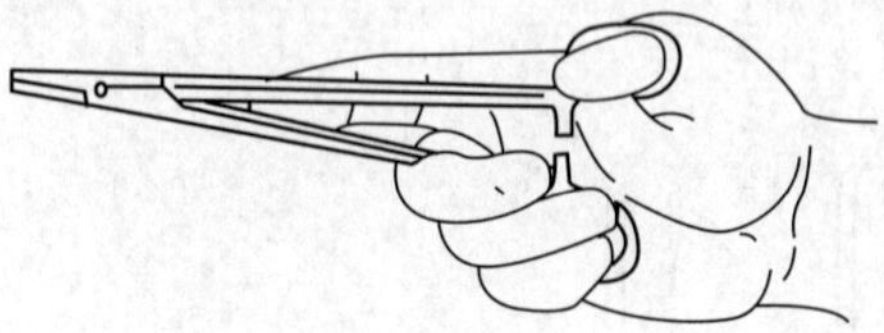

图5－21　执持针钳法

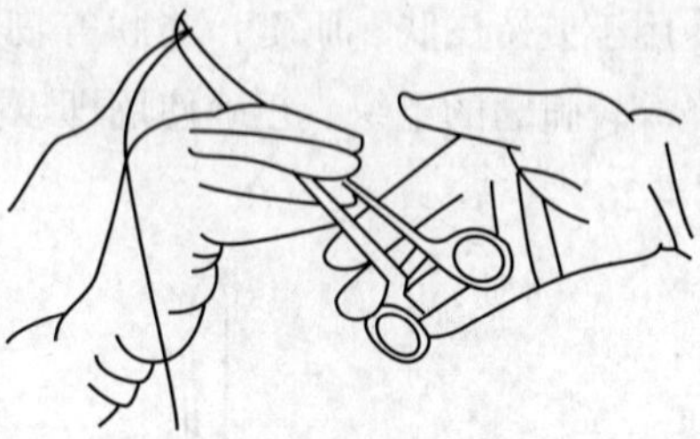

图5－22　递持针钳法

3）组织钳　又称鼠齿钳，用于夹持组织，以便牵引。特点是头端有一排细齿，夹持组织不易滑脱，而且组织损伤小。

4）卵圆钳　又称海绵钳或环钳，分有齿、无齿两种。有齿的用于夹持敷料，做皮肤消毒或作持物钳夹持器械、敷料、引流物用。无齿的可夹持并牵引脏器，不会损伤组织。

5）布巾钳　用于钳夹固定手术野的手术巾单（图5－23）。

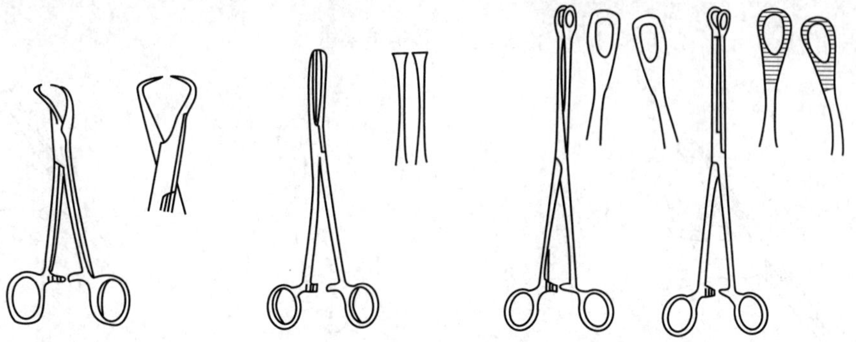

图5－23　其他手术钳类

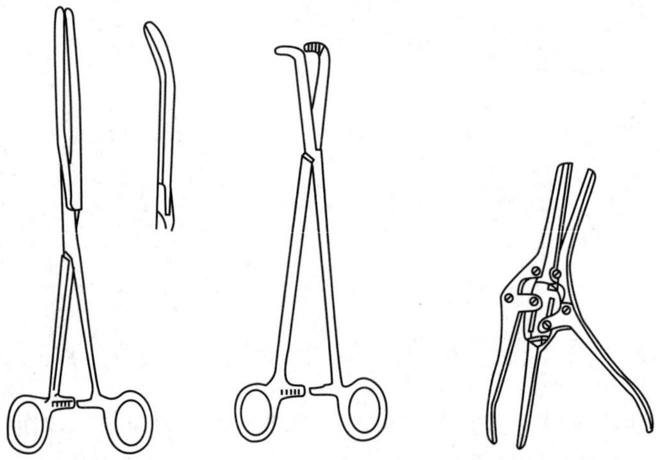

图 5-23　其他手术钳类

（4）手术镊　用于夹持组织或物品，分有齿和无齿两种，长度不一。有齿镊对组织损伤大，用于夹持皮肤、肌腱、筋膜等韧厚组织。无齿镊对组织损伤小，用于夹持黏膜、血管神经等较脆弱的组织。正确使用即以拇指相对示指和中指捏持，不应满把握持（图 5-24 至图 5-26）。

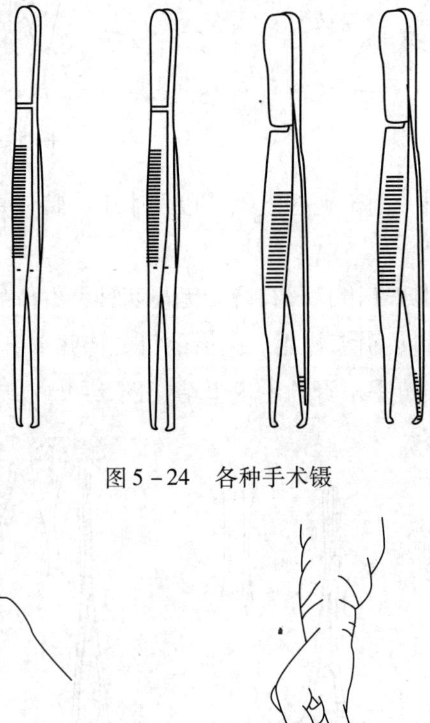

图 5-24　各种手术镊

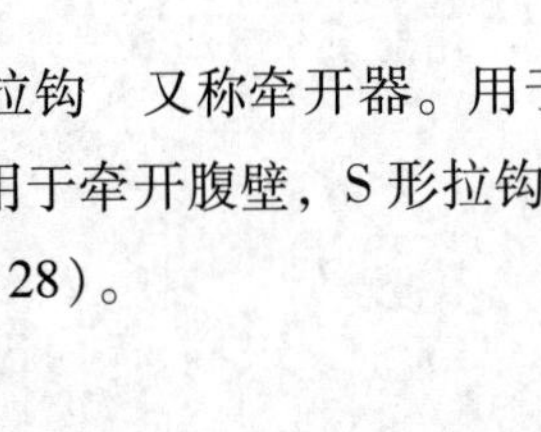

图 5-25　手术镊执镊法

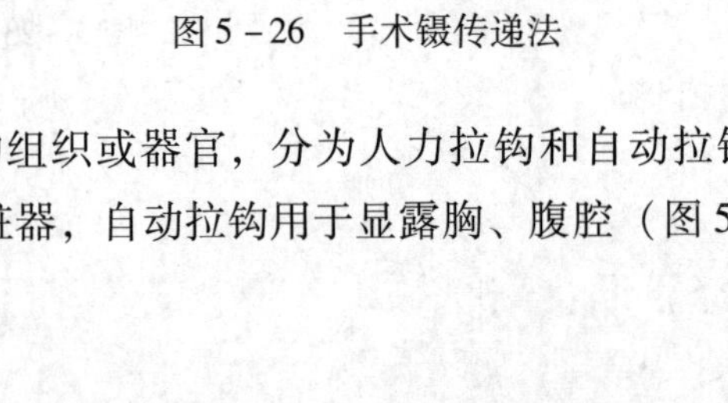

图 5-26　手术镊传递法

（5）拉钩　又称牵开器。用于牵开手术野的组织或器官，分为人力拉钩和自动拉钩。直角拉钩用于牵开腹壁，S 形拉钩用于牵开腹腔脏器，自动拉钩用于显露胸、腹腔（图 5-27，图 5-28）。

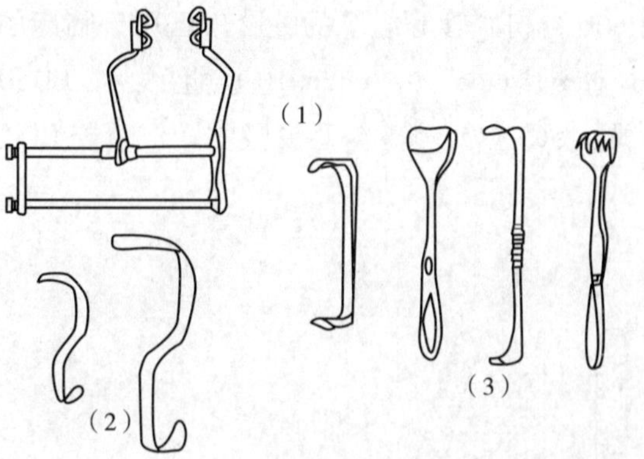

图 5-27　各种拉钩

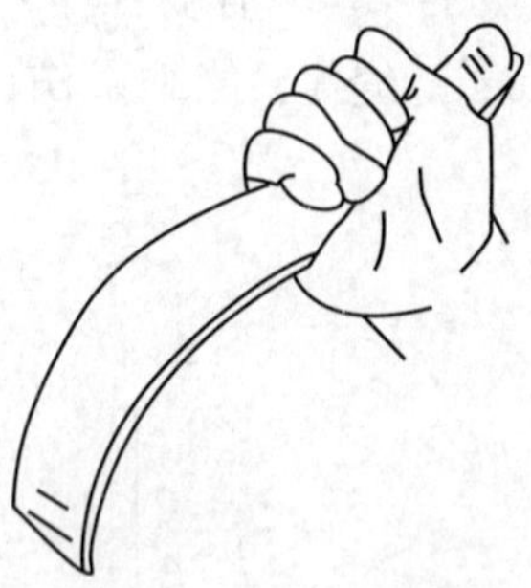
图 5-28　执拉钩法

（6）缝针　用于缝合组织，分圆针和三角针，有直、弯两种及不同大小型号。圆针用于缝合脏器、血管、神经、肌肉等软组织。三角针前半部为三棱形，较锋利，用于缝合皮肤、软骨、韧带等坚韧组织，损伤性较大。目前更常用的是针线融为一体的无损伤针线（图 5-29）。

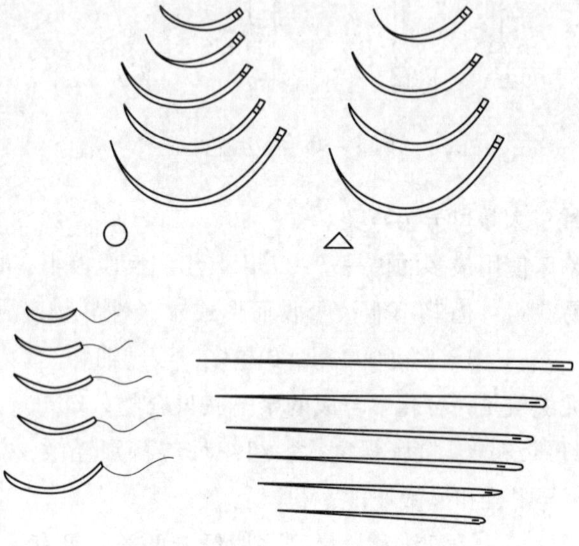
图 5-29　缝针与缝线

（7）吸引器头　用于吸出手术野中的渗血、积液及空腔器官切开时漏出的内容物等，便于显露手术野及减少污染，使用时需连接在吸引器导管上（图 5-30）。

（8）探查及扩张类器械　包括各种探针、探条、探子等，用于探查及扩大腔隙。

（9）刮匙　有直、弯两型，用于刮除感染肉芽组织及死骨。

**2. 其他专科特殊器械**　如骨科手术器械、脑科手术器械、显微外科手术器械等。

**（四）手术缝合线**

用于缝合组织和结扎血管，分可吸收性缝线和不可吸收性缝线。

**1. 可吸收性缝线**　可分为天然可吸收性缝线与合成可吸收性缝线两种，主要用于缝合胃肠、胆道、膀胱、子宫和腹膜等组织。前者又称羊肠线，是由羊肠道的黏膜下层或牛肠道的浆膜层加工后制成。根据吸收速率决定肠线的类型，普通肠线吸收迅速，抗张强度只能维持 7～10 天，70 天内全被吸收；而经铬盐溶液处理后的铬化肠线则可保持抗张强度 14～21 天，吸收时间达 90 天以上。合成吸收缝线没有天然缝线的抗原性，组织反应性小，抗张力度大，可以制成10~0的极细缝线，适用于眼科、神经和血管等组织的缝合。已用于临床的合成可吸收性缝线有保护薇乔——coated vicryl（poly - glatin910）缝线和PDSII（polydiaxanone）缝线，能维系伤口长达3~6周，56~70天基本上被吸收，但价格比较昂贵。

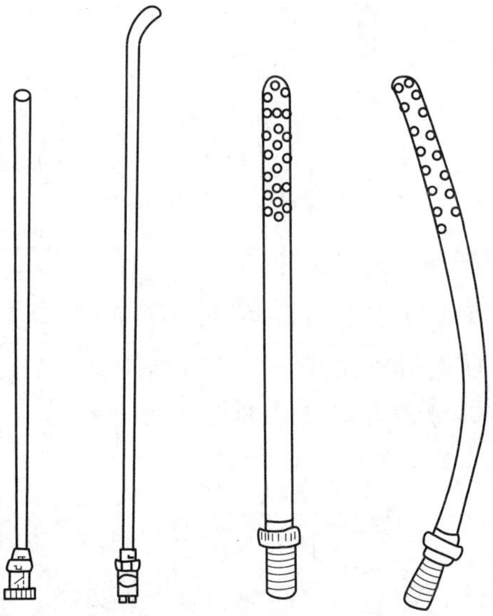

图5-30 吸引器头

**2. 不可吸收性缝线** 大致可分为三类。

（1）丝线 目前临床使用最多的仍是丝线，因其组织反应较小，质软不滑，拉力较强，便于打结，价廉且容易获得；但其不能被吸收而形成永久性异物，故应尽量选用细丝线。其粗细分号依次为10、7、4、1、0~0000号，0越多，线越细。

（2）尼龙线 尼龙缝线是一种化学合成的聚酰胺聚合物，Ethilon尼龙缝线是经挤压形成无表面张力的单股纤维缝线，抗张强度大，组织反应特别轻微，在体内以每年15%~20%的速度水解，常用与眼科和显微外科手术。

（3）外科不锈钢缝线 分单纤维和捻搓型多股纤维两类，具有无毒、易弯、纤细、抗张强度大、组织反应小、打结便利的特点。

**（四）手术常用引流物**

引流的目的是将创口内、体腔内或器官内不同病变腔隙中的分泌物、渗出物、血液、脓液等通过引流物及时引出体外，以达到治疗或减压要求，常用引流物如下（图5-31）。

**1. 橡皮引流片** 用于皮下层或浅表伤口的引流，一般术后1~2天拔除，可以橡胶手套制成条状。

**2. 烟卷式引流条** 用于腹腔局部渗血、渗液等引流。用废橡胶手套片卷入纱布而制成，形似香烟，使用时需将插入端管壁四周剪数个孔，以便引流，一般于术后3天左右拔除。

**3. 空心引流管** 以乳胶管或硅胶管制成。常用于胸、腹腔，以及深部组织的引流。T型管用于胆总管的引流，蕈状引流管用于膀胱或胆囊手术引流。

**4. 套管式引流管** 由粗细不同的2~3根乳胶管或硅胶管相套制成，主要用于腹腔或盆腔的负压吸引引流。外管下端有数个孔，内管用于负压吸引、输入冲洗液或药液。

**5. 纱布引流条** 包括干纱条、凡士林纱条、盐水纱条、抗生素纱条等，用于深部脓肿的压迫止血、浅部创口引流或植皮术（图 5－31）。

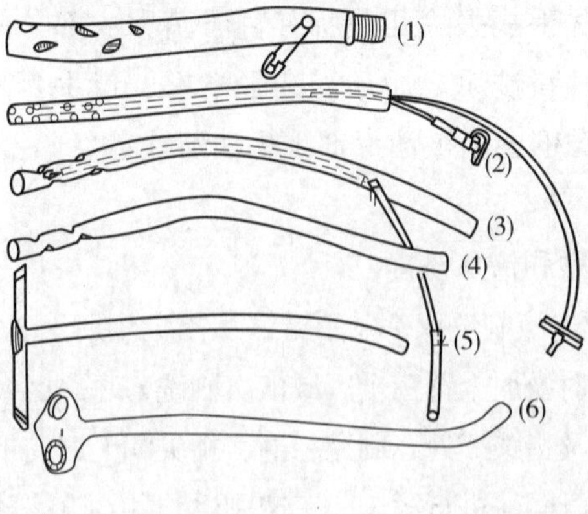


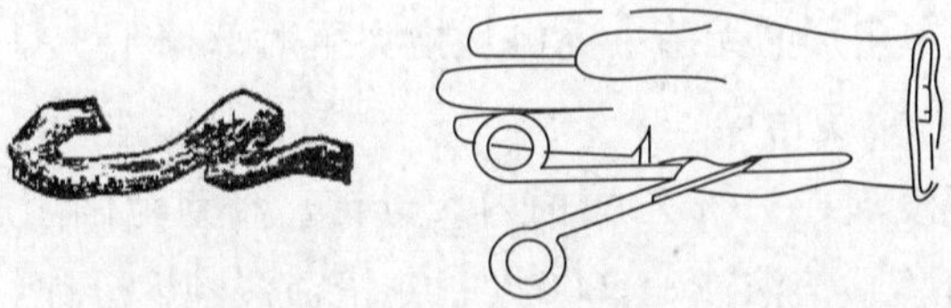

图 5－31　常用引流物

**（五）手术后物品和器械的处理**

手术后器械用洗涤剂溶液浸泡擦洗，去除器械上的血渍、油垢，再用流水冲净。对有关节、齿槽和缝隙的器械和物品，应尽量张开或拆卸后进行彻底洗刷。洗净的器械烘干后涂上液状石蜡保护，特别是轴节部位，然后分类存放于器械柜内。锐利手术器械、不耐热手术用品或各类导管可采用化学灭菌法，如采用 2% 戊二醛浸泡 1～2 小时，用灭菌水冲净后方能使用。

感染手术如铜绿假单胞菌、乙型肝炎抗原阳性，特异性感染如破伤风和气性坏疽，以及恶性肿瘤等术后的器械，应用消毒液浸泡 1 小时或煮沸半小时至 1 小时，后用清水冲净，然后用清洁包布包好送高压蒸汽灭菌，然后按普通器械处理。布类物品应注明“特殊感染”字样，送供应室灭菌；敷料应集中焚烧处理。

## 四、手术人员准备

为避免手术病人伤口感染，手术人员的无菌准备是确保手术成功的必要条件之一。手术进行前，手术人员应进行手臂洗刷消毒，穿无菌手术衣，戴无菌手套，防止细菌污染手术切口。

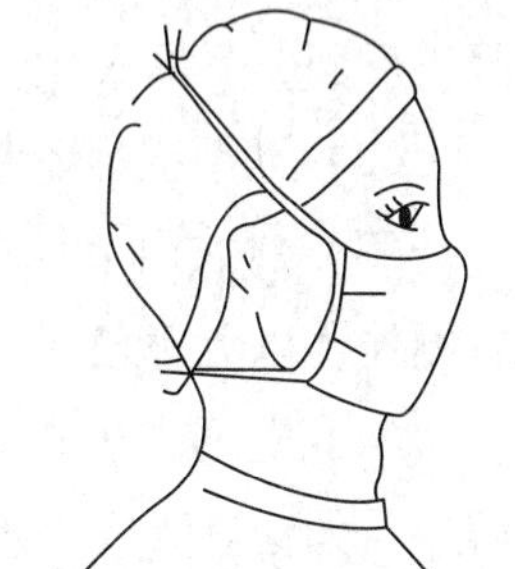

图 5－32　戴帽子和口罩

**（一）术前一般性准备**

手术人员应保持身体清洁，剪除过长的指甲，去除甲缘下污垢。手臂皮肤如有破损或感染性病灶，不得参加手术。进入手术室时，首先换上手术室专用鞋；穿洗手服时应取下身上的全部饰物，内、外衣尽可能都换下，避免自身衣领、袖外露，将洗手服上衣下摆扎入裤中；戴好手术帽和口罩，要求遮盖住全部头发及口鼻（图 5－32）。

**（二）手臂的洗刷与消毒**

通过机械性洗刷及化学消毒的方法，尽可能除去双手及前臂的细菌，称为外科洗手。

皮肤表面的细菌一部分存在于皮肤表面，称为暂居菌，另一部分存在于毛囊、皮脂腺、皮肤皱褶处，称为常驻菌。外科洗手能去除几乎所有暂居菌和少部分常驻菌，手术过程中常驻菌可移动到皮肤表面，因此外科洗手之后还需穿手术衣、戴手套隔离细菌。传统的常规外科洗手方法是肥皂水刷手法，但逐渐被消毒剂洗手法所代替。

**1. 肥皂水刷手法**

（1）先将双手及前臂用肥皂和清水洗净。

（2）用消毒毛刷蘸取消毒肥皂液刷洗双手及手臂，从指尖到肘上10cm。刷洗时，把每侧手臂分成从指尖到手腕、从手腕至肘及肘上臂三个区域依次刷洗，每一区域的左、右侧手臂交替进行。刷手时尤应注意甲缘、甲沟及指蹼等处。刷完一遍，指尖朝上肘向下，用清水冲洗手臂上的肥皂水。然后，另换一消毒毛刷，同法进行第二、三遍刷洗，共约10分钟。

（3）将手臂用折成三角形的无菌小毛巾从指尖至肘部擦干，每侧手臂用一面，擦过肘部的毛巾不可再擦手部，以免污染。

（4）将双手及前臂浸泡在70%乙醇桶内5分钟，浸泡范围至肘上6cm处。若乙醇过敏，可改用1:1000苯扎溴铵溶液或1:5000氯己定溶液浸泡5分钟。

（5）浸泡消毒后，保持拱手姿势待干，双手不得下垂，不能接触未经消毒的物品。否则需重新浸泡消毒。

**2. 碘附刷手法**

（1）按传统肥皂水刷手法刷洗双手、前臂至肘上10cm，约3分钟。清水冲净，用无菌巾擦干。

（2）用浸透0.5%碘附的纱布依次分段涂擦手、前臂至肘上6cm，注意涂满，时间约为3分钟。换纱布再擦一遍。保持拱手姿势，自然干燥。目前应用的消毒液品种还有很多，如碘尔康、活力碘等，使用方法基本相同。

**3. 灭菌王刷手法**　先将双手及前臂用肥皂液清洗和清水冲净。用消毒毛刷蘸取灭菌王溶液3～5ml刷手，前臂至肘上10cm处，约2分钟，流水冲净，用无菌小毛巾擦干。用灭菌王溶液纱布或海绵块涂擦，从手指尖到肘上6cm处，自然待干。

**（三）穿无菌手术衣**

（1）进入手术间，自器械台上拿取折叠好的无菌手术衣，选择较宽敞处站立，分清衣服正反面，手提衣领，抖开，使衣的另一端下垂。注意勿使衣触碰到其他物品或地面。

（2）两手提住衣领两角，衣袖向前将衣展开，使衣的内侧面对着自己。

（3）将衣向上轻轻抛起，双手顺势插入袖中，两臂前伸，不可高举过肩，也不可向左右侧伸，以免碰触污染。

（4）巡回护士在穿衣者背后抓住衣领内面，协助将袖口后拉，露出双手，并系住衣领后带。如穿遮背式手术衣，双手不要伸出袖口外。

（5）穿衣者双手交叉，身体略向前倾，用手指夹起腰带递向后方，由背后的巡回护士接住并系好腰带（图5－33）。如穿遮背式手术衣，先按无接触戴手套法戴好手套，然后解开腰带，将右侧腰带递给巡回护士，巡回护士用无菌持物钳夹持腰带，从穿衣者身后绕过，使穿衣者后背完全被手术衣遮盖，将腰带递给穿衣者，自行系好腰带（图5－34）。穿好手术衣后，双手保持在腰以上、胸前及视线范围内，并注意双手不能触摸衣服外面或其他物品。

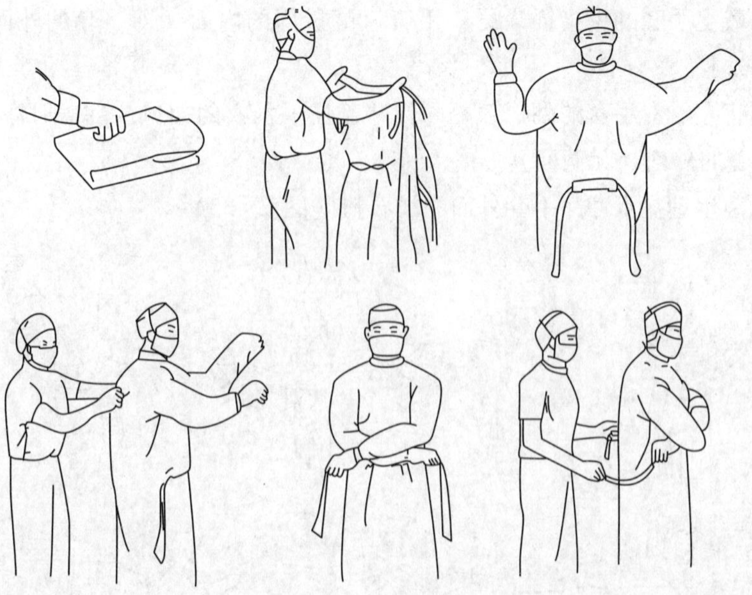

图 5－33 穿无菌手术衣

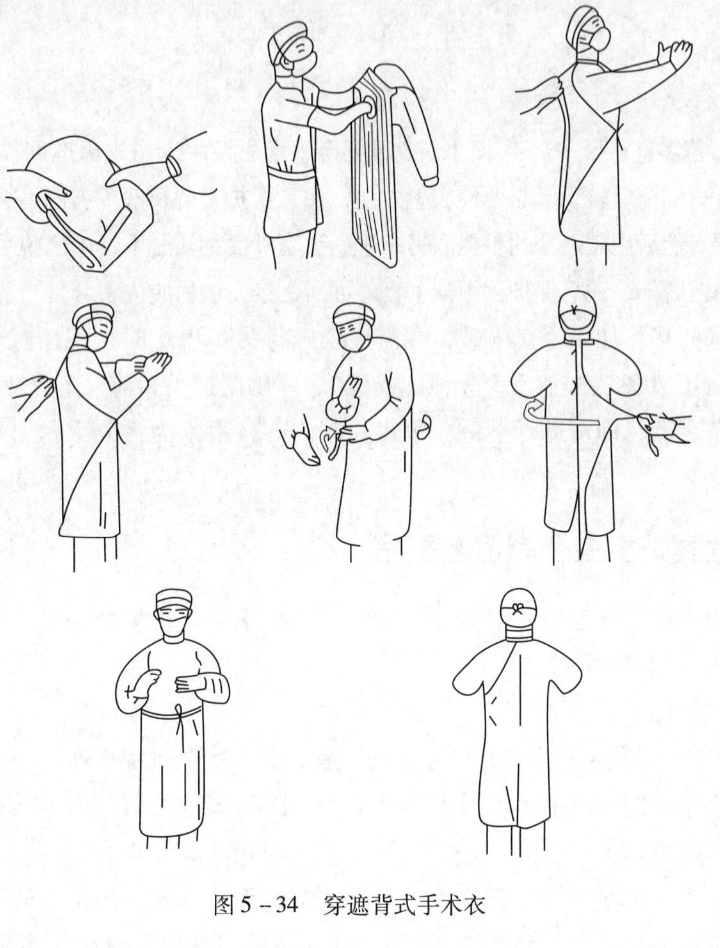

图 5－34 穿遮背式手术衣

**（四）戴无菌手套**

（1）捏住手套口的向外翻折部分（即手套的内面），取出一副手套，分清左、右手。

（2）一手捏住并显露手套口，将另一手插入手套内，戴上手套，注意未戴手套的手不可触及手套的外面（无菌面）。

（3）用已戴上手套的手指插入另一手套口翻折部的内面（即手套的外面），帮助另一手插入手套并戴上。

（4）分别将左、右手套的翻折部翻回，并盖住手术衣的袖口。翻盖时注意已戴手套的手只能接触手套的外面（无菌面）。

（5）用无菌生理盐水冲净手套外面的滑石粉（图5－35）。

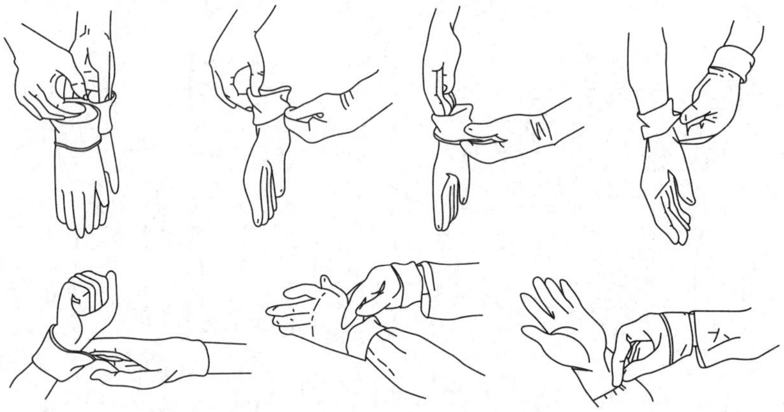

图5－35　戴无菌手套

**（五）连台手术**

手术完毕，若需进行另一台手术时，必须更换手术衣及手套。先由巡回护士解开腰带及领口系带，再自后背向前反转手术衣，使衣里外翻，注意保护手臂及洗手衣裤不被手术衣外面所污染，脱下手术衣。然后用戴手套的手抓取另一手的手套外面翻转脱下，用已脱手套的拇指伸入另一手套的里面翻转脱下，注意保护手不被手套外面所污染，最后脱去手套。

无菌性手术完毕，如果手套未破，在需连续施行另一手术时可不用重新刷手，脱去手术衣和手套后，用70%乙醇泡手5分钟，或用0.5%碘附擦手和前臂3分钟，再穿上无菌手术衣，戴上无菌手套，即可进行下一台手术。若前一台手术为污染手术，则连台手术前应重新洗手。

## 五、手术室护士主要岗位与配合

每台手术的人员配备包括手术医师、麻醉师、护士等，也称为手术小组。手术中护士一般分为器械护士和巡回护士。

**（一）人员分工**

**1. 器械护士**　又称为洗手护士，主要职责是负责手术全过程中所需器械、物品和敷料的供给，配合手术医师完成手术。手术中其工作范围只限于无菌区内，站在手术者对侧器械桌旁。其工作内容如下。

（1）术前访视　术前一天访视病人，了解病情、手术方式、部位和病人的需求，根据手术种类和范围准备手术器械和敷料。估计手术中可能出现的问题及应对措施。

（2）术前准备　术前15～20分钟洗手、穿无菌手术衣和戴无菌手套，做好无菌桌（器械桌）的整理和准备工作。协助医师做手术区皮肤消毒和铺手术单。

（3）清点、核对用物　分别于手术前和术中关腹、关胸前及深部体腔关闭前与巡回护士共同准确清点各种器械、纱布、纱垫和缝针等的数目，前后数目应一致。术中需增减器械、缝针等用物时，必须反复核对清楚并记录。术毕再自行清点一次，以防异物遗留在病人体内。

（4）传递用物 手术过程中按常规及术中情况向手术医师传递器械、纱布、纱垫和缝针等手术用物，做到主动迅速、准确无误。传递时，均以器械柄端轻击手术者伸出的手掌，注意手术刀的刀锋朝上；弯钳、弯剪之类应将弯曲部向上；弯针应以持针器夹住中后1/3交界处；缝线用无菌巾保护好。传递针线时，应事先将线头拉出1/3，防止线脱出。

（5）保持器械和用物整洁 保持手术野、器械托盘及器械桌的整洁、干燥和无菌物品的无菌状态。器械用毕后及时取回擦净，摆放整齐，做到"快递、快收"。吸引器头每次用完用生理盐水冲洗，以防堵塞。用于污染部位如肠道的器械要分开放置，以防污染扩散。暂时不用的器械应放置在器械台一角，如估计手术时间超过4小时，应将备用器械用无菌巾遮盖，以防暴露在空气中时间过长，造成污染。

（6）留取标本 妥善保存手术中采集的各种标本，术后及时送检。

（7）包扎和固定 术毕协助医师处理、包扎伤口，固定好各种引流物。

（8）整理用物 术后处理手术器械、用物并协助整理手术间。

**2. 巡回护士** 主要任务是在台下负责手术全过程中物品、器械、布类和敷料的准备和供给，完成输液、输血及手术台上特殊物品、药品的供给，与相关科室联系等。具体工作如下。

（1）术前物品准备 检查手术间内各种药物、物品是否备齐，电源、吸引装置和供氧系统等固定设备是否安全有效，仪器工作是否正常。调节好适宜的室温及光线，准备无菌桌，创造最佳的手术环境及条件。

（2）接收病人 按手术通知单仔细核对床号、姓名、性别、年龄、住院号、手术名称、手术部位、术前用药、手术同意书和手术间，为病人戴上清洁帽子。接收随病人带至手术室的病历、X线片和药品等。检查病人术前准备情况，核对病人血型、交叉试验结果，做好输血准备，为病人开通静脉并输液。

（3）安置体位 根据麻醉要求安置病人体位并注意看护，必要时用约束带固定，以防坠床。麻醉后，再按照手术要求摆放合适体位，妥善固定，确保病人舒适安全。

（4）协助手术准备 帮助手术人员穿手术衣，安排各类人员就位。暴露病人手术区、协助手术者消毒。调整好照明光源、接好电刀、电凝及吸引器等。

（5）清点核对 详细清点、登记手术台上的器械、敷料等数目，于术前、术中关闭体腔前，与器械护士共同清点、核对用物并记录、签名。

（6）手术中的配合 手术过程中应注意手术进展情况，随时调整灯光，供应术中所需物品。密切观察病人病情变化，保证输血、输液径路通畅，如术中病人突发意外情况应积极配合抢救。术中用药、输血应2人核对，用有可能导致过敏的药物前应核对病历，紧急情况下执行口头医嘱时要复述一遍。用过的各种药物安瓿、储血袋，应保留在指定位置，待手术后处理。

（7）保持手术间整洁安静 根据手术需要及时补充不足的物品。严格执行手术室管理制度，监督各类手术人员的无菌操作，若见违反，及时予以纠正。

（8）手术毕安置病人和整理手术间 手术完毕，协助手术者包扎伤口和妥善固定各种引流管道，并注意病人的保暖。向护送人员清点病人携带的物品，如与麻醉师一同送病人回病房或麻醉恢复室，应注意与值班护士交接。整理手术间，物归原处，进行日常的清扫和空气消毒等。

**（二）病人体位**

根据手术要求的不同，协助手术医师摆放病人的体位。摆放体位时注意适当地使用软垫和沙袋，以防长时间压迫造成皮肤损害。安置手术体位应遵循以下原则：充分暴露手术部位，便于手术操作；适当约束，妥善固定，保证病人舒适安全；保证呼吸和循环通畅；避免肢体神经和血管受压。常用手术体位有以下几种（图5－36）。

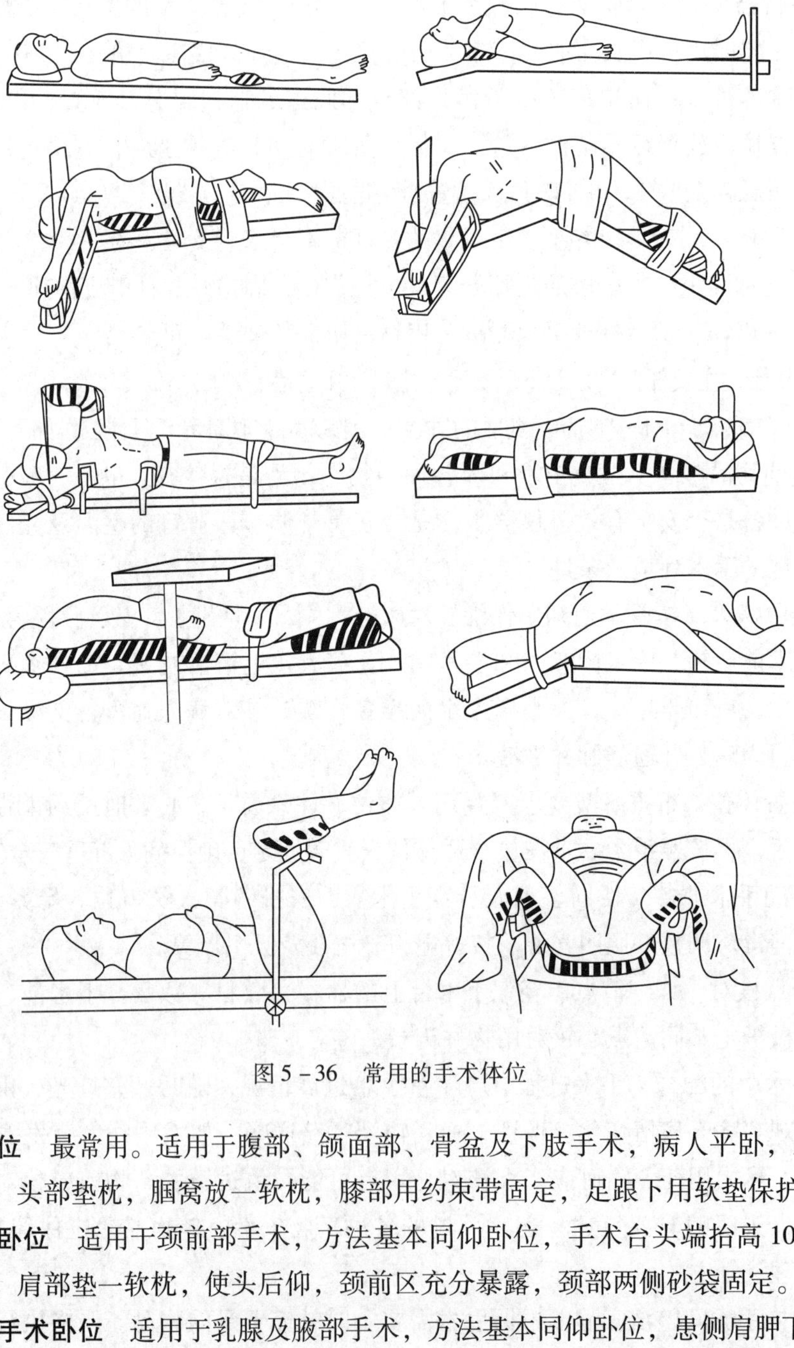

图5－36　常用的手术体位

**1. 仰卧位**　最常用。适用于腹部、颌面部、骨盆及下肢手术，病人平卧，双臂用中单固定于体侧，头部垫枕，腘窝放一软枕，膝部用约束带固定，足跟下用软垫保护。

**2. 颈仰卧位**　适用于颈前部手术，方法基本同仰卧位，手术台头端抬高10°～20°，头板适当下落，肩部垫一软枕，使头后仰，颈前区充分暴露，颈部两侧砂袋固定。

**3. 乳房手术卧位**　适用于乳腺及腋部手术，方法基本同仰卧位，患侧肩胛下垫一软枕，上臂外展90°，置于臂托上，并用约束带固定，健侧手臂用中单固定于体侧。

**4. 胸部手术侧卧位**　用于胸腔手术，侧卧90°，肋下垫软枕，两臂伸直分别固定在上下托手架上，上腿弯曲，下腿伸直，两腿间垫一软枕，髋部及膝部妥善固定。

**5. 肾手术侧卧位**　用于肾手术，方法基本同胸部手术侧卧位，将肾区（第11、12肋平面）对准腰桥架，并摇高腰桥，上腿伸直，下腿弯曲，髋部及膝部妥善固定。

**6. 半侧卧位** 适用于胸腹联合手术，平卧后向非手术侧翻身，使两肩连线与手术台面成30°~50°，术侧在上，肩背部、腰部、臀部各放一软枕，并用约束带固定，术侧上肢固定在托手架上。

**7. 俯卧位** 用于背部、脊柱和腿部手术，病人俯卧，头侧向一边，两臂稍弯曲，置于头旁并固定，头部、胸上部、耻骨处，两小腿下各垫一软枕，腘窝用约束带固定。

**8. 截石位** 用于会阴部、肛门及尿道手术，病人仰卧，臀部位于手术床摇折处，臀下垫一软枕，两腿分放在搁腿架上，大腿外展60°~90°，腘窝部垫一软枕，穿上袜套并固定。

**（三）手术区消毒铺单法**

病人手术体位安置好后，巡回护士帮助手术医师进行手术区的皮肤消毒，目的是减少切口及其周围皮肤上的细菌，最大限度地减少切口感染机会。传统皮肤消毒使用2.5%~3%碘酊涂擦消毒区皮肤，待干后以乙醇涂擦两遍脱碘。目前临床常用0.5%碘附涂擦皮肤3遍，碘过敏者也可用其他消毒剂，供皮区皮肤一般用75%乙醇消毒。不管使用哪种消毒剂，每消毒一遍，均应更换消毒钳。由于碘酊消毒效果较为确切，目前部分手术仍在使用。

注意事项：①一般自手术切口部位由内向外涂抹消毒液，如为感染手术或会阴部手术则应自外向内涂擦。已接触过污染部位的纱布不得再返擦清洁处。②皮肤消毒范围至少为切口周围15cm区域，如考虑术中有延长切口的可能，应相应扩大消毒范围。

手术区皮肤消毒后，由手术第一助手和器械护士铺盖无菌手术布单，除显露手术切口所必需的最小皮肤区外，其余部位均以无菌巾单遮盖，以避免和减少术中污染。铺单原则是除手术切口部位外，手术区周围要求有4~6层无菌布单覆盖，外周最少覆盖2层。切口周围铺单顺序为：先铺相对不洁区（如下腹部、会阴部），依次铺操作者对面（操作者未穿手术衣、戴手套）和上方，最后铺靠近操作者的一侧。每块无菌巾均将一边折叠1/4，铺单时折边靠近切口并在巾单下方。无菌巾交角处用巾钳固定，或连同皮肤一起用无菌塑料薄膜覆盖（图5-37）。无菌塑料薄膜不仅能固定无菌巾单，还能保护切口不被皮肤表面细菌污染。根据手术部位再加盖中单，最后铺带孔的大单，需两人配合铺单，先分清头端和足端，然后将孔对准手术切口部位，边铺边展开，使头端盖过麻醉架，足端和两侧垂于手术台缘下至少30cm。

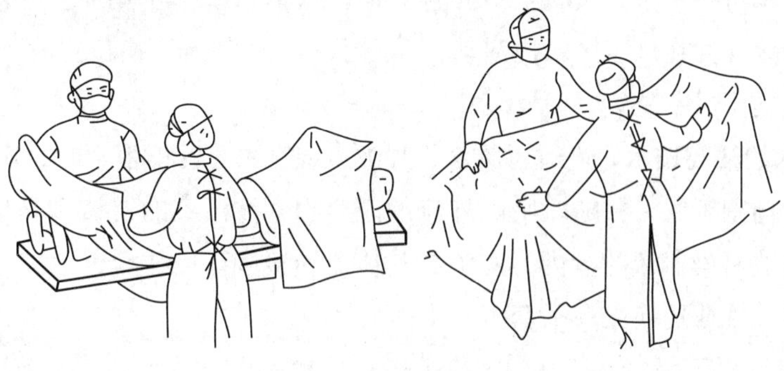

图5-37 手术区铺单方法

**（四）无菌桌的准备**

无菌桌（器械桌）应根据手术的性质、范围进行大小选择。无菌桌的准备由巡回护士和器械护士联合完成。

巡回护士准备好器械桌，将手术包、敷料包放于桌上，用手打开包布（双层），注意只能接触包布的外面，由里向外展开各角，手臂不可跨越无菌区。用无菌持物钳打开第二层包布，先对侧后近侧。

器械护士刷洗完手后，用手打开第三层包布。铺在台面上的无菌巾共 6 层，无菌单应下垂至少 30cm。器械护士穿好无菌手术衣和戴好无菌手套后，将器械按使用先后分类，顺序从左向右摆于器械桌上，一般顺序为血管钳、刀、剪、镊、拉钩、深部钳和备用器械。海绵钳及吸引器皮管放于拉钩上。放置在无菌桌内的物品不能伸于桌缘以外。如果无菌桌单被水浸湿则认为已被污染，应立即加盖无菌单。若为备用无菌桌（连台手术），应该用双层无菌巾盖好，有效期为 4 小时。

**（五）手术中的无菌操作原则**

**1. 明确无菌区域** 手术人员一经洗手，手臂即不准接触未经消毒的物品。穿无菌手术衣及戴好无菌手套后，背部、腰部以下和肩部以上均应视为有菌区，不能再用手触摸。手术人员的手臂应肘部内收，靠近身体，既不可高举过肩，也不可下垂过腰或交叉放于腋下。手术台边缘以下视为有菌区，布单不可接触，凡下坠超过手术台边缘以下的器械、敷料等一概不可再取回使用。无菌桌仅桌缘平面以上属无菌，手术人员不得扶持无菌桌的边缘。

**2. 保持无菌物品的无菌状态** 无菌区内所有物品都必须是灭菌的，若无菌包破损、潮湿或可疑污染时均应视为有菌。手术中若手套破损或接触到有菌物品，应立即更换无菌手套，前臂或肘部若受污染应立即更换手术衣或加套无菌袖套。无菌区的布单若被浸湿即失去无菌隔离作用，应加盖干的无菌巾或更换新的无菌单。巡回护士要与无菌区保持一定距离，取用无菌物品需用无菌持物钳夹取；凡从无菌包中取出的无菌物品，即使未使用，也不得再放回。

**3. 保护皮肤切口** 切开皮肤前，一般先用无菌聚乙烯薄膜覆盖，再经薄膜切开皮肤。切开皮肤和皮下脂肪层后，边缘应以大纱布垫或手术巾遮盖并固定，仅显露手术野。凡与皮肤接触的刀片和器械不应再用，延长切口或缝合前再用 75% 乙醇消毒皮肤一次。手术中途因故暂停时，切口应用无菌巾覆盖。

**4. 正确传递物品和调换位置** 手术者或助手需要器械时应由器械护士从器械升降台侧正面方向递给，不可在手术人员背后或头顶方向传递器械及手术用品。手术过程中，手术人员须面向无菌区，并在规定区域内活动，同侧手术人员如需调换位置时，应先退后一步，转过身背对背地转至另一位置。

**5. 污染手术的隔离技术** 进行胃肠道、呼吸道或宫颈等污染手术时，切开空腔脏器前，先用纱布垫保护周围组织，并随时吸除外流的内容物，被污染的器械和其他物品一般不再使用，应放在专放污染器械的盘内，避免与其他器械接触。完成全部污染步骤后，手术人员应用灭菌用水冲洗或更换无菌手套。

**6. 减少空气污染** 手术进行时门窗应关闭，尽量减少人员走动。不使用电扇，室内空调机风口也不能吹向手术台。手术过程中保持安静，不高声说话嬉笑，避免不必要的谈话。咳嗽、打喷嚏时须将头转离无菌区。请他人擦汗时，头应转向一侧。口罩若潮湿，应更换。

**7. 特殊感染手术的防护** 对特殊感染手术，如破伤风、肝炎、梅毒、艾滋病等，应使用一次性手术巾单和手术衣，用后集中焚烧处理。手术人员应注意个人防护，可配戴护目镜，戴双层手套，操作过程中注意防止手刺伤。

## 六、与产科相关性护理

**（一）器械护士**

传递器械时动作要轻、快、稳、准，及时收集暂时不用的器械，切勿堆放在手术区周围。术中操作应轻柔，一般不放硬质引流管，避免刺激子宫引起早产。

**（二）巡回护士**

**1. 接收病人**　应先调节好手术间的温度（22～24℃）、湿度（55%～65%），使病人适应手术环境。接病人入手术室时要做好查对工作，认真检查术前准备情况，过门道和手术床时动作要轻柔、平稳，避免剧烈振动和碰撞孕妇，固定好活动的车床，以防摔伤。注意肢体保暖，防止因寒冷导致血管收缩、外周阻力增加而加重心脏负担。

**2. 体位安置**　选择最安全的手术体位，麻醉成功后协助孕妇取仰卧位，同时在孕妇右髋下放置垫子将右侧臀部垫高30°～45°；或采取左侧卧位，使子宫坠向左侧，减少术中对子宫的刺激，以避免由腔静脉受压引起的母体低血压和胎盘供血不足，从而预防胎儿窒息。摆好体位后要注意监测孕妇血压和胎心音、胎动变化。

**3. 术中监测**　术中应建立完整的监测工作，常规监护心电、血氧饱和度、尿量等，使之维持在妊娠妇女的正常范围内。术中还应注意充分供氧，监测及维护胎儿生命体征，注意有无胎儿窒息和早产的征兆。当孕妇需要延长麻醉时间时，应该提高吸入氧的浓度，并监测动脉血气。

**4. 病情观察**　密切观察血压、脉搏、呼吸、心率及意识变化，有异常立即报告麻醉师处理。及时观察出血情况，包括吸引瓶血量和纱布垫渗血情况，并根据中心静脉压和尿量随时调节输液速度，以免发生心力衰竭。妊娠使血容量及心排血量增加，心率加快，心肌耗氧量增加，心脏负担加重；若胎儿取出，则子宫突然缩小，腹内压骤减，回心血量急剧变化，更易引起心力衰竭、高血压或脑卒中等并发症，故可予头高脚低斜坡卧位，以减轻心脏负担和控制脑血流量，若胎儿取出后，还可用沙袋压迫上腹部。

**5. 药物使用**　应用安全的广谱抗生素预防感染。液体补充首选乳酸林格液，不但能扩充血容量，而且能降低血液黏稠度，改善微循环。

**6. 术毕交班**　手术完毕后应与病房护士进行床头交班，详细说明用药情况及注意事项。

# 第四节　手术后病人的护理

扫码“学一学”

病人从手术完毕返回病房至术后基本康复出院的这一阶段称为手术后期。这一时期的护理，称作手术后护理（postoperative nursing care）。手术后护理的重点是根据病人的手术情况和病情变化等，确定护理问题，采取切实有效的术后监护，预见性地实施护理措施，尽可能减轻病人的痛苦和不适，防治并发症，促进病人康复。

**【护理评估】**

**（一）健康史**

了解手术和麻醉情况，手术进程及术中出血、输血、补液、用药情况，判断手术创伤大小及对机体的影响。

（二）身体状况

**1. 生命体征** 评估病人回到病室时的神志、血压、脉搏、呼吸及体温。

**2. 切口状况** 了解切口部位及敷料包扎情况，观察切口有无渗血、渗液、感染等，评估切口愈合情况。

**3. 引流情况** 了解所置引流管的种类、数目、引流部位和引流液性状，尤其注意胃管引流液的量和性状、导尿管引流尿液的量和色泽。

**4. 疼痛等不适** 了解有无切口疼痛、恶心、呕吐、腹胀、呃逆、尿潴留等术后不适，观察和评估不适的种类和程度。

**5. 其他** 了解感知觉恢复情况和四肢活动度、皮肤的温度和色泽。

（三）辅助检查

了解术后血常规、生化检查结果，尤其注意血清电解质水平的变化。

（四）社会心理状态评估

手术后病人虽然不再担心手术，但切口疼痛等不适对病人的折磨，以及对术后并发症的担忧，也容易引起紧张、焦虑。术后有生理结构及外观改变者，更对今后的生活充满担忧，甚至出现抑郁情绪。护士应询问术后病人和家属对手术的认识和看法，了解病人术后的心理感受，有无紧张、焦虑不安、恐惧、悲观、猜疑或敏感等心理反应。应特别注意有无引起术后心理变化的特殊原因：①失去部分肢体或身体外观改变，如截肢、乳房切除或结肠造口等。②担忧住院费用和继续治疗。③出现各种不适、并发症或预后不好。

【护理问题】

**1. 低效型呼吸型态** 与术后卧床、活动量少、切口疼痛、呼吸运动受限和使用镇静剂等有关。

**2. 有体液不足的危险** 与手术创伤、术后禁食和摄入不足有关。

**3. 急性疼痛** 与手术创伤有关。

**4. 营养失调：低于机体需要量** 与术后禁食、创伤后机体代谢率增高和分解代谢旺盛有关。

**5. 潜在并发症** 术后出血、切口感染、切口裂开、肺炎、肺不张、泌尿系统感染或深静脉血栓形成等。

【护理目标】

（1）病人术后生命体征平稳；呼吸功能改善。

（2）病人未发生水、电解质和酸碱平衡的紊乱。

（3）病人术后不适程度减轻。

（4）病人术后营养状况得以维持或改善。

（5）病人术后并发症得以预防或及时发现和治疗。

【护理措施】

（一）心理护理

加强对术后病人的巡视，进行耐心细致的沟通交流，明确病人所处的心理状态，给予适当的解释和安慰。指导病人进行早期活动和功能锻炼，加强饮食指导，教会病人自理，起到稳定病人情绪的作用。指导病人正确面对疾病和预后，调整好心态，配合治疗和护理。

（二）一般护理

（1）备好床单位，准备好抢救和监测设备，迎接病人手术结束返回病房。

（2）病人回房时与麻醉师和手术室护士做好床边交接。搬动病人时动作轻稳，注意保护头部及各引流管和输液管道。正确连接各引流装置，检查静脉输液是否通畅。注意保暖，遵医嘱给予吸氧。

（3）安置病人合适的体位：根据麻醉方式、术式安置病人的卧位。全身麻醉未清醒者，取平卧位，头偏向一侧，防止呕吐物或分泌物误吸，清醒后血压平稳可取半卧位。蛛网膜下腔阻滞者，去枕平卧或头低卧位12小时，预防脑脊液沿穿刺点渗出引起头痛。硬脊膜外腔阻滞者平卧4～6小时。麻醉清醒后如条件允许，则按手术方式、部位安置合适体位。

1）颅脑手术　术后无休克或昏迷的病人可取15°～30°头高脚低斜坡卧位，促进静脉回流，减轻脑水肿。

2）颈、胸手术　术后病人多采用高半坐位卧位，使膈肌下降，利于心脏舒张及肺扩张，也利于引流。

3）腹部手术　术后多采用低半坐位卧位或斜坡卧位，能使腹壁松弛，降低切口张力，减轻切口疼痛；且利于呼吸和有效引流。

4）脊柱或臀部手术　术后病人可取俯卧位或仰卧位。

5）休克病人　可取下肢抬高15°～20°，头部躯干抬高20°～30°的中凹卧位。

6）肥胖病人　可采取侧卧位，有利于呼吸和静脉回流。

（4）病情观察和记录　对施行较大手术、全身麻醉病人及危重病人，应15～30分钟监测1次体温、呼吸、脉搏、血压，观察瞳孔、神志等，待病情稳定后可改为每2～4小时监测1次或遵医嘱观察记录病人的生命体征；有条件时应住入监护病室。加强巡视和观察，若病人出现异常情况，应及时报告医师并协同处理。一般情况下，术后体温会略有升高，但不超过38℃，持续1～2天后恢复正常，称为外科手术热或吸收热，属于正常反应，不需特殊处理。如体温持续高于38℃，或恢复正常后又升高，应考虑术后感染的可能，立即通知医生处理。术后病人如出现呼吸困难或急促，先排除胸腹带包扎过紧造成，再考虑肺感染的可能。当发现下列异常时，应立即通知医生，并配合医生处理：收缩压下降超过20mmHg或收缩压低于80mmHg；血压进行性下降；呼吸频率大于30次/分或低于14次/分；心率超过120次/分或低于60次/分。

（5）饮食与输液　手术部位、性质、麻醉方式及术后肠蠕动恢复情况影响着术后禁食时间。术后禁食期间注意从静脉补充营养和水、电解质，如术后禁食时间较长，可根据病人情况选择肠外或肠内营养支持。

1）腹部手术后，尤其是胃肠道手术后需禁食24～48小时，待肠道功能恢复、肛门排气后，开始进少量流质，逐步递增至全量流质，至第5～6天进食半流质，第7～9天可过渡到软食，术后10～12天开始普食。恢复到普食之后还应注意少量多餐，完全恢复正常饮食一般需要数月至1年。

2）非腹部手术后，局部麻醉和无任何不适者术后即可按需进食；蛛网膜下隙麻醉和硬脊膜外腔麻醉者术后6小时可根据需要适当进食；全身麻醉者应待完全清醒、无恶心呕吐后方可进食，先给予流质饮食，以后视情况改为半流质或普食。

（6）早期活动　术后如无禁忌，应鼓励病人早期床上活动，逐渐增加活动量，争取在短期内下床活动。早期活动有助于增加肺活量，预防肺感染、肺不张；改善全身血液循环，有利于切口愈合，预防深静脉血栓形成；促进肠蠕动恢复和减少尿潴留的发生。病人术后清醒、麻醉作用消失、病情平稳后即可开始床上活动，可进行深呼吸运动、四肢主动活动、自行翻身和坐起、足趾和下肢大关节的伸屈运动等。痰多者尤其要注意做深呼吸和有效咳嗽，护士可协助叩背，促进痰液排出。大部分病人术后 24 ~ 48 小时后可试行下床活动，一般应先坐在床沿上，然后扶床或搀扶站立，稍作走动，然后离床活动，逐步扩大活动范围，增加活动时间或活动量。活动量以病人不感到疲劳为度，不可过度活动。活动时注意固定好各种导管，并给予协助，严防意外发生。活动中应注意锻炼病人自理能力的恢复，在自理能力恢复前，应尽量照顾病人的生活，满足病人的需求，协助其进行日常活动。

**（三）切口护理**

注意观察切口有无出血和渗液，切口及周围皮肤有无发红，观察切口愈合情况，及时发现切口感染、切口裂开等异常。如渗出较多，应增加观察次数，及时换药，保持切口敷料清洁干燥。注意观察术后切口包扎是否限制了胸、腹部呼吸运动或肢端血液循环。

**（四）引流护理**

引流的目的是为了排出渗出物，防止渗液积聚，观察体腔内出血，减轻腹胀，促进切口愈合。对于术后留有多根引流管的病人，应熟知各引流管的部位和作用，必要时做好标记以便区分，切勿接错。做好以下护理。

（1）妥善固定，以防滑入体腔或脱出。

（2）保持通畅，定时挤压，检查管道有无堵塞、折叠、受压或扭曲，保持引流通畅。

（3）每天观察并记录引流液的量、颜色及性状变化。

（4）每天更换引流袋，注意无菌操作，保持引流装置的无菌状态，避免污染。引流袋固定位置不得高于引流管出口，防止引流液逆流入体腔引起逆行感染。

（5）拔管　根据引流量和病情决定拔除时间。一般切口橡皮引流片在术后 1 ~2 天拔除，烟卷式引流条大都在术后 3 ~5 天拔除。作为预防性引流渗血用的腹腔引流物若引流液甚少，可于术后 1 ~2 天拔除；如作为预防性引流渗漏用的腹腔引流物，则需保留至所预防的并发症可能发生的时间后再拔除，一般为术后 5 ~7 天。胃肠减压管在肠功能恢复、肛门排气后拔除，其他引流管则视具体情况而定。

**（五）术后常见不适的护理**

**1. 发热护理**　发热是术后病人最常见的症状。由于手术创伤的反应，术后病人的体温可略升高，变化幅度在0.5 ~1℃，一般不超过38℃，称之为外科手术热，于术后1 ~2 天体温逐渐恢复正常。术后体温 >39℃，除了物理降温或应用退热药物对症处理外，应寻找原因并针对性治疗。术后 3 ~6 天的发热或体温降至正常后再度发热，则要警惕继发感染的可能。

**2. 切口疼痛护理**　麻醉作用消失后，病人会出现切口疼痛。切口疼痛在术后 24 小时内最剧烈，2 ~3 天后逐渐减轻。剧烈疼痛可影响各器官的正常生理功能和休息，故需给予相应的处理和护理。

（1）安置舒适体位，有利于减轻疼痛，指导病人在咳嗽、翻身时用手按扶切口部位，减少对切口的张力性刺激。

（2）手术后可遵医嘱给予病人口服镇静、止痛类药物，必要时肌内注射哌替啶等。

（3）大手术后1～2天内，可使用病人自控镇痛泵进行止痛。病人自控镇痛（patient controlled analgesia，PCA）是指病人感觉疼痛时，通过留置的微量泵自主地向体内注射医师事先设定的药物剂量进行镇痛。给药途径以硬膜外最为常用。常用药物为吗啡、芬太尼、曲马多或合用非甾体类抗炎药等。

**3. 恶心、呕吐护理**　术后早期的恶心、呕吐一般是麻醉反应所致，待麻醉作用消失后，即可自然停止。病人呕吐时，将其头偏向一侧，并及时清除呕吐物。若持续性呕吐，应查明原因，进行对症处理，病人需给予镇静、止吐药物以减轻症状。

**4. 腹胀护理**　术后早期腹胀常是由于胃肠道蠕动受抑制，肠腔内积气无法排出所致。随着胃肠功能恢复、肛门排气后症状可缓解。若手术后数日仍无肛门排气、腹胀明显或伴有肠梗阻症状，应行进一步检查和处理。在无禁忌的情况下，鼓励病人早期活动。同时采用持续胃肠减压、肛管排气或高渗溶液低压灌肠等综合措施等，经非手术治疗不能改善者，需做好再次手术的准备。

**5. 呃逆护理**　术后呃逆可能是神经中枢或膈肌直接受刺激引起。术后早期发生者，可压迫眶上缘，抽吸胃内积气、积液，给予镇静或解痉药物等措施。上腹部术后病人若出现顽固性呃逆，要警惕膈下积液或感染的可能，行超声检查可明确病因。

**6. 尿潴留护理**　术后尿潴留较常见，尤其是老年病人。原因有麻醉后排尿反射受抑制、切口疼痛引起后尿道括约肌反射性痉挛以及病人不习惯于床上使用便器等。对术后6～8小时尚未排尿或虽排尿但尿量少、次数频繁者，应在耻骨上区叩诊检查，发现有尿潴留时，采用下腹部热敷、轻柔按摩膀胱区及听流水声等多种方法诱导排尿。上述措施无效时则应考虑在严格无菌技术下导尿，一次放尿液不超过1000ml。尿潴留时间过长，导尿时尿液量超过500ml者，应留置导尿管1～2天，有利于膀胱逼尿肌收缩力的恢复，留置导尿期间做好导尿管护理工作及膀胱功能训练。

### （六）术后并发症的护理

**1. 术后出血**　可能的原因有术中止血不完善或创面渗血、原先痉挛的小动脉断端舒张、结扎线脱落或凝血机制障碍等。了解各引流管内引流液的性状、量和色泽有助于判断体腔内出血。少量出血时，一般经更换切口敷料、加压包扎或全身使用止血剂即可止血；出血量大时，应加快输液，同时可输血或血浆，扩充血容量，并做好再次手术止血的术前准备。

**2. 术后感染**　以细菌感染最为常见。常见感染部位有切口、肺部和泌尿系统。

（1）肺不张和肺炎等呼吸系统感染　发生肺部并发症的可能原因包括老年、胸、腹部大手术、长期吸烟、已存在急、慢性呼吸道感染、术后呼吸运动受限、呼吸道分泌物积聚及排出不畅等。术后卧床期间鼓励病人做深呼吸运动，帮助其多翻身、拍背，促进气道内分泌物排出，尽快解除气道阻塞。教会病人保护切口和进行有效咳嗽、咳痰的方法：用双手按住病人季肋部或切口两侧，限制胸部或腹部活动的幅度以保护切口，在深吸气后用力咳痰，并做间断深呼吸。痰液黏稠不易咳出者，用糜蛋白酶经超声雾化吸入的方法稀释痰液，每日2～3次；同时应用抗生素治疗。

（2）泌尿系统感染　诱发感染的最基本原因是尿潴留，感染常起自膀胱炎，上行感染可引起肾盂肾炎。长期留置导尿管或反复多次导尿亦可引起尿路感染。急性膀胱炎的主要表现为尿频、尿急、尿痛，有时尚有排尿困难。根据尿培养和药物敏感试验结果选用有效抗生素控制感染。多饮水或静脉补液，维持尿量大于1500ml/d，保持排尿通畅。

（3）切口感染　引起切口感染的可能原因有创口内留有无效腔、血肿、异物或局部组织血供不良，合并有贫血、糖尿病、营养不良或肥胖等。常发生于术后3~5天，病人自述切口疼痛加重，局部出现红、肿、压痛或有波动感；伴体温升高、脉率加快及白细胞计数增高等全身表现。感染早期予以局部热敷或理疗，使用有效的抗生素，促使炎症消散吸收。明显感染或脓肿形成时，应拆除局部缝线，用血管钳撑开并充分敞开切口，定期更换敷料，争取二期愈合。必要时取分泌物做细菌培养和药物敏感试验。

**3. 切口裂开**　有营养不良、组织愈合能力低下、切口张力大、缝合不当、切口感染及腹内压突然增高等原因。切口裂开分为全层裂开和部分裂开两种。往往发生在病人突然腹部用力或有切口的关节伸屈幅度较大时，通常自觉切口疼痛和突然松开，随即有淡红色液体自切口溢出，浸湿敷料。腹部切口全层裂开者可见有内脏脱出。立即嘱病人平卧位休息，用无菌生理盐水纱布覆盖切口，并用腹带轻轻包扎。若有内脏脱出，切勿盲目回纳，以免造成腹腔内感染。应通知医师，将病人送手术室处理和重新缝合。

**（七）与产科相关的护理**

**1. 体位**　避免平卧位以减少母体低血压的发生。

**2. 病情观察**　注意观察阴道流血情况及子宫收缩情况，妊娠超过24周的胎儿，术后继续应用体外胎心监护，有条件者应连续监测胎儿心率，通过胎心率基线、胎心率变异或阵发性减速的改变，作为早期子宫灌注不足的诊断依据。胎心率和胎动正常，则提示胎儿宫内生长发育良好，妊娠得以继续。如怀疑低氧血症应监测动脉血气水平。

**3. 治疗护理**　经静脉补充充足的液体，使尿量至少30ml/h。预防性肝素可依据原有指征继续应用。加强术后抗感染，应用抗生素应选择孕妇可以选用的抗生素B类，如青霉素类、头孢菌素类或林可霉素类等，予足量静脉给药。孕早期手术给予黄体酮保胎治疗至妊娠10~12周。孕中、晚期的手术术后，对于一些高危孕妇预防性应用抑制宫缩的药物，如硫酸镁、吲哚美辛或拟交感神经药物。应用硫酸镁优于拟交感神经药物，后者可能引起母体心动过速、降低舒张压和血液稀释，都可能干扰对低血容量的监测。适当的镇静和止痛可降低早产的危险，也可以避免低氧血症和低血容量，遵医嘱使用药物。

**（八）健康指导**

（1）恢复期病人合理摄入均衡饮食，注意休息，劳逸结合。活动量从小到大，一般出院后2~4周仅从事一般性工作和活动。

（2）切口局部拆线后可用无菌纱布覆盖1~2天，以保护局部皮肤。若带有开放性伤口出院者，请病人到门诊换药，把换药时间、次数向病人及其家属交代清楚。

（3）一般手术病人于术后1~3个月门诊随访一次，以评估和了解康复过程及切口愈合情况。

## 目标检测

### 思考题

1. 陈先生，25岁，因“十二指肠球部溃疡穿孔”入院，入院后行腹腔探查、穿孔修补术。术后第2天，病人自述伤口疼痛较昨天减轻。查体：T 38℃，P 72次/分，R 16次/分，

Bp 115/70mmHg。腹平坦，剑突下伤口敷料干燥清洁，伤口右下方留置引流管一枚，引出淡血性液体约30ml，肠鸣音1～2次/分，尚未排气。

请问：

（1）病人提问高于正常可能是什么原因造成的？

（2）如何对该病人进行饮食指导和营养支持？

（3）如何对该病人进行引流管护理？

2. 王先生，27岁，12小时前于午饭后出现腹痛，开始为脐周隐痛，后转移至右下腹，疼痛加重，伴恶心、食欲缺乏，遂前来就诊。否认手术及外伤史，否认药物、食物过敏史，否认传染病史。

护理查体：T 38℃，P 92次/分，R 20次/分，Bp 120/75mmHg。神志清楚，痛苦面容，皮肤巩膜无黄染，腹平坦，右下腹压痛、反跳痛，无明显腹肌紧张，肠鸣音7～8次/分。

相关检查：Hb 163g/L，WBC $21\times10^9$/L，中性粒细胞86%。

入院诊断：急性阑尾炎。

请问：

（1）根据手术时限性，该病人属于哪种手术？

（2）该病人手术前应为其做好哪些术前准备？

3. 李女士，57岁，右侧乳腺癌，拟于明日上午8时进行乳癌根治手术。

请问：

（1）手术室护士应做哪些准备工作？

（2）该病人手术时应安置哪种体位？

扫码“练一练”

（刘 萍）

# 第六章

# 外科感染病人的护理

## 学习目标

1. 陈述外科感染的定义、病因、护理措施及健康指导。
2. 归纳外科感染病人的护理评估及常见护理诊断、主要并发症发生原因。
3. 简述外科感染的分类、发病机制与转归。
4. 运用护理程序对外科感染病人实施整体护理。

扫码“学一学”

## 第一节　概　　述

感染（infection）是由病原体入侵人体，并在人体内繁殖所引起的感染性炎症反应。外科感染（surgical infection）是指需要外科治疗的感染性疾病或发生在损伤、手术、器械检查及治疗等并发的感染，约占外科疾病的1/3以上。外科感染的特点是：①感染多数与创伤或手术有关；②感染多数为几种细菌引起的混合感染；③感染的局部症状和体征明显而突出；④易引起组织坏死、化脓，组织结构破坏；⑤一般药物不能控制，常需要手术或换药处理。

### 一、病因与分类

**（一）病因**

**1. 致病因素**　外科感染的发生，90%以上是由化脓性细菌引起，但与侵入人体内致病的数量、致病力以及机体抵抗力有关。引起外科感染的常见致病菌有以下几种。

（1）金黄色葡萄球菌　革兰染色阳性，常存在于人的鼻腔、咽部和皮肤及其附属器上。它能产生溶血素、杀白细胞素和血浆凝固酶等，可引起疖、痈、脓肿、伤口感染、骨髓炎等多种感染，是引起外科感染的主要致病菌。该菌引起感染的特点是易引起局限性组织坏死、化脓，其脓液黄色、稠厚、不臭，可引起全身化脓性感染及转移性脓肿。

（2）链球菌　革兰染色阳性，大多寄生在口、鼻、咽部和肠腔内，能产生溶血素、透明质酸酶、链激酶等，能破坏纤维素所形成的脓肿壁，使感染容易扩散。常引起淋巴管炎、急性蜂窝组织炎、败血症等。其脓液为稀薄，量多、粉红色。

（3）大肠埃希菌（大肠杆菌）　革兰染色阴性，寄居于肠道内，对维生素K的合成有重要作用。它的单独致病力并不强，常与其他厌氧致病菌一起引起混合感染，如阑尾周围脓肿、化脓性腹膜炎等。单独感染时，其脓液不臭，混合感染时，其脓液稠厚、灰白色、有恶臭或粪臭。

（4）铜绿假单胞菌（绿脓杆菌）　革兰染色阴性，常存在于肠道和皮肤上，它对大多数抗生素不敏感，故成为继发感染的重要致病菌，特别是大面积烧伤的创面感染；有的也能引起败血症。脓液呈淡绿色，有特殊的甜腥味。

（5）脆弱拟杆菌　为革兰染色阴性的专性厌氧菌，常存在口腔和肠腔内。常与其他需氧菌和厌氧菌一起形成混合感染，是阑尾炎穿孔所致腹膜炎和胃肠手术感染的主要致病菌。在临床分离的厌氧菌中这些菌占70%～80%。脓液的特点是有恶臭，有产气性，涂片可见到革兰染色阴性杆菌，但普通培养无细菌生长。

（6）变形杆菌　革兰染色阴性，常存在于肠道和前尿道，是急性腹膜炎、泌尿生殖系统及烧伤创面感染的主要致病菌之一，对大多数的抗生素有耐药性。脓液具有特殊的恶臭。

**2. 机体的抵抗力**

（1）全身抵抗力下降　引起全身抵抗力下降常见的原因有：①严重的创伤、大手术和休克；②糖尿病、尿毒症以及心、肝、肺、肾等重要器官功能不全等；③长期使用肾上腺皮质激素或免疫抑制剂、肿瘤病人化疗、放疗等；④严重营养不良、贫血、低蛋白血症、年老体弱、白血病或白细胞减少等；⑤先天性或获得性免疫缺陷者，如艾滋病等。

（2）局部抵抗力下降　引起局部抵抗力下降常见的原因有：①开放性损伤、烧伤、手术、穿刺等，可使机体皮肤或黏膜屏障作用遭到破坏，有利于细菌的侵入而引起感染；②损伤、血管病变等引起局部组织缺血、瘀血、无效腔、血肿、坏死组织及异物残留等，使局部抗感染能力和修复能力明显降低；③空腔脏器发生梗阻或阻塞所致内容物潴留，有利于细菌在其中生长繁殖，同时腔内压力升高可使黏膜受损，更利于细菌侵入而引起感染。

**（二）分类**

**1. 按致病菌种类和感染性质分类**

（1）非特异性感染　又称化脓性感染或一般感染，占外科感染的大多数，是由常见的化脓性致病菌引起的，如疖、痈、急性阑尾炎、急性淋巴结炎、急性腹膜炎等。常见的化脓性致病菌有金黄色葡萄球菌、乙型溶血性链球菌、大肠埃希菌、变形杆菌、铜绿假单胞菌等。感染可以由一种细菌引起，也可以由几种细菌共同引起。有化脓性感染的共同特征，即红、肿、热、痛和功能障碍。

（2）特异性感染　是指由一些特殊的病原菌引起的、具有一定临床特征的感染。如结核病、破伤风、气性坏疽、炭疽、念珠菌病等。其特点是同一种病由相同的病原菌引起，其病理过程、临床表现、防治措施各有其特点。

**2. 按病程分类**

（1）急性感染　变病以急性炎症为主，进展较快，一般病程3周以内。

（2）慢性感染　病程超过2个月或更久的感染。

（3）亚急性感染　病程介于3周与2个月之间的感染。

**3. 按感染发生的情况分类**

（1）原发性感染　伤口直接污染造成的感染。

（2）继发性感染　指损伤发生24小时后致病菌才进入创口而引起的感染。

（3）外源性感染　致病菌由体表或外环境侵入人体造成的感染。

（4）内源性感染　经空腔脏器如肠道、胆道造成的感染。

（5）条件性（机会性）感染　指平常为非致病菌或致病力低的病原菌由于数量增多和毒力增大或人体抵抗力下降，乘机侵入人体内引起的感染。

（6）二重感染（菌群交替症）　使用大量抗生素造成人体菌群失调，敏感菌株被消灭，剩下的耐药菌株如金黄色葡萄球菌、真菌等大量繁殖引起新的感染。

（7）医院内感染　指病人在医院内因致病菌侵入人体所引起的感染。

## 二、外科感染的转归

致病菌的毒力、机体局部及全身的抵抗力、感染部位和治疗措施是否得当等因素决定了感染的转归，有4种。①痊愈：当机体抵抗力强、治疗及时和有效时，吞噬细胞和免疫成分能较快的抑制病菌，清除组织细胞崩解产物与死菌，使炎症消退，感染痊愈。②局限化：当机体抵抗力占优势时，可使感染局限化，形成脓肿。③转为慢性：病菌大部分被消灭，但尚有少量残存；当机体抵抗力和病菌的毒力处于平衡状态时，转为慢性炎症。④扩散：致病菌毒力大、数量多、机体抵抗力弱时，感染扩散，引起严重的全身性感染。

# 第二节　浅表软组织常见化脓性感染病人的护理

扫码“学一学”

## 一、常见浅表软组织化脓性感染

**（一）疖**

疖（furuncle）是单个毛囊及其周围组织的急性化脓性感染。致病菌以金黄色葡萄球菌为主。

局部皮肤擦伤、皮肤不洁、环境温度较高和机体抗感染能力下降都可导致疖的发生。疖常发生于毛囊和皮脂腺丰富的部位，如头、面、颈部、背部、腋部及会阴部等。发病初期，局部皮肤有红、肿、痛的小硬结，数日后结节中央组织坏死、软化，中心处出现黄白色的脓栓，继而脓栓脱落，破溃流脓，脓液流尽炎症消退，即可愈合。疖一般无明显全身感染中毒症状。发生于面部“危险三角区”内的疖（上唇疖和鼻疖），如被挤压或处理不当时，感染容易沿内眦静脉和眼静脉侵入颅内的海绵状静脉窦，引起化脓性海绵状静脉窦炎，出现颜面部肿胀、眼部及周围组织红肿疼痛、寒战、高热、头痛、呕吐、昏迷，甚至危及病人生命。多个疖同时或反复发生在身体各部，称为疖病。多见于营养不良的小儿或糖尿病病人。

早期可选用热敷、超短波、红外线等理疗措施，也可外敷鱼石脂软膏；局部化脓时及早排脓，已形成脓头时，应避免挤压，以免引起感染扩散，可在其顶部涂碘附或石炭酸。有脓肿形成时，应及时切开引流。面部疖或有全身症状的疖和疖病，需用足量的抗生素控制感染。并注意休息，适当补充维生素，并加强营养支持。有糖尿病者应给予降糖药物或胰岛素等相应治疗措施。

**（二）痈**

痈（carbuncle）是多个相邻的毛囊及其所属皮脂腺或汗腺的急性化脓性感染，或由多个疖融合而成。痈的发生与皮肤不洁、局部擦伤和机体抵抗力低下有关。致病菌多为金黄色葡萄球菌，多见于免疫功能低下的老年人和糖尿病病人。常发生在皮肤韧厚的项部和背部。感染一般从一个毛囊底部开始，然后沿皮下深筋膜向四周扩散，再向上侵及周围的毛囊群而形成多个“脓头”的痈。

早期局部呈现一片红肿浸润区，略隆起，质地坚韧，界限不清，在中央部的表面有多个脓栓，破溃后呈蜂窝状。随后，中央病变破溃后形成“火山口”样的蜂窝状溃疡，同时伴有区域淋巴结肿大和疼痛。病人多伴有明显的全身症状，如寒战、发热、头痛、食欲不振和周身不适等。痈易引起全身化脓性感染，甚至危及病人生命。发生在唇部的痈称为唇痈，唇痈易引起口唇极度肿胀，张口困难，严重者容易并发颅内感染（化脓性海绵状静脉窦炎）而危及生命。

病人应卧床休息，加强营养，及时给予足量和有效的广谱抗生素以控制感染，有糖尿病者应控制血糖。局部的早期治疗与疖相同。如红肿范围大，中央部坏死组织多，或全身症状严重，常需手术治疗，手术一般用“+”或“++”字形切口，切口长度要超越炎症范围少许，深达筋膜，清除坏死组织，伤口内用盐水纱布或碘附纱布填塞止血，并每天换药。皮肤缺损较多的，可待肉芽组织生长后植皮。一般唇痈不宜手术，可外敷药物，待自行愈合。

**（三）急性蜂窝织炎**

急性蜂窝织炎（acute cellulitis）是指发生在皮下、筋膜下、肌间隙或深部疏松结缔组织的急性弥漫性化脓性感染。致病菌主要是溶血性链球菌，其次为金黄葡萄球菌及大肠埃希菌或其他类型链球菌，也可为厌氧菌。常因皮肤和软组织损伤后感染引起，也可由局部化脓性感染灶直接扩散或经淋巴、血液播散而致。由于致病菌产生的溶血素、透明质酸酶和链激酶等的作用，加之受感染的组织较疏松，感染扩展迅速，不易局限，且与周围正常组织无明显界限，易致全身性感染。表浅急性蜂窝组织炎，局部红、肿、疼痛、边界不清并向四周蔓延，中央部位常因缺血性而发生坏死，若病变部位的组织疏松则疼痛较轻。深部组织的急性蜂窝织炎，局部红、肿多不明显，但有局部组织水肿和深压痛；多伴有寒战、高热、头痛、乏力、食欲不振、白细胞计数升高等全身症状。一些特殊部位，如口底、颌下及颈部等处的急性蜂窝织炎，可致喉头水肿和压迫气管，引起呼吸困难，甚至窒息。

早期中、西药局部湿热敷、理疗，局部制动、休息，抬高患肢，全身应用有效抗生素。如已形成脓肿者，应及时切开引流。口底、颌下及颈部等处的急性蜂窝织炎，应尽早行切开减压手术，以防喉头水肿和气管压迫的发生。

**（四）丹毒**

丹毒（erysipelas）是由β－溶血性链球菌引起的皮肤及其网状淋巴管的急性炎症。好发于下肢和面部。致病菌为β－溶血性链球菌。常因皮肤损伤、足癣、鼻窦炎、口腔溃疡等皮肤黏膜破损而引起。其特点：起病急、蔓延快、不化脓、易传染和易反复等。

起病急，开始即可有畏寒、发热、头痛、全身不适等。病变多见于下肢，表现为片状皮肤红疹、微隆起、色鲜红、中间稍淡、境界较清楚。局部有烧灼样疼痛，病变范围向外周扩展时，中央红肿消退而转变为棕黄。有的可起水疱，附近淋巴结常肿大、有触痛，但皮肤和淋巴结少见化脓破溃。病情加重时全身性脓毒症加重。此外，丹毒经治疗好转后，可因病变复发而导致淋巴管阻塞、淋巴淤滞。下肢丹毒反复发作导致淋巴水肿，在含高蛋白淋巴液刺激下局部皮肤粗厚，肢体肿胀，甚至发展成“象皮肿”。

病人应休息，抬高患肢。局部用50%硫酸镁溶液湿热敷，全身应用青霉素等抗感染。本病有接触传染性，需床边隔离，接触病人后必洗手消毒；凡与病变处接触的敷料、衣褥等均应消毒灭菌，以防医源性传染。及时治疗引起丹毒的相关疾病，如皮肤损伤、足癣、鼻窦炎、口腔溃疡等，以防复发。

**（五）急性淋巴管炎和急性淋巴结炎**

病菌从皮肤、黏膜破损处或其他感染病灶侵入淋巴管和淋巴结，导致浅部的急性淋巴管炎（acute lymphagitis）和急性淋巴结炎（acute lymphadenitis）。致病菌为乙型溶血性链球菌、金黄色葡萄球菌等，可能来源于咽炎症、足癣、皮肤损伤以及各种皮肤、皮下化脓性感染。好发部位多在颈部、腋窝和腹股沟，或是肘内侧或腘窝。

急性淋巴管炎可发生在浅部或深部淋巴管。浅部淋巴管炎在表皮下可见红色线条，韧而有触痛；深部淋巴管炎不出现红线，有条形触痛区。可引起发热、畏寒、头痛、食欲不振等全身性反应。急性淋巴结炎轻者局部淋巴结肿大，压痛；重者局部红、肿、热、痛，形成脓肿，伴有全身症状。

急性淋巴管炎应着重治疗原发感染。急性淋巴结炎未形成脓肿时，应治疗原发性感染，淋巴结炎暂不做局部处理；若脓肿形成后，全身应用抗生素，还需脓肿切开引流。

**（六）脓肿**

脓肿（abscess）是急性感染后，组织或器官的病变组织发生坏死、液化后形成局限性脓液积聚，并有一完整的脓壁者，称为脓肿。致病菌以金黄色葡萄球菌为主。脓肿常继发于各种化脓性感染，如急性蜂窝织炎、急性淋巴结炎及疖、痈等，或经血液循环或淋巴播散而致，少数可发生于软组织损伤后的感染。

脓肿分为深、浅两种。浅表脓肿，局部隆起，有红、肿、热、痛等典型表现，与正常组织分界较清，压之剧痛，有波动感；深部脓肿，局部红肿和波动感多不明显，但局部有疼痛和压痛。在压痛最明显处，用粗针穿刺，抽出脓液，即可确诊。小而浅的脓肿，多无明显的全身表现。大而深的脓肿，常出现明显的全身表现，如发热、头痛、乏力、食欲不振和白细胞计数升高等。B超有助于脓肿的诊断。对穿刺或切开引流所得的脓液，需常规做细菌培养和药物敏感试验，指导正确选用有效的抗生素。

脓肿形成后，应及时切开引流，并加强换药处理。

**（七）甲沟炎**

甲沟炎（paronychia）是甲沟及其周围组织的化脓性感染。多因甲沟周围的轻微刺伤、过度修剪指甲或撕扯皮肤倒刺等损伤后引起，致病菌主要为金黄色葡萄球菌。

早期，指甲一侧甲沟皮肤出现红、肿、痛，一般无全身症状，部分可自行或经治疗后消散，部分感染可逐渐蔓延至整个指甲周围组织而引起化脓，形成半环形脓肿；晚期，感染可波及甲下，形成甲下脓肿，疼痛剧烈，可使指甲与甲床分离。如处理不及时或不当，可发展为慢性甲沟炎或慢性指骨骨髓炎。

初起未成脓时，局部应用鱼石脂软膏外敷，超短波、红外线等理疗，口服抗生素；已成脓时，应行手术治疗，在甲沟旁切开引流。甲根处的脓肿，需拔出部分指甲或全部指甲，应避免甲床损伤。

**（八）脓性指头炎**

脓性指头炎（felon）是手指末节掌面的皮下组织急性化脓性感染。多因手指刺伤引起。致病菌多为金黄色葡萄球菌。

起病初，患指尖有针刺样疼痛，以后组织肿胀、张力增高，疼痛加剧。当指动脉受压时，疼痛转为搏动性跳痛，患肢下垂时疼痛加剧，剧痛常使病人坐卧不安，彻夜难眠。一般指头红肿不明显，但张力较高，轻触指尖即引起剧痛。多伴有发热、不适等全身症状。晚期，大部分组织缺血坏死，神经末梢由于受压缺血而麻痹，疼痛反而减轻，但这并不表示病情好转。若治疗不及时，常可引起指骨缺血性坏死，形成慢性骨髓炎。

病人应注意休息，加强营养，抬高患肢，局部理疗，外敷药物，全身应用有效的抗生素。如治疗无明显好转或出现搏动性跳痛时，应及早切开减压引流，减轻指端压力，不可等待波动感出现才手术，以免发生末节指骨缺血坏死。

**（九）急性化脓性腱鞘炎和化脓性滑囊炎**

急性化脓性腱鞘炎和化脓性滑囊炎是手指屈肌的急性化脓性感染。致病菌以金黄色葡萄球菌为主。好发部位为手的5个屈指肌腱。

病情发展迅速，24小时后症状即很明显，病人都有发热、头痛、不适等全身症状，白细胞计数常增高。急性化脓性腱鞘炎典型的体征为：除末节外，患指中、近指呈均匀性肿胀，皮肤极度紧张；沿患指整个腱鞘均有压痛，各个指关节呈轻度弯曲，任何被动伸指运动，均能引起中、重度疼痛；感染发生在腱鞘内，疼痛常很剧烈，如不及时切开引流或减压，鞘内脓液集聚，压力增高，致使肌腱发生坏死，患指功能丧失；炎症亦可蔓延到手掌深部间隙或经滑液囊扩散到腕部和前臂。化脓性滑囊炎尺侧滑液囊和桡侧滑液囊的感染，分别由小指和拇指腱鞘炎引起。桡侧滑液囊感染时，拇指肿胀微屈、不能外展和伸直，压痛区在拇指及大鱼际处。尺侧滑液囊感染时小鱼际处和小指腱鞘区压痛以小鱼际隆起与掌侧横纹交界处最为明显。小指及无名指呈半屈位，如试行伸直可引起剧烈疼痛。

早期使用抗生素，平置或抬高患侧前臂和手以减轻疼痛。如经积极治疗仍无明显好转且局部肿痛很明显时，需切开引流减压，可在肿胀腱鞘的远端与近端各做一个纵行小切口，分别插入一根细塑料管做对口引流，切口应当避开手指、掌的横纹。术后将手抬高并固定在功能位置，从一根细塑料管持续滴注加有利多卡因的抗生素溶液，另一根做持续引流，伤口覆以湿敷料。桡侧滑液囊感染时在拇指中节侧面以及大鱼际掌面各做约1cm的切口，尺侧滑囊炎在小指侧面和小鱼际掌面各做2个小切口，排除脓液后，用两根细塑料管分别插入腱鞘和滑囊，术后的引流与灌洗方法同前所述。病人痛苦小，疗效比较满意。

**（十）掌深间隙感染**

掌深间隙感染包括掌中间隙与鱼际间隙的感染。致病菌以金黄色葡萄球菌为主。

掌深间隙感染均有发热、头痛、脉搏快、白细胞计数增加等全身症状。还可继发肘内或腋窝淋巴结肿大、触痛。掌中间隙感染可见掌心隆起，正常凹陷消失，皮肤紧张、发白、压痛明显，手背部水肿严重；中指、无名指和小指处于半屈位，被动伸指可引起剧痛。鱼际间隙感染时掌心凹陷仍在，大鱼际和拇指指蹼肿胀并有压痛。示指半屈，拇指外展略屈，活动受限不能对掌。

应抬高患肢，休息、制动、止痛，遵医嘱全身应用抗生素。协助医师早期切开引流，做好引流术后护理。

## 二、软组织化脓性感染病人的护理

**【护理评估】**

**（一）健康史**

（1）皮肤黏膜的病变或缺损如开放性损伤、烧伤等使屏障破坏，病菌易于入侵。

（2）留置血管或体腔内的导管不当为病菌入侵开放了通道。

（3）管腔阻塞所致内容物淤积，利于细菌生长繁殖，如乳腺导管阻塞、乳汁淤积后发生急性乳腺炎。

（4）异物与坏死组织的存在使吞噬细胞不能有效发挥功能。

（5）局部组织血流障碍或水肿、积液，使得吞噬细胞、抗体等不能达到病原体入侵部位，降低了组织防御和修复的能力。

（6）局部组织缺氧不仅抑制吞噬细胞的功能还有助于致病菌的生长，如压疮，下肢静脉曲张发生溃疡可引起继发感染。

（7）严重损伤、大面积烧伤或休克可使机体抗感染能力降低。

（8）糖尿病、尿毒症、肝硬化等慢性疾病，严重的营养不良、贫血、低蛋白血症等使病人易受感染。

（9）使用免疫抑制剂、多量肾上腺皮质激素，接受抗癌药物或放射治疗，使免疫功能降低。

（10）高龄老人与婴幼儿抵抗力差，属易感人群。

（11）先天性或获得性免疫缺陷（艾滋病）因免疫障碍更易发生各种感染性疾病。

**（二）身体状况**

**1. 局部症状** 红、肿、热、痛和功能障碍是急性感染性炎症的典型表现。①红：是局部炎症刺激引起血管扩张局部充血所致。早期呈鲜红色，晚期呈暗红色。②肿：由于组织中积聚了一些炎性渗出液。③热：因局部动脉性充血，炎症区血流量加快，组织代谢增高所致。④痛：因局部组织肿胀时张力增加，感觉神经末梢受到刺激，出现疼痛。表浅脓肿形成时，触诊有波动感；若脓肿位置深，则局部有深压痛。⑤功能障碍：早期由疼痛、肿胀所致，晚期则由于组织粘连、瘢痕挛缩等所致。

**2. 全身状态** 感染轻微时可无全身症状；感染重时常有畏寒 、发热、头痛、呼吸心跳加快、全身不适、食欲减退等表现；严重时出现脓毒症，表现为尿少、神志不清、乳酸血症等器官灌注不足的表现，甚至出现休克和多器官功能障碍。

**（三）辅助检查**

**1. 一般检查** 白细胞总数增高，中性粒细胞的比例增高提示化脓性感染，有核左移或白细胞中出现中毒性颗粒提示重症感染。其他化验：血电解质、尿常规、肝功能、肾功能等。

**2. 病原体检查** ①脓液涂片和革兰染色检查可初步明确病原菌的种类；②脓液培养及药物敏感试验可进一步确定病原体的种类和选择有效抗生素；疑有全身化脓性感染的病人，应做血液培养。

**3. 影像学检查** 主要用于内在感染的诊断。有超声波检查、X 线检查、CT、MRI 等。

**4. 其他检查** 检测血浆蛋白、尿糖、空腹血糖，以了解病人有无营养不良、低蛋白血症和糖尿病等慢性疾病。

**（四）治疗评估**

消除感染病因和毒性物质，防治病菌生长，增强机体的抗感染及组织修复能力。

**1. 局部处理**　保护感染部位，适当限制活动或加以固定，以免感染范围扩大。理疗与外用药物，促进炎症消退或局限。脓肿形成后应及时手术切开引流，排除脓液。

**2. 全身治疗**　严重感染或发生全身化脓性感染，应积极处理感染病灶，加强抗感染治疗，并给予全身支持治疗和对症处理。

**（五）社会心理状态评估**

化脓性感染较重或病程较长的病人要忍受病痛对身体的折磨；正常工作和生活秩序被扰乱，形成一种较强的精神压力；并且对手术的不理解和担心，都会使病人产生忧虑、压抑、焦虑、恐慌的心理反应。

**【护理问题】**

**1. 疼痛**　与炎性产物刺激神经末梢有关。

**2. 体温过高**　与感染有关。

**3. 营养失调：低于机体需要量**　与高代谢和营养摄入不足有关。

**4. 潜在并发症**　与水电解质和酸碱平衡失调、脓毒症、感染性休克有关。

**【护理目标】**

（1）病人痛苦缓解。

（2）病人体温逐步恢复正常。

（3）病人增加营养，病人营养状况恢复。

（4）病人并发症发生的机会减少。

**【护理措施】**

**1. 心理护理**　向病人及家属介绍外科感染疾病的有关预防知识及治疗方法，针对病人的情绪和心理变化，采取相应的护理措施，同时关心、体贴、安慰和鼓励病人，帮助病人树立战胜疾病的信心，积极配合治疗和护理。

**2. 病情观察**　对轻度感染者，要观察局部病灶，若脓肿已形成，要报告医生及时行脓肿切开引流术；对严重感染者，要严密观察病情，定时测量体温、脉搏、呼吸和血压，并注意神志变化，定期检查血常规，同时应警惕脓毒症或感染性休克的发生。

**3. 局部疗法的护理**

（1）局部制动和休息　能减轻疼痛和肿胀，有利于炎症局限化。肢体感染时，可抬高患肢，必要时加以固定，以利于静脉和淋巴的回流和减少局部充血，从而减轻肢体肿胀和疼痛。

（2）药物外敷　早期局部可外敷鱼石脂软膏、金黄膏，或用25%～50%硫酸镁溶液湿热敷等，这些药物可促进局部血液循环，有利于炎症的消退和局限化。有伤口或创面感染者，应给予局部清洁和换药。

（3）物理疗法　炎症早期，可予以局部热敷、红外线、超短波等物理治疗，以改善局部血液循环，促进炎症吸收、消退或局限。

（4）切开引流后的护理　化脓病灶如已行切开引流，应注意伤口敷料是否湿透，有无出血，并及时更换敷料，保持敷料清洁固定。手术切口应处最低位，以利脓液引流。注意观察切口的引流情况，一般脓肿切开引流后，疼痛减轻、体温下降、全身情况好转；若疼痛不减轻，体温下降不明显，引流出的脓液甚少，全身情况无明显好转，常提示引流不畅，应及时报告医生，并配合医生处理。

**4. 全身疗法的护理**

（1）支持疗法的护理　保证病人充足的休息，给予高蛋白、高热量、高维生素、易消化饮食。必要时遵医嘱补液，维持水、电解质及酸碱平衡。对于严重感染的病人，遵医嘱对病人少量多次输新鲜血，以增强机体抗感染能力。

（2）对症护理　发热病人要绝对卧床休息，体温过高者，可予以物理或药物降温；体温过低者，应注意保暖；疼痛剧烈时，遵医嘱给予镇静、止痛药剂。

（3）加强基础护理　对生活不能自理的病人，应做好口腔、皮肤及一般生活护理。

（4）使用抗生素治疗的护理　抗生素是防治外科感染疾病的主要方法之一，临床应用广泛。使用时，应充分了解抗生素的性质、使用方法、药物的配伍禁忌及其不良反应。应遵医嘱使用抗生素。对轻症感染，一般可不使用抗生素；使用窄谱抗生素有效的，就不用广谱抗生素；单独使用有效的就不要联合用药以免发生二重感染；对严重感染者，应早期、足量、联合使用抗生素。

**5. 健康指导**

（1）加强卫生宣教，注意个人卫生和环境卫生，减少体表、体内病原微生物滞留，防止病原微生物入侵。

（2）做好劳动保护，预防组织创伤发生；及时正确处理伤口和感染。

（3）锻炼身体，增强机体的抗感染能力。

（4）医护人员应严格执行无菌技术，减少医源性感染；加强医院、病区管理，预防医院内感染的发生，切断病原菌传播环节。

## 第三节　全身化脓性感染病人的护理

扫码“学一学”

脓毒症（sepsis）是因化脓性感染引起的全身性炎症反应，体温、循环、呼吸、神志有明显改变的外科感染。菌血症（bacteremia）是脓毒症的一种，即血培养检出病原菌者。多指临床有明显感染症状的菌血症。全身化脓性感染如得不到控制，可导致全身性炎症反应综合征（SIRS），脏器受损和功能障碍，严重者可致感染性休克、多器官功能不全综合征（MODS）。

**【护理评估】**

**（一）健康史**

导致全身性外科感染的原因是致病菌的数量多，毒力强和（或）机体抗感染能力低下。常继发于严重创伤后的感染；各种化脓性感染（如大面积烧伤创面感染、急性弥漫性腹膜炎、急性梗阻性化脓性胆管炎等）；静脉导管感染（静脉留置导管护理不慎或留置时间过长而污染）；肠源性感染（肠道是人体最大的储菌库，肠黏膜屏障功能受损或衰竭时，肠内致病菌和内毒素可经肠道移位而导致肠源性感染）；抗感染能力降低的病人（如糖尿病、尿毒症、长期大量应用糖皮质激素或抗癌药物），较易导致全身性感染。

**（二）身体状况**

脓毒症主要表现为：①骤起寒战，继以高热可达40～41℃，或低温，起病急，病情重，发展迅速；②头痛、头晕、恶心、呕吐、腹胀，面色苍白或潮红、出冷汗。神志淡漠或烦躁、谵妄和昏迷；③心率加快、脉搏细速，呼吸急促或困难；④肝、脾可肿大，严重者出现黄疸或皮下出血、瘀斑等。如病情发展，可出现脓毒性休克，急剧发展，可出现多器官功能不全综合征。脓毒症可分为4大类型：①革兰阴性杆菌脓毒症。此类细菌的主要毒性为内毒素，可出现三低现象（低体温、低白细胞、低血压），发生感染性休克较多，多数抗生素虽能杀菌，但对内毒素及介导的多种炎症介质是无能为力的。②革兰阳性细菌脓毒症。此类细菌的主要毒性为外毒素，体温呈稽留热或弛张热，面色潮红，四肢温暖，休克发生时间晚，多有谵妄和昏迷，可出现转移性脓肿，易并发心肌炎。③无芽胞厌氧菌性脓毒症。无芽胞厌氧菌普通细菌培养无法检出，易被忽略，厌氧菌感染与需氧菌感染协同作用，使坏死组织增多，形成脓肿，脓液有粪臭味。④真菌性脓毒症。病人在持续应用广谱抗生素后，产生二重感染，病人突起寒战、高热，病情迅速恶化，周围血像呈白血病样反应。

**（三）辅助检查**

白细胞计数明显增高，一般常可达（20～30）$\times 10^9$/L以上，或降低、左移、幼稚型增多，出现毒性颗粒；可有不同程度的酸中毒、氮质血症、溶血，尿中出现蛋白、血细胞、酮体等，代谢失衡和肝、肾受损征象；寒战、发热时抽血进行细菌培养，较易发现细菌。

**（四）治疗评估**

处理原发病灶，联合应用大量有效抗生素控制感染，加强支持疗法，给予对症处理。

**（五）社会心理状态评估**

严重的感染，病人要忍受病痛的折磨，形成一种较强的精神压力，如忧虑、焦虑、恐慌和死亡的心理反应。

**【护理问题】**

**1. 焦虑**　与感染引起痛苦和担忧有关。

**2. 体温过高或过低**　与严重感染有关。

**3. 营养失调：低于机体需要量**　与高代谢状态和营养摄入不足有关。

**4. 潜有并发症**　感染性休克、多器官功能不全综合征等。

**【护理目标】**

（1）病人情绪稳定。

（2）病人体温恢复正常。

（3）病人营养状态较好。

（4）病人并发症发生的可能性减少或不发生。

**【护理措施】**

**1. 一般护理**　做好口腔、皮肤护理及一般生活护理工作。保持病室良好通风，及时更换病服、床单及被套，以避免医院内感染。

**2. 病情观察**　严密观察病人的神志，监测生命体征等，及时发现病情变化。

**3. 用药护理**　先根据原发病症的性质，应早期、足量、联合应用有效抗生素。以后根据疗效和血细菌培养及药敏试验的结果选择抗生素。

**4. 全身支持治疗的护理**

（1）保证病人有充分的休息与睡眠，维持良好的精神状态。

（2）维持体液平衡以免脱水、电解质紊乱与酸碱平衡失调；加强营养支持，补足足够的热量、维生素、蛋白质等，优先采用肠内营养方式；对于不能进食、高分解代谢的病人可采用肠外营养支持，以弥补体内的能量不足和蛋白质过多消耗。

（3）如有贫血、白细胞减少或低蛋白质血症，需适当予以成分输血。

（4）体温过高时需用物理降温疗法或解热的中、西药；体温过低时需保暖。疼痛明显者，遵医嘱给予止痛药物，争取康复。

（5）同时治疗感染发生前的原有病症，如纠正糖尿病病人的高糖血症与酮症、肾功能不全病人的氮质血症等。

（6）并发感染性休克或多器官功能障碍者应加强监护、治疗。

（7）对于感染引起过度炎症反应的重症病人，可考虑短程使用皮质激素或炎症介质抑制剂。严重感染时也可根据情况给予胸腺素、丙种球蛋白、干扰素等免疫制剂促进康复。

**5. 心理护理** 参见软组织化脓性感染。

**6. 健康指导** 参见软组织化脓性感染。

扫码“学一学”

## 第四节 特异性感染病人的护理

### 一、破伤风病人的护理

破伤风（tetanus）是破伤风梭菌侵入人体伤口后，生长繁殖，产生大量毒素所引起的急性特异性感染。

**【病因】**

破伤风梭菌为革兰染色阳性厌氧芽胞杆菌，广泛存在于泥土及人畜的粪便中，其菌体易被杀灭，但芽胞的抵抗能力强，需煮沸 30 分钟或高压蒸汽灭菌 10 分钟才可将其杀灭。破伤风梭菌及其毒素不能侵入正常的皮肤和黏膜，故破伤风都发生在开放性损伤后。任何开放性损伤，如烧伤、开放性骨折、火器伤、动物咬伤，甚至细小的木刺或锈钉刺伤及严重污染的擦伤等，均可引起破伤风。也可发生于新生儿脐带处理不当，孕、产妇不洁的人工流产或分娩所致的破伤风。

破伤风梭菌侵入伤口后不一定发病，厌氧环境是导致破伤风发病的主要因素。因此，当伤口窄而深、局部缺血、坏死组织多、异物残留、引流不畅，并混有其他需氧细菌感染而造成伤口缺氧时，才有利于破伤风梭菌的生长繁殖，而发生破伤风。此外，病人全身抵抗力下降，也是破伤风发生的原因之一。

**【病理生理】**

破伤风梭菌只在伤口的局部生长繁殖，其产生的外毒素才是引起破伤风的主要原因。因此，破伤风是一种毒血症。破伤风梭菌产生外毒素有痉挛毒素和溶血毒素两种。痉挛毒素是引起破伤风症状的主要毒素。痉挛毒素从感染局部产生，经血液循环和淋巴系统，到达脊髓前角灰质或脑干的运动神经细胞核，使运动神经细胞失去正常的抑制性，引起横纹肌紧张性收缩或阵发性痉挛。溶血毒素引起局部组织坏死和心肌损害，并能影响交感神经而引起大汗、血压升高及心率加快等。

**【护理评估】**

**（一）健康史**

询问病人有无开放性损伤史，了解伤口污染程度、深度、开口大小及伤口处理情况。了解近期有无人工流产、产后感染或新生儿脐带是否严格消毒等病史。

**（二）身体状况**

**1. 潜伏期**　一般是6～12天，平均为7天左右，少数病人1～2天。还有伤后数月或数年发病者。潜伏期越短者，预后越差。新生儿破伤风常在断脐后7天左右发病，俗称“七日风”。

**2. 前驱症状**　病人症状表现不典型，主要表现为全身乏力、头痛、头晕、烦躁不安、打呵欠、咀嚼肌紧张和酸胀等。一般持续12～24小时。

**3. 典型症状**　典型的表现是在肌紧张性收缩（肌强直、发硬）的基础上，阵发性强烈痉挛，通常最先受影响的肌群是咀嚼肌，随后顺序为面部表情肌、颈、背、腹、四肢肌，最后为膈肌。最开始症状是咀嚼不便，典型症状是张口困难、牙关紧闭、苦笑面容、颈项强直、角弓反张，最后膈肌和肋间肌受影响而出现呼吸困难或窒息。

在肌肉持续紧张性收缩的基础上，任何轻微的刺激，如声响、光线、震动、触摸或饮水等，均可诱发阵发性痉挛。痉挛发作时，病人大汗淋漓、口吐白沫、口唇发绀、呼吸急促、流涎、磨牙、头频频后仰、手足抽搐不止。每次发作持续数秒至数分钟不等，间歇期长短不一。发作时病人神志清醒，表情十分痛苦。发作频繁者，常提示病人病情严重。病程一般为3～4周，如积极治疗、不发生特殊并发症者，发作的程度可逐步减轻，缓解期平均约1周。但肌紧张与反射亢进可继续一段时间；恢复期间还可出现一些精神症状，如幻觉，言语、行动错乱等，但多能自行恢复。新生儿因肌肉纤弱，患此病时症状不典型，主要表现为不能啼哭和吸乳、少活动、呼吸弱或呼吸困难。

**4. 并发症**　强烈的肌肉痉挛可造成肌肉断裂，甚至发生骨折。膀胱括约肌痉挛可引起尿潴留。持续的呼吸肌和膈肌痉挛可致呼吸骤停。肌肉痉挛及大量出汗可导致水电解质紊乱、酸碱平衡失调，严重者可发生心力衰竭。病人的主要死因是窒息、心力衰竭、肺部并发症。

**（三）辅助检查**

伤口渗出物中，涂片检查可发现破伤风梭菌。破伤风发作期因水分摄入不足，大汗和抽搐而出现水、电解质及酸碱平衡紊乱。若合并肺部感染，胸片可证实。

**（四）治疗评估**

破伤风治疗应采取积极的综合措施：正确处理伤口，彻底清创、清除毒素来源；使用破伤风抗毒素（TAT）或人体破伤风免疫球蛋白中和血液中的游离毒素；使用镇静解痉药，控制和解除痉挛；静脉注射青霉素，甲硝唑抑制破伤风梭菌生长繁殖；保持呼吸道通畅和防治并发症。

**（五）社会心理状态评估**

反复发生的痉挛、呼吸困难或窒息使病人产生恐惧感、濒死感。由于需要隔离治疗，病人常感到孤独无助和悲伤感。

【护理问题】

**1. 恐惧与抽搐** 与担心疾病的预后有关。

**2. 有窒息的危险** 与喉头、呼吸肌持续痉挛有关。

**3. 不舒适、疼痛** 与肌肉的强直性收缩或痉挛有关。

**4. 营养失调：低于机体需要量** 与摄入不足、能量消耗有关。

**5. 潜在并发症** 水、电解质、酸碱平衡失调，肺部感染，心力衰竭等。

【护理目标】

（1）病人的恐惧感减轻。

（2）病人抽搐减少，呼吸道保持畅通，及时发现和处理窒息。

（3）病人舒适度增加。

（4）病人营养状态良好。

（5）防止交叉感染，及时处理并发症。

【护理措施】

**（一）一般护理**

病人安置住单人隔离病房，由专人护理。保持室内安静，光线应暗淡，避免强光刺激，避免各类干扰，严禁探视病人。医护人员说话要低声，走路轻巧，减少对病人的刺激，减轻抽搐的发作次数。治疗及护理操作尽量集中，可在使用镇静剂30分钟内进行。破伤风具有传染性，应严格执行隔离消毒措施，以防疾病传播。医护人员进入病房时要穿隔离衣及戴口罩、帽子、手套；身体有伤口者不能进入病室内工作。所有器械及敷料均需专用，器械使用后应先用2%戊二醛液浸泡消毒1小时以上，清洗后高压蒸汽灭菌处理，用后的敷料应立即焚烧，尽可能使用一次性的材料物品。病人的用品和排泄物均应严格消毒处理，防止交叉感染。

**（二）病情观察**

应专人护理，密切观察病情，注意生命体征变化，详细记录抽搐发作持续时间和次数，注意有否呼吸困难及窒息，若有，应立即报告医师，并配合抢救。

**（三）用药护理**

**1. 局部伤口护理** 伤口未愈者，应配合医生彻底清创，清除坏死组织和异物，敞开伤口，并用3%过氧化氢冲洗伤口，消除无氧环境，防治破伤风梭菌生长繁殖。但伤口已愈合者，不必特殊处理。

**2. 应用抗生素** 遵医嘱应用青霉素静脉滴注，抑制破伤风梭菌的繁殖体，应用前应行青霉素皮内过敏试验；同时给予甲硝唑静脉滴注。

**3. 中和游离毒素** 嘱医嘱应用破伤风抗毒素（TAT），中和血液中游离毒素，用药前应行皮内过敏试验。

**4. 控制和解除痉挛** 遵医嘱使用镇静、解痉的药物，可使用地西泮、苯巴比妥钠或10%水合氯醛；病情较重者，可用冬眠1号合剂（氯丙嗪、异丙嗪各50mg，哌替啶100mg，加入5%葡萄糖250ml）静脉缓慢滴入，但低血容量时忌用。痉挛发作频繁不易控制者，可静脉注射硫喷妥钠，但要警惕发生喉头痉挛和呼吸抑制。新生儿破伤风要慎用镇静解痉药物，可酌情使用洛贝林、尼可刹米等。

**5. 支持治疗**　给予病人高维生素、高热量、高蛋白、易消化饮食，进食应少量多次，以免引起呛咳、误吸；频繁抽搐者，禁止经口进食；不能进食者，给予鼻饲或补液，必要时肠外营养。

**（四）预防并发症的护理**

病人抽搐时，应用牙垫，防止舌咬伤，关节部位放置软垫保护，防止肌腱断裂和骨折。床旁准备气管切开包，对于频繁抽搐药物不易控制，无法咳痰或有窒息危险的病人，应尽早进行气管切开，以便改善通气；气管切开病人应注意做好呼吸道管理。加强病人口腔护理，遵医嘱使用抗生素，防止肺部感染。加强心脏监护，防止心力衰竭。

**（五）心理护理**

注意加强与病人沟通，多安慰和鼓励病人，帮助病人消除焦虑、恐惧的心理状态，树立战胜疾病的信心，积极主动配合治疗和护理。

**（六）健康指导**

（1）向病人及家属宣传破伤风知识，使其了解破伤风的发病原因和预防知识，宣传劳动保护注意事项；普及科学接产方法；及时正确地处理伤口。知晓破伤风最可靠的预防方法是注射破伤风类毒素。

（2）告知病人家属保持病室安静，避免声、光、风等刺激，减少病人抽搐发作次数。教会病人家属消毒隔离方法，严防交叉感染。

（3）指导家属及社区人群接受破伤风自动免疫或被动免疫。

1）健康人群预防方法（自动免疫）　通过注射破伤风类毒素使机体产生抗体。其方法如下：做“基础注射”时，共需皮下注射类毒素3次，第1次0.5ml，以后每次1ml，注射间隔4~6周。第2年再注射1ml，作为“强化注射”。以后每5~10年重复注射1ml。凡10年内有过自动免疫者，伤后仅需注射类毒素0.5ml，即能发挥免疫作用。

2）受伤人群预防方法（被动免疫）　开放性损伤时预防破伤风的有效措施是彻底清理伤口，并及早进行被动免疫。被动免疫使用于以前未注射过类毒素者。一般被动免疫法是注射从动物（牛或马）血清中精制所得的破伤风抗毒素（TAT）。伤后12小时内皮下或肌内注射TAT 1500U，儿童与成人剂量相同。但对发病高危情况，如：①污染明显的伤口；②小而深的刺伤；③严重的或复杂的开放性损伤；④未能即刻清创或处理不当的伤口；⑤某些陈旧性创伤施行有关手术（如异物摘除）前等，须剂量加倍，必要时可在1周后再注射1次。破伤风抗毒素是一种异种蛋白，可导致过敏反应。每次注射前应询问有无过敏史，并常规做过敏试验。常规做好过敏试验，取TAT 0.1ml加0.9%氯化钠0.9ml稀释，取稀释液0.1ml于前臂屈侧皮内注射，在另一侧相同部位注射0.1ml 0.9%氯化钠作对照，观察15分钟，若注射TAT处出现直径超过1cm的红、肿硬结或伪足，则为阳性。皮内试验阳性者必须采用脱敏注射。脱敏方法：将TAT 1ml加入9ml 0.9%氯化钠，分次注射。首次为1ml，以后依次为2ml、3ml、4ml，每次间隔30分钟，直至全量注射完毕。如病人出现脸色苍白，皮肤瘙痒或有荨麻疹、打喷嚏、咳嗽、呼吸困难、发绀甚至发生休克，应停止TAT注射，立即皮下注射肾上腺素1ml；反应严重者，可静脉滴注地塞米松。破伤风免疫球蛋白的效价比TAT强10倍以上，免疫效能可维持3~4周，且无血清反应，不必做过敏试验。通常用250~500IU深部肌注。

## 二、气性坏疽病人的护理

气性坏疽（gas gangrene）是由梭状芽孢杆菌所致的肌坏死或肌炎。此类感染发展迅速，如不及时处理，病人常丧失肢体，甚至危及生命。

**【病因】**

致病菌为革兰染色阳性梭状芽孢杆菌，主要有产气荚膜梭菌、水肿杆菌、腐败杆菌和溶组织杆菌等。常为多种致病菌的混合感染。该类致病菌只能在无氧环境生存，其芽孢抵抗力非常强。广泛存在于泥土和人畜的粪便中。引起气性坏疽发生必须具备 3 个条件：①致病菌侵入伤口，尤其是肌肉丰富的下肢和臀部；②伤口缺氧环境；③人体抵抗力低下。

**【病理生理】**

致病菌在伤口内生长繁殖，产生多种酶和外毒素，引起组织细胞坏死、渗出，产生恶性水肿和具有恶臭的硫化氢气体等。大量外毒素和坏死组织产物被吸收，可引起严重的毒血症，甚至引起中毒性休克和多器官功能衰竭。

**【护理评估】**

**（一）健康史**

询问病人有无开放性损伤史，评估伤口有无引起局部缺氧因素，如局部肌肉组织广泛严重挤压伤、重要血管操作、长时间使用止血带或石膏包扎过紧等；受伤史及损伤的部位、深度和面积等。了解伤口的污染程度、深度、大小，是否及时彻底清创、引流是否通畅等。

**（二）身体状况**

潜伏期最短为伤后 8 ~ 10 小时，最长为 5 ~ 6 天，平均 1 ~ 4 天。临床特点是病情急剧恶化，烦躁不安，杂有恐惧或欣快感；皮肤、口唇变白，大量出汗、脉搏快速、体温逐步上升。随着病情的发展，可发生溶血性贫血、黄疸、血红蛋白尿、酸中毒，全身情况可在 12 ~ 24 小时内全面迅速恶化。

病人常诉伤肢沉重或疼痛，持续加重，有如胀裂，程度常超过创伤伤口所能引起者，止痛剂不能起效；局部肿胀与创伤所能引起的程度不成比例，并迅速向上下蔓延，每小时都可见加重。伤口中有大量浆液性或浆液血性渗出物，可渗湿厚层敷料，当移除敷料时有时可见气泡从伤口中冒出。皮下如有积气，可触及捻发音。由于局部张力，皮肤受压而发白，浅部静脉回流发生障碍，故皮肤表面可出现如大理石样斑纹。因组织分解、液化、腐败和大量产气（硫化氢等），伤口可有恶臭。局部探查时，如属筋膜上型，可发现皮下脂肪变性、肿胀；如为筋膜下型，筋膜张力增高，肌肉切面不出血。渗出物涂片染色可发现革兰阳性染色粗大杆菌。X 线照片检查常显示软组织间有积气。

**（三）辅助检查**

病人伤口内分泌物涂片检查找到革兰阳性染色粗大杆菌，X 线检查患处软组织见积气。由于毒素破坏大量红细胞，血红蛋白迅速下降。

**（四）治疗评估**

包括：抗休克；紧急手术（广泛切开与清创，或截肢）；高压氧治疗；全身支持疗法、对症处理和应用大剂量抗生素等。

**（五）社会心理状态评估**

因病情严重，甚至需要截肢，病人心理打击很大，有悲伤症、恐惧症。若截肢后病人可出现幻肢痛等现象。

【护理问题】

**1. 不舒适、疼痛**　与创伤、伤口感染及幻肢痛有关。

**2. 恐惧**　与病情严重和可能截肢有关。

**3. 潜在并发症**　肢体坏死、中毒性休克。

【护理目标】

（1）病人疼痛缓解。

（2）病人恐惧症状消除。

（3）受损组织逐渐修复，残肢端愈合，中毒性休克未发生或及时发现和治疗。

【护理措施】

**（一）生活护理**

严格执行接触隔离制度，具体方法和要求同破伤风病人的护理。

**（二）观察病情**

密切观察病情，设专人护理，密切观察血压、脉搏、呼吸和体温的变化，对重症病人警惕中毒性休克的发生。注意伤口周围组织的肿胀情况、皮肤色泽变化及伤口分泌物的性质。

**（三）疼痛的护理**

对疼痛难以缓解的病人，应给予止痛剂；疼痛剧烈时还可给予静脉止痛泵止痛；同时通过心理护理，用以减轻疼痛。清创或截肢术后病人，应注意协助病人变换体位，以减轻疼痛。如截肢病人出现幻肢痛，应耐心、细致解释有关情况，消除幻觉。

**（四）伤口护理**

清创、切开及截肢后的伤口应敞开，应用3%过氧化氢溶液或1∶5000高锰酸钾溶液冲洗，并用氧化剂湿敷伤口，及时更换敷料。

**（五）高压氧疗法的护理**

一般可用2.5～3个绝对大气压，在3天内进行7次治疗。每次2小时，间隔6～8小时，第1天做3次，第2、3天各做2次。注意观察每次氧疗后伤口的变化情况。

**（六）用药护理**

合理应用抗生素，遵医嘱于术前、术中及术后静脉滴注抗生素。首选大剂量青霉素，同时静脉注射头孢类、甲硝唑等药物。

**（七）心理护理**

对气性坏疽病人应以同情、关心的态度，协助其活动。对需截肢的病人，应向其耐心解释手术的必要性和重要性，还可向待截肢病人介绍一些顺利适应截肢后生活的典型病例，使其逐渐适应身体变化，减轻恐惧心理，勇敢面对病残生活，接受并配合手术治疗。术后鼓励病人正视现实，正确对待病残，树立生活信心。

**（八）健康指导**

教育病人加强劳动保护，避免受伤。受伤病人要及时彻底清创，早期使用大剂量有效抗生素是预防创伤后气性坏疽最可靠的方法；同时介绍有关假肢知识，指导病人制定出院后功能锻炼计划，使其尽快适应新的生活。

# 目标检测

## 选择题

### A3/A4 型题

（1～4 题共用题干）

病人，男性，35 岁。小腿被刀刺伤后出现全身肌肉强直性收缩，阵发性痉挛，诊断为破伤风。

1. 易导致病人死亡的常见原因是

   A. 休克　B. 窒息　C. 肺部感染

   D. 肾衰竭　E. 脱水、酸中毒及营养障碍

2. 与控制肌肉痉挛无关的护理措施是

   A. 保持病室安静　B. 护理措施要集中进行

   C. 按时遵医嘱使用镇静剂　D. 避免损伤

   E. 避免强光

3. 破伤风发作时，下列哪项处理最为重要

   A. 彻底清创，引流伤口　B. 及早使用破伤风抗毒素

   C. 控制和解除痉挛　D. 给予大剂量青霉素

   E. 加强营养支持

4. 当病人出现呼吸困难，有窒息危险时的首要处理是

   A. 给氧　B. 镇静、解痉　C. 气管切开

   D. 应用青霉素　E. 应用 TAT

（5～7 题共用题干）

病人，男性，40 岁，患上唇痈 4 天，1 天前出现寒战、高热、头痛、眼结膜充血水肿、昏迷。

5. 该病人感染的致病菌最有可能是

   A. 金黄色葡萄球菌　B. 溶血性链球菌

   C. 大肠埃希菌　D. 铜绿假单胞菌

   E. 变形杆菌

6. 病人最可能出现的并发症是

   A. 败血症　B. 深部脓肿

   C. 化脓性海绵状静脉窦炎　D. 颅内出血

   E. 颅内感染

7. 病人出现上述并发症的原因最有可能是

   A. 挤压或说话过多　B. 睡眠欠佳

   C. 应用抗生素　D. 局部热敷

   E. 应用镇静止痛药

扫码“练一练”

（张　德）

# 第七章

# 创伤病人的护理

## 学习目标

1. 简述创伤的分类；烧伤的病理分期；创伤、烧伤、冻伤、毒蛇咬伤的临床表现及处理原则。
2. 解释创伤、烧伤、冻伤、毒蛇咬伤的病理生理变化。
3. 能对烧伤、冻死、毒蛇咬伤等创伤患者实施急救。
4. 应用护理程序对创伤、烧伤、冻死、毒蛇咬伤患者实施整体护理。

创伤（trauma）有广义和狭义之分，广义的是指物理、化学或心理等因素造成的机体损伤；狭义的是指机械性致伤因素作用于机体所造成的组织结构完整性破坏或功能障碍。创伤对人类的生存和健康已构成了巨大的威胁，创伤在我国城市是第五位死因，在农村为第四位死因，所以，创伤越来越受到社会的广泛关注，医护人员应予以高度重视。

## 第一节　概　　述

扫码“学一学”

**【创伤分类】**

**1. 按致伤因素分类**　可分为烧伤、冷伤、挤压伤、刃器伤、火器伤、冲击伤、爆震伤、毒剂伤、核放射伤及多种因素所致的复合伤等。

**2. 按受伤部位分类**　一般分为颅脑伤、颌面部伤、颈部伤、胸（背）部伤、腹（腰）部伤、骨盆伤、脊柱脊髓伤和四肢伤等。

**3. 按伤后皮肤或黏膜完整性分类**　按皮肤、黏膜完整性是否受损分为闭合性损伤和开放性损伤。

（1）闭合性损伤　是指皮肤、黏膜完整无开放性伤口者，如挫伤、挤压伤、扭伤、爆震伤、关节脱位和半脱位、闭合性骨折和闭合性内脏伤等。

（2）开放性损伤　是指有皮肤或黏膜破损者，如擦伤、刺伤、切割伤、裂伤、撕脱伤和火器伤等。在开放性损伤中，又根据伤道类型分为贯通伤（既有入口又有出口）、盲管伤（只有入口没有出口）、切线伤（致伤物沿体面切线方向擦过所致的构槽状损伤）、反跳伤（入口和出口在同一点）。

一般而言，开放性损伤易致伤口感染，但某些闭合性损伤如肠破裂等也可造成严重的感染。

**4. 按伤情轻重分类** 一般分为轻度、中度、重度伤。轻度伤是指组织器官结构轻度损害或部分功能障碍，无生命危险，预后良好；中度伤是指组织器官结构损害较重或有较严重的功能障碍，有一定生命危险，预后对健康有一定伤害；重度伤是指组织器官结构严重损伤和功能障碍往往危及生命，预后对健康有较大伤害。

**【病理生理】**

创伤后机体局部和全身两方面可发生一系列病理生理变化，目的是维持机体自身内环境的稳定。

**1. 局部反应** 创伤的局部反应是由于组织结构破坏，细胞变性坏死、微循环障碍或病原微生物入侵及异物存留等所致，主要表现为局部炎症反应，局部充血、渗出，表现为红、肿、热、痛。渗出过程中，纤维蛋白原转变为纤维蛋白，可充填组织损伤的裂隙和作为细胞增生的网架；中性粒细胞经过趋化，发挥吞噬作用，可清除组织内的细菌，单核细胞转变为巨噬细胞后吞噬坏死组织碎片、异物颗粒。

**2. 全身反应** 致伤因素作用于人体引起一系列神经内分泌活动增强，并由此而引发各种功能和代谢的改变，是一种全身性非特异性应激反应。其表现呈综合性的复杂过程，不仅包括神经内分泌系统和物质能量代谢，还涉及凝血系统、免疫系统、重要器官和一些炎症介质及细胞因子等。

**3. 组织修复和创伤愈合**

（1）组织修复的基本过程 ①局部炎症反应阶段：在创伤后立即发生，常可持续3～5天。主要是血管和细胞反应、免疫应答、血液凝固和纤维蛋白的溶解，目的在于清除坏死组织，为组织再生和修复奠定基础。②细胞增生和肉芽组织形成阶段：局部炎症发生后，即可有新生细胞增生。成纤维细胞、内皮细胞等增殖、分化、迁移，分别合成、分泌胶原等基质和形成新生毛细血管，并共同构成肉芽组织。浅表的损伤一般通过上皮细胞的增殖、迁移，可覆盖创面而修复，但大多数软组织损伤则需要通过肉芽组织生长的形式来完成。此期可持续1～2周。③组织塑型阶段：经过细胞增殖和基质沉积，伤处组织可得到初步修复，但新生组织如纤维组织，在数量和质量方面并不一定能达到结构和功能的要求，故需进一步改造和塑型。主要包括胶原纤维交联增加、强度增加；多余的胶原纤维被胶原酶降解；过度丰富的毛细血管网消退和伤口的黏蛋白及水分减少等。此期持续1年左右。

（2）创伤愈合的类型 ①一期愈合：组织修复以原来的细胞为主，仅含少量纤维组织，局部无感染、血肿或坏死组织，修复过程迅速，结构和功能修复良好。多见于损伤程度轻、范围小、无感染的伤口或创面。②二期愈合：以纤维组织修复为主，不同程度地影响结构和功能，多见于损伤程度重、范围大、坏死组织多，且常伴有感染而未经合理的早期外科处理的伤口。

（3）影响创伤愈合的因素 ①局部因素：伤口感染是最常见的原因，其他如损伤范围大、异物存留、坏死组织多、局部血液循环障碍、伤口引流不畅、局部制动不足、包扎或缝合过紧等也不利于伤口愈合。②全身因素：主要有高龄，营养不良（如低蛋白血症、贫血、维生素及微量元素缺乏），大量使用细胞增生抑制剂（如糖皮质激素等），免疫功能低下（如糖尿病、恶性肿瘤、艾滋病、结核）及全身性严重并发症（如多器官功能不全）等。

## 【护理评估】

### （一）健康史

详细了解受伤史对损伤原因和估计伤情发展有重要价值，若伤员因昏迷等原因不能自述，应在救治的同时向现场目击者、护送人员或家属了解，并详细记录。主要应了解受伤的经过、症状及既往疾病情况等。

**1. 受伤情况**　首先了解致伤原因、致伤物的种类，可明确创伤类型、性质和程度。如刺伤，虽伤口较小，但可伤及深部血管、神经或内脏器官；坠落伤不仅可造成软组织伤，还可导致一处或多处骨折，甚至内脏损伤。还应了解受伤的时间和地点，对暴力作用致伤，还应了解暴力的大小、着力部位、作用方式（直接或间接）及作用持续时间等。

**2. 伤后表现及其演变过程**　不同部位创伤，伤后表现不尽相同。如神经系统损伤，应了解是否有意识丧失、持续时间以及有无肢体瘫痪等；胸部损伤了解是否有呼吸困难、咳嗽及咯血等；对腹部创伤应了解疼痛的部位、疼痛的程度、性质及疼痛范围扩散情况等。如四肢出血使用止血带者，应详细记录使用时间。

**3. 伤前情况**　询问伤员是否饮酒、服药，有利于判断意识状态。了解有无其他相关疾病，若病人原有糖尿病、肝硬化、慢性尿毒症、血液病，或长期使用皮质激素类、细胞毒性类药物，伤后易并发感染或延迟愈合等。对药物过敏史也应了解。

### （二）身体状况

**1. 疼痛**　其程度与创伤部位、性质、范围、炎症反应强弱等有关。疼痛一般在伤后2～3天逐渐缓解，如疼痛持续时间长，有并发感染的可能。

**2. 肿胀**　创伤导致组织出血、渗出而引起肿胀，常伴局部瘀斑或血肿。

**3. 组织损伤**　开放性损伤者应了解伤口的形状、大小、深度，有无异物存留，出血情况，失血的速度及口渴情况等；合并深部组织器官损伤者（如神经内脏血管等），注意相应的症状和体征。

**4. 功能障碍**　疼痛可限制活动功能，组织结构破坏可直接造成功能障碍。如骨折可出现肢体异常活动；脑损伤出现神志不清；腹部损伤如空腹器官损伤出现腹痛、腹胀、全腹压痛及反跳痛；胸部损伤如张力性气胸可引起呼吸困难等。

**5. 体温**　中度、重度创伤患者常有发热，体温一般不超过38.5℃，是由于创伤出血、渗出及组织坏死分解产物吸收引起的吸收热。如并发感染可出现高热。

**6. 并发症**　①感染：开放性创伤一般都有污染，如果污染严重处理不及时或不当，加之免疫功能降低，很容易感染。闭合性创伤也可引起感染。②休克：严重创伤、失血过多、并发严重感染，因有效循环血量锐减，微循环障碍可导致休克发生。③挤压伤：四肢或躯干肌肉丰富的部位受到重物长时间挤压，可造成肌肉组织缺血坏死，出现以伤处严重肿胀，肌红蛋白尿、高钾血症和急性肾衰竭为特征的病理过程，临床上称挤压综合征。其病势凶猛，死亡率较高。④多器官功能障碍：为严重创伤的全身反应或休克的严重并发症，容易并发急性肾衰竭、急性呼吸窘迫综合征、应激性溃疡、中枢神经系统衰竭等，其病死率高，应积极采取措施预防。

### （三）辅助检查

**1. 实验室检查**　血常规和血细胞比容可了解失血或感染情况；尿常规异常可提示泌尿系统损伤；血电解质检查和血气分析有助于判断有无呼吸功能障碍和水、电解质、酸碱平衡失调；尿量、尿比重、肌酐和尿素氮测定可了解肾功能情况；肝功能检查可了解肝功能状态。

**2. 穿刺和导管术检查** 胸、腹腔穿刺可明确体腔内有无气体和出血等；腹腔内留置导管可动态观察腹腔内出血和渗液情况；留置导尿可了解尿道或膀胱损伤情况。

**3. 影像学检查** X线检查可了解有无骨折、胸腹腔有无积液和积气等情况；超声检查可了解胸、腹腔有无积液和腹腔实质脏器损伤情况；选择性血管造影可用于确定有无血管损伤和某些隐蔽的器官损伤；CT可诊断有无颅脑损伤和腹腔实质器官损伤；MRI有助于诊断颅脑、脊柱、脊髓等处的损伤。

**（四）治疗评估**

**1. 急救** 目的是挽救生命，应遵循优先处理危及生命和其他紧急情况的原则。①解除窒息和呼吸功能障碍。②立即有效止血和维持循环功能。③严密包扎伤口和保护脱出的脏器；④固定骨折，防止继发性损伤。

**2. 损伤处理** 单纯软组织损伤者，予以局部制动，患肢抬高，早期冷敷，12小时后改用热敷或红外线治疗，服用云南白药等。如有血肿形成时，可加压包扎。闭合性骨折和脱位需进行复位、固定。合并重要脏器、组织损伤者，应仔细检查诊断，采取相应的治疗措施。擦伤、表浅的小刺伤和小切割伤，可用非手术疗法，其他的开放性创伤应尽早手术治疗。

**3. 其他治疗** 包括纠正水、电解质、酸碱平衡失调，输液输血，营养支持，抗感染治疗和对症治疗等。

**（五）社会心理状态评估**

意外性伤害发生后，病人缺乏心理准备，产生复杂的心理反应。肢体的伤残，面容的损害，个人前途及社交活动受影响等，病人可能出现焦虑不安、情绪抑郁、意志低沉，甚至绝望。

**【护理问题】**

**1. 体液不足** 与伤后失血、失液有关。

**2. 疼痛** 与创伤及局部炎症反应有关。

**3. 组织完整性受损** 与组织器官受损、结构破坏有关。

**4. 潜在并发症** 出血、休克、挤压综合征、多器官功能障碍综合征、感染等。

**【护理目标】**

（1）病人有效循环血量恢复，生命体征平稳。

（2）病人疼痛缓解。

（3）受损组织逐渐修复，器官功能恢复正常。

（4）无并发症发生或并发症得到及时发现和处理。

**【护理措施】**

**（一）急救**

急救的目的是为了挽救病人的生命，应配合医生做好各项抢救工作。

**1. 抢救生命** 必须优先抢救的急症主要包括心跳或呼吸骤停、窒息、活动性大出血、张力性或开放性气胸、休克、腹腔内脏脱出、骨折等，常用的急救技术主要有复苏、通气、出血、包扎、固定和搬运等。

**2. 通气**　创伤病人的口鼻腔、气管可能被血块、呕吐物、泥土等堵塞，应及时清除，必要时行气管插管或气管切开；昏迷后舌根后坠，应立即采取有效方法纠正，以维持呼吸道畅通。

**3. 止血**　有出血者，应迅速有效止血，预防休克的发生。可采取指压法、加压包扎止血法或填塞法止血，对四肢大血管出血可使用止血带止血。使用止血带时，要注意正确的缚扎部位、方法及持续时间，一般每隔 1 小时放松 1～2 分钟，且使用时间一般不超过 4 小时，以免引起肢体缺血坏死。

**4. 包扎**　其目的是保护伤口，减少污染，压迫止血，固定骨折、关节、敷料并止痛。最常用的材料是绷带、三角巾和四头带，也可就地取材用干净毛巾、手绢、衣服等替代。进行伤口包扎时，动作要轻巧，松紧要适宜，既要保证敷料固定和压迫止血，又不影响肢体血液、循环。

**5. 固定**　对骨折或关节损伤病人进行临时固定，可以减轻疼痛，避免搬运过程中再损伤。如有条件，可用夹板、绷带或三角巾等物品；也可就地取材，利用竹竿、树枝、木板、躯干或健肢等进行固定。

**6. 搬运**　急救处理后，待伤情稳定、休克基本控制、生命体征相对平稳后，迅速、安全、平稳地转运病人。搬运时注意保持伤处，以免加重损伤。脊柱损伤者搬运时勿弯曲或扭动，以免引起继发损伤。搬运昏迷患者时，应将头偏向一侧，或采用半卧位或侧卧位，以保持呼吸道通畅。

### （二）闭合性损伤病人的护理

对于闭合性损伤病人，应密切观察生命体征变化，注意有无深部组织和器官损伤，对挤压伤病人应观察尿量、尿比重和尿色，注意是否发生急性肾衰竭。局部制动，抬高患肢 15°～30°，以利于血液回流，减轻肿胀和疼痛。早期给予局部冷敷，以减少渗出和肿胀，12 小时后改用热敷、理疗、药物外敷等，以促进血肿吸收和炎症消退。对血肿较大者，应在无菌操作下穿刺抽吸，并加压包扎。

### （三）开放性损伤病人的护理

**1. 术前准备**　根据伤口情况选择不同处理方法。对开放性损伤合并大出血者，应迅速建立通畅的输液通路，抗休克治疗，并准备血源。有活动性出血者，应在抗休克同时积极准备手术止血。

**2. 配合医生进行清创术**　开放性伤口常有污染，应行清创术。清创术又称扩创术，是在无菌操作下，彻底地清理污染伤口，使之变为清洁伤口，以减少感染机会，促进伤口一期愈合的方法。包括清除伤口内异物，切除失去活力和污染严重的组织，彻底止血，修整创缘和缝合伤口等步骤。

（1）清创时机　开放性损伤形成的污染伤口，在伤后 6～8 小时内，细菌仅存在于伤口表面，此时是清创的最佳时机。但污染较轻、位于头面部血供较丰富部位及早期应用抗生素的伤口，清创缝合的时限可延长至伤后 12 小时甚至更长时间。对关节腔、大血管、神经及内脏等重要组织和器官暴露的伤口，如无明显感染现象，虽时间较长，原则上也应清创并缝合伤口。

（2）清创、缝合步骤　①清创前准备：根据损伤部位和程度选择适当的麻醉方法。用无菌敷料覆盖伤口，剃除伤口周围毛发，清除油污等。②清洗：用软毛刷沾肥皂液刷洗伤口周围皮肤，然后用无菌生理盐水冲洗 2～3 遍。去除伤口敷料，用生理盐水反复冲洗伤口，以无菌敷料拭干伤口及周围皮肤。术者常规消毒后铺无菌巾，更换无菌手套后清理伤口。③清创：详细检查伤口，去除伤口内异物及血凝块，切除污染重、已失活的组织，修剪创缘皮肤 1～2mm，使创缘整齐。术中注意彻底止血。清创后，再次冲洗伤口及消毒皮肤，重铺无菌巾，更换手术器械及手套，修复损伤的肌腱、神经、重要血管等深部组织。④缝合：根据损伤部位和伤情决定缝合方式。对清创彻底的新鲜伤口，可按组织层次立即将伤口缝合，称一期缝合。对伤后时间较长、污染重、清创不彻底的伤口，因感染危险性大，清创后不予缝合或只缝合深层组织，观察 1～2 天，无感染征象后再缝合伤口，称延期缝合（图 7－1）。

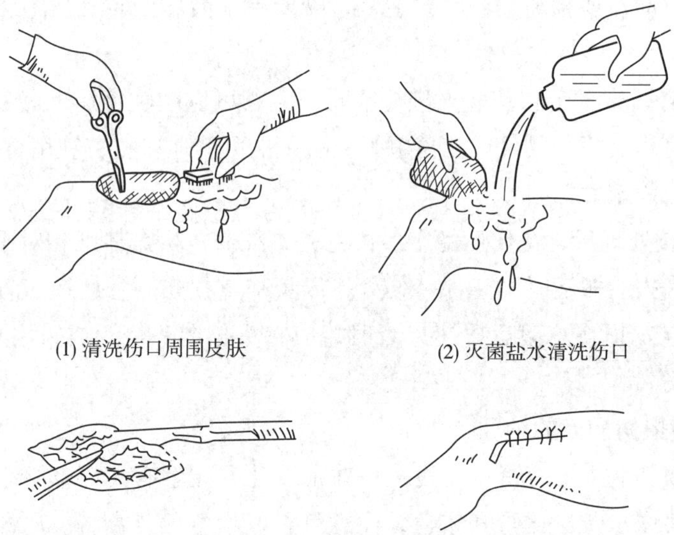

(1) 清洗伤口周围皮肤　(2) 灭菌盐水清洗伤口

(3)扩创切除皮肤　(4)缝合并引流伤口

图 7－1　清创术步骤

**3. 术后护理**

（1）伤口护理　保持敷料清洁、干燥。四肢创伤应抬高患肢，适当固定制动。若伤口内放置橡皮片引流，于术后 24～48 小时拔除。

（2）病情观察　观察伤口情况，若出现红、肿、热、痛等感染征象时，早期可用红外线照射，如已化脓，应及时拆除缝线，敞开伤口换药。注意观察伤肢末梢循环情况，如发现肢端苍白或发绀、皮温降低、动脉搏动减弱时，应估计原因并及时报告医生处理。

（3）用药护理　常规使用抗生素预防感染，用破伤风抗毒素预防破伤风。

（4）支持疗法　遵医嘱纠正水、电解质、酸碱平衡失调，提供高热量、高蛋白、高维生素、易消化饮食，必要时行胃肠外营养支持，纠正负氮平衡，促进创伤的愈合。

（5）功能锻炼　病情稳定后，应鼓励并协助病人早期活动，指导病人进行肢体功能锻炼，以促进功能恢复，预防并发症。

**4. 深部器官损伤的护理**　见有关脏器疾病护理。

**5. 心理护理**　安慰病人，稳定情绪，增强康复的信心。对致残病人，多进行心理疏导，使其正视生活。

**6. 健康指导**

（1）教育病人注意交通安全，加强劳动保护，避免意外损伤的发生。

（2）指导病人加强营养，促进组织和器官功能恢复。

（3）指导病人坚持功能锻炼，防止肌肉萎缩、关节僵硬等并发症。

## 第二节　烧伤病人的护理

扫码“学一学”

烧伤（burn）是指由热力、电流、放射线、化学物质等所引起的组织损伤。其中由热力所引起的烧伤最常见，称热力烧伤。热力烧伤是指由火焰、热液、蒸汽、热固体等引起的组织损伤，为通常所称的或狭义的烧伤。本节主要介绍热力烧伤。

**【病程分期】**

病程大致分为四期，各期之间相之交错。

**1. 体液渗出期**　烧伤后立即发生的变化是体液渗出，一般以伤后 6～12 小时内最快，持续 24～48 小时，以后渐趋稳定并开始回吸收。小面积浅度烧伤，通过人体代偿，一般对有效循环血量无明显影响；大面积烧伤由于大量体液外渗至组织间隙及创面，容易发生低血容量性休克，临床上又称为休克期。

**2. 急性感染期**　烧伤 48 小时以后，渗出液回吸收，创面的毒素和细菌回吸收，加上全身免疫功能低下，对病原菌的易感性增高，感染就上升为突出问题，严重时可引起感染性休克，感染的威胁将持续到创面愈合。

**3. 创面修复期**　组织烧伤后不久后，在炎症反应的同时，组织修复即已开始。浅度烧伤多能自行修复，无瘢痕形成；深Ⅱ度烧伤靠残存的上皮岛融合修复，如无感染，3～4 周逐渐修复，留有瘢痕；Ⅲ度烧伤常通过皮肤移植修复。

**4. 康复期**　深度创面愈合可形成瘢痕，严重者影响外观和功能，需要康复锻炼、体疗、工疗和整形治疗以期恢复；某些器官功能损害及心理异常也需要一个恢复过程，深Ⅱ度和Ⅲ度创面愈合后，常有瘙痒或疼痛，反复出现水疱，甚至破溃，并发感染，形成“残余创面”，往往需要较长时间才能终止这种现象；严重大面积深度烧伤愈合后，由于大部分汗腺被毁，机体散热能力下降，在夏季，伤者多感全身不适，常需 2～3 年的调整、适应过程。

**【护理评估】**

**（一）健康史**

接触火焰、热液、高温气体、电流、激光、炽热金属液体或固体等均可导致烧伤。注意评估致伤原因、致伤物的性质、受伤时间、与热力接触的温度和现场环境等。

**（二）身体状况**

伤情判断最基本的要素是评估烧伤面积和深度，此外，还应了解病人有无吸入性损伤等并发症。

**1. 烧伤面积的估算**　根据我国人体体表面积的特点，估算烧伤面积有 2 种方法。①手掌法：用于小面积烧伤估算，病人自己五指并拢的 1 个手掌面积为 1%；②中国新九分法：用于大面积烧伤估算，小儿头部比例大，下肢所占比例小，计算值需要修正（表 7－1）。

**表7－1　中国新九分法**

| 部位 | | 占成人体表面积（%） | | 占儿童体表面积（%） |
|---|---|---|---|---|
| 头颈 | 发部 | 3 | 9×1 | 9＋（12－年龄） |
| | 面部 | 3 | | |
| | 颈部 | 3 | | |
| 双上肢 | 双上臂 | 7 | 9×2 | 9×2 |
| | 双前臂 | 6 | | |
| | 双手 | 5 | | |
| 躯干 | 躯干前 | 13 | 9×3 | 9×3 |
| | 躯干后 | 13 | | |
| | 会阴 | 1 | | |
| 双下肢 | 双臀 | 5 | 9×5＋1 | 46－（12－年龄） |
| | 双大腿 | 21 | | |
| | 双小腿 | 13 | | |
| | 双足 | 7 | | |

**2. 烧伤深度的评估**　采用三度四分法，即Ⅰ度、浅Ⅱ度、深Ⅱ度和Ⅲ度烧伤（表7－2）。

**表7－2　各度烧伤的局部临床特点**

| 烧伤深度 | | 损伤部位 | 表皮特征 | 创面外观 | 感觉 | 温度 | 预后 |
|---|---|---|---|---|---|---|---|
| Ⅰ度（红斑） | | 表皮浅层 | 无水疱，完整、红、肿 | 红斑干燥 | 灼痛敏感 | 稍高 | 3～7天愈合，脱屑，无瘢痕 |
| Ⅱ度（水疱） | 浅Ⅱ度 | 表皮全层、真皮浅层 | 有大小不一的水疱疱壁薄易剥脱 | 渗液多，创面基底潮红，红肿明显 | 剧痛痛觉敏感 | 增高 | 若无感染，1～2周内愈合，不留瘢痕，短期色素沉着 |
| | 深Ⅱ度 | 真皮深层，有皮肤附件残留 | 水疱小疱壁厚不易剥脱 | 渗液少，创底苍白或红白相间，网状血管 | 痛觉迟钝拔毛痛 | 稍低 | 无感染，3～4周愈合，常有瘢痕形成和色素沉着 |
| Ⅲ度（焦痂） | | 皮肤全层，皮下、肌肉、骨骼 | 不易剥脱，坏死或炭化 | 呈蜡白或焦黄色，甚至炭化，形成焦痂，干燥如皮革样坚硬，痂下可见树枝状血管栓塞 | 痛觉消失 | 凉 | 3～4周焦痂脱落呈现肉芽创面，难愈合，愈合后多留有瘢痕或畸形 |

**3. 烧伤严重性分度**　为了对烧伤严重程度有一基本估计，作为设计治疗方案的参考，我国常用下列分度法。

轻度烧伤：Ⅱ度烧伤总面积10%以下。

中度烧伤：Ⅱ度烧伤面积11%～30%，或Ⅲ度烧伤面积不足10%。

重度烧伤：烧伤总面积31%～50%；或Ⅲ度烧伤面积11%～20%；或总面积、Ⅲ度烧伤面积虽不到上述百分比，但已发生休克、合并较重的吸入性损伤和复合伤等。

特重烧伤：烧伤总面积50%以上；或Ⅲ度烧伤面积20%以上。

**4. 吸入性损伤**　又称“呼吸道烧伤”，是较危重部位的烧伤。改称为“吸入性损伤”是因其致伤因素不仅是热力本身，还包括燃烧时烟雾中含有的大量化学物质，如一氧化碳、氰化物等，可被吸入深达肺泡，有局部腐蚀和全身中毒的作用，所以在相对封闭的火灾现场，死于吸入性损伤导致的窒息者多于烧伤。合并严重吸入性损伤仍为烧伤救治中的突出难题。

吸入性损伤的诊断：①燃烧环境相对密闭；②呼吸道刺激症状，咳出炭末样痰；③呼吸困难，肺部可有哮鸣音；④面、颈、口鼻周围常有深度烧焦，鼻毛烧焦，声音嘶哑。

**（三）辅助检查**

**1. 一般检查**　血、尿常规检查，电解质和血气分析检查等。

**2. 尿量**　了解全身血容量及肾功能情况。

**3. 创面分泌物**　细菌培养及药敏试验，了解细菌对药物的敏感情况，以及有无脓毒症。

**（四）治疗评估**

小面积浅表烧伤按外科治疗原则，清创、保护创面，大多能自然愈合。大面积深度烧伤全身性反应重，处理原则是：早期及时补液，防治低血容量休克，维持呼吸道通畅；深度烧伤组织是全身性感染的主要来源，应早期切除，进行自体、异体皮移植覆盖，促进创面修复；控制感染，防治多器官功能障碍；重视形态、功能的恢复，减少伤残。

**（五）社会心理状态评估**

烧伤是意外事故，病人及家属无心理准备，易造成严重的心理压力。病人可能由于瘢痕增生、外表形象紊乱、畸形甚至致残、生活不能自理，以及植皮手术等引起烦躁、焦虑、恐惧，甚至绝望、自杀等心理反应，应充分评估病人及家属的心理反应、对疾病的认知程度、心理承受能力及经济承受能力等。

**【护理问题】**

**1. 体液不足**　与大量体液渗出，血容量减少有关。

**2. 组织完整性受损**　与烧伤导致组织破坏有关。

**3. 有窒息的危险**　与吸入性呼吸道损伤有关。

**4. 营养失调：低于机体需要量**　与高分解代谢、摄入不足有关。

**5. 焦虑、恐惧**　与伤害刺激、病情危重、担心预后有关。

**6. 潜在并发症**　休克、感染、肢体畸形及功能障碍等。

**【护理目标】**

（1）病人体液基本维持正常。

（2）病人受损组织逐渐修复。

（3）呼吸道保持通畅。

（4）病人营养状况得到改善。

（5）病人情绪稳定。

（6）病人未发生并发症或得到及时控制。

**【护理措施】**

**（一）现场急救**

**1. 迅速消除致伤原因**　指导和协助伤者尽快脱离热源，对火焰伤应尽快扑灭火焰，迅速离开密闭和通风不良的现场，脱去着火衣物，也可就地卧倒滚压，或用水浇淋，切忌用手扑打火焰、来回奔跑、大声呼叫，防止吸入性损伤及手烧伤。若被热液等烫伤，应立即脱去或剪开浸湿的衣服；面积较小的四肢烧伤，可将烧伤创面在自来水下淋洗或侵入水中（水温一般15～20℃），或用冷水浸湿的毛巾、纱垫等敷于创面，以降低局部温度，减轻疼痛和热力的损害。对酸、碱等化学物质烧伤，立即脱去或剪开沾有酸、碱的衣服，以大量清水冲洗为首选措施，冲洗时间应不少于20分钟。如系生石灰烧伤，应先除去石灰粉粒，再用清水长时间的冲洗，以避免石灰遇水产热加重损伤。磷烧伤时立即拭出磷颗粒，将烧伤部位浸入水中或用大量清水冲洗，不可将创面暴露在空气中，避免剩余磷继续燃烧，忌用油质敷料，以免磷在油中溶解而被吸收中毒。

**2. 抢救生命** 去除致伤原因后，要配合医生首先处理窒息、心搏骤停、大出血、开放性气胸等危急情况。对头颈部烧伤或疑有吸入性损伤时，应备齐氧气及气管切开包等抢救用品，保持呼吸道通畅，必要时行气管切开术。

**3. 预防休克** 遵医嘱给予镇静止痛药，减轻或缓解疼痛。但合并呼吸道烧伤或颅脑损伤者忌用吗啡。伤后应尽快补充液体，口渴者可口服烧伤饮料，但不能饮用白开水，以防水中毒。中度以上烧伤需远途转送者，须建立静脉输液通道，必要时遵医嘱快速输入平衡盐溶液及右旋糖酐，转送途中需保持输液通畅。

**4. 保护创面** 用无菌敷料或清洁布类包扎创面，避免进一步污染和损伤。避免用有色药物涂抹，以免影响对烧伤深度的判定。

**5. 快速转送** 有休克者，最好就地抗休克，待休克基本控制，病情平稳后再转送，转送途中必须保持呼吸道通畅；转送前和转送中避免使用冬眠药物和抑制呼吸的药物。抬病人上下楼时，头朝下方；用汽车转送时，病人应横卧或取头在后、足在前的卧位，以防脑缺血。详细记录病情和处理内容，以供医生后续诊治。

**（二）休克期护理**

烧伤后48小时内，因创面大量渗出而致体液不足，可引起低血容量性休克。此阶段护理重点是遵医嘱尽快补液，防治烧伤休克。安排和调节补液的量和速度，严密观察病情变化，协助医生及时修订和完成补液计划。

**1. 轻度烧伤** 可口服淡盐水或烧伤饮料，烧伤饮料的配方是100ml液体中含食盐0.3g，碳酸氢钠0.15g，糖适量。

**2. 中度及以上烧伤** 遵医嘱及时补足血容量是防治休克的首要措施。伤后应迅速建立2～3条静脉通路，必要时行静脉切开插管输液。为做好补液工作，应了解补液的量和补液的种类。

（1）补液量估计 伤后第1个24小时补液量（ml）＝烧伤面积（Ⅱ度＋Ⅲ度）×体重（kg）×1.5（儿童1.8、婴儿2.0）＋2000（儿童60～80ml/kg、婴儿100ml/kg）。其含义是烧伤后第1个24小时补液量，为成人每1%的烧伤面积（Ⅱ度＋Ⅲ度），每公斤体重需补充电解质和胶体溶液总量1.5ml，再加上每日生理需要量2000ml。电解质和胶体溶液的比例一般为2∶1，特重度烧伤为1∶1。

如某烧伤病人，年龄30岁，体重50kg，Ⅱ、Ⅲ度烧伤总面积为60%，伤后第1个24小时补液量（ml）＝50×60×1.5＋2000＝6500ml。因该病人是特重度烧伤，其中电解质与胶体溶液的比例为1∶1，各为2250ml，日需量为2000ml。伤后第2个24小时的体液渗出减少，电解质和胶体的补液量为第1个24小时的一半，日需量不变，该病人伤后第2个24小时补液量为 $50 \times 60 \times 1.5 \div 2 + 2000 = 4250$ml。

（2）液体的种类与补液方法　电解质溶液首选平衡盐溶液，并适当补充碳酸氢钠溶液。胶体溶液首选血浆，紧急时也可选用低分子量的血浆代用品，但用量不超过1000ml。日需量用5%～10%葡萄糖溶液补充。

因为烧伤后第1个8小时内渗出最快，所以应在第1个8小时内输入补液总量的1/2，其余1/2在第2和第3个8小时内输入。案例中该病人的液体分配方案见表7-3。

**表7-3　案例病人伤后24小时内补液方案（ml）**

| 液体种类 | 第1个8小时 | 第2个8小时 | 第3个8小时 |
|---|---|---|---|
| 电解质溶液 | 1125 | 562.5 | 562.5 |
| 胶体溶液 | 1125 | 562.5 | 562.5 |
| 5%葡萄糖溶液 | 1000 | 500 | 500 |

补液一般遵循的原则是"先晶后胶、先盐后糖、先快后慢，液种交替"，特别注意不能在一段时间内集中输入单一种类液体，如长时间大量输入水分，可引起水中毒。

（3）调节输液量和速度的指标　①尿量：是反映血容量是否充足简便而有效的指标，对重度以上烧伤病人应留置尿管，观察尿量以及有无血红蛋白尿，一般要求成人每小时尿量为30～50ml，小儿每公斤体重每小时尿量不少于1ml，若低于上述水平，表示补液量不足，应加快输液；但老年人、心血管疾病病人、吸入性损伤或合并颅脑损伤者，输液速度不能太快，要求每小时尿量20ml即可；有血红蛋白尿时要维持在50ml/h以上。②其他指标：如血压、脉搏、末梢循环情况、精神状态、中心静脉压等，应维持基本正常。如病人安静，无烦躁不安；无明显口渴；脉搏、心跳有力，成人脉率120次/分以下，儿童在140次/分以下；收缩压在90mmHg以上，脉压在20mmHg以上，中心静脉压正常；呼吸平稳说明血容量已基本恢复。

**（三）创面的护理**

**1. 初期清创的护理**　病人入院后，在休克得到基本控制，全身情况允许时，协助医生在良好的止痛和无菌条件下尽早进行清创。创面可用1∶1000苯扎溴铵或1∶2000氯已定清洗、移除异物。Ⅰ度烧伤不需要特殊处理，可自行愈合。对浅Ⅱ度小水疱可不予处理，大水疱可用无菌注射器抽吸。水疱已破损、撕脱者，应剪除疱皮，可以用无菌油性敷料包扎。对于深Ⅱ度及Ⅲ度创面的坏死表皮也应去除，以利创面清洁与干燥。清创后根据烧伤的部位、面积、深度及医疗条件采用包扎或暴露疗法。清创术后应及早使用抗生素及破伤风抗毒素。

**2. 包扎疗法**

（1）对于四肢浅Ⅱ度烧伤、病室条件较差或门诊处理的小面积烧伤，宜采用包扎疗法。包扎疗法有利于保护创面、减少污染，便于护理和移动病人，对病室环境要求也较低。

（2）包扎疗法不利于观察创面，有利于细菌繁殖，换药时病人较痛苦，也不适用头面颈、会阴等处创面处理。

（3）创面清创后，用油性纱布或药液纱布覆盖创面，再覆盖2～3cm厚、吸水性强的干纱布垫，用绷带自肢体远端向近心端包扎，注意露出指（趾）末端以观察血液循环。包扎范围应超过创面边缘5cm。包扎松紧适宜，压力均匀。指（趾）间应用敷料隔开，避免形成并指（趾）畸形。

（4）包扎后抬高患肢，保持肢体功能位置；保持敷料清洁干燥，敷料浸湿后，须及时更换；观察肢端感觉、运动、颜色、温度和动脉搏动情况，若发现指（趾）末端皮肤发凉、青紫、麻木等情况，需及时放松包扎；观察创面有无感染，若创面浸湿多、有恶臭，疼痛加剧，伴高热，血白细胞计数增高，说明创面有感染，须及时报告医生，检查创面，勤换敷料，必要时改为暴露疗法；若脓液呈鲜绿色、有霉腥味，提示铜绿假单胞菌感染，应改为暴露疗法，污染敷料焚烧处理。

**3. 暴露疗法** 是指创面经清创处理后，创面完全暴露在清洁、干燥和温暖的空气中。

（1）适用于Ⅲ度烧伤、头面部、颈部、会阴部烧伤及大面积烧伤或创面严重感染（如铜绿假单胞菌、真菌）者。

（2）其优点是便于直接观察创面，处理创面和外用药物，避免换药带来的痛苦，节约敷料，使创面的渗液及坏死组织干燥成痂，不利于铜绿假单胞菌生长。

（3）暴露疗法的病房应具备以下条件 ①室内清洁，有必要的消毒与隔离条件；②室温保持在30～32℃，相对湿度40%左右；③便于抢救治疗。

（4）应用暴露疗法时，应注意隔离，防止交叉感染，接触创面的所有用物，如床单、治疗巾均需灭菌处理，同时保持创面干燥。可用烤灯或红外线照射促进创面结痂，用无菌敷料将创面渗出液定时吸净。保护创面，适当约束肢体，防止无意抓伤。创面可涂磺胺嘧啶银霜、碘附等收敛、抗菌药物。定时翻身或使用翻身床，交替暴露创面，避免创面长时间受压而影响愈合。

翻身床是治疗大面积烧伤的重要设备，由3个主要部件构成：①上、下两层床片（可拆卸）；②旋转盘，在床的两端以旋转盘为轴心翻转，使床片上、下互换位置；③床片支撑架，翻转完成后用支撑架固定床片（图7－2）。使用前需向病人说明使用翻身床的目的和方法，消除病人的顾虑。操作时两人配合，先在创面敷盖无菌纱布和纱垫以及消毒海绵床垫，然后将两个床片合拢，旋紧螺帽固定床片，系好完全带防止病人滑落。放下支撑架，安置好输液架后翻转床片，再将支撑架固定，去除上面的床片，即完成翻身（图7－3）。病人可在翻身床上进食、大小便和进行手术治疗。昏迷、休克、心肺功能不全及应用冬眠药物者忌用翻身床。

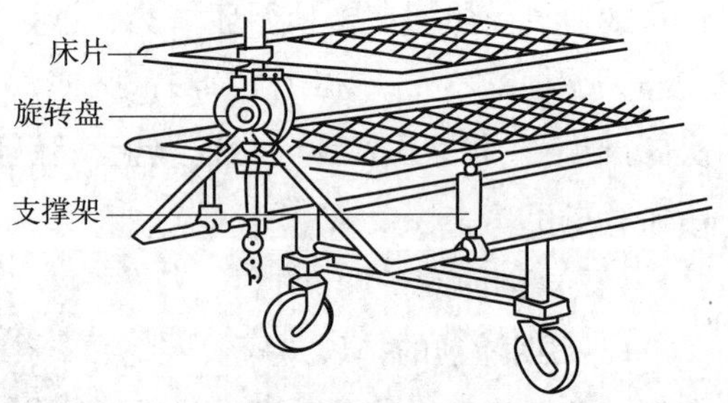


图7－2 翻身床

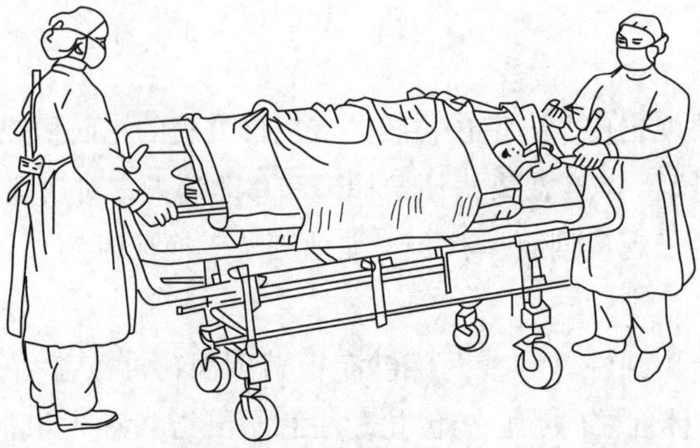

图7－3 翻身床应用示意图

**4. 去痂和植皮**　烧伤组织由开始的凝固性坏死经液化到与健康组织分离，需要2～3周，在这一过程中，随时都有感染的可能，因此Ⅲ度烧伤创面多主张采取积极的手术治疗，常需早期采取切痂（切除烧伤组织达深筋膜平面）或削痂（消除坏死组织到健康平面），并进行植皮，因此，需做好植皮手术前后护理工作。

**5. 感染创面的处理**　感染创面采用湿敷、浸浴等方法去除脓液和坏死组织，痂下感染时应立即去痂引流，清除坏死组织。护理时须加强换药，根据创面感染程度和脓液量，决定每日换药次数，根据感染特征或细菌培养及药敏试验选择外用药物。

**6. 吸入性损伤**

（1）保持呼吸道通畅。鼓励病人深呼吸、有效咳嗽咳痰，定时协助翻身拍背，及时清除呼吸道分泌物。雾化吸入含有抗生素、α－糜蛋白酶的液体，以控制炎症及稀化痰液。对衰弱无力、咳痰困难，气道内分泌物多，有坏死组织脱落者，应及时吸痰，必要时行气管插管或气管切开以及机械辅助通气。床旁备急救物品，如气管切开包、吸痰器、气管镜等。

（2）给氧。一般用鼻导管或面罩给氧，氧浓度40%左右，合并一氧化碳中毒者给高浓度氧或纯氧吸入。

（3）严格控制输液量及速度，少输库存血，预防急性肺水肿及肺部感染。

**7. 其他特殊部位烧伤护理**

（1）头面颈部烧伤　病人多采用暴露疗法，病人取半卧位，观察有无吸入性损伤。做好五官护理，及时用棉签清除眼、鼻、耳分泌物，保持其清洁干燥；双眼使用抗生素眼药水或眼膏，避免角膜干燥而发生溃疡；耳周部烧伤应用无菌纱布铺垫，尽量避免侧卧，防止耳郭受压。做好口腔护理，防止口腔黏膜溃疡及感染。

（2）会阴部烧伤　多采用暴露疗法，保持创面清洁、干燥，及时清理创面分泌物。在严格无菌操作下留置导尿管，便后用生理盐水清洗肛门及会阴部，避免大、小便污染。

**（四）防治感染**

烧伤创面是细菌繁殖良好的培养基，只要有创面存在，随时都有创面感染以及全身性感染的危险。

（1）密切观察生命体征、意识状况、胃肠道反应，观察有无有脓毒症的表现。若患者出现寒战、高热、脉搏加快、呼吸急促、兴奋、烦躁不安、神志淡漠、白细胞计数骤升或骤降，应警惕全身性感染的发生。同时注意观察创面情况，如果创面水肿、渗出液增多、肉芽颜色转暗，创缘出现水肿等炎症表现；或上皮停止生长，原来干燥的焦痂变得潮湿、腐烂，创面有出血点等都是感染征象，应及时向医生报告。

（2）协助医生正确处理创面，促进创面愈合。遵医嘱合理应用抗生素，注意药物的不良反应及二重感染的发生。

（3）做好消毒隔离工作，防止交叉感染。病房用具应专用；工作人员出入病室应更换隔离衣、口罩、鞋帽；接触病人前后要洗手，做好病房的终末消毒工作。

**（五）改善营养状况**

烧伤后病人呈高代谢状态，蛋白质丢失多，应加强营养，予以高热量、高蛋白以及丰富维生素、清淡易消化饮食。根据不同病情给予口服、鼻饲、胃肠外营养等多种途径补充营养，促进创面修复及身体功能的康复。对大面积烧伤病人，遵医嘱输入适量血浆、全血或人体血清蛋白以增强抵抗力。

**（六）心理护理**

护士需耐心倾听病人的感受，给予真诚的安慰和关心，取得病人的信任；耐心解释病情，向病人介绍各项治疗的目的和意义，消除顾虑，使其积极配合治疗及护理；充分利用社会支持系统的力量，帮助病人面对现实，鼓励其树立信心，积极参加社交活动，增强自信心，减轻心理压力，促进身心康复。

**（七）健康指导**

（1）告知病人在创面愈合过程中，可能出现皮肤干燥、痛痒、全身闷热等不适，应避免使用刺激性肥皂和接触过热的水，不能搔抓初愈的皮肤。

（2）可在愈合的创面涂擦润滑剂，穿纯棉内衣；一年内烧伤部位避免太阳暴晒，避免紫外线、红外线对皮肤的损害。

（3）烧伤肢体维持并固定于功能位，如颈部烧伤应取后伸位，四肢烧伤取伸直位，手部固定在半握拳的姿势。

（4）为减轻瘢痕挛缩、肌肉萎缩等造成躯体功能障碍，应指导病人进行康复锻炼，最大限度恢复机体的功能，必要时为病人编制体操疗法或作业疗法计划。

（5）宣传防火、灭火、自救等安全常识，预防烧伤事件的发生。

（6）鼓励病人参与家庭及社会活动，指导生活自理能力训练，使其重返社会。

## 第三节　冻伤病人的护理

扫码“学一学”

冻伤或称冷伤（cold injury）是机体遭受低温侵袭所引起的局部或全身性损伤，分为非冻结性冻伤和冻结性冻伤两类。非冻结性冻伤是人体接触10℃以下至冰点以上的低温，加上潮湿条件所造成的损伤，包括冻疮、战壕足、水浸足（手）等。冻结性冻伤是由冰点以下的低温所造成，包括局部冻伤和全身冻伤（又称冻僵）两种。

**1. 非冻结性冻伤**　最常见的是冻疮。当人体局部皮肤暴露于冰点以上低温时，因寒冷刺激可致血管长时间收缩或痉挛，血流缓慢，导致血管功能障碍；待局部恢复至常温后，血管扩张、充血，血液淤滞，体液渗出，严重时可发生水疱，甚至皮肤坏死。

**2. 冻结性冻伤**　当局部皮肤接触冰点以上低温时，可发生强烈的血管收缩反应，严重时细胞内外液可形成冰晶。组织内的冰晶不仅使细胞外液渗透压增高，导致细胞脱水、蛋白变性、酶活性降低，还可机械性破坏组织细胞的结构，冰晶融化后引起组织坏死及炎症反应。当全身受低温长时间侵袭时，首先发生外周血管强烈收缩和寒战反应，继而体温由表及里逐渐降低，当核心体温下降至32℃以下时，则心、脑、肾等内脏器官均受损；降至28℃以下时，则危险性加大，如不及时抢救，危及生命。

**【护理评估】**

**（一）健康史**

寒冷、潮湿、刮风均可加速身体散热；衣物过紧，在寒冷环境中长时间静止不动，可使局部血液循环障碍；疲劳、饥饿、失血、创伤、休克、营养不良等可使全身抗寒能力降低，易导致冻伤。

**（二）身体状况**

**1. 非冻结性冻伤**

（1）冻疮　多发生于末梢循环较差及暴露部位，如手、足、耳郭、面颊等处。表现为局部红、肿、灼热、发痒或胀痛，皮肤呈紫红色斑，随病情进展，可出现水疱、糜烂或溃疡，如无继发感染可自愈，但易复发。

（2）战壕足和水浸足（手）　是手足的非冻结性损伤，战壕足是长时间站立在1～10℃的壕沟所引起；水浸足（手）是长时间手足浸于湿冷环境中所致。

**2. 冻结性冻伤**

（1）局部冻伤　局部皮肤苍白、发凉、疼痛，继而出现麻木、知觉丧失，肿胀一般不明显。复温解冻后，局部变化明显，按其损伤的程度分为四度。

Ⅰ度冻伤（红斑性冻伤）：伤及表皮层。局部红、肿，自觉发热、瘙痒、刺痛。数日后症状消失，表皮逐渐脱落、水肿消退，愈合后不留瘢痕。

Ⅱ度冻伤（水疱性冻伤）：伤及真皮层。局部充血、水肿疼痛较明显，伴有水疱形成，疱液呈血清样。如无继发感染，2～3周后干燥结痂，以后脱痂愈合，可有轻度瘢痕形成。

Ⅲ度冻伤（坏死性冻伤）：伤及全层皮肤或皮下组织、创面由苍白变为黑褐色，感觉消失，创面周围红肿、疼痛，可出现血性水疱。若无感染，坏死组织干燥成痂，4～6周后脱落，形成肉芽创面，愈合甚慢且留有瘢痕。

Ⅳ度冻伤（深部坏死性冻伤）：损伤深达肌肉、骨骼，甚至整个肢体坏死。局部表现类似Ⅲ度冻伤，伤处发生坏死，呈暗灰色，坏死组织与健康组织分界明显，通常呈干性坏死，若并发感染而形成湿性坏疽。治愈后多留有功能障碍或致残。

（2）全身冻伤　首先表现为冷应激反应，如心搏和呼吸加快、血压升高、外周血管收缩、寒战等，随着核心体温下降，逐渐出现意识模糊甚至丧失，脉搏及呼吸减弱，心律失常，最终因多器官功能衰竭而死亡。

**（三）辅助检查**

并发感染时，可引起白细胞及中性粒细胞增多，当机体重要脏器功能受累时，可出现相关检查异常改变。

**（四）治疗评估**

**1. 急救**　目的是尽快使病人脱离寒冷环境和冰冻物体，快速复温。迅速复温是急救的关键，但勿用火炉烘烤。将冻僵部位置于40～42℃的温水中复温，一般20～30分钟。对呼吸、心搏骤停者实施胸外心脏按压和人工呼吸。

**2. 局部冻伤治疗**　主要是促进创面组织修复。Ⅰ度、Ⅱ度冻伤以保护创面，预防创面感染为主；Ⅲ度、Ⅳ度冻伤多采用暴露疗法，保持创面清洁干燥，待坏死组织与健康组织分界清楚后予以手术切除。

**3. 全身治疗**　复温后重点是防治休克、维持呼吸功能、预防多器官功能衰竭，给予支持疗法，应用抗生素预防感染等。

**（五）社会心理状态评估**

冻伤后常出现肢体的不适感和皮肤损害，创面经久不愈，严重者可能出现患肢致残甚至危及生命，病人可产生忧虑、悲伤、恐惧等心理。

【护理问题】

**1. 体温过低** 与低温侵袭有关。

**2. 皮肤完整性受损** 与低温所致组织坏死有关。

**3. 潜在并发症** 休克、多器官功能衰竭。

【护理目标】

（1）病人体温逐渐恢复正常。

（2）创面逐步愈合。

（3）并发症得到及时预防和处理。

【护理措施】

**（一）复温护理**

尽快使病人脱离寒冷环境和冰冻物体。去除潮湿的衣服和鞋袜，尽早进行局部和全身复温。应用温水（40～42℃）浸泡伤肢或全身，浸泡时可轻轻按摩未受损部位，改善局部血液循环，但浸泡水温不能太高，时间不能太长，以免增加组织代谢。复温后，轻度冻伤者置于室温下，加盖被服保暖；较严重的冻伤病人应置于温室内。可给病人进食热饮料，但不能饮酒，以免增加散热。复温过程中须密切观察血压、脉搏、呼吸、体温、尿量的变化，注意有无休克和器官功能衰竭发生。

**（二）创面护理**

Ⅰ度冻伤创面应保持清洁干燥；Ⅱ度冻伤未感染创面，要注意保护水疱的疱皮，消毒后用无菌干纱布包扎，有大水疱者，用注射器抽出疱内液体后包扎；Ⅲ度、Ⅳ度冻伤创面须预防创面感染，若继发感染，则充分引流，并发湿性坏疽者常需截肢。

**（三）用药护理**

（1）保持呼吸道通畅，氧气吸入，给予营养支持治疗。

（2）遵医嘱使用低分子右旋糖酐、肝素钠等改善血液循环，避免血栓形成；使用血管活性药物和利尿剂防治休克和急性肾功能衰竭；应用有效抗生素预防感染。

**（四）健康指导**

（1）宣传防冻的基本知识，加强耐寒锻炼，提高抵抗力。

（2）在寒冷环境下，要做好防寒、防湿、防静工作，进食高热量饮食，避免冻伤。

（3）一旦发生冻伤，尽快脱离寒冷环境，积极采取复温措施，避免进一步损伤。

## 第四节　毒蛇咬伤病人的护理

扫码“学一学”

毒蛇咬伤多见于我国南方的农村和山区，主要发生在夏、秋两季。

蛇毒是含有多种毒性蛋白质、溶组织酶以及多肽的复合物。按照蛇毒的毒性可分为三类：神经毒、血液毒及混合毒。神经毒对中枢神经系统和神经肌肉节点有选择性抑制作用，能使呼吸麻痹、神经肌肉瘫痪，常见于金环蛇、银环蛇咬伤。血液毒对血细胞、血管内皮细胞及组织有破坏使用，可引起出血、溶血、休克、心力衰竭等，常见于竹叶青、五步蛇咬伤。混合毒兼有神经毒、血液毒特点，以蝮蛇、眼镜蛇为代表。

【护理评估】

（一）健康史

询问蛇咬伤的时间、部位，蛇的形态、颜色、蛇头的形状及咬伤后的处理情况，查看咬伤处牙痕特点，判断被何种蛇咬伤以及咬伤的蛇是否有毒。毒蛇与无毒蛇的区别如下（表7－4）。

表7－4　毒蛇与无毒蛇的区别

| | 毒蛇 | 无毒蛇 |
|---|---|---|
| 头部 | 多呈三角形 | 多呈椭圆形 |
| 毒牙 | 多有一对较大的毒牙 | 仅有锯齿状细牙 |
| 蛇身 | 色彩斑纹鲜艳，较粗而短 | 色彩斑纹一般不鲜艳，较细长 |
| 从肛门到尾部 | 突然变细，尾短而钝或呈侧扁形 | 逐渐变细，尾长而尖 |
| 动态 | 静息时常蟠团，多蜓行较缓慢 | 静息时不蟠团，蜓行较敏捷 |

（二）身体状况

**1. 神经毒中毒**　伤处疼痛、肿胀、麻木。全身虚弱、口周感觉异常、肌肉震颤，发热恶寒、烦躁不安，头晕目眩、言语不清，恶心、呕吐、吞咽困难，肢体软瘫、腱反射消失、呼吸抑制，最后导致循环、呼吸衰竭。

**2. 血液毒中毒**　局部症状早而重，伤处出血不止，剧烈疼痛，随即肿胀，并迅速向上蔓延。伤口周围出现血疱、瘀斑甚至局部组织坏死。全身出血倾向，可有眼结膜下出血、咯血、呕血、便血和血尿等，严重时因休克、心力衰竭、急性肾功能衰竭或多器官功能衰竭而死亡。

**3. 混合毒中毒**　兼有上述两种毒素的表现，对神经和血液系统均有损害。

（三）辅助检查

根据明确的蛇咬伤病史和典型表现可做出诊断。实验室检查可见血小板、纤维蛋白原减少，凝血酶原时间延长，血肌酐、尿素氮增高，肌酐磷酸激酶增加，肌红蛋白尿等异常改变。

（四）治疗评估

**1. 局部处理**　伤口上方绑扎；伤口冲洗、切开、排毒；伤口药物外敷，局部封闭疗法。

**2. 全身治疗**　进行解毒治疗；使用抗生素和破伤风抗毒素预防感染；静脉大量补液，促进蛇毒排出；加强全身支持治疗；预防多器官功能衰竭。

（五）社会心理状态评估

病人被蛇咬伤后出现精神紧张、极度恐惧，希望迅速得到救治，缓解病情。

【护理问题】

**1. 恐惧**　与被毒蛇咬伤后担忧预后有关。

**2. 皮肤完整性受损**　与蛇毒咬伤、组织结构破坏有关。

**3. 潜在并发症**　休克、急性肾衰竭、呼吸衰竭、循环衰竭等。

【护理目标】

（1）病人恐惧心理缓解。

（2）伤口逐渐愈合。

（3）并发症被预防和有效控制。

**【护理措施】**

**（一）急救护理**

毒蛇咬伤后现场急救的原则是阻止蛇毒吸收，并使蛇毒从局部排除。

**1. 稳定情绪**　咬伤后病人要保持镇静，切忌奔跑，以免加速毒素吸收。

**2. 绑扎伤肢**　伤肢制动，保持下垂，在伤口近心端10cm处用止血带或布带等环形绑扎，其松紧度以能阻止淋巴和静脉回流为度。

**3. 冲洗**　用大量冷水清洗伤口及周围皮肤，入院后用1∶5000高锰酸钾溶液或3%过氧化氢溶液反复冲洗伤口，促进毒素的排除。

**4. 排毒**　用锐器在伤痕处挑开，扩大创口排毒，同时用手自上而下挤压，加速蛇毒的排除。血液毒性质的蛇咬伤禁忌切开，以免出血不止。必要时可用吸乳器或拔火罐在伤处负压吸出毒素，若用嘴吸吮，要求口腔无伤口，并随吸随漱口。

**5. 转送**　转送途中应密切观察病情变化，不宜将伤肢抬高，同时稳定病人情绪，消除恐惧心理。

**（二）用药护理**

**1. 抗蛇毒血清**　用药前需做过敏试验，方法为：取抗蛇毒血清0.1ml加入1.9ml生理盐水中，稀释成20倍，取稀释液0.1ml，在前臂掌侧皮内注射，观察15～20分钟，如皮肤过敏试验阴性可全量注射抗蛇毒血清，即取抗蛇毒血清1安瓿加0.9%氯化钠溶液20～40ml缓慢静脉注射。小儿和成人剂量相同。若皮肤过敏试验阳性者需采用脱敏注射法，将抗蛇毒血清用0.9%氯化钠溶液稀释成20倍，分数次皮下注射，观察3次以上如无异常反应，即可使用抗蛇毒血清。皮试可疑阳性者，可静脉注射地塞米松5mg，15分钟后再注射抗蛇毒血清。

**2. 解蛇毒药物**　可口服或外敷解蛇毒中成药，常用的有南通蛇药、上海蛇药、广州蛇药等。一些新鲜草药，如半边莲、七叶一枝花、白花蛇舌草，对毒蛇咬伤也有解毒作用。糜蛋白酶有直接分解蛇毒的作用，可在伤口周围行局部封闭。

**（三）健康指导**

（1）宣传毒蛇咬伤的有关知识，强化自我防范意识。

（2）告知毒蛇咬伤时的急救方法。

## 目标检测

### 思考题

1. 李某，男性，25岁，因车祸造成多发性损伤急诊入院，急救时发现有窒息，腹部内脏脱出，左股骨开放性骨折，病人血压70/50mmHg，脉搏细弱。

请问：

（1）该病人目前主要的护理诊断有哪些？

（2）作为接诊护士，你应该如何对病人实施急救护理？

2. 何某，男性，25岁，体重80kg。被火焰烧伤后2小时急诊入院。体格检查：脉搏

114 次/分，血压 106/84mmHg，神志清楚，烦躁不安，痛苦表情。面部、前胸、腹部、双上臂、双小腿布满大小不等的水疱；背部散在有 3 个手掌大小范围的水疱；水疱破损处的基底部潮湿、均匀发红，水肿明显，局部剧痛。颈部轻度红、肿，未起水疱，表面干燥。双手及前臂呈焦黄色皮革样，感觉消失。

请问：

评估该病人烧伤的面积、深度及严重程度，列出目前主要的护理诊断，并拟定出护理措施要点及补液治疗计划。

3. 王某，男性，45 岁，农民。在上山劳动时被蛇咬伤，未看清蛇的形状，感伤口疼痛不剧烈，步行回家。2 小时后自觉全身无力，眼睑下垂，视力模糊，吞咽困难，言语不清，被送往医院诊治。

请问：

（1）该病人可能是被哪一类毒蛇咬伤？

（2）作为现场目击者应采取哪些急救措施？

（吴文君）

扫码“练一练”

扫码“学一学”

# 第八章

# 肿瘤病人的护理

## 学习目标

1. 简述肿瘤的分类、病理特点、分期。
2. 归纳肿瘤病人的护理评估内容。
3. 运用所学知识与技能，对肿瘤病人实施正确的护理措施。

肿瘤（tumor）是机体正常细胞在不同的始动与促进因素长期作用下，引起细胞遗传物质基因表达异常，产生过度增殖及异常分化所形成的新生物。新生物一旦形成，不因病因消除而停止增生。它不受生理调节，而是破坏正常的组织与器官原有的形态、结构和功能，且恶性肿瘤可转移到其他部位，造成治疗困难，常危及生命。随着疾病谱的改变，恶性肿瘤已经成为人类常见的死亡原因之一。肿瘤死亡率男性高于女性。同时，肿瘤的发病也呈现地域化特点。我国最常见的恶性肿瘤，在城市依次为肺癌、胃癌、肝癌、肠癌、乳腺癌；在农村为胃癌、肝癌、肺癌、食管癌、肠癌。死亡率最高者男女均为肺癌。

**【解剖生理概要】**

肿瘤组织由实质和间质两部分构成，肿瘤实质是肿瘤细胞，是肿瘤的主要成分，具有组织来源特异性。肿瘤的间质起支持和营养肿瘤实质的作用，不具特异性，一般由结缔组织和血管组成，有时还可有淋巴管。肿瘤细胞有三个显著的基本特征，即不死性、迁移性和失去接触抑制。除此之外，肿瘤细胞还有许多不同于正常细胞的生理、生化和形态特征。

**【分类】**

根据肿瘤的形态学和生物学行为，可以将肿瘤分为良性、恶性及交界性肿瘤。良性肿瘤一般称为“瘤”。恶性肿瘤，源于上皮组织者称为“癌”；源于间叶组织者称为“肉瘤”；胚胎性肿瘤称为母细胞瘤，如神经母细胞瘤、肾母细胞瘤等。但某些恶性肿瘤仍沿用传统名称“瘤”或“病”，如黑色素瘤、白血病等。交界性肿瘤是在组织形态和生物学行为上介于良性和恶性之间的肿瘤，如唾液腺多形性腺瘤（混合瘤）。

**【病理生理】**

**1. 恶性肿瘤的发生发展过程**　包括癌前期、原位癌及浸润癌3个阶段。从病理形态上看癌前期上皮增生明显，并伴有不典型增生，如萎缩性胃炎、慢性胃溃疡等；原位癌通常指癌变细胞限于上皮层内（未突破基底膜）的早期癌，常发生于子宫颈、皮肤和乳腺等处；浸润癌是指原位癌突破基底膜向周围组织发展、浸润、破坏侵蚀周围组织的正常结构，如浸润性乳腺癌，已穿破乳腺导管或小叶腺泡的基底膜等。

**2. 良性、恶性肿瘤的病理特点**　良性、恶性肿瘤在形态学和生物学行为等方面存在着较大区别（表 8－1）。

**表 8－1　良性肿瘤与恶性肿瘤病理的区别**

| 特征 | 良性肿瘤 | 恶性肿瘤 |
| --- | --- | --- |
| 包膜 | 有包膜，易完整切除 | 无包膜，不易完整切除 |
| 生长方式 | 膨胀性生长 | 浸润性生长 |
| 生长速度 | 生长缓慢，病程长，偶尔会停止生长或发生退化，也可因出血、感染突然增大 | 生长迅速，病程短 |
| 细胞特征 | 细胞较成熟，与正常细胞相似，细胞排列较整齐且分化较好 | 细胞不成熟、异型性明显<br>细胞排列不规则、大小形态不一 |
| 转移 | 无转移 | 易转移 |
| 肿瘤的伤害 | 一般不危及生命 | 对机体危害极大，常危及生命 |
| 预后 | 手术切除后，预后良好 | 依据细胞的恶性程度、是否早期诊断和治疗而有所不同。若恶性程度高且已发生转移，则预后差；若恶性程度较低，且没有转移，则预后较好 |

**3. 转移**　良性肿瘤无转移。恶性肿瘤可引起转移，转移方式有以下 4 大类。

（1）直接蔓延　肿瘤细胞向邻近组织转移，如直肠癌、宫颈癌侵及骨盆壁。

（2）淋巴转移　原发癌的细胞随淋巴引流，由近及远转移到各级淋巴结，也可能越级转移；或因癌阻碍顺行的淋巴引流而发生逆向转移。转移癌在淋巴结发展时，淋巴结肿大且变硬，起初尚可活动，癌侵越包膜后趋向固定，转移癌阻碍局部组织淋巴引流，可能引起皮肤、皮下或肢体的淋巴水肿。

（3）血行转移　脱落的癌细胞进入血管，随血流转移至远处，如肺、肝、骨、脑等处，形成继发性肿瘤。

（4）种植转移　瘤细胞脱落后种植到体腔或空腔脏器表面，如内脏的癌播种到腹膜或胸膜上。

显然，恶性肿瘤转移将增加对机体的损害作用，而且影响转归。

**4. 恶性肿瘤分期**　有助于了解疾病的严重程度，制定合理的治疗方案，正确地评价治疗效果，判断预后。常用有以下两种方法。

（1）国际抗癌联盟（UICC）提出了 TNM 分期法。T 是指原发肿瘤（tumor），N 为淋巴结（node），M 为远处转移（metastasis）。再根据肿块程度在字母后标以 0～4 的数字，表示肿瘤的发展程度。1 代表小，4 代表大，0 代表无；有远处转移为 $M_1$，无为 $M_0$。临床无法判断肿瘤体积时则以 Tx 表示。根据 TNM 的不同组合，临床将之分为Ⅰ、Ⅱ、Ⅲ、Ⅳ期。各种肿瘤 TNM 分类具体标准由各专业会议协定。Ⅰ期的肿瘤通常是相对早期的肿瘤有着相对较好的预后，分期越高意味着肿瘤进展程度越高。

（2）临床上通常将恶性肿瘤分为早、中、晚 3 期。早期：肿瘤体积小，一般直径 $<3$cm，局限于原发部位，无粘连，无转移，病人无明显症状。中期：肿瘤体积较大，直径 $>5$cm，邻近组织器官被侵犯，常与周围组织有不同程度的粘连，有区域淋巴结转移，有不同程度的症状和体征。晚期：肿瘤常广泛侵及周围组织或邻近器官，常与周围组织粘连固定，有区域淋巴结转移或伴有远处转移，有严重的临床症状和体征，甚至出现恶病质表现。

【护理评估】

（一）健康史

**1. 外因** ①物理因素：如电离辐射、紫外线照射、长期局部物理刺激、慢性炎症刺激等。②化学因素：长期接触化学致癌物质，如亚硝胺类、黄曲霉素、烷化剂（有机磷、硫芥等）、多环芳香烃类化合物（煤焦油、沥青等）、氨基偶氮类染料等。③生物因素：主要为病毒，如乙型肝炎病毒、单纯疱疹病毒、EB 病毒等。另外，少数寄生虫和细菌也可引起肿瘤，如华支睾吸虫、幽门螺杆菌等。

**2. 内因** ①遗传因素：与癌症的关系虽无直接证据，但有遗传倾向性，如家族性结肠腺瘤病、乳腺癌、胃癌、食管癌、肝癌、鼻咽癌等。②内分泌因素：某些激素与肿瘤发生有关，如雌激素和催乳素与乳腺癌、子宫内膜癌有关。青少年的恶性肿瘤生长快，转移早，与生长激素有关。③免疫因素：先天或后天免疫缺陷者易患恶性肿瘤，如获得性自身免疫性疾病（AIDS，艾滋病）等。器官移植后长期使用免疫抑制剂的病人，肿瘤的发病率也较高。④其他：如精神因素、营养、微量元素等。调查发现，人的性格、情绪、婚姻家庭、工作压力及环境变化等，可导致免疫、内分泌系统的功能改变易诱发肿瘤，流病学研究发现，近期经历重大精神刺激、情绪波动或压抑者较其他人群更易患恶性肿瘤。

（二）身体状况

肿瘤的临床表现取决于肿瘤的性质、组织、所在部位以及发展程度。一般良性肿瘤和恶性肿瘤早期多无明显症状。当出现症状时，虽各不相同，但也存在着共性。

**1. 局部表现**

（1）肿块 是肿瘤病人最常见的就诊原因之一。位于体表、浅表或可行双合诊检查的部位（如直肠、子宫和附件）的肿块容易触及，位于深部或内脏的肿块不易触及，但可出现周围组织受压或空腔脏器梗阻的表现。肿块因肿瘤性质不同具有不同特点。良性肿瘤肿块增长较慢，境界清楚，表面光滑，易于推动，可巨大，常有包膜；恶性肿瘤肿块增长快，境界不清楚，表面凹凸不平，不易推移，很少巨大，一般无包膜。

（2）疼痛 良性和早期恶性肿瘤一般无疼痛。恶性肿瘤中、晚期由于肿瘤的快速生长、破溃或感染等使末梢神经或神经干受到刺激或压迫，可出现明显疼痛，甚至呈难以忍受的持续性顽固性疼痛。空腔脏器肿瘤引起梗阻时可致平滑肌痉挛而产生阵发性绞痛。

（3）溃疡 体表或空腔内脏器官的恶性肿瘤因生长迅速、血供不足而继发坏死或感染，可致溃烂。恶性肿瘤常呈菜花状或肿瘤表面有溃疡，可有恶臭及血性分泌物。

（4）出血 恶性肿瘤生长过程中发生破溃或侵蚀血管可致出血。上消化道肿瘤可有呕血或黑便；下消化道肿瘤可有血便或黏液血便；在胆道与泌尿道肿瘤，除见血便和血尿外，常伴局部绞痛；肺癌可发生咯血或血痰；肝癌破裂可致腹腔内出血；子宫颈癌可有血性白带或阴道出血。

（5）梗阻 肿瘤生长及浸润可导致空腔脏器受压或阻塞，而随部位不同可出现不同症状。如食管癌阻塞可出现吞咽困难；胰头癌、胆管癌可压迫胆总管出现黄疸；胃癌伴幽门梗阻可致呕吐；肠癌可致肠梗阻；肺癌可致肺不张。梗阻的程度有不完全或完全之分。

（6）转移症状 恶性肿瘤通过直接蔓延、血行转移、淋巴转移和种植性转移。当肿瘤转移至淋巴结，可有区域淋巴结肿大，肿大的淋巴结通常较硬而无触痛，相应部位可出现淋巴回流受阻致肢体水肿、静脉曲张等；若发生其他器官转移可有相应表现，如骨转移可有疼痛、病理性骨折等；肺转移可有咳嗽、胸痛等。

**2. 全身症状**　良性或早期恶性肿瘤，多无明显的全身症状，发展到中、晚期时才会出现一些症状，如贫血、低热、消瘦、乏力等。晚期病人全身衰竭可表现为恶病质（cachexia）。不同部位肿瘤，恶病质出现迟早不一，消化道肿瘤病人出现较早。某些肿瘤还可呈现相应器官的功能改变和全身表现，如颅内肿瘤引起颅内压增高和定位症状等。

**（三）辅助检查**

**1. 实验室检查**

（1）常规化验　包括血、尿、粪便常规检查。阳性结果并不一定是恶性肿瘤特异的标志，但可提供诊断的线索。根据临床初步诊断选择有关的化验。如胃肠道肿瘤可伴贫血及大便隐血试验阳性；白血病血象明显改变；泌尿系统肿瘤可见血尿等。

（2）血清肿瘤标记物检查　是用生化方法测定人体中由肿瘤细胞产生的分布在血液、分泌物、排泄物中的肿瘤标记物质，如某些肿瘤胚胎性抗原、酶、激素、糖蛋白和代谢产物。大多数肿瘤标志物并非特异，在一些良性肿瘤、炎症反应等也升高，多用于辅助诊断。具有特异性与灵敏性的免疫学检测指标对于恶性肿瘤的筛查、诊断、预后判断均有重要意义，如结肠癌、胃癌、肺癌、乳癌病人的癌胚抗原（CEA）均可增高；肝癌及恶性畸胎瘤病人的甲胎蛋白（AFP）可增高；骨肉瘤病人碱性磷酸酶可升高；绒毛膜上皮细胞癌病人的绒毛膜促性腺激素可增高。由于细胞或分子水平的变化常早于临床症状出现，故近年建立的用于了解细胞分化的流式细胞分析技术以及基因诊断技术，因其敏感和特异而有助于诊断和估计预后。

**2. 影像学检查**　X线、超声波、各种造影、放射性核素、电子计算机断层扫描（CT）、磁共振成像（MRI）等各种检查方法可明确有无肿块、肿块部位、形态、大小等性状，有助于肿瘤的诊断及其性质的判断。

**3. 内镜检查**　应用金属或光导纤维的内镜直接观察空腔器官、胸腔、腹腔及纵隔等部位病变，并取细胞或组织做病理学检查，对于肿瘤的诊断具有重要价值，还能对小的病变如息肉行摘除治疗，又可向输尿管、总胆管或胰管插入导管做X线造影检查。常用的有食管镜、胃镜、结肠镜、直肠镜、支气管镜、腹腔镜、膀胱镜、阴道镜及子宫镜等。

**4. 病理学检查**　为目前确定肿瘤的直接而可靠依据。包括细胞学检查与组织学检查。

（1）细胞学检查　此法取材方便、易被接受，被临床广泛应用。①体液自然脱落细胞：肿瘤细胞易于脱落，包括胸水、腹水、尿液沉渣及痰液与阴道涂片；②黏膜细胞：包括食管拉网、胃黏膜洗脱液、宫颈刮片及内镜下肿瘤表面刷脱细胞检查；③细针穿刺涂片或超声导向穿刺涂片。但在临床实践中发现有假阳性或阳性率不高的缺点，尚不能完全代替病理组织切片检查。

（2）组织学检查　根据肿瘤所在部位、大小及性质等，通过钳取活检、经手术完整切除肿瘤，然后进行石蜡切片或术中冷冻切片检查。它是决定肿瘤诊断及病理类型准确性最高的方法，适用于一切用其他方法不能确定性质的肿块；或已怀疑呈恶性变的良性肿瘤。该检查有一定的损伤作用，可能致使恶性肿瘤扩散，因此，需要时宜在术前短期内或手术中施行。

**（四）治疗评估**

良性肿瘤及临界性肿瘤以手术切除为主，尤其临界性肿瘤必须彻底切除，否则极易复发或恶性变。恶性肿瘤常伴浸润与转移，仅局部治疗不易根治，处理原则是以手术为主的综合治疗。治疗方式有手术治疗、化学药物治疗、放射治疗、生物治疗及中医中药治疗等。应根据肿瘤性质、临床分期和病人的全身状态而选择。肿瘤第一次治疗的正确与否对预后有密切关系。Ⅰ期以手术治疗为主；Ⅱ期以局部治疗为主，如原发肿瘤切除或放疗，必须包括转移灶的治疗，辅以有效的全身化疗；Ⅲ期采取综合治疗，手术前、后及术中放疗或化疗。Ⅳ期以全身治疗为主，辅以局部对症治疗。

**1. 手术治疗** 手术切除恶性肿瘤，是对实体肿瘤最主要、最有效的治疗方法。

（1）根治性手术 切除范围包括原发癌肿所在器官的部分或全部，连同周围正常组织和区域淋巴结整块切除。如经典的乳癌根治术应切除全乳腺、腋下、锁骨下淋巴结，胸大肌和胸小肌及乳房邻近的软组织。在原根治范围基础上进一步扩大手术范围，适当切除附近器官及区域淋巴结为扩大根治术。如乳癌扩大根治包括内乳区淋巴清扫。在原根治范围基础上适当保留部分组织为改良根治术。

（2）姑息性手术 晚期癌症或远处转移者，为缓解症状而采用的手术方式，例如晚期胃癌伴幽门梗阻者可行胃空肠吻合术，大肠癌伴肠梗阻行肠造口术，主要目的是减轻痛苦，延长生命。

（3）其他 如激光手术切割、激光气化、超声手术切割、液氮冷冻等。

**2. 化学药物治疗** 简称化疗，是一种全身性的治疗，配合手术及放疗，可防止肿瘤复发和转移；用于晚期肿瘤病人，可控制肿瘤发展，某些肿瘤可因此获长期缓解。目前已能单独应用化疗治愈的有绒毛膜上皮癌、睾丸精原细胞瘤、Burkitt 淋巴瘤、急性淋巴细胞白血病等。化疗药物种类很多，应根据肿瘤特性、病理类型选用敏感的药物并制定联合化疗方案。

（1）药物分类 按作用机制分为：①细胞毒素类药物。烷化剂类，由其氮芥基因作用于 DNA 和 RNA、酶、蛋白质，导致细胞死亡。如环磷酰胺、氮芥、卡莫司汀（卡氮芥）、白消安（马利兰）等。②抗代谢类药物。此类药物对核酸代谢物与酶结合反应有相互竞争作用，影响与阻断了核酸的合成。如氟尿嘧啶、甲氨蝶呤、阿糖胞苷等。③抗生素类。可干扰 DNA、RNA、蛋白质合成，或损伤细胞。如放线菌素 D（更生霉素）、丝裂霉素、阿霉素、博莱霉素等。④生物碱类。主要为干扰细胞内纺锤体的形成，使细胞停留在有丝分裂中期。常用的有长春新碱、长春碱、羟基树碱等。⑤激素类。能改变内环境而影响肿瘤生长，有的能增强机体对肿瘤侵害的抵抗力。常用的有他莫昔芬（三苯氧胺）、乙烯雌酚、黄体酮、丙酸睾丸酮、甲状腺素、泼尼松及地塞米松等。⑥分子靶向药物。以肿瘤相关的特异分子作为靶点的单克隆抗体和小分子化合物，其作用靶点常为细胞受体、信号转导和抗血管生成等。常用单抗类药物有曲妥珠单抗、利妥昔单抗等，常用小分化合物有伊马替尼、吉非替尼等。⑦其他。不属于以上诸类如甲基苄肼、羟基脲、L－门冬酰胺酶、顺铂、卡铂等。

（2）给药方式 一般通过静脉滴注或注射、口服、肌内注射、肿瘤内注射、腔内注射、局部涂抹、动脉内注入或者局部灌注等途径提供。由于化疗药物的选择性不强，大多数化疗药物在抑制或杀伤肿瘤细胞的同时，对机体正常组织或细胞，特别是代谢增殖旺盛的器官组织或细胞有不同程度的损害，并在出现疗效的同时，常伴有不同程度的毒性反应。近年来开展的介入治疗为动脉插管灌注或栓塞化疗，也可经皮下留置微泵长期灌注、栓塞化疗，提高肿瘤局部的药物浓度，减少全身毒性反应。

**3. 放射治疗**　简称放疗，是利用X射线、γ射线、电子线、中子束等放射线的电离辐射作用，对增殖状态的肿瘤细胞进行抑制和杀伤，是治疗恶性肿瘤的主要手段之一。可单独使用，也可作为手术前后的配合治疗。放射治疗有外照射和内照射两种方法。各种肿瘤对放射线敏感度不一，分化程度越低、代谢越旺盛的癌细胞对放射线越敏感，治疗效果也越好。反之，则治疗效果差，不宜选用。恶性肿瘤对放射性的敏感性可分为3类：①高度敏感，如淋巴及造血系统肿瘤、性腺肿瘤、多发性骨髓瘤等。②中度敏感，如鼻咽癌、食管癌、乳癌、肺癌、宫颈癌等。③低度敏感，如胃肠道腺癌、软组织及骨肉瘤等。

**4. 生物治疗**　应用生物学技术改善个体对肿瘤的应答反应及直接效应的治疗，包括免疫治疗和基因治疗。

（1）免疫治疗　有非特异性和特异性两类。前者如接种卡介苗、麻疹疫苗、短棒状杆菌（主动免疫），还可用转移因子、干扰素等。后者有接种自身或异体瘤苗、肿瘤免疫核糖核酸等。目的在于通过激发或调动人体防御系统、提高免疫功能，达到抗肿瘤的效果。

（2）基因治疗　是应用基因工程技术，干预存在于靶细胞的相关基因的表达水平以达到治疗目的，但大部分仍处于临床实验研究阶段。

**5. 中医中药治疗**　应用中医扶正祛邪、通经活络、化瘀散结、清热解毒等原理，以中药补益气血、调理脏腑，配合手术及放、化疗，还可减轻毒副作用，改善机体全身情况，提高生存率和生活质量，促进肿瘤病人的康复。

**6. 内分泌治疗**　某些肿瘤的发生发展与体内激素水平密切相关，可采用内分泌治疗，包括激素治疗和内分泌腺切除治疗，常见于乳腺癌、前列腺癌、子宫内膜腺癌、甲状腺癌等肿瘤的治疗。

**（五）社会心理状态评估**

了解病人的性格及其对告知诊断的心理承受能力；掌握病人及家属对疾病诊断、检查、治疗及预后的情绪反应、伴随疾病的悲伤过程；观察病人与家属的沟通情况、家庭关系和社会关系；了解病人的经济来源及家庭经济承受力、其社会支持系统能否为其提供足够的身心支持；了解病人及家属对疾病相关知识的了解程度等。

**【护理问题】**

**1. 焦虑、恐惧**　与担忧疾病的性质、预后、各种治疗及不良发应、家庭和社会地位以及经济状况改变有关。

**2. 营养失调：低于机体需要量**　与肿瘤所致高代谢状态及摄入减少、吸收障碍、治疗及疾病引起厌食、恶心、呕吐等有关。

**3. 疼痛**　与肿瘤生长侵及神经、肿瘤压迫及手术创伤有关。

**4. 自我形象紊乱**　与手术致器官缺失、功能障碍和化疗引起脱发有关。

**5. 知识缺乏**　缺乏有关肿瘤防治、放疗、化疗及术后康复的知识。

**6. 潜在并发症**　骨髓抑制、感染、出血、皮肤和黏膜受损、静脉炎、器官功能障碍等。

**【护理目标】**

（1）病人的焦虑、恐惧程度减轻。

（2）病人营养状况得以维持或改善。

（3）病人疼痛减轻或消失。

（4）病人能正确认识并接受形体改变、残废等。

（5）病人了解肿瘤防治、手术、放疗、化疗及康复等方面的知识。

（6）病人未发生感染、出血、皮肤和黏膜受损、静脉炎、器官功能障碍等并发症，或及时发现和处理并发症。

**【护理措施】**

**（一）心理护理**

肿瘤病人因各自的文化背景、心理特征、病情性质及对疾病的认知程度不同，会产生不同的心理反应。可通过血压、脉搏、出汗、睡眠、注意力、对周围事物的反应、眼神、言语态度、行为态度、与他人交往、配合治疗表现等来分析病人不同时期的心理改变，有助于有的放矢地进行心理疏导，增强病人战胜疾病的信心。肿瘤病人可经历一系列的心理变化。

**1. 震惊否认期** 明确诊断后，病人震惊，表现为不言不语、知觉淡漠、眼神呆滞甚至晕厥，继之极力否认，希望诊断有误，要求复查，甚至辗转多家医院就诊咨询，企图否定诊断。这是病人面对疾病应激所产生的保护性心理反应，但持续时间过长易延误治疗。对震惊否认期的病人，最好的护理是以非语言的陪伴，协助满足其生理需要。应鼓励病人家属给予其情感上的支持，生活上的关心，使之有安全感。允许其有一定时间接受现实。不阻止其发泄情绪，但要小心预防意外事件发生。医护人员的态度要保持一致性，肯定回答病人的疑问，减少病人怀疑及逃避现实的机会。

**2. 愤怒期** 当病人不得不接受自己患癌的现实后，随之表现出恐慌、哭泣、愤怒、烦躁、不满的情绪。部分病人为了发泄内心的痛苦而拒绝治疗或迁怒于家人和医务人员，甚至百般挑剔、无理取闹、出现冲动性行为。此期虽属适应性心理反应，但若长期存在，将导致心理障碍。在病人面前应表现出严肃且关心的态度，切忌谈笑风生。做任何检查和治疗前，应详细解说。同时向家属说明病人愤怒的原因，让家属理解病人的行为。并请其他病友介绍成功治疗的经验，教育和引导病人正视现实。

**3. 磋商期** 此期的病人求生欲最强，常心存幻想，遍访名医、寻求偏方，祈求奇迹出现。病人易接受他人的劝慰，有良好的遵医行为。因此，护士应加强对病人及家属的健康教育，维护病人的自尊、尊重病人的隐私，使其重新树立与疾病抗争的信念，从而减少病人病急乱投医的不良后果。

**4. 抑郁期** 当治疗效果不理想、病情恶化、肿瘤复发、疼痛难忍时，病人往往感到绝望无助，对治疗失去信心。表现为悲伤抑郁、沉默寡言、黯然泣下，不听劝告，不遵医嘱，甚至有自杀倾向。对此期病人，应给予更多关爱和抚慰，鼓励其发泄情绪，减轻心理压力。鼓励其家人陪伴，满足其各种需求，预防意外事故发生。

**5. 接受期** 有些病人经过激烈的内心挣扎，能够正确认识到生命终点的到来，接受事实，心境变得平和，通常不愿多说话，处于平静、无望的心理状态。在此期，护士应加强与病人交流，尊重其意愿，尽量满足需要，尽可能提高其生活质量。

以上心理变化可同时或反复发生，且不同心理特征者在心理变化分期方面存在很大差异，另外各期的持续时间、出现顺序也不尽相同。因此，护士对病人的心理反应，应随时注意观察，并给予适当的护理。

**（二）营养支持**

充分的营养是保证放疗、化疗及手术顺利进行的前提，也能增加抗肿瘤治疗的效果、促进康复。应了解病人的食欲、食量和食谱，定时测量体重以便判断病人营养不良的原因和程度。向病人说明营养对肿瘤治疗和康复的重要性，鼓励病人进食高蛋白、高碳水化合物、高维生素、清淡、易消化饮食，注意食物色、香、味及温度，避免粗糙、辛辣食物。病人出现食欲减退、恶心、呕吐等消化道反应，可餐前适当应用药物控制症状。严重呕吐、腹泻者，给予静脉补液，必要时遵医嘱给予肠内、外营养支持。指导术后康复期病人少量多餐、循序渐进恢复饮食，做好饮食指导。

**（三）疼痛护理**

疼痛会影响病人的精神、食欲和睡眠，从而降低机体抵抗力，特别是晚期肿瘤常有难以忍受的疼痛，严重影响了病人的生活质量。对疼痛的治疗，世界卫生组织提出的三级阶梯止痛方案。一级止痛法：疼痛较轻者，可用非麻醉性镇痛类药，如阿司匹林、扑热息痛等。二级止痛法：适用于中度持续性疼痛者，可用弱麻醉剂类药，如可待因、强痛定、曲马多等。三级止痛法：疼痛进一步加剧、上述药物无效者，改用强麻醉剂类药，如吗啡、哌替啶、芬太尼透皮贴剂等。用药原则是按阶梯治疗、口服给药为主、按时给药（非按需）、个体化给药、注意具体细节。

除药物镇痛措施外，护士还应为病人提供安静舒适的环境以减轻疼痛，如安置舒适体位，增加垫枕支持疼痛部位，护理操作轻柔等。鼓励病人适当参与娱乐活动以分散注意力，并指导病人使用松弛疗法、音乐疗法等控制疼痛。

**（四）手术治疗病人的护理**

**1. 术前护理**　加强心理护理和生活护理，常规术前准备，每种肿瘤的特殊术前准备。

**2. 术后护理**　与围术期病人的护理相同，但肿瘤病人应注意以下特点：①术后病人常可因功能障碍、器官缺失或治疗无望而出现悲观失望、情绪恶劣，这时应耐心地做好心理护理，稳定其情绪，树立战胜疾病和伤残的信心。②在饮食方面，应给予高蛋白、高热量、高维生素的食物。③循序渐进行手术损伤部位的功能锻炼，鼓励病人尽可能达到生活自理。

**（五）放疗病人的护理**

由于肿瘤组织崩解、毒素被吸收，在放射线照射数小时或 1～2 天后，病人多可出现全身和局部反应，表现为虚弱、乏力、头晕、头痛、厌食，个别有恶心、呕吐等，特别是腹部照射和大面积照射时，反应较重。因此，在放疗前应做好心理护理，使病人对放疗有所了解，避免紧张、恐惧情绪，加强营养支持，改善局部情况，避免感染，在病人身体状况能够耐受后，才开始进行放疗。并对照射野内的组织器官进行必要的辅助治疗和护理，如头颈部照射前，请口腔科医师为病人洁齿、治疗或拔出短期内难以治愈的龋齿。告知病人放疗前不宜进食，以免形成条件反射性厌食。放疗后静卧 30 分钟。进清淡饮食，多食蔬菜和水果，并鼓励多饮水，促进毒素排出。保持照射区皮肤清洁干燥，防止破损。

**1. 全身反应的护理**

（1）骨髓抑制　一般在放疗后第 2 周开始出现，主要表现为白细胞、血小板降低。因此，每周查血象一次，如白细胞低于 $3.5\times10^9/L$，血小板低于 $80\times10^9/L$ 时，应暂停放疗，并遵医嘱给予升白药物，必要时输入新鲜的血液或成分输血。同时应注意防止感染和出血，如口腔要保持清洁，饭后漱口，晨起、睡前要用柔软牙刷刷牙，用力不可过猛；注意安全避免外伤；及时发现有无皮肤黏膜及消化道、泌尿道出血；对衰弱的病人鼓励做深呼吸，协助翻身、拍背，有效的咳嗽，预防肺部感染。

（2）胃肠道反应　病人常表现为食欲不振、恶心、呕吐、腹泻、腹痛等。因此，应注意调理饮食，以清淡少油的流食或软食为主，进食困难者可采取少量多餐的方式，保证营养的摄入，严重者配合药物治疗，如适当应用止吐剂和胃黏膜保护剂。

**2. 局部反应的护理**

（1）皮肤反应　大剂量放射线治疗可出现照射部位皮肤损害，根据损害程度不同分为三度。①一度：皮肤出现红斑，有烧灼感或刺痒感，继续照射由鲜红渐变为暗红，以后脱屑，称干反应，一般不做治疗，可自然消退。②二度：皮肤高度充血、水肿，有水泡形成、渗出液，甚至糜烂，称湿反应。③三度：皮肤有溃疡形成或坏死，侵犯到真皮造成放射性损伤，难以愈合。临床常见一度反应，少见二度反应，忌出现三度反应。

护理上应告知病人：①穿着宽松、柔软、吸湿性强的棉质内衣。照射野皮肤避免阳光直射、摩擦等物理性刺激。局部皮肤应保持清洁、干燥，用软毛巾擦洗，禁用肥皂清洗、粗毛巾搓擦、涂抹任何化妆品或护肤品。②放疗中应取下手表、钢笔、项链、耳环、义齿、钥匙等，以免增加射线吸收，加重皮肤损伤。③局部皮肤如出现红斑、瘙痒时禁搔抓，禁用酒精等刺激性药物外涂；皮肤有脱屑者禁忌撕揭，应让其自然脱落。④积极促使损伤皮肤修复，皮肤干性反应时可用冰片或薄荷淀粉、炉甘石洗剂、羊毛脂止痒；湿反应应采取暴露方法，避免合并感染，可涂抗生素油膏、2%甲紫、冰片蛋清、氢化可的松霜、硼酸软膏等。

（2）黏膜反应　头面部放射性治疗可导致口腔黏膜反应，出现充血、疼痛、唾液减少、口干等症状，甚至出现口腔炎、口腔溃疡。轻者用华素片含化，选用朵贝尔液或1%双氧水含漱即可，口腔溃疡伴剧痛者，溃疡面涂锡类散或冰硼散，并用2%利多卡因喷雾止痛，进食困难者，可用吸管吸取流质饮食，必要时可采取胃肠外营养支持。合并真菌感染者，用3%碳酸氢钠溶液漱口并用制霉菌素液含漱。对放射性鼻炎可用鱼肝油、复方薄荷油滴鼻；对放射性喉炎可用雾化吸入，必要时加抗生素于溶液中；对放射性眼炎可用氯霉素眼药水和四环素可的松软膏。饮食方面宜进温热食物，避免进食过冷、过热、过硬或有刺激性食物。

**（六）化疗病人的护理**

化疗药物在杀死癌细胞的同时对增殖活跃的组织也会有杀伤作用，在化疗前应向病人做好解释工作，消除紧张心理，并介绍药物性质、毒副反应，告知病人出现相关不良反应时应及时向医护人员报告，防止出现严重后果。

**1. 局部毒性反应的护理**

（1）组织坏死　当化疗药物漏入皮下时可造成局部组织化学性炎症，出现刺痛、烧灼或水肿，甚至组织坏死和溃疡，经久不愈。一旦发现药液外渗，应立即停止给药，回抽溢出的药液。局部注入解毒剂，如氮芥、丝裂霉素溢出可用硫代硫酸钠，长春新碱外漏时可采用碳酸氢钠。漏液部位冷敷，使血管收缩、减少药物的扩散。也可配合硫酸镁湿敷直到症状消失，切忌热敷，以免加重组织坏死。

（2）血栓性静脉炎　由于化疗药物对静脉的刺激可引起局部浅静脉发红、硬、触痛、肿胀等，可致血管硬化、血流不畅，甚至闭塞。应遵医嘱正确用药并选择合适的静脉给药方法，常用方法有静脉滴入、静脉冲入等，并将化疗药物稀释至要求的浓度，在规定的时间内用完。如冲入两种药物，应间隔 30 ~ 40 分钟。注射前后均注入生理盐水 5 ~ 10ml 以减轻药物对血管壁的刺激。选择静脉时一般由远心端血管向近心端，由背侧向内侧，左右臂交替使用，以上肢静脉为主。避免同一部位反复穿刺，推药过程反复抽回血，以确保针在血管内。拔针前回吸少量血液在针头内，然后迅速拔针，用无菌棉球压迫穿刺部位 3 分钟。一旦出现血栓性静脉炎，应立即停止使用相关静脉给药，肢体制动抬高，行热敷、硫酸镁湿敷或理疗等，但不可挤压或按摩，以防血栓脱落引起栓塞。

**2. 全身毒性反应的护理**

（1）骨髓抑制　是最严重的毒性反应，护理同放疗骨髓抑制的护理。

（2）胃肠道反应　化疗病人常表现为厌食、恶心、呕吐、食欲减退等，重者可出现腹痛、腹泻，甚至肠黏膜坏死脱落或肠穿孔。应向病人做好化疗重要性及药物毒副反应的宣传工作，保持病室环境整洁、空气清新，协助病人采取舒适卧位，鼓励病人做深呼吸，必要时给予止吐剂，呕吐时头偏一侧，呕吐后注意口腔清洁。化疗前后应少量多餐，饮食宜清淡，饭后不要马上卧床。对厌食的病人注意调剂饮食口味，提供病人喜欢吃的食物，促进食欲。腹泻病人应选用止泻药，保持肛周清洁。

（3）肝、肾毒性反应　多数抗癌药物在肝代谢、经肾排出体外，所以肝、肾容易受损。肝脏毒性反应表现为黄疸、肝大、转氨酶增高；肾脏毒性反应表现高尿酸血症、血清肌酐升高或蛋白尿，甚至急性肾衰竭。出现肝、肾毒性反应者，应停止化疗，并遵医嘱给予相应处理，如出现肝功能损害者应给予保肝治疗，高蛋白质、高糖、高维生素和低脂饮食；出现肾功能损害者应嘱病人多饮水、给予碱化尿液的碳酸氢钠和抑制尿酸生成的别嘌醇。

（4）黏膜反应　化疗药物常引起口腔黏膜反应，表现为充血、水肿、炎症及溃疡形成，护理同放疗黏膜的护理。

（5）脱发　一般发生在用药后 1 ~ 2 周，2 个月内最明显，但化疗引起的脱发是可逆的，停药后 1 ~ 2 个月头发开始再长。化疗时用冰帽局部降温，预防脱发。注意头部防晒，避免用刺激性洗发液，可建议女病人戴假发或帽子，以消除病人的不良心理反应。

**3. 护士的自我防护**　多数抗癌药物对皮肤黏膜、眼睛及其他组织有直接刺激作用，直接接触细胞毒性药物可发生局部毒性反应或过敏反应，也可致癌或致畸。接触细胞毒性化疗药的护士，应注意自我防护。有条件的单位应使用特制防毒层流柜配药，防止含毒微粒的气溶液或气雾外流。操作过程中穿专用长袖防护衣，戴好帽子、口罩、化疗手套和防护镜。长期从事化疗工作的护理人员应定期体格检查，发现骨髓抑制等副反应应及时治疗，严重者暂停化疗工作。

**（七）健康指导**

**1. 建立健全的肿瘤三级预防网络**　一级预防，即病因预防，消除或减少可能导致肿瘤的因素，降低肿瘤的发生率，是防止肿瘤发生的最好的方法。如加强环境保护、纠正不良的饮食习惯及改变不良生活行为等。二级预防，即早发现、早诊断、早治疗，可以提高肿瘤病人生存率，降低死亡率，如高发人群及高危人群的定期普查，治疗癌前期病变，一旦确定肿瘤应及时有效的治疗等。三级预防，即康复预防，以提高生存质量，减少痛苦及延长寿命。如给予病人合理有效的镇痛、加强心理护理、指导病人自我护理和康复锻炼方法等。

**2. 保持良好的心态** 负性情绪对机体免疫系统有抑制作用，可促进肿瘤的发生和发展。应教育病人保持良好的心态，正确对待和逐步适应治疗后身体外形、角色及生活方式的改变，采取措施弥补这些缺陷。帮助病人培养生活兴趣和爱好，积极走向社会，参加有意义的社会活动。

**3. 加强营养** 肿瘤病人应均衡饮食，摄入高热量、高蛋白、富含膳食纤维的各类营养素，定时定量，少食、多餐，做到不偏食、不忌食、荤素搭配、粗细混食，多饮水，多进食水果、蔬菜。忌辛辣、油腻等刺激性食物及熏烤、腌制、霉变食物。

**4. 功能锻炼** 根据手术性质、部位与病人和家属一起拟定切实可行的锻炼计划，包括肢体功能锻炼、重建器官功能训练等，以利于功能重建及提高自理能力。此外，适当的运动有利于增强机体抗病能力，改善情绪。

**5. 继续治疗** 解释出院后继续治疗计划，预防肿瘤复发的方法。鼓励病人按时接受各项后续治疗，控制肿瘤的发展、降低复发率。

**6. 加强随访** 肿瘤病人应终身随访，在手术治疗后最初 2 年内每 3 个月随访 1 次，以后每半年复查 1 次，5 年后可每年复查 1 次，以便早期发现复发或转移征象。

## 目标检测

### 思考题

病人，女性，74 岁。主诉：乏力半年，腹痛 1 个月加重 10 天。现病史：半年前无明显诱因出现乏力，伴有黑便。1 个月前无明显诱因出现左侧腹部疼痛不适，为隐痛，无法明确定位，排便习惯无明显改变，1～2 次/日，大便成形。近 10 天症状加重。专科情况：视诊（截石位）未见异常。指诊：肛门括约肌收缩功能粗测正常，肛管内温度不高，未及肿块，无压痛，退出，指套上有少许暗红色血样物附着。肿瘤标记物检查：CEA 6.6ng/ml，AFP 4.9ng/ml。结肠镜检查：进镜 70cm 见一菜花样肿物。病理检查：腺癌。入院诊断：左半结肠癌。心理社会状态：病人对所患疾病非常恐惧，担心并发症及术后影响正常排便，担心复发。

请问：

1. 该病人目前的主要护理诊断有哪些？
2. 针对上述护理诊断提出相应的护理措施？
3. 如何为病人进行健康指导？

扫码“练一练”

（吴　明）

模块二

# 颅脑外科疾病病人的护理

# 第九章

# 颅脑外科疾病病人的护理

## 学习目标

1. 简述颅内压增高的解剖生理、分类及病理生理。
2. 复述颅内压增高、颅脑损伤患者的护理评估。
3. 解释颅内压增高、颅脑损伤患者的护理措施。
4. 运用护理程序对颅内压增高及颅脑损伤病人实施整体护理

## 第一节　颅内压增高病人的护理

扫码“学一学”

颅内压（intracranial pressure，ICP）指的是颅内容物对颅壁产生的压力，其正常值成人为70～200mm$H_2O$，儿童为50～100mm$H_2O$。当颅腔内容物体积增加或颅腔容积缩小超过可代偿范围，使颅内压持续高于200mm$H_2O$，称为颅内压增高。

**【解剖生理概要】**

颅腔是由颅骨组成的半封闭腔，其内容物（包括脑组织、脑脊液、血液）的体积和颅腔容积相适应，使颅内保持稳定的压力。一般以脑脊液静水压代表颅内压，可通过腰椎穿刺或直接脑室穿刺测定。受血压和呼吸的影响，颅内压可小范围波动，颅内压的调节主要通过脑脊液量的增减来完成。

**【分类】**

临床上根据颅内压力增高的范围分为两类。

**1. 弥漫性颅内压增高**　由于颅腔狭小或脑实质的体积增大而引起，其特点是颅腔内各部分及各分腔之间压力均匀升高，不存在明显的压力差，因此脑组织无明显移位。

**2. 局灶性颅内压增高**　因颅内有局限的扩张性病变，病变部位压力首先增高，使附近的脑组织受到挤压而发生移位，压力传递，造成颅内各腔隙间的压力差，导致脑室、脑干及中线结构移位，更易形成脑疝。

**【病理生理】**

当颅内占位性病变（肿瘤、血肿、脓肿、脑积水）或脑组织肿胀（脑组织损伤、脑炎、缺氧）引起颅腔容积与颅内容物体积之间平衡失调，当颅内压增高到一定程度时，脑组织从高压区向低压区移位，被挤入生理或病理性间隙或孔道，从而引起一系列严重的临床症状，称为脑疝。移位的脑组织压迫重要结构或生命中枢，如不及时救治常危及生命。

**【护理评估】**

**（一）健康史**

了解有无导致颅内容物增加的原因，如脑组织损伤、炎症、缺血缺氧、中毒等导致脑水肿；脑脊液分泌和吸收失调导致脑积水；颅内动静脉畸形等致脑血流量增加；颅内肿瘤、血肿、脓肿和脑寄生虫病等颅内占位性病变；了解是否存在导致颅腔容积缩减的原因，例如狭颅畸形、颅底陷入症、颅骨异常增生症、向内生长的颅骨肿瘤、凹陷性颅骨骨折等。评估有无合并其他系统疾病，有无呼吸道梗阻、咳嗽、癫痫、便秘等诱发颅内压增高的因素。

**（二）身体状况**

**1. 头痛**　颅内压增高的最常见症状，持续性发作，阵发性加剧，其程度随颅内压的增高而加重，当用力、咳嗽、弯腰或低头活动时头痛加重。

**2. 呕吐**　因迷走神经受刺激引起，常在头痛剧烈时出现，呈喷射性，可伴有恶心，与进食无直接关系，吐后头痛可有所缓解。

**3. 视乳头水肿**　是颅内压增高的重要体征，因颅内压增高，眼底静脉回流受阻引起。持续视乳头水肿，可导致视神经萎缩，造成不可恢复的失明。因此，早期及时处理颅内高压对保护视力很重要。

以上三者是颅内压增高的典型表现，称之为颅内压增高“三主征”。

**4. 意识障碍及生命体征的变化**　可出现嗜睡、反应迟钝、昏睡、昏迷等意识障碍；急性颅内压增高时，早期血压代偿性升高、脉压增大、脉搏慢而有力、呼吸深而慢（二慢一高），这种典型的生命体征改变称为库欣（Cushing）反应。随着病情加重，晚期失代偿时血压下降，脉搏快而弱，呼吸浅促或潮氏呼吸，最终呼吸、心跳停止，格拉斯哥昏迷评分改变。

**5. 其他症状和体征**　可有头晕、耳鸣、烦躁不安、癫痫发作、展神经麻痹、复视等症状，头皮静脉怒张；头颅扣诊时呈破罐声及头皮和额眶部浅静脉扩张。

**6. 脑疝**　是颅内压增高引起死亡的主要原因，根据移位的脑组织及其通过的孔道，可分3类，以下2种较为常见。

（1）小脑幕切迹疝颞叶脑组织（钩回、海马回）移位，被挤入小脑幕切迹下方，称为小脑幕切迹疝或颞叶钩回疝。主要表现：①颅内压增高症状进行性加重。②进行性意识障碍。③患侧瞳孔先小后大，直接、间接光反应消失，上睑下垂，眼球外斜。④对侧肢体瘫痪。⑤生命体征紊乱，最终呼吸、心搏停止。

（2）枕骨大孔疝幕下的小脑扁桃体及延髓经枕骨大孔被挤向椎管内，称为枕骨大孔疝或小脑扁桃体疝。主要表现：剧烈头痛，频繁呕吐，颈项强直或强迫头位，生命体征紊乱出现较早，意识障碍出现晚，一旦延髓受压，可迅速出现呼吸、心搏骤停。

**（三）辅助检查**

**1. CT**　目前CT是诊断颅内占位性病变的首选辅助检查。具有无创性特点，易于被患者接受。CT能显示病变的位置、大小、形态，对诊断颅内压增高的原因有重要参考意义。

**2. MRI**　在CT不能确诊的情况下，可进一步行MRI检查，以利于确诊。同样具有无创性，但检查费用较高。

**3. 头颅X线摄片**　慢性颅内压增高，可见脑回压迹增多、加深，颅骨局部破坏或增生，小儿可见颅缝分离。

**4. 脑血管造影或数字减影** 主要用于疑有脑血管畸形或动脉瘤等疾病的患者。

**5. 腰椎穿刺** 可直接测量颅内压力，同时取脑脊液检查。但颅内压明显增高时，有诱发枕骨大孔疝的风险，应避免进行。

**（四）治疗评估**

尽快明确诊断，既要考虑到病因治疗也要对症治疗，还要避免其他因素引起颅内压进一步增高。

**1. 病因治疗** 如清除血肿、切除肿瘤、控制感染、脑脊液分流等。

**2. 脱水降低颅内压** ①应用高渗性脱水剂：目前首选甘露醇，具有作用快、作用力强而持久、副作用少的特点。②应用利尿剂，常用呋塞米。

**3. 激素治疗** 应用肾上腺皮质激素可减少脑水肿，有助于缓解颅内压增高。

首选地塞米松5～10mg静脉或肌内注射，2～3次/日；氢化可的松100mg静脉注射，1～2次/日；泼尼松5～10mg口服，2～3次/日，

**4. 冬眠低温疗法或亚低温疗法** 有利于降低脑的新陈代谢率，减少脑组织的氧耗量，防止脑水肿的发生与发展，对降低颅内压亦起一定作用。

**5. 脑脊液体外引流** 有颅内压监护装置的病例，可经脑室缓慢放出脑脊液少许，以缓解颅内压增高。

**6. 巴比妥类治疗** 大剂量异戊巴比妥钠或硫喷妥钠注射可降低脑的代谢，减少氧耗及增加脑对缺氧的耐受力，使颅内压降低。在给药期间，应行药物浓度监测。

**7. 辅助过度换气** 辅助过度换气有助于体内 $CO_2$ 排出。当动脉血的 $CO_2$ 分压每下降1mmHg时，可使脑血流量递减2%，从而使颅内压降低。

**8. 抗生素治疗** 应用抗生素控制颅内感染或预防感染。

**9. 症状治疗** 疼痛者可给予镇痛剂，但应忌用吗啡和哌替啶等类药物，以防止对呼吸中枢的抑制作用，而导致病人死亡。有抽搐发作的病例，应给予抗癫痫药物治疗。烦躁患者给予镇静剂。

**（五）社会心理状态评估**

由于病情重，病人除忍受头痛、呕吐等痛苦折磨外，可出现嗜睡、反应迟钝、昏睡、昏迷等意识障碍，烦躁不安、癫痫发作等症状。当非手术治疗无效而中转手术或因病情严重而决定急诊手术时，更易产生恐惧、不安全感，甚至不合作，拒绝手术。

**【护理问题】**

**1. 疼痛** 与颅内压增高有关。

**2. 组织灌注量改变** 与颅内压增高有关。

**3. 有体液不足的危险** 与颅内压增高引起剧烈呕吐及应用脱水剂有关。

**4. 有受伤的危险** 与视力障碍、烦躁不安、癫痫发作等有关。

**5. 潜在并发症** 脑疝。

**【护理目标】**

（1）病人头痛减轻。

（2）病人脑组织灌注正常，未造成进一步损伤。

（3）病人体液恢复平衡，无脱水症状和体征。

（4）病人未发生受伤。

（5）未发生并发症，或并发症得到及时发现和处理。

**【护理措施】**

**（一）一般护理**

**1. 体位**　一般病人，床头抬高15°~30°，以利颅内静脉回流，减轻脑水肿；昏迷病人，应将病人置于平卧位，头偏向一侧，以防呕吐物引起窒息。

**2. 吸氧**　持续或间歇吸氧，改善脑供氧，降低脑血流量，减轻脑水肿。

**3. 饮食与补液**　神志清醒给普通饮食，但需适当限盐；频繁呕吐者应暂禁食；不能进食者应予补液，补液量应以维持出入量的平衡为度，成人每日控制在1500~2000ml（其中生理盐水不超过500ml），输液速度15~20滴/分，保证尿量24小时不少于600ml即可。

**4. 病情观察**　凡有颅内压增高的病人，应留院观察。密切观察神志、瞳孔、血压、呼吸、脉搏及体温的变化，以掌握病情发展的动态。有条件时可做颅内压监测，以指导治疗。

**5. 生活护理**　保持呼吸道通畅、大便通畅，避免感冒咳嗽，对躁动者妥善保护，不强制约束，以避免病人挣扎导致颅内压增高。

**（二）防止颅内压骤然升高的护理**

**1. 休息**　避免情绪激动，以免血压骤升而增加颅内压。

**2. 保持呼吸道通畅**　定时翻身、拍背，清理呼吸道分泌物、托起下颌、防止颈部过曲，有舌后坠影响呼吸者，应及时安置口咽通气管；昏迷或者排痰困难者，应及早行气管切开。

**3. 避免剧烈咳嗽和便秘**　避免咳嗽感冒、多吃蔬菜水果、给予缓泄剂、开塞露肛用、禁忌高压灌肠。

**4. 协助医师及时控制癫痫发作**　定时定量给抗癫痫药。

**（三）症状护理**

**1. 高热**　对高热病人应采取相应降温措施。

**2. 头痛**　避免咳嗽、打喷嚏、低头弯腰及用力等活动，以免加重头痛，禁用吗啡。

**3. 躁动**　妥善保护，切忌强制约束。

**4. 呕吐**　及时清理，防止误吸，做好观察记录。

**（四）脱水治疗的护理**

高渗脱水剂首选20%甘露醇250ml，需在15~30分钟内快速静脉滴注，2~4次/日。利尿剂选用呋塞米20~40mg，2~3次/日；氢氯塞嗪25~50mg，2~3次/日；氨苯蝶啶50mg，3次/日。应用脱水治疗时，观察电解质及血糖的指标，记录24小时出入量，逐渐减少脱水剂的量，冬天防止甘露醇结晶；防止颅内压反跳，按医嘱定时、反复给药，停药前逐渐减量或延长间隔时间。

**（五）激素治疗的护理**

协助医师使用相应激素治疗。激素引起消化道应激性溃疡出血、增加感染机会，应加强观察及护理。

**（六）辅助过度换气的护理**

过度换气的副作用是脑血流量减少，应注意观察及护理。

**（七）冬眠低温疗法的护理**

使用冬眠低温疗法时应注意：①用药前测量生命体征。②用药半小时内不得搬动患者或为病人翻身，防止体位性低血压。③先用冬眠药，待患者御寒反应消失进入昏睡状态后方可物理降温。④用药时监测生命体征，调节用药间歇及速度。一般控制肛温32～34℃、腋温31～33℃左右，降温速度应每小时下降1℃。⑤插尿管，记录出入量，输入水、电解质，以维持水、电解质和酸碱平衡。⑥预防冻伤、压疮和肺炎等并发症。⑦停用时，先停物理降温，后逐步减少冬眠药剂量至停用。

**（八）脑疝急救护理**

（1）快速脱水、利尿，降低颅内压。

（2）保持呼吸道通畅，给氧。

（3）必要时气管插管、呼吸机辅助呼吸。

（4）做好术前准备

**（九）脑室引流的护理**

**1. 妥善固定引流管** 应将引流管及引流袋妥善固定好，引流管开口应高于侧脑室平面10～15cm。搬动病人时应将引流管夹闭以防止脑脊液反流。

**2. 严控引流速度和量** 脑脊液引流的速度不应过快、过多以防止发生脑移位，每日引流量不超过500ml。

**3. 保持引流通畅** 应注意保持引流管的通畅，引流管不可受压、折叠、扭曲、堵塞、牵拉等，如果引流管无脑脊液流出或管内液面不会随患者呼吸、脉搏上下波动，表明引流管引流不畅，应查明原因。

**4. 注意引流脑脊液的颜色、量及性质** 术后第1～2天脑脊液可呈血色，如有大量血液提示颅内出血；如脑脊液呈毛玻璃状或有絮状物则提示颅内感染。

**5. 严格无菌操作** 应及时更换引流袋，更换时防止脑脊液逆流或空气进入。

**6. 适时拔管** 脑室引流管一般放置3～4天，最长不宜超过5～7天。时间过长易引起颅内感染。拔管前应复查头颅CT，同时应夹闭引流管观察24小时以判断脑脊液循环是否通畅。拔管时先夹闭引流管，防止逆流感染。拔管后加压包扎，嘱病人卧床休息，观察穿刺点有无渗血、渗液，观察患者意识、瞳孔、肢体活动情况，发现异常及时报告医生给予处理。

**（十）健康指导**

嘱病人应减少运动，注意休息，控制摄入量，多吃蔬菜水果保持大便通畅，避免咳嗽感冒，如发生病情变化及时通知医生。

扫码“学一学”

## 第二节　颅脑损伤病人的护理

颅脑损伤是一种常见的创伤，其发生率仅次于四肢损伤，其伤残率死亡率高，其原因一交通事故、坠落伤击伤为常见。按损伤按组织层次，可分为头皮损伤、颅骨骨折、脑损伤，其中心问题是脑损伤。

**【护理评估】**

**（一）健康史**

头皮损伤均由直接暴力引起。颅骨骨折是指受暴力作用所致颅骨结构改变，临床意义不在颅骨本身，而要了解有无并发脑膜、血管、脑和颅神经损伤。脑损伤是指脑膜、脑组织、脑血管及脑神经的损伤，要了解暴力的性质、大小、方向，有无意识障碍和意识障碍持续时间。

**（二）身体状况**

**1. 头皮损伤**　常可分为3种类型：头皮血肿、头皮裂伤、头皮撕脱伤。

（1）头皮血肿由钝器伤所致，可分为　①皮下血肿：产伤、碰伤。因皮下组织连接紧密，血肿体积小，张力高，压痛明显。位于损伤中央，中心硬，周围软，无波动感。②帽状腱膜下血肿：斜向暴力撕裂导血管，因帽状腱膜下层疏松，血肿易扩展蔓延全头，血肿范围广，张力低，波动感明显。易休克，小儿贫血。③骨膜下血肿：血肿不超过颅缝，张力高，范围大者可有波动感，常合并颅骨骨折。

（2）头皮裂伤多由锐器伤所致，裂口大小、深浅不一（与帽状腱膜层是否破裂有关）。头皮血供丰富，出血较多，容易休克。按裂伤形态分为：单纯头皮裂伤、复杂头皮裂伤、头皮撕裂伤。

（3）头皮撕脱伤多因发辫卷入转动的机器中，使头皮部分或整块自帽状腱膜下层或骨膜下撕脱，剧烈疼痛及大量出血，易发生休克。

**2. 颅骨骨折**　是指受暴力作用所致颅骨结构改变。临床意义不在颅骨本身，而主要在于并发脑膜、血管、脑和颅神经损伤。可分为：颅盖骨折和颅底骨折（比例4：1）、线型骨折与凹陷性骨折、开放性骨折与闭合性骨折。

（1）颅盖骨折线性骨折　发生率最高，可有局部压痛、肿胀。X线摄片确诊。应警惕脑损伤或颅内血肿，特别是颅顶骨折易形成硬脑膜外血肿。凹陷性骨折，可触及凹陷区。压迫脑功能区，可出现偏瘫、失语、癫痫等定位病症。确诊常须X线摄片或CT。

（2）颅底骨折　多由间接暴力所致，常为线性骨折，个别凹陷。硬脑膜与颅骨贴附紧密，易撕裂产生脑脊液漏而成开放性骨折，可确诊。依发生部位分为：颅前窝骨折、颅中窝骨折、颅后窝骨折。①颅前窝骨折，表现为脑脊液鼻漏，眶周皮下及球结膜下淤血引起“熊猫眼”征，可合并嗅神经、视神经损伤症状。②颅中窝骨折，表现为脑脊液耳漏，鼻出血或脑脊液鼻漏，乳突区淤血，常合并面神经、听神经损伤症状。③颅后窝骨折，可出现乳突区或咽后壁、枕部皮下瘀血斑，偶可合并舌咽神经、迷走神经、副神经、舌下神经损伤症状。

**3. 脑损伤**　是指脑膜、脑组织、脑血管及脑神经的损伤。根据受伤机制可分为原发性脑损伤和继发性脑损伤。原发性脑损伤指暴力作用于头部时立即发生的脑损伤，患者迅即出现症状，主要有：脑震荡、脑挫裂伤、原发性脑干损伤；继发性脑损伤是指受伤一定时间后在原发伤的基础上出现的脑受损病变，病人逐渐出现症状，并进行性加重，主要有：脑水肿、颅内血肿和脑疝。

（1）脑震荡　为头部受暴力作用后，立即出现的短暂的脑功能障碍，但无肉眼可见的病理改变。临床表现：①伤后立即出现意识丧失，一般不超过30分钟。②醒后大多不能回忆受伤经过及伤前一段时间内的事情，称逆行性遗忘。可出现头痛、恶心、呕吐等症状。

③神经系统检查无阳性体征，脑脊液检查无红细胞，颅内压测定、CT 检查无异常发现。

（2）脑挫裂伤　脑组织损伤较轻，仅有局部软脑膜下点片状出血。

软脑膜保持完整为脑挫伤；软脑膜、血管、脑组织同时破裂，伴有外伤性蛛网膜下腔出血为脑裂伤；两者同时存在为脑挫裂伤。临床表现：①伤后多立即出现意识丧失，常超过 30 分钟，严重者持续长期昏迷。②伤后立即出现局灶症状和体征，如失明、失语、锥体束征、肢体抽搐、偏瘫等。③生命体征多有明显改变，依原发脑损伤的轻重及有无继发性脑损伤而有不同，一般早期都有血压下降、脉搏细弱、呼吸浅快，这是由于受伤后脑功能抑制所致，常于伤后不久逐渐恢复。如继发脑水肿或颅内血肿，则生命体征短期内自行恢复，且出现血压继续升高、脉压增大、脉搏缓慢、呼吸加深变慢等一系列急性颅内压升高的表现。体温可轻度升高，一般不超过 38℃，若伴下丘脑损伤，可持续高热。④清醒期的患者，可有头痛、呕吐和躁动不安。⑤合并蛛网膜下隙出血时，患者头痛剧烈、呕吐频繁、闭目畏光、卷曲而卧、低热，伴有脑膜刺激征，脑脊液检查有红细胞。

（3）原发性脑干损伤　脑干包括中脑、脑桥和延髓，故受损后表现为：①伤后立即出现持久昏迷。②常早期出现生命体征极度紊乱。③两侧瞳孔时大时小，眼球歪斜、凝视。④两侧锥体束征阳性，四肢肌张力增高呈去大脑强直。⑤延髓损伤出现严重的呼吸、循环障碍。⑥下丘脑损伤出现昏迷、高热或低温，可出现消化道出血或穿孔、糖尿、尿崩症及电解质紊乱。

**4. 颅内血肿**　是颅脑损伤中最多见、最危险、可逆的继发性脑损伤，如不及时处理可危及患者的生命。按血肿引起症状的时间分为：急性血肿（3 天内）、亚急性血肿（3 天至 3 周）、慢性血肿（3 周以上）。按血肿发生部位分为：硬膜外血肿、硬膜下血肿、脑内血肿。无论哪一种颅内血肿基本都先有头部受伤和原发脑损伤症状，继而颅内出血和血肿形成，出现脑受压和局部激惹症状，最后发生脑疝，但各部位血肿又各有特点（图 9－1）。

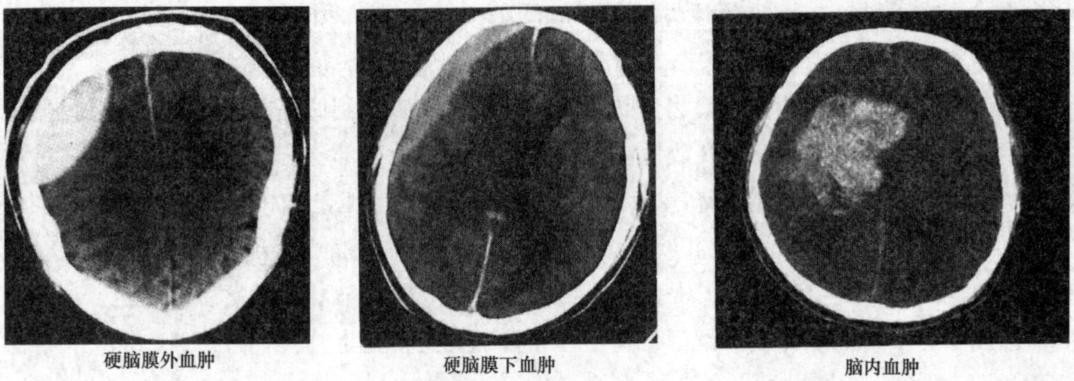


图 9－1　颅内血肿

（1）硬脑膜外血肿　发生在颅骨内板和硬脑膜之间，占外伤性颅内血肿的 30%，常因颅骨骨折引起脑膜中动、静脉窦破裂所致，多见于颞部，因出血较快，故多为急性血肿。临床表现：①原发性脑损伤较轻者，受伤当时有短暂的意识障碍，随即清醒或好转，继之因颅内出血而急性颅内压增高并进行性加重，出现再次昏迷。两次昏迷之间的时间称为“中间清醒期”，一般 3～12 小时。原发性脑损伤严重者，可有持续昏迷，且进行性加重。也有原发性脑损伤轻者，伤后无原发性昏迷，至血肿形成后出现继发性昏迷。②随着颅内压的升高，患者常有头痛、呕吐、躁动不安和库欣反应。③血肿压迫脑功能区，可出现神经受损体征。

（2）硬脑膜下血肿 发生在硬脑膜与蛛网膜之间，最常见，占外伤性颅内血肿的50%，血肿多位于额颞部。急性多见，出血多来源于挫裂的脑实质皮层血管。临床表现：①伤后意识障碍严重，呈持续昏迷或意识障碍程度进行性加重，中间清醒期不明显。②较早出现颅内压增高和脑疝症状。慢性少见，好发于50岁以上老人，多有轻微外伤史，出血常与脑萎缩及桥静脉撕裂有关，主要表现为颅内压增高症状，也可有智力下降、记忆力减退、精神失常、偏瘫、失语、偏身感觉障碍等症状。

（3）脑内血肿 发生在脑实质内，占外伤性颅内血肿的5%，多因颅骨凹陷性骨折和较严重的脑挫裂伤导致脑实质深部小血管破裂引起。有两种类型：①浅部血肿，出血来自脑挫裂伤灶，伴颅骨凹陷性骨折，好发于额叶和颞叶。②深部血肿，多见于老年人，血肿位于白质深处，脑表面无明显挫伤。临床表现：进行性意识障碍加重，可有脑功能区受压病征。

**（三）辅助检查**

常采用CT、MRI检查。CT检查可以明确有无脑损伤及脑损伤的部位，有无脑水肿、颅内血肿，可明确血肿的部位、大小、数目，了解脑室受压和中线结构移位的情况。

**（四）治疗评估**

**1. 头皮损伤** ①头皮血肿：小血肿1～2周自行吸收；较大的血肿穿刺抽血加压包扎。穿刺无效、血肿不消或增大可切开清除血肿并止血。②头皮裂伤：立即加压包扎止血，尽早清创缝合，必要时应用抗生素和TAT预防感染。③头皮撕脱伤：立即用无菌敷料覆盖创面，加压包扎止血、抗休克、保留撕脱头皮，彻底清创后缝回原处，应用抗生素和TAT预防感染。

**2. 颅骨骨折** ①颅盖线性骨折无须特别治疗，仅需卧床休息，对症止痛、镇静。凹陷性骨折，合并脑损伤或骨折直径>5cm，骨折凹陷深度>1cm，或伴有神经系统症状，应手术复位，否则不必特殊处理。②颅底骨折本身无须特殊治疗，着重处理合并的脑损伤、脑脊液漏。脑脊液漏一般在2周内自愈，超过4周未自行愈合者，需做硬脑膜修补术。耳鼻出血及脑脊液漏禁填塞、冲洗，以免逆行感染。伴脑脊液漏的颅底骨折属于开放性损伤，均需给予抗生素、TAT。碎骨片压迫视神经或面神经，应手术去除骨片。

**3. 脑损伤** ①脑震荡：无需特殊治疗，应卧床休息1～2周，给予镇静剂等对症处理，患者多在2周内恢复正常。②脑挫裂伤：一般采用保持呼吸道通畅，防治脑水肿，加强支持疗法和对症处理等非手术治疗，严重脑挫裂伤者，当病情恶化出现脑疝征象时，需手术开颅清除血肿和坏死脑组织，然后去骨瓣减压。脑挫裂伤的预后与脑损伤的程度、部位和范围，以及救治是否及时、恰当有关。③颅内血肿：原则上手术清除血肿，并彻底止血；治疗效果以硬脑膜外血肿为最好，急性硬脑膜下和脑内血肿大多伴有较严重的脑挫裂伤，预后较差。

**（五）社会心理状态评估**

病人因意外事故造成脑部损伤，产生焦虑、恐惧等心理反应；严重颅脑损伤多有不同程度意识障碍、失语或偏瘫，给患者及家属造成很大的心理负担。

**【护理问题】**

**1. 有感染的危险** 与头皮损伤有关。

**2. 意识障碍** 与脑损伤、颅内压增高有关。

**3. 清理呼吸道无效** 与脑损伤后意识不清有关。

**4. 潜在并发症** 可出现颅内压增高、颅内出血、颅内低压综合征、脑疝及癫痫发作。

**【护理目标】**

（1）病人感染得到控制。

（2）病人意识逐渐恢复。

（3）病人呼吸道保持通畅。

（4）病人并发症未发生或得到及时处理。

**【护理措施】**

**1. 头皮损伤** 头皮血肿应加压包扎止血；头皮裂伤经清创缝合后，按医嘱使用抗生素和破伤风抗毒素。

**2. 颅骨骨折**

（1）防止颅内感染保持外耳道、鼻腔和口腔清洁，每日两次清洁、消毒，注意棉球不可过湿。置干棉球于前鼻庭、外耳道，随湿随换，记24小时浸湿棉球数以估计脑脊液外漏量。避免用力咳嗽、打喷嚏、擤鼻涕及用力排便。严禁为脑脊液鼻漏者从鼻腔吸痰或放置胃管，禁止耳鼻滴药、冲洗和堵塞，禁忌腰穿。密切观察有无颅内感染。遵医嘱预防性应用抗生素、TAT。

（2）促进颅内外漏道尽早闭合颅前窝骨折神志清醒半坐位，昏迷时抬高床头30°，头偏向患侧，维持体位至漏液停止后3～5天。

（3）病情观察注意有无脑损伤征象，密观意识、生命体征、瞳孔、肢体活动。

（4）颅内低压综合征护理脑脊液外漏，颅内压过低而致颅内血管扩张，出现剧烈头痛、眩晕、呕吐、厌食、反应迟钝、脉搏细弱、血压偏低称颅内低压综合征。应嘱其卧床休息，头低足高位，遵医嘱多饮水或静脉滴注生理盐水以大量补充水分。

**3. 脑损伤**

（1）现场急救护理

1）保持呼吸道通畅 患者侧卧、头后仰托下颌；手法或吸引器清除口鼻咽呕吐物或血块；吸氧；放置口咽通气管、气管插管、气管切开；禁用吗啡。

2）妥善处理伤口 头皮损伤加压包扎；开放性颅脑损伤应剪短头发，消毒时酒精勿入伤口；伤口不冲洗、不用药；外露脑组织周围消毒纱布卷保护，外加干纱布包扎，避免受压；保护插入颅腔的致伤物不可拔出，应手术清创取出；应用抗生素、TAT抗感染。

3）防治休克 一旦休克应查明有无颅外合并伤，如多发骨折、内脏破裂。患者应平卧、保暖、吸氧、扩容。

4）做好护理记录 受伤史、检查发现、急救经过、生命体征、意识、瞳孔、肢体活动等。建立观察记录单。

（2）病情观察

1）意识状况 临床上依病人对刺激的反应可分为意识清醒、嗜睡、浅昏迷、昏迷、深昏迷。也常采用格拉斯哥昏迷计分法（Glasgow coma scale，GCS）：系对伤者的睁眼、言语和运动三方面的反应进行计分（表9－1），最高分为15分，最低分为3分。分数越低表明意识障碍程度越重，8分以下为昏迷；13～15分，伤后意识障碍在20分钟以内，为轻型颅脑损伤；8～12分，伤后意识障碍在20分钟至6小时，为中型颅脑损伤；3～7分，伤后昏迷或再昏迷在6小时以上，为重型颅脑损伤。

**表9－1　格拉斯哥昏迷计分法**

| 睁眼反应 | 计分 | 言语反应 | 计分 | 运动反应 | 计分 |
|---|---|---|---|---|---|
| 正常睁眼 | 4 | 回答正确 | 5 | 遵命动作 | 6 |
| 呼唤睁眼 | 3 | 回答错误 | 4 | 定位动作 | 5 |
| 刺痛睁眼 | 2 | 含混不清 | 3 | 肢体回缩 | 4 |
| 无反应 | 1 | 唯有声叹 | 2 | 肢体屈曲 | 3 |
| | | 无反应 | 1 | 肢体过伸 | 2 |
| | | | | 无反应 | 1 |

2）生命体征　观察呼吸、脉搏、血压、体温的改变。

3）神经系统体征　检查双侧瞳孔的大小和对光反射；检查双侧肢体肌张力、自主活动、感觉、生理反射和病理反射。

4）其他　观察有无脑脊液漏、头痛、呕吐、烦躁不安等症状；观察CT和MRI结果、颅内压监测等情况；检查有无四肢、脊柱骨折及胸腹内脏破裂等。脑震荡无需特殊治疗，一般卧床休息1～2周，给予镇静剂，多数顺利康复，预后良好。脑挫裂伤和脑干损伤，应静卧休息，头抬高15°～30°侧卧；保持呼吸道通畅，加强营养支持，抗感染及对症处理；应用脱水、激素、过度换气、吸氧、限制入量、冬眠低温等防止脑疝；应用神经营养药促进脑功能恢复；必要时行脑减压术或颅内血肿清除术。对于颅内血肿，除非患者症状轻微或无症状、CT检查显示血肿小、颅内压低于2.7kPa，可在严密监测下，应用脱水剂、激素、止血药等非手术治疗，否则要配合医生及时行开颅血肿清除术、脑室引流术、钻孔引流术等手术治疗及护理。

**4. 健康指导**

（1）心理指导向病人和家属讲解有关治疗颅内压增高的知识，在进行任何一项检查和护理措施前应对病人做好解释，使病人有足够的心理准备，对疾病的康复充满信心，保持乐观态度，配合治疗护理。及时将病人的病情反馈给家属，以取得理解和配合。鼓励病人与各种支持系统取得联系，允许亲人陪伴。护理人员也应重视对家属的支持。

（2）康复训练颅脑疾病手术后，可能遗留语言、运动或智力障碍，伤后1～2年内仍有恢复的可能，制定康复计划，进行语言、记忆力等方面的训练，以改善生活自理能力和社会适应能力。

扫码“练一练”

（孙立明）

模块三

# 颈部、乳腺及胸部外科疾病病人的护理

# 第十章

# 颈部疾病病人的护理

## 学习目标

1. 简述甲状腺肿瘤及常见颈部肿块病人的临床特点及护理；甲状腺功能亢进病人的护理措施、术后主要并发症及护理措施。
2. 归纳甲状腺功能亢进病人的护理评估及常见护理诊断及辅助检查。
3. 能知晓颈部疾病临床特点及治疗原则。
4. 能对颈部疾病病人进行护理评估，并能实施护理措施。能对甲状腺术后病人实施护理监护，并具有及时发现术后并发症及配合医生处理的能力。
5. 运用护理程序对颈部疾病病人实施整体护理。

扫码“学一学”

## 第一节 甲状腺功能亢进症病人的护理

甲状腺功能亢进症（hyperthyroidism）简称甲亢，是由于各种原因导致甲状腺素分泌过多而引起的以全身代谢亢进为主要特征的疾病总称。

**【解剖生理概要】**

甲状腺分左右两叶，位于甲状软骨下方气管两旁，中间以峡部连接。峡部有时向上伸出一椎体叶，可与舌骨相连。甲状腺由两层被膜包裹；内层被膜为甲状腺固有膜，外层被膜又称甲状腺外科被膜。甲状腺借外层被膜固定于气管和环状软骨上；又借左、右两叶上极内侧的悬韧带悬吊于环状软骨上。因此，在做吞咽动作时，甲状腺亦随之上、下移动。

甲状腺的血液供应非常丰富，主要来自两侧的甲状腺上动脉和甲状腺下动脉。甲状腺上动脉起自颈外动脉；甲状腺下动脉起自锁骨下动脉。甲状腺表面丰富的静脉网汇成上、中、下静脉干；上干伴行甲状腺上动脉，汇入颈内静脉；中干常单行，横过颈总动脉的前方，亦汇入颈内静脉；下干数目较多，在气管前汇入无名静脉。

甲状腺的淋巴汇合流入沿颈内静脉排列的颈深淋巴结。气管前、甲状腺峡上方的淋巴结和气管旁、喉返神经周围的淋巴结也收集来自甲状腺的淋巴。

喉返神经支配声带运动，来自迷走神经，行于气管、食管沟内，上行至甲状腺叶的背面，交错于甲状腺下动脉的分支之间。喉上神经亦起自迷走神经，分内、外两支，内支为感觉支，经甲状舌骨膜进入喉内，分布在喉的黏膜上；外支为运动支，与甲状腺上动脉贴近，下行分布至环甲肌、使声带紧张。因此，手术中处理甲状腺上、下动脉时，应避免损伤喉上神经及喉返神经（图 10－1）。

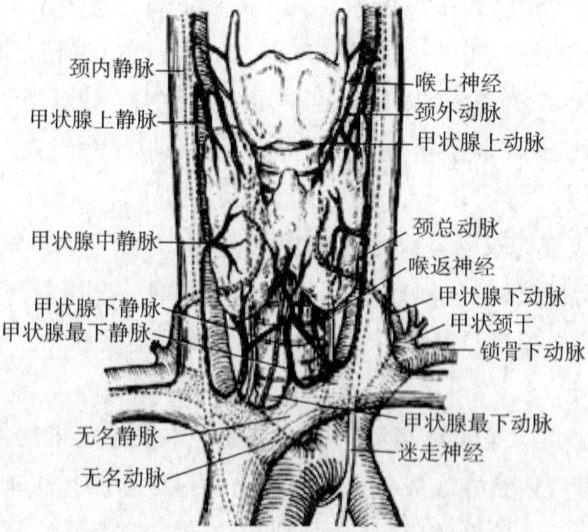


图 10－1　甲状腺局部解剖

甲状腺有合成、贮存和分泌甲状腺素的功能。甲状腺素主要包括四碘甲状腺原氨酸（$T_4$）和三碘甲状腺素原氨酸（$T_3$）。$T_3$的量虽远较$T_4$为少，但$T_3$与蛋白结合较松，易于分离，且其活性较强而迅速。因此，其生理作用较$T_4$高 4～5 倍。

甲状腺激素的合成和分泌过程受下丘脑－垂体所分泌的促甲状腺激素（TSH）的调节和控制，而 TSH 的分泌则受血液中甲状腺激素浓度的影响。通过这种负反馈作用，维持下丘脑—垂体—甲状腺之间的生理上动态平衡。

甲状腺激素对能量代谢和物质代谢都有显著影响。

**【甲状腺功能亢进分类】**

按引起甲亢的原因可分为：原发性、继发性和高功能腺瘤三类。①原发性甲亢：最常见，是指在甲状腺肿大的同时，出现功能亢进症状。病人年龄多在 20～40 岁。腺体肿大为弥漫性，两侧对称，常伴有眼球突出，故又称“突眼性甲状腺肿”。②继发性甲亢：如继发于结节性甲状腺肿的甲亢，病人先有结节性甲状腺肿多年，以后才出现功能亢进症状。发病年龄多在 40 岁以上，两侧多不对称，无眼球突出，容易发生心肌损害。③高功能腺瘤：少见，甲状腺内有单发的自主性高功能结节，结节周围的甲状腺组织呈萎缩改变。病人无眼球突出。

**【护理评估】**

**（一）健康史**

原发性甲亢的病因迄今尚未完全明了。由于在病人的血中发现了长效甲状腺刺激素（LATS）和甲状腺免疫球蛋白（TSI）两类刺激甲状腺的自身抗体，因此认为原发性甲亢是一种自身免疫性疾病。两类抗体都属于 G 类免疫球蛋白，都能抑制 TSH，而与 TSH 受体结合，从而加强甲状腺细胞的功能，分泌大量的 $T_3$和 $T_4$。

继发性和高功能腺瘤的病因，也未完全清楚。可能与结节本身自主性分泌紊乱有关。

**（二）身体状况**

**1. 甲状腺功能亢进的表现** 病人常有疲乏无力、怕热多汗、皮肤潮湿、多食易饥、体重显著下降；多言好动、情绪紧张、焦虑易怒、失眠不安、思想不集中、记忆力减退，两手颤动、心动过速、第一心音亢进；收缩压升高、舒张压降低、脉压增大等。

**2. 甲状腺肿大** 大多数病人有不同程度的甲状腺肿大。甲状腺肿为弥漫性、对称性，质地不等，无压痛，肿大的甲状腺可随吞咽动作上下移动。甲状腺上下极可触及震颤，闻及血管杂音。

**3. 突眼征** 典型表现为双侧眼球突出、眼裂增宽；严重者上下眼睑难以闭合，甚至不能盖住角膜；凝视时瞬目减少，炯炯发亮；双眼向下看时，上眼睑不能随眼球下闭而出现白色巩膜，两眼内聚能力差等。突眼程度与甲亢轻重无明显关系。

**4. 常见术后并发症**

（1）呼吸困难和窒息 是术后最危急的并发症，多发生在术后48小时内。主要原因有：①手术时止血不彻底或结扎线脱落，切口内出血形成血肿，压迫气管；②手术创伤或气管插管引起喉头水肿；③较大的甲状腺肿长期压迫气管软骨环，当腺体切除后软化的气管壁失去周围组织的支撑而塌陷；④黏痰堵塞气道。另外，也可以由于双侧喉返神经损伤、严重的甲状旁腺损伤所引起。

（2）声音嘶哑、失音 主要是由于术中喉返神经被切断、钳夹或缝扎引起，少数是术后因血肿压迫或瘢痕牵拉所致。单侧喉返神经损伤表现为声音嘶哑，双侧损伤为失音和严重的呼吸困难。

（3）误咽、音调降低 因喉上神经损伤所致。喉上神经分内、外两支，内支损伤后喉黏膜感觉消失，进食时容易发生误咽而呛咳；外支损伤后环甲肌麻痹，声带松弛，表现为音调降低。

（4）甲状腺危象 也称为甲亢危象，是甲亢的严重并发症。主要与术前准备不充分，甲亢症状未能得到很好控制及手术应激等有关。多发生在甲亢术后12～36小时，表现为原有的甲亢症状加重，包括高热（39℃以上），心动过速（120次/分以上），伴心房扑动、烦躁不安、呼吸急促、大汗淋漓、厌食、恶心、呕吐、腹泻等，严重者出现虚脱、休克、嗜睡、谵妄、昏迷等。如抢救不及时或处理不当可导致病人死亡，死亡率约20%～30%。

（5）手足抽搐 由于术中误切或挫伤甲状旁腺，以致出现低钙抽搐。病人多在术后1～4天出现，轻症病人仅有面部和手足麻木、强直感；重症病人有面肌及手足的疼痛性痉挛，严重者由于喉及膈肌痉挛，可引起呼吸困难甚至窒息。

**5. 其他** 心房颤动和心力衰竭；胫前黏液性水肿等。

**（三）辅助检查**

**1. 基础代谢率（BMR）测定** 可根据脉压和脉率计算，或用基础代谢率测定器测定。前者较简单，后者较可靠。常用计算公式：基础代谢率（%）=（脉率+脉压）-111，这种公式法不适用于心律失常的病人。测定基础代谢率应在完全安静、清晨空腹时进行。正常值为±10%，+（20%～30%）为轻度甲亢，+（30%～60%）为中度甲亢，+60%以上为重度甲亢。

**2. 甲状腺摄$^{131}$I率的测定** 正常甲状腺24小时内摄取的$^{131}$I量为人体总量的30%～40%。如在2小时内摄取的$^{131}$I量为人体总量的25%，或在24小时内摄取的$^{131}$I量为人体总量的

50%，且吸$^{131}$I高峰提前出现，均可诊断甲亢。检查前一定时期内禁用抗甲状腺药物、碘和溴制剂及含碘丰富的食物，以免影响试验结果。

**3. 血清中$T_3$和$T_4$含量的测定**　甲亢时，血清$T_3$可高于正常4倍左右，而$T_4$仅为正常的2.5倍，因此，$T_3$测定对甲亢的诊断具有较高的敏感性。

**4. 颈部X线吞钡透视或摄片**　了解气管和食管有无受压或移位，是否有胸骨后甲状腺肿等。

**5. 眼部CT和MRI**　可以排除其他原因所致的突眼测量突眼的程度，评估眼外肌受累的情况。

**6. 喉镜检查**　以确定声带功能。因有时一侧喉返神经受压，并没有出现声音嘶哑的症状。

**7. 超声波检查**　有助于发现甲状腺内的结节，区分是实质性肿块还是囊性肿块，以及结节与周围组织的关系等。

**8. 心电图检查**　了解心脏有无异常改变。

**9. 血清钙、磷测定**　了解甲状旁腺的功能，有助于分析术后抽搐的原因。

**（四）治疗评估**

目前有三种方法，即抗甲状腺药物、放射性碘和手术治疗。抗甲状腺药物的作用是抑制甲状腺合成甲状腺素，放射性碘和手术则是通过破坏甲状腺组织减少甲状腺素的产生来达到治疗目的。甲状腺大部切除术是目前治疗中度以上甲亢最常用且有效的方法，通常切除腺体的80%～90%，并同时切除峡部。

手术适应证：①继发性甲亢或高功能腺瘤；②中度以上的原发性甲亢；③腺体较大，伴有压迫症状，或胸骨后甲状腺肿等类型甲亢；④抗甲状腺药物或$^{131}$I治疗后或坚持长期用药有困难者。

手术禁忌证：①青少年病人；②症状较轻者；③老年病人或有严重器质性疾病不能耐受手术者。

**（五）社会心理状态评估**

甲亢病人交感神经兴奋性增高，“精神过敏”，比一般病人要容易产生紧张和恐惧，表现为易激动、不合作、失眠、稍不随意就生抱怨情绪，这又会导致甲亢症状的加重。病人对疾病的恐惧，特别是出现压迫症状时，这种心理更重，对提高病人手术耐受力和合作能力都十分不利。

**【护理问题】**

**1. 焦虑或恐惧**　与未经历过类似手术对手术的危险性有顾虑；交感神经兴奋性增高有关。

**2. 营养失调：低于机体需要量**　与甲亢导致机体基础代谢率明显增高有关。

**3. 吞咽困难**　与颈部疾病术后吞咽动作引起疼痛有关。

**4. 潜在并发症**　呼吸困难和窒息、甲状腺危象、喉返神经损伤、喉上神经损伤和手足抽搐等。

**【护理目标】**

（1）病人情绪稳定，有充足的睡眠时间，能配合医疗护理工作。

（2）手术前后营养满足需要，机体耐受力增强。

（3）发生术后并发症的危险下降到最低限度，一旦发生能及时发现和护理。

**【护理措施】**

**（一）术前护理**

**1. 心理护理** 对病人和蔼热情，帮助病人适应医院内生活环境。向病人介绍手术的必要性和方法，以及手术前后应配合的事项，消除病人的顾虑和紧张心理。精神过度紧张或失眠者，可给予镇剂或安眠药。向同室病人介绍甲亢有关症状，希望能体谅和忍让，并限制访客，减少外来刺激。鼓励家属给予心理支持，保持愉快的生活氛围。

**2. 一般护理**

（1）保持安静休息 把病人安置在通风、安静的病室，避免和病情危重的病人同住一室，以免病人情绪不安。病人应减少活动，避免体力消耗。病人休息时避免各种干扰。

（2）卧位 睡眠时垫高枕头侧卧，颈部微屈位，以减轻肿大的甲状腺对气管的压迫。

（3）饮食 给予高蛋白、高热量、高维生素饮食，鼓励多饮水，以补偿机体的过度消耗。忌浓茶、咖啡、烟酒以及辛辣等刺激性食物。

（4）体位训练 术前教会病人头低肩高体位，每日练习用软枕垫高肩部数次，以适应术中颈过伸的体位。

**3. 用药护理** 药物降低基础代谢率是术前准备的重要环节。为了提高甲亢病人的手术耐受力，预防术后并发症，通常先用硫氧嘧啶等抗甲状腺药物治疗，待甲亢症状基本控制后，停服抗甲状腺药物，改服碘剂。碘剂的作用一是抑制甲状腺素的释放，二是可减少甲状腺血运，使腺体变小变硬，有利于手术进行。常用碘剂为复方碘化钾溶液（Lugol 液），用法是每日 3 次，每次 3 滴或 5 滴开始，逐日每次增加 1 滴（即第 1 天每次 3 滴，第 2 天每次 4 滴，依次类推）至每日 3 次、每次 16 滴时维持至手术日。但服碘剂一般不要超过 2～3 周。服用碘剂应在饭后把药液滴在饼干或面包上吞服，以减少对口腔和胃黏膜的刺激。当病人情绪稳定，睡眠好转，体重增加，脉率稳定在 90 次/分下，BMR 低于 +20%，腺体缩小变硬，就表明准备就绪，应及时手术。

应该注意，碘剂抑制甲状腺素释放的作用是暂时的，如服用过久或突然停药，可能引起大量甲状腺素进入血液循环，使甲亢症状加重。因此，不准备手术的病人，一律不要服用碘剂。

对常规应用碘剂或合用抗甲状腺药物而效果不佳，即未达到手术前要求指标的病人，可改用盐酸普萘洛尔（心得安），每 6 小时 20～40mg，连用 4～7 天，术前 1～2 小时再口服一次；亦可与碘剂合用。此法一般在 4～7 天即可达到手术前要求。

**4. 术前准备** 教会病人正确深呼吸、有效咳嗽及咳痰的方法。术前 12 小时禁食、4 小时禁水。术日晨准备麻醉床，床旁备引流装置、无菌手套、供氧设备、拆线包、气管切开包以及急救药品等，以备急救。

**（二）术后护理**

**1. 一般护理**

（1）卧位 血压平稳后取半卧位。

（2）保持呼吸道通畅 指导和鼓励病人深呼吸、有效咳痰，必要时行雾化吸入使痰液稀释，以免痰液阻塞气管。

（3）伤口引流的护理 术后常规放置引流管或橡皮片 24～48 小时，保持引流通畅，注意观察引流液的量及性质。

（4）饮食　术后6小时如无呕吐，可进温或凉流质饮食，少量慢咽，并注意进食时有无呛咳。若病人主诉因疼痛吞咽困难时，可在进食前30分钟给予止痛剂。手术后第2天开始进半流质饮食。

（5）用药护理　甲亢病人术后遵医嘱继续服用复方碘化钾液，每日3次，每次10滴，共1周左右；或每日3次，每次16滴开始，逐日每次减少1滴，至每次3滴时止。术前用普萘洛尔准备者，术后继续服用4～7天。

**2. 严密观察病情**　术后密切注意病人生命体征，直至平稳。注意观察切口渗血及引流管情况。观察发音情况及有无进食呛咳、手足感觉异常等情况；加强巡视，一旦发现并发症，立即通知医生，并配合急救。

**3. 术后并发症的护理**

（1）呼吸困难和窒息　如因切口内出血压迫气管引起者，检查时发现颈部迅速肿大，颈围增粗，切口有大量渗血，应立即床边拆除切口缝线，敞开伤口，去除血块，再急送手术室彻底止血，必要时行床旁气管切开。当痰液阻塞气管引起呼吸困难时，应首先用吸痰管吸痰，如无效再行气管插管或气管切开。其他原因造成气道堵塞，一般应先做气管切开，然后再做进一步处理。

（2）声音嘶哑、失音　对已有喉返神经损伤的病人，应认真做好安慰解释工作，如系血肿压迫或牵拉所致的，经理疗后，一般3～6个月内可逐渐恢复，一侧喉返神经损伤，可由对侧代偿而好转；双侧喉返神经损伤则需要手术修补。

（3）误咽、音调降低　喉上神经损伤一般经针刺、理疗后症状可明显改善。术后进食有呛咳者，应取坐位或半坐位进食，试给半流质或固体类食物，缓慢吞咽，特别要注意避免饮水时误咽。

（4）甲状腺危象　预防甲状腺危象的关键，是术前稳定病人情绪，做好药物准备的护理，务必达到术前准备要求。术后应继续服用碘剂。一旦出现症状，应及时给予吸氧，物理降温，静脉输入葡萄糖液，并报告医生。根据医嘱给镇静剂，静脉滴注碘剂、氢化可的松、普萘洛尔等药物。

（5）手足抽搐　病人的饮食应限制含磷较高的瘦肉、蛋黄、乳品，以减少钙的排出。多吃绿叶蔬菜、豆制品和海味等高钙低磷食物。症状轻者，口服改钙片或维生素D；症状较重者，服用双氢速变固醇（AT10），可迅速提高血钙，但应每周测血钙或尿钙一次，随时调整用药剂量，以防止高血钙症及并发泌尿系结石。在抽搐发作时，应立即静脉注射10%葡萄碳酸钙10～20ml，以解除痉挛。

**（三）健康指导**

（1）保持心情愉快，充足睡眠，避免劳累；甲状腺大部切除术后3个月可恢复正常工作。

（2）加强颈部功能锻炼，做抬头 、左右转颈活动，防止瘢痕挛缩所致的功能异常。

（3）注意有无甲亢复发或甲状腺功能低下的症状。

（4）定期复查，术后3、6、12个月以及以后每年随访1次，共3年。若出现心悸、手足震颤、抽搐等情况及时就诊。

扫码“学一学”

## 第二节　甲状腺肿瘤病人的护理

**【护理评估】**

**1. 甲状腺腺瘤**　为好发于20～40岁女性的甲状腺良性肿瘤，肿瘤多为单发，呈圆形或椭圆形，质地中等，表面光滑，边界清楚，无压痛，随吞咽上下移动，生长缓慢。瘤体多为实质性，也有部分为囊性腺瘤。后者可因囊壁血管破裂致囊内出血迅速增大，伴有局部胀痛和压痛。约20%的病人可继发甲亢，约10%可发生癌变，故治疗原则是及早行患侧腺体大部切除术，并应即行冷冻切片检查。

**2. 甲状腺癌**　甲状腺单发肿块（少数可多发或双侧），质硬而表面高低不平，增长迅速，边界不清，吞咽时肿块活动度差。晚期可压迫气管、食管、神经等出现呼吸困难、吞咽困难、声音嘶哑、Horner综合征等症状。常转移到颈部区域淋巴结，血运转移多见于扁骨和肺。因病理类型不同（乳头状腺癌、滤泡状腺癌、未分化癌、髓样癌）而恶性程度、临床表现、治疗原则也各异。甲状腺癌应争取早期手术切除患侧腺体和峡部、对侧腺体的大部，或全腺体切除。乳头状腺癌、滤泡状腺癌术后服用甲状腺素片，以预防甲状腺功能减退和抑制TSH，抑制甲状腺癌的生长。如有淋巴结转移，要同时行颈淋巴结清扫术。其中未分化癌采用放射治疗，不宜手术。

**【护理措施】**

甲状腺肿瘤通常无甲亢的表现，手术前不需要应用抗甲状腺药物和碘剂准备，手术后也没有发生甲状腺危象的危险。但甲状腺肿瘤具备肿瘤的特点，常有压迫症状。

其手术病人的护理措施基本与甲亢、肿瘤手术护理措施相同。护理时还需要注意以下几点。

（1）甲状腺全部切除的病人需终身服用甲状腺制剂，以满足机体对甲状腺素的需要。

（2）甲状腺乳头状癌较多见，早期治疗预后较好，指导病人在积极治疗的同时，保持良好的心理、躯体和社会适应状态是战胜癌症的重要因素。

（3）定期复查，术后3、6、12个月以及以后每年随访1次，共3年。

## 第三节　其他常见颈部肿块

颈部肿块在临床上较为多见，是颈部肿瘤、炎症，先天性畸形等疾病的常见体征。颈部肿块除甲状腺疾病外，常见的还有下列几种。

**（一）甲状舌管囊肿**

胚胎发育过程中，甲状腺是由口底向颈部伸展的甲状舌管的下端发生的，以后该管自行退化闭锁。若退化不全或未退化，可形成甲状舌管囊肿，多见于15岁以下儿童，表现为颈前中线、舌骨下方出现圆形囊性肿块，边界清楚，随伸舌运动而上下移动。如继发感染而破溃，可形成甲状舌管瘘。治疗应采用手术切除。

**（二）颈淋巴结结核**

多见于儿童或青年人，结核杆菌经咽部（扁桃体等处）侵入，少数继发于肺结核。表现为颈部一侧或双侧出现多个大小不等的肿大淋巴结，多数位于颌下区及胸锁乳突肌的前后缘，早期淋巴结肿大，质韧无痛，散在而活动，以后逐渐互相粘连融合成团，形成不易移动的结节性肿块。晚期形成寒性脓肿，溃破后流出豆渣或米汤样脓液，日久潜行蔓延，形成窦道。部分病人有低热、消瘦、食欲不振等结核病全身症状。

病人应注意休息，增加营养，全身性抗结核药物治疗。局部治疗视具体情况而定。早期病变局限且较大的淋巴结可行切除；形成寒性脓肿时，可潜行穿刺抽尽脓液，并注入链霉素或异烟肼溶液；已破溃者可行病灶刮除术，加强换药，伤口多能愈合。

**（三）慢性淋巴结炎**

常继发于头、面、颈、口腔的炎症病变。一般有多个淋巴结肿大，常位于颈侧区，颌下和颏下区，体积不大，扁平、质中等，表面光滑，能推动，可有或无压痛。经治疗原发病灶后，颈淋巴结炎自能好转。在鉴别诊断困难时，可取活组织检查。

**（四）恶性淋巴瘤**

是原发于淋巴结或其他淋巴组织的恶性肿瘤，包括霍奇金病和非霍奇金病。多见于男性青壮年，肿大的淋巴结常先出现在一侧胸锁乳突肌周围或锁骨上窝。早期肿大的淋巴结散在、活动、稍硬、无压痛。不久可迅速增大，相互粘连成团且固定不活动。同时，全身淋巴结及肝脾均肿大，并有不规则的高热。淋巴结病理检查可明确诊断。治疗采用放疗为主的综合治疗。

**（五）淋巴结转移癌**

一般先有原发癌的临床表现，再出现颈部淋巴结肿大。上颈部淋巴结转移癌的原发病灶，大多在头颈部，如鼻咽癌、甲状腺癌。锁骨上淋巴结转移性肿瘤的原发病灶，大多在胸腹部，如肺、乳腺、胃肠道等。肿大淋巴结初起时单发，坚硬如石，表面不平。以后多个淋巴结互相融合，且固定，常伴有局部放射性痛。有时原发癌灶很小，多无自觉症状，而以颈部淋巴结肿大为首发症状。此时，需要全面细致地检查才能发现原发病灶，必要时可切除肿大淋巴结行活检确诊。

## 目标检测

### 选择题

A3/A4 型题

（1~6 题共用题干）

病人，女性，31 岁，甲状腺肿大 2 年多，伴有多食消瘦，怕热多汗、心悸，易疲劳。查体：脉搏 105 次/分，呼吸 20 次/分，血压 130/70mmHg，双侧甲状腺弥漫肿大，可触及震颤，眼球稍突，心肺无异常，拟行甲状腺大部切除术。

1. 术前药物准备中，最重要的药物是

A. 阿托品　　B. 普萘洛尔　　C. 苯巴比妥

D. Lugol 液　　E. 甲状腺素

2. 术前进行药物准备的主要目的是

A. 降低基础代谢率

B. 使病人心情放松

C. 使甲状腺缩小变硬便于手术操作

D. 防止术后痰液堵塞气道

E. 预防病人术中心动过速

3. 为了预防手术后呼吸道并发症，必须在其床边准备的物品是

A. 吸氧设备　B. 体温计　C. 吸痰设备

D. 接呕吐物的弯盘　E. 紧急拆线缝合包

4. 术后 48 小时内，护士最重要的病情观察是

A. 脉搏　B. 血压　C. 呼吸

D. 体温　E. 切口

5. 术后护士要求病人说话，其目的是判断病人有无

A. 伤口出血　B. 呼吸道阻塞　C. 意识情况

D. 神经损伤　E. 甲状腺危象

6. 术后病人出现进行性呼吸困难，烦躁不安，发绀，检查发现颈部肿大，切口有大量渗血，应首先进行的处理是

A. 气管切开　B. 气管插管　C. 压迫止血

D. 给氧　E. 拆除切口缝线，敞开伤口，去除血块

扫码“练一练”

（张　德）

# 第十一章

# 乳房疾病病人的护理

## 学习目标

1. 简述乳房的解剖、生理特点；几种常见乳房良性肿瘤的特点。
2. 归纳急性乳腺炎、乳腺癌的护理评估内容。
3. 运用护理程序对乳腺疾病病人实施整体护理。

乳房疾病是女性的常见病、多发病。随着现代生活节奏的加快，近年来各种乳房疾病困扰着广大女性，其中以乳腺癌危害最大，是女性发病率最高的恶性肿瘤。护理人员不仅要重视乳房疾病本身的诊疗及护理，加强对病人的康复指导，最大限度地减少并发症，提高生活质量，更需要加强对乳房疾病的健康教育，普及防治的相关知识，有效地做到未病先防。

**【解剖生理概要】**

女性乳房是两个半球形的重要性特征器官，也是泌乳、哺乳的器官。位于胸前第 2 或第 3 肋骨至第 6 肋骨水平的浅筋膜浅、深层之间。乳房由腺体、导管、结缔组织和脂肪组成。乳腺内侧缘达胸骨旁，外侧缘至腋前线，乳腺外上方形成乳腺腋尾部伸向腋窝。每侧乳房有轮辐状排列的乳腺腺叶 15～20 个，每一腺叶又分若干小叶，后者又由小乳管和腺泡组成。每一腺叶有一汇总的大乳管，开口于乳头。腺叶和乳管均以乳头为中心呈放射状排列。大乳管靠近开口的 1/3 段略为膨大，是乳管内乳头状瘤的好发部位。腺叶和腺泡间有结缔组织间隔。腺叶间还有许多与皮肤垂直的纤维束，上连皮肤与浅筋膜浅层，下连浅筋膜深层，称 Cooper 韧带。正常乳房腺体最多的是外上象限，是乳房患病机会最多的地方。

乳腺是许多内分泌腺体的靶器官，其生理活动受垂体前叶激素、肾上腺皮质激素和性激素的影响，呈周期性改变。此外，生长发育、月经周期、妊娠及哺乳等生理活动也会使乳腺发生变化。

乳房的淋巴网非常丰富，其淋巴液主要经以下途径输出：①乳房大部分淋巴液流至腋窝淋巴结，再流向锁骨下淋巴结，继续流向锁骨上淋巴结；②部分乳房内侧的淋巴液流向胸骨旁淋巴结，继续流向锁骨上淋巴结；③一侧乳房的淋巴液可流向另一侧乳房；④乳房深部的淋巴液，还可流向肝。以第一条途径最多见，是乳腺癌病人淋巴结转移最常发生于腋窝的原因。

**【分类】**

乳房疾病是一种常见疾病，包括急性乳房炎、乳腺癌、乳房良性肿瘤等。乳房良性肿瘤又分为乳房纤维腺瘤、乳管内乳头状瘤、乳腺囊性增生病，致病因素比较复杂。

扫码“学一学”

# 第一节 急性乳腺炎病人的护理

急性乳腺炎（acute mastitis）是乳腺的急性化脓性感染，多见于产后哺乳期的妇女，尤以初产妇多见，常发生在产后3～4周。

**【护理评估】**

**（一）健康史**

急性乳房炎的发生，除产后全身抵抗力下降外，主要有以下两方面原因。

**1. 乳汁淤积** 主要由乳头发育不良或乳管不通畅引起。此外乳汁分泌过多或婴儿吸乳少、哺乳方法不正确等也是常见原因。

**2. 细菌入侵** 乳头破损或皲裂，使细菌沿淋巴管入侵是感染的主要途径。细菌也可直接侵入乳管，上行至腺小叶而致感染。致病菌多数为金黄色葡萄球菌。

**（二）身体状况**

**1. 早期** 患侧乳房胀痛、局部皮肤发热、发红，全身乏力、发热。

**2. 中期** 上述症状加重，疼痛呈搏动性，患侧腋窝淋巴结肿大、寒战、高热、脉率加快。

**3. 后期** 乳房感染后，发展为蜂窝组织炎形成乳房脓肿。多位于乳晕区、乳房内及乳房后（图11－1）。表浅的脓肿可触及波动感，深部的脓肿穿刺可以抽到脓液。

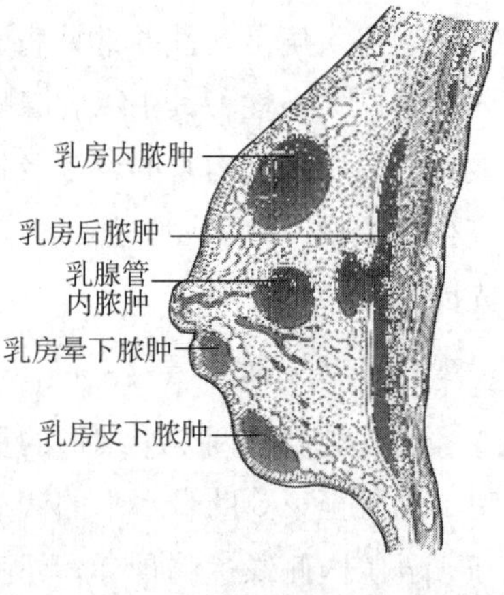

图11－1 乳房脓肿部位

**（三）辅助检查**

**1. 实验室检查** 血常规检查显示血白细胞计数及中性粒细胞比例升高。

**2. B超检查** 可发现有液性暗区等。

**3. 局部穿刺** 抽出脓液可确定诊断。

**4. 脓液细菌培养及药物敏感试验** 有助于明确细菌种类，选择抗生素。

**（四）治疗评估**

急性乳腺炎的治疗原则是控制感染，排空乳汁。

**1. 非手术治疗** 暂停哺乳，用吸乳器吸尽乳汁，消除乳汁淤积，感染严重或脓肿引流后并发乳瘘者，应单侧停止喂养或终止哺乳；局部进行理疗以促进炎症消散吸收；全身应用抗生素，促使炎症消退，首选青霉素；保持患乳乳头清洁，防止细菌再次入侵。

**2. 手术治疗** 脓肿形成后及时切开引流。注意：确定脓肿形成的位置；在乳腺腺体上选取轮辐方向放射状切开（图11－2）；乳房深部或乳房后脓肿，沿乳房下缘做弧形切口；乳晕部脓肿，沿乳晕边缘做弧形切口；乳腺多间隔脓肿尽量使其相互通畅，最好在脓腔最低处或另做切口对口引流（图11－3）。

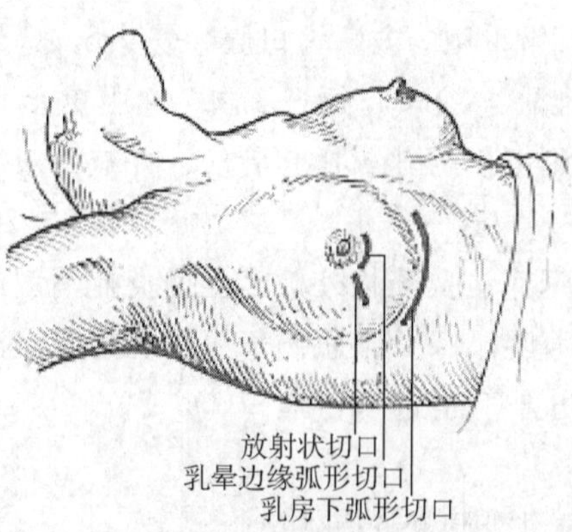


图 11－2　乳房脓肿引流切口

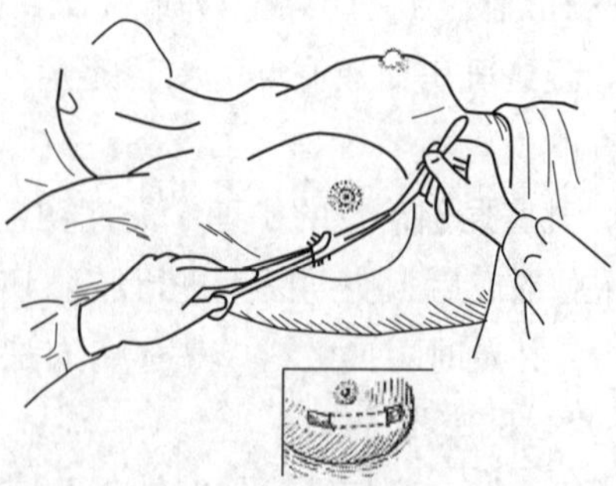

图 11－3　乳房脓肿对口引流

**（五）社会心理状态评估**

观察病人情绪变化，是否担心婴儿的喂养与发育，乳房的功能及形态改变等。注意家庭其他成员对病人生活和情绪的影响。

**【护理问题】**

**1. 不舒适：疼痛**　与乳汁淤积、炎症肿胀、脓肿切口引流有关。

**2. 体温过高**　与细菌感染所致的炎症反应有关。

**3. 知识缺乏**　缺乏哺乳期哺乳卫生、乳房保健及预防乳腺炎的知识。

**4. 焦虑**　与担心婴儿喂养及乳房形态改变有关。

**5. 潜在并发症**　脓毒症、乳瘘。

**【护理目标】**

（1）乳房炎症控制，疼痛缓解。

（2）病人体温恢复正常。

（3）病人掌握哺乳及乳房自我保健相关知识。

（4）病人情绪稳定。

（5）并发症可及时预防或处理。

**【护理措施】**

**（一）一般护理**

**1. 饮食与休息**　指导病人进食高热量、高蛋白、高维生素、低脂肪且易消化饮食，鼓励病人多饮水，以增强自身的抵抗力，全身症状重者应静脉输液。病人应卧床休息。

**2. 心理护理**　介绍急性乳腺炎的发生原因和治疗方法，使病人了解炎症消退后，对乳房的外观形态及哺乳功能均无影响。

**3. 对症护理**　高热者，予以物理降温，必要时应用解热镇痛药物。出汗后及时更换衣服，以防感冒。病人出现寒战时给予保温，加盖棉被、毛毯或给热水袋、饮热开水等。

**4. 中医药治疗**　以舒肝清热、化滞通乳为主。可用蒲公英、野菊花等清热解毒类药物。

**（二）观察病情变化**

定时检测生命体征的变化，了解白细胞计数及分类变化，必要时做血或脓液细菌培养及药物敏感试验。遵医嘱选择有效抗生素，注意观察抗生素的疗效和不良反应。

**（三）患侧乳房的护理**

**1. 防止乳汁淤积**　患乳暂停哺乳，以免影响婴儿健康，定时使用吸乳器吸净积乳。一般不必断乳。若感染严重或并发乳瘘，应停止哺乳，常采用的方法为口服炒麦芽60g，用水煎服分2次服，每日1剂，连服3天；或口服乙烯雌酚1～2mg，每日3次，连服3天。

**2. 促进乳房血液循环、减轻疼痛** 指导病人使用宽松的乳罩托起乳房，并减少对患侧乳房触碰。

**3. 乳房局部治疗的护理** 炎症初期应做局部物理疗法及药物外敷，促使炎症消散或局限。脓肿形成后，协助医生进行脓肿切开引流术，术后保持引流通畅，注意观察引流液量和性质，并及时更换敷料。观察病人是否因手术损伤乳管而发生乳瘘。

**（四）健康指导**

做好孕妇、产妇乳房保健知识的宣教，是预防急性乳腺炎的有效措施。

**1. 养成良好的哺乳习惯** 产后尽早开始哺乳，按需哺乳。每次哺乳时应让婴儿吸净乳汁，如有淤积，可用吸乳器或按摩的方法排出乳汁，防止炎症发生。

**2. 防止细菌入侵** 产褥期应养成良好的卫生习惯，定期沐浴，勤换内衣。哺乳前后应清洗乳头，并注意婴儿口腔卫生，避免婴儿养成含着乳头睡觉的习惯。婴儿口腔有感染时要及时用药，如有乳头破损，应局部涂抗生素软膏，暂停哺乳，用其他方法将乳汁吸尽，伤口愈合后才能哺乳。

**3. 预防产后乳头破损** 初产妇乳头皮肤娇嫩，婴儿吮吸容易破裂，在妊娠后期嘱孕妇每日用肥皂水或温水擦洗乳头和用70%乙醇棉球涂擦乳头和乳晕，并用手指按摩乳头，使乳头表皮坚韧不易破损。孕期与产后要经常更换内衣，尤其是乳汁浸渍的内衣变硬，很容易擦伤乳头，需要及时更换。

**4. 纠正乳头内陷** 乳头内陷者于分娩前3～4个月开始每天挤、捏、提拉乳头以矫正内陷。也可采用吸乳器吸引，每日1～2次，使乳头外突。

## 第二节　乳腺癌病人的护理

扫码“学一学”

乳腺癌（breast cancer）是女性发病率最高的恶性肿瘤。在我国，每年有近20万女性被诊断出乳腺癌，发病率呈逐年上升趋势。多见于绝经期前后的妇女，近来有年轻化的趋势，男性乳腺癌病人仅占1%～2%。乳腺癌容易在身体检查或自我检查中发现，因此乳癌的早发现、早诊断、早治疗是非常重要的，可提高治疗效果。

乳房肿瘤多数源于乳管上皮，少数源于腺泡。乳腺癌病理分型包括非浸润性癌、早期浸润性癌、浸润性特殊癌、浸润性非特殊癌、其他罕见癌等。转移途径包括：①直接浸润，癌细胞沿导管或筋膜间隙蔓延，继而侵及Cooper韧带和皮肤。②淋巴转移。乳房的淋巴网甚为丰富，其淋巴液输出有多条途径。常见的淋巴转移部位是腋窝淋巴结，其次为胸骨旁淋巴结，随着病情的发展，继而扩展到锁骨下及锁骨上淋巴结。③血运转移，以往认为血运转移多发生在晚期，这一概念已被否定。研究发现有些早期乳腺癌已有血运转移。最常见的远处转移部位依次为肺、骨和肝。

**【护理评估】**

**（一）健康史**

乳腺癌病因尚不明确，目前认为与以下因素有关：①雌酮和雌二醇水平升高。20岁以前本病少见，20岁以后发病率迅速上升，45～45岁较高，绝经后发病率继续上升，可能与雌酮含量升高有关。②内分泌因素。月经初潮早于12岁、绝经晚于50岁者、40岁以上未孕或初次足月产迟于35岁者，乳腺癌的发病危险增加。③遗传因素。一级亲属中有乳腺癌病史者，如母亲或姐妹曾患乳腺癌，发病率比一般女性高2~3倍。④乳房良性病变。如乳腺小叶有上皮高度增生或不典型增生者可能与乳腺癌发病有关。⑤饮食习惯。脂肪的摄入营养过剩与乳腺癌有明显关系，尤其是绝经后肥胖的女性。⑥环境因素和生活方式。有资料显示，在北美、北欧地区乳腺癌发病率高出亚、非、拉美地区4倍，低发区居民移居至高发区后，第二、三代移民的乳腺癌发病率逐渐升高。

**（二）身体状况**

**1. 乳房肿块**　多表现为患侧乳房出现无痛、单发的小肿块，常是病人无意中（如洗澡、更衣时）发现，常无自觉症状。肿块以乳房的外上象限多见（45%~50%）。其次是乳头、乳晕处（15%~25%）和内上象限（12%~15%）。肿块质硬，表面不光滑，与周围组织分界不清楚，活动度小，不易被推动。

**2. 乳房外形改变**　随着乳房肿块的逐渐增大，可出现乳房外形的改变。当累及Cooper韧带，可使其缩短而致肿瘤表面皮肤凹陷，称为“酒窝征”（图11-4）。邻近乳头或乳晕的癌肿因侵入乳管使之缩短，可把乳头牵向癌肿一侧，进而可使乳头偏平、回缩、凹陷（图11-5）。若皮内和皮下淋巴管被癌细胞堵塞而引起局部淋巴水肿，由于皮肤在毛囊处与皮下组织的连结紧密，淋巴水肿时可见毛囊处出现很多点状凹陷，乳房皮肤呈“橘皮样”改变（图11-6）。晚期癌细胞浸润皮肤，出现多个坚硬的小结节，形成“卫星结节”（图11-7），有时可侵及皮肤使之破溃形成溃疡呈菜花状。

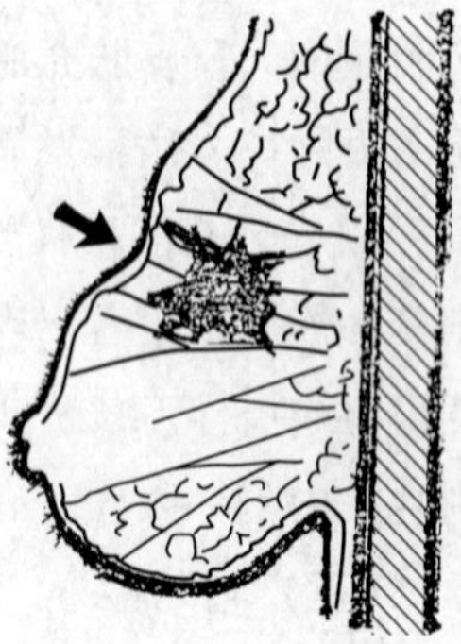

图11-4　酒窝征

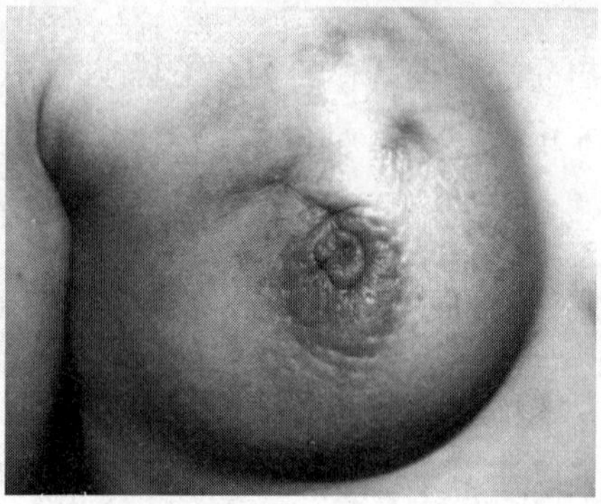

图11-5　乳头内陷

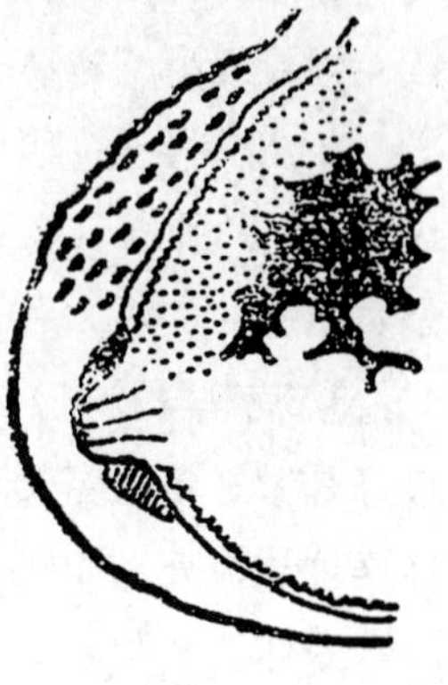

图11-6　橘皮征

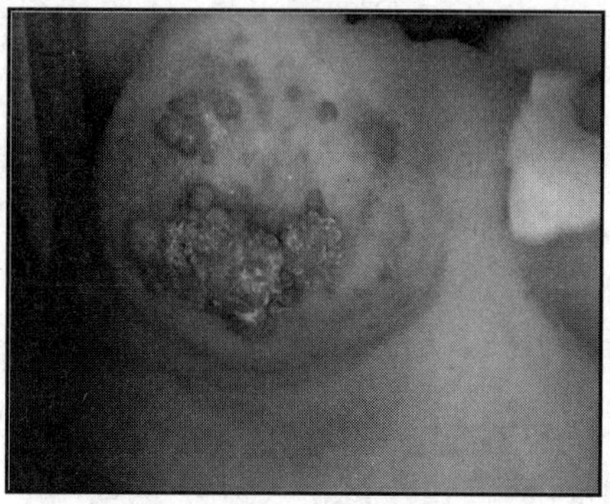

图11-7　卫星结节

**3. 区域淋巴结肿大** 乳腺癌淋巴转移最初多见于患侧腋窝。肿大淋巴结先为散在、数目少、质硬、无痛、可被推动；以后数目渐增多，并粘连成团，甚至与皮肤或深部组织粘连。若癌肿阻塞腋窝主要淋巴管，可致上臂淋巴回流障碍，出现蜡白色水肿；锁骨下或腋窝淋巴结压迫腋静脉，同侧手臂可出现青紫色水肿，压迫神经干，引起手臂和肩部剧烈疼痛。晚期，锁骨上淋巴结亦可增大、变硬。少数病人对侧腋窝可有淋巴结转移。

**4. 乳头溢液** 少数病人会有乳头溢液，性质多为血性液体。

**5. 全身表现** 早期一般无全身表现，乳腺癌转移至肺、骨、肝时，可出现相应症状。如肺或胸膜转移时，可出现胸痛、咳嗽、气急；转移至骨时常伴有局部疼痛；转移至肝时可出现肝大，甚至黄疸。最后可发生恶病质，病人消瘦、无力、贫血、发热，以致死亡。

**6. 特殊类型乳腺癌** 少数特殊类型的乳腺癌又有不同的临床特点。

（1）炎性乳腺癌 少见，多见于年轻妇女，尤其在妊娠期或哺乳期。临床表现患侧乳房明显增大，皮肤充血，发红、发热犹如急性炎症。检查时可发现整个乳房肿大发硬，但无明显肿块。病程发展迅速，恶性度高，转移早，预后极差，病人常在发病数月内死亡。

（2）乳头湿疹样乳腺癌 又称 Paget 病，少见，恶性程度低，发展慢。初发症状是乳头刺痒，灼痛。接着出现慢性湿疹性病变，乳头和乳晕区皮肤发红、糜烂、潮湿，有时覆盖黄褐色鳞屑样痂皮；揭开痂皮又出现糜烂面。病变皮肤发硬，边界较清。病变继续发展，则乳头内陷、破损。有时可在乳晕深部扪到肿块。淋巴转移出现很晚。

**（三）辅助检查**

**1. X 线检查** 乳房钼靶 X 线摄片、干板照相等，可作为乳腺癌的普查方法，是早期发现乳腺癌的有效方法。可见密度增高的肿块影，边界不规则，或呈毛刺征。有时可见钙化点，颗粒细小、密集。

**2. 超声检查** 乳房超声检查因其快捷、安全、简便等特点最容易被病人接受。可发现 1cm 以上的肿瘤。能提供肿瘤的准确位置、瘤体大小和数目。主要用于鉴别肿块是囊性还是实质性。

**3. 病理学检查** 可用细针穿刺肿块吸取组织细胞，做细胞学检查；对疑为乳癌病人，最好是做好乳腺癌根治术的准备，将肿块连同周围乳腺组织一并完整切除，术中做快速冰冻病理学检查，如确诊为乳腺癌，应根据切缘有无癌残留等情况选择手术方式。并加做雌激素受体、孕激素受体和基因表达检查。若为阳性可以使用免疫治疗和基因治疗，以提高疗效。

**4. 其他** 对于乳腺癌及其有远处转移灶的病人可以应用如血清肿瘤标记物、CT、MRI、PET、ECT 等检查。

**（四）治疗评估**

手术治疗是乳腺癌的主要治疗方法之一，还有辅助化学药物治疗、内分泌治疗、放射治疗、生物治疗等综合治疗，以提高疗效，降低术后复发率。乳癌根治术切除范围广泛包括整个乳房、胸大肌、胸小肌、腋窝及锁骨下淋巴结整块切除，切口常采用纵或横行梭形切口，皮肤切除范围一般距肿瘤 3cm，细致剥离皮片，上端至锁骨、下端至肋弓，内侧到胸骨旁，外侧到腋中线。手术创伤较大。目前临床常采用的手术方式有：①乳腺癌改良根治术，适用于Ⅰ、Ⅱ期乳腺癌病人。由于该术式保留了胸肌，术后外观效果好，患侧上肢功能好，与乳腺癌根治术相比生存率无明显差异，目前已成为最常用的手术方式。②保留乳房的乳腺癌切除术，适用于Ⅰ、Ⅱ期乳腺癌病人。③全乳房切除术等。

绝经前妇女内分泌治疗常采用去势治疗，即手术切除卵巢、放射线照射卵巢或使用药物去势的方法，以消除体内雌激素的来源，达到抑制乳癌和其转移灶生长的目的。也可用雄激素或抗雌激素药物治疗。肿瘤细胞中雌激素受体含量高者，称激素依赖性肿瘤。激素受体的测定目前已用于制订术后辅助治疗的方案，受体阳性者尤其是绝经后的病例可以应用内分泌治疗作为术后的辅助治疗。而绝经前或激素受体阴性者则以辅助性化疗为主。

如雌激素受体（ER）检测阳性者，可使用抗雌激素制剂他莫昔芬（tamoxifen），又称三苯氧胺，其结构与雌激素相似，在靶器官内与雌激素争夺ER，从而抑制肿瘤细胞生长，达到降低乳癌复发和转移的目的，治疗时间一般为5～10年，用于绝经前女性病人，该药的副作用有潮热、恶心、呕吐、静脉血栓形成、阴道干燥或分泌物多。长期应用后个别病例可能发生子宫内膜癌，但后者发病率低且预后良好。此外，新一代的芳香化酶抑制剂如来曲唑，可通过降低雌二醇，达到治疗乳腺癌的目的，在乳腺癌术后辅助治疗领域取得显著的成效。绝经后病人不同阶段加用芳香化酶抑制剂，疗效优于单用三苯氧胺。

**（五）社会心理状态评估**

病人多无意中发现乳房内肿块来院就诊，一旦怀疑乳腺癌，常表现为焦虑、恐惧。手术切除乳房对妇女来说，意味着失去了女性的第二性征和哺乳的功能。手术后身体外形的改变以及手术后患侧上肢的功能障碍，都会给病人带来忧虑或精神上的困扰。家属尤其是配偶对病人的关心程度也会影响到病人的情绪。此外，医疗费用支付情况会影响到治疗效果。

**【护理问题】**

**1. 恐惧或焦虑**　与恐癌、担心手术造成身体外观改变和预后有关。

**2. 自我形象紊乱**　与乳腺癌切除术后乳房缺失和术后瘢痕形成有关。

**3. 躯体移动障碍**　与乳腺癌手术后对手臂及肩关节活动的影响有关。

**4. 知识缺乏**　缺乏乳房自我检查、术后患肢功能锻炼及乳腺癌预防的相关知识。

**5. 潜在并发症**　皮下积血、积液，皮瓣坏死，患肢水肿等。

**【护理目标】**

（1）病人的恐惧或焦虑程度减轻，情绪稳定，能够配合治疗和护理。

（2）病人能适应乳房切除后的身体改变。

（3）病人掌握术后患侧上肢康复训练方法。

（4）病人掌握乳房的自查技能，减少疾病复发的危险因素。

（5）病人术后伤口愈合良好，无并发症发生或并发症得到及时发现和处理。

**【护理措施】**

**（一）手术前护理**

**1. 心理护理**　乳腺癌病人术前除害怕手术外，还担心将来自己体形的改变。护理人员要多关心病人，鼓励病人说出心理感受，介绍手术的必要性和重要性，介绍典型治疗成功病例使病人相信切除一侧乳房不会影响正常的生活、工作和社交，而且切除的乳房可以重建，使病人以良好的心态接受手术。

**2. 妊娠与哺乳**　妊娠期和哺乳期的病人，应及时终止妊娠或立即断乳。

**3. 皮肤准备** 手术前1日按照手术要求的范围备皮，特别注意乳头和乳晕部位的清洁，腋窝是重点剃毛部位。对切除范围大、考虑植皮的病人，需做好供皮区（如腹部或同侧大腿区）皮肤准备。已有乳房皮肤溃疡者，术前每天换药至创面好转。

**（二）手术后护理**

**1. 病情观察** 严密观察生命体征的变化，观察切口敷料渗血、渗液情况，同时应观察术侧上肢远端的感觉、运动和血运情况，观察术后伤口局部负压引流情况。对扩大根治术后病人还应观察有无胸闷、呼吸困难，判断是否因术中损伤胸膜而发生了气胸。

**2. 体位** 先根据麻醉方式安置体位，待麻醉清醒、血压平稳后可取半卧位，以利引流和呼吸。

**3. 伤口护理** 乳癌根治术后，手术部位常用绷带或胸带加压包扎，局部用沙袋压迫，以防止创面出血。包扎时要确保皮瓣和所植皮片与胸壁的紧密贴合，并注意松紧适宜，以能容纳1手指为宜，以利于愈合。若绷带松脱滑动，一定要及时重新加压包扎。若包扎过紧，会压迫腋部血管，引起患侧肢体远端的血液供应不良，出现脉搏不清，皮肤发绀、皮温降低，应及时调整绷带的松紧度。术后3天内患侧肩部制动，术后7～10天内不外展肩关节，不要以患侧肢体支撑身体，以免腋窝皮瓣移动而影响愈合。注意观察记录皮瓣的颜色，若发现皮瓣坏死，应予以剪除，待其自行愈合或以后再植皮。

**4. 引流管护理** 乳癌根治术后，皮瓣下常规放置负压引流管，持续负压吸引，以引流皮瓣下的渗液，使皮瓣紧贴胸壁。引流管需妥善固定并注意防止滑动；保持负压引流通畅，防止引流管受压和扭曲，定时挤压引流管；每日更换引流瓶，注意严格无菌操作；观察并记录引流液量、色、性质，一般手术后1～2天每日引流液体50～200ml，以后逐渐减少，手术后3～4天，皮下无积液、皮瓣与胸壁紧贴即可考虑拔管。

**5. 并发症的防治与护理**

（1）皮下积液 较为常见。若出现局部积液、皮瓣不能紧贴胸壁、有波动感，应报告医师，及时处理。皮下积液，可在无菌操作下穿刺抽吸，然后再加压包扎。

（2）皮瓣坏死 皮瓣缝合张力大是坏死的主要原因。故术后胸带勿包扎过紧，及时处理皮下积液。

（3）术侧上肢水肿 主要原因是患侧腋窝淋巴结切除后，使上肢淋巴回流受阻；术后组织粘连压迫静脉；腋窝无效腔积液；术后功能锻炼不当；患侧上肢过度疲劳；肥胖等。为减轻上肢肿胀的程度，平卧时肘部可垫软枕，抬高患侧上肢。下床活动时用吊带托扶，避免患肢下垂过久，扶持病人时只能扶健侧。术后宜用弹性绷带包扎，按摩患肢或进行握拳、屈、伸肘运动，促进淋巴回流。不要在患肢测血压、抽血、静脉注射和肌内注射。使用空气压迫泵辅助患肢淋巴回流，可起到较好的治疗作用。

**6. 乳房外观矫正及护理** 介绍义乳或假体的作用和使用方法，选择与健侧乳房大小相似的义乳，固定在内衣上，每日注意清洁，存放时勿受压变形。注意，出院时暂佩戴无重量的义乳，有重量的义乳在治愈后佩戴。若因职业需要或强烈要求胸部整形者，可做乳房再造术，以提高生活质量。

**7. 功能锻炼** 乳腺癌手术后为避免或减少术后患肢功能障碍，应鼓励并协助病人早期开始功能锻炼。①术后24小时内开始活动手指和腕关节，可做伸指、握拳、屈腕等活动；②术后1～3天开始活动患侧肘关节，可做伸屈肘关节活动，鼓励病人用患侧手进食、梳头等；③术后4～7天鼓励病人用患侧手洗脸刷牙、进食等，并做以患侧手触摸对侧肩部及同侧耳朵等为锻炼。④伤口愈合拆线后，指导病人循序渐进地进行患侧上臂全范围的关节运动。锻炼方法包括手指爬墙运动、转绳运动、举杆运动、拉绳运动等（图11－8）。鼓励病人用患侧手进行自理，如刷牙、梳头、洗脸，避免过度疲劳。应注意：术后3天内禁止肩部活动，7～10天内不外展肩关节，以防皮瓣移动而影响创面愈合。

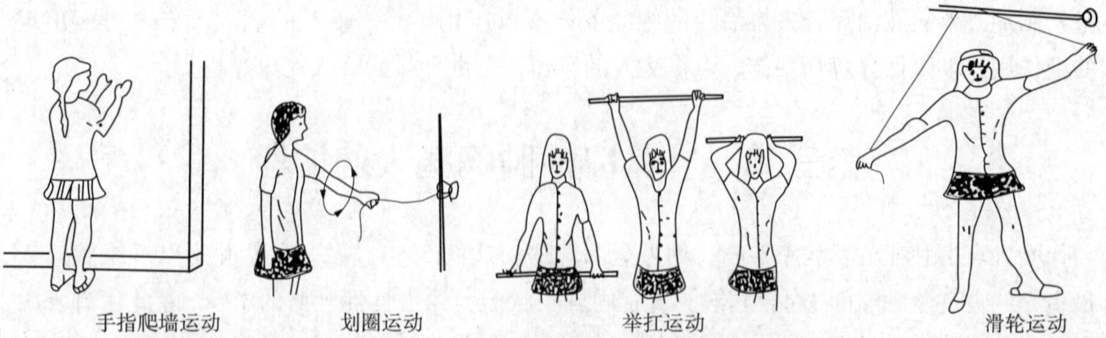


图11－8　乳房切除术后功能锻炼

**8. 健康指导**

（1）乳房自我检查　乳腺癌是浅表肿瘤，早发现、早诊断、早治疗的效果和预后较好。对20岁以上女性，特别是伴有危险因素的女性，应每月自我检查乳房一次，是早期发现乳房肿块的有效措施。停经前妇女宜在月经结束后4～7天进行；绝经后妇女宜在每月固定时间检查。具体方法如下（图11－9）：①视诊。站立位，两臂自然下垂，照镜子观察双侧乳房是否对称，有无皮肤橘皮样改变，乳头有无回缩、偏歪或抬高，局部有无隆起或凹陷等。然后两臂高举过头及双手用力叉腰并收缩胸肌，同时稍微侧身，从不同角度再看乳房外形有无改变。②触诊。仰卧位，肩下垫软薄枕，被检查侧手臂枕于头下，使乳房完全平铺于胸壁。对侧手指并拢平放于乳房，从乳房外上象限开始检查，依次为外上、外下、内下、内上象限，最后检查乳头、乳晕。注意有无肿块或压痛，乳头有无溢液。最后检查有无腋窝淋巴结肿大或压痛。同样方法检查对侧乳房。检查中如发现或怀疑异常，及时到医院就诊。

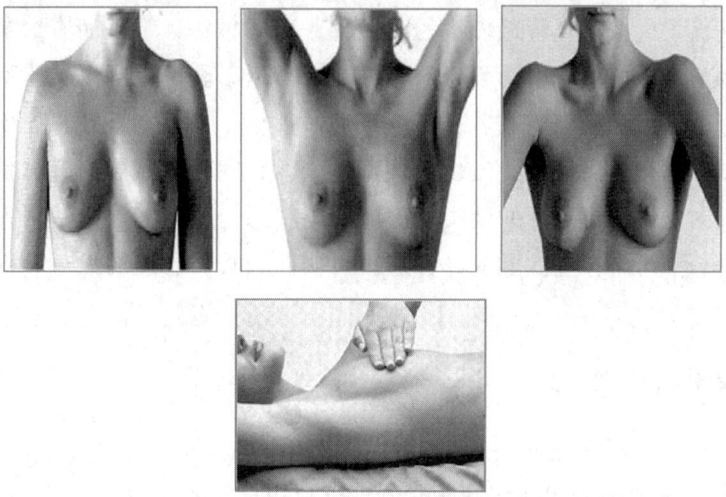

图11－9　乳房自我检查方法

（2）活动　术后近期避免用患侧上肢搬动、提取重物，并继续进行功能锻炼。

（3）避孕　术后5年内避免妊娠，以免乳腺癌复发。

（4）继续治疗　告知病人出院后遵医嘱继续放疗、化疗、内分泌治疗等。放疗期间应注意保护照射野皮肤，出现放射性皮炎时应及时就诊。化疗期间白细胞数 $<3\times10^9/L$，需及时就诊。放疗、化疗期间因抵抗力低，应少到公共场所，以减少感染机会。对使用抗雌激素制剂三苯氧胺治疗、去势治疗的绝经前妇女及应用雄激素治疗的病人，告之可能出现的副作用，事先做好解释工作，取得病人的合作，帮助和鼓励病人完成疗程。

扫码“学一学”

## 第三节　乳房良性肿瘤病人的护理

女性乳房肿瘤的发病率甚高，约占全部乳房疾病的50%左右。良性肿瘤以纤维腺瘤为最多，约占良性肿瘤的3/4，其次为乳管内乳头状瘤，约占良性肿瘤的1/5，除此还有乳腺囊性增生病等。在诊断时，一定要注意和早期或临床表现不典型的乳腺癌相鉴别。同时，这些乳房肿瘤即使是良性的，也有恶变的可能，医护人员应注意观察，并选择正确的方法及时处理。

### 一、乳房纤维腺瘤

乳房纤维腺瘤（mastofibroma）是女性常见的乳房良性肿瘤，好发年龄为20～25岁。本病产生的原因是小叶内纤维细胞对雌激素的敏感性异常增高，可能与纤维细胞所含雌激素受体的量或质的异常有关。主要表现为乳房肿块，好发于乳房外上象限，肿块多单发、无痛、质地坚韧、表面光滑、边界清楚、易于推动。月经周期对肿块的大小并无影响。肿块生长缓慢，妊娠期或哺乳期可迅速增长。乳房纤维腺瘤虽属良性，癌变可能性小，但有肉瘤变可能，故手术切除是治疗纤维腺瘤唯一有效的方法。切除肿块必须常规做病理学检查。

### 二、乳管内乳头状瘤

乳管内乳头状瘤（intraductal papilloma）多见于40～50岁的妇女。以乳头血性溢液为主要表现。75%病例发生在大乳管近乳头的壶腹部，瘤体很小，带蒂而有绒毛，且有很多壁薄的血管，故易出血。发生于中小乳管的乳头状瘤常位于乳房周围区域。临床特点一般无自觉症状，常因乳头溢液污染内衣就诊。由于瘤体很小，常不能触及，仅少数病人可扪及圆形小结节，质软，压之可见乳头溢出血性液体。乳管内乳头状瘤一般属良性，恶变率为6%～8%，尤其对起源于小乳管的乳头状瘤应警惕其恶变的可能。诊断明确者以手术治疗为主，并常规进行病理学检查。乳腺导管造影可明确乳管内肿瘤的大小和部位，也可行乳管内镜检查。

### 三、乳腺囊性增生病

乳腺囊性增生病（cystic hyperplasia of breast）也称慢性囊性乳腺病，是女性多发病，好发于25～40岁。是乳腺实质的良性增生。其发生与卵巢功能失调有关，表现为黄体素分泌减少、雌激素相对增多。主要为乳腺间质的良性增生，增生可发生于腺管周围并伴有大小不等的囊肿形成；也可发生在腺管内而表现为上皮的乳头样增生，伴乳管囊性扩张。此外，尚有一种小叶实质增生的类型。在我国，囊性改变少见，多以腺体增生为主，故多称“乳腺增生症”。少数可以恶变，尤其伴有乳头状瘤，即伴有乳头溢液的病人恶变的可能性增大。

临床表现与月经周期密切相关。典型表现：①周期性乳房胀痛，月经前疼痛加重，月经来潮后减轻或消失，有时整个月经周期都有疼痛；②乳房肿块，查体可发现一侧或双侧乳腺有弥漫性增厚，可局限于乳腺的一部分，也可分散于整个乳腺，肿块呈颗粒状、结节状或片状，大小不一，质韧而不硬，增厚区与周围乳腺组织分界不明显；③少数病人可有乳头溢液，呈黄绿色或血性，偶为无色浆液。本病病程较长，发展缓慢。钼钯 X 线摄片、B 型超声波、乳头分泌物细胞学及活组织病理学检查等均有助于本病的诊断。

指导病人可用胸罩托起乳房，遵医嘱口服逍遥散等中药制剂，1~2 年常见好转。教育病人定期复查，注意指导病人观察病情变化，发现异常应及时就诊。若经组织活检证实有癌变应及时进行手术，并参照乳腺癌病人的护理。

## 目标检测

### 思考题

1. 女性，25 岁，初产。产后第 1 周，母乳喂养，近 3 天来右侧乳房肿痛。查体：局部发红，可触及硬结，边界不清，有触痛，无明显波动感。体温 38.8℃，脉搏 82 次/分，呼吸 28 次/分，血压 120/80mmHg。右侧腋窝淋巴结肿大、触痛。血常规检查：白细胞 $12\times10^9$/L，N 0.8。诊断为乳腺炎。

请问：

（1）该病人乳腺炎的发生原因有哪些？

（2）乳腺炎的治疗原则是什么？

（3）如何为病人进行健康指导？

2. 女性，52 岁，3 天前洗澡时无意中发现右侧乳房有一无痛性肿块，遂来院就诊。

护理体检：右乳外上象限触及一大小约为 2.5cm×3cm×3cm 的肿块，无触痛，质硬，表面粗糙，与周围组织界限不清，活动度小，肿块处皮肤轻度凹陷，乳头无溢液，同侧腋窝可触及 2 个肿大的淋巴结，最大者约 1cm×1cm×1cm，质硬，无触痛，边界清，可活动。双颈及锁骨上淋巴结未触及。心、肺无异常，肝脾未触及，移动性浊音阴性，皮肤巩膜无黄染。

辅助检查：乳腺彩色多普勒超声检查提示为右侧乳房有一低回声结节，局部边界欠规则，可见少量血流信号；乳腺钼靶摄片提示右侧乳房外上象限有一密度增高的肿块影，边界不清，呈毛刺状。入院后行空芯针穿刺活检、病理学诊断：乳腺癌。病人拒绝“保乳手术”，遂实施“改良根治术”，术后病理诊断：右乳腺浸润性导管癌，ER（+），PR（+），Her-2（++）。术后予综合治疗。

请问：

（1）简述乳腺癌病人术前护理评估要点？该病人的主要病因是什么？

（2）简述乳腺癌病人的综合治疗？

（3）简述乳腺癌根治术后护理重点?

（4）简述乳腺癌根治术后患肢功能锻炼方法和注意事项?

（5）如何对乳腺癌根治术后病人进行健康教育?

3. 女性，35岁。于1年前开始经期乳房胀痛，右侧乳房内可触及两个硬结，以后硬结渐增大，经期乳房疼痛加重。查体：右乳外观无异常，外上侧可分别触及2cm×2cm、2cm×3cm大小肿块，质地较硬，表面尚光滑，边界清楚，与周围组织无粘连。超声检查：右乳囊性包块。钼靶检查：乳腺囊性增生。诊断为：乳腺囊性增生病。

请问：

（1）简述乳腺囊性增生病病人护理评估要点?

（2）简述乳腺囊性增生病病人的典型表现是什么?

（2）简述乳腺囊性增生病病人的治疗要点及如何进行健康教育?

（林建兴）

扫码"练一练"

# 第十二章

# 胸部疾病病人的护理

## 学习目标

1. 复述闭合性气胸、开放性气胸、张力性气胸、反常呼吸运动、连枷胸、纵膈扑动的概念；肋骨骨折、血胸、脓胸、肺癌、食管癌的临床表现及处理原则。
2. 比较闭合性气胸、开放性气胸、张力性气胸的临床特点。
3. 解释胸腔闭式引流的目的、原理、适应证和引流装置。
4. 能配合胸部损伤病人的抢救，实施胸腔闭式引流的护理。
5. 应用护理程序对胸部损伤、食管癌、肺癌病人实施整体护理。

## 第一节　胸部损伤病人的护理

扫码“学一学”

胸部损伤无论是战时还是平时，其发生率和危害程度在创伤中均占有重要的地位。胸部占人体的比例较大，而且包括许多重要器官，一旦遭受外力极易造成伤害，严重的胸部损伤可导致急性呼吸衰竭和循环衰竭而危及生命。

胸部由胸壁、胸膜和胸腔内脏器组成。胸壁由软组织和骨骼构成，软组织包括皮肤、皮下组织、筋膜及肌肉；胸椎、胸骨和肋骨组成骨性胸廓，保护胸腔及部分腹腔内器官。覆盖在肺表面的胸膜为脏层胸膜，附在胸壁内面的胸膜为壁层胸膜，两者围成的腔隙为胸膜腔，左右各一。胸膜腔为潜在的密闭腔隙，内有少量的浆液起润滑作用。胸膜腔内的压力保持在 -10 ~ -8cm $H_2O$，吸气时负压增大，呼气时减小；稳定的负压有利于维持正常的呼吸，并能防止肺萎缩。两侧胸膜腔之间的纵隔内有心脏、大血管、气管、食管、胸导管、神经、淋巴及脂肪组织等。

胸部损伤根据损伤是否造成胸膜腔与外界相通，可分为闭合性损伤和开放性损伤两大类。闭合性损伤多由于挤压、冲撞或钝器打击等钝性暴力引起，轻者致胸壁软组织挫伤或单纯肋骨骨折；严重者可伴有胸腔内器官或血管损伤。开放性损伤多因锐器或火器、弹片等穿破胸壁所致，损伤穿透胸膜腔，严重者可伤及胸腔内器官或血管，导致血胸、气胸，甚至呼吸、循环功能衰竭而死亡。若胸部损伤同时伴有腹腔内组织或器官的损伤称为胸腹联合伤。

## 一、肋骨骨折

肋骨骨折（rib fracture）在胸部损伤中最常见。可分为单根或多根肋骨骨折，同一根肋骨又可发生一处或多处骨折。第1～3肋骨粗短，且有锁骨、肩胛骨保护，不易发生骨折；第4～7肋骨较长而固定，最易发生骨折；第8～10肋骨，前端肋软骨形成肋弓与胸骨相连，弹性大而不易折断；第11～12肋骨前端游离，弹性较大，也不易骨折。

单根或多根肋骨单处骨折时，其上、下仍有完整的肋骨支撑胸廓，对呼吸影响不大。多根多处肋骨骨折，使局部胸壁失去完整肋骨支撑而软化，可出现反常呼吸运动，即吸气时，胸腔内负压增高，软化区胸壁向内凹陷；呼气时胸腔内负压降低，软化区胸壁向外突出，称连枷胸（图12－1）。如果软化区范围较大，反常呼吸运动可引起呼吸时两侧胸膜腔内压力不均衡，造成纵隔左右扑动，影响呼吸和静脉血回流，导致缺氧和二氧化碳滞留，严重时可发生呼吸和循环衰竭。

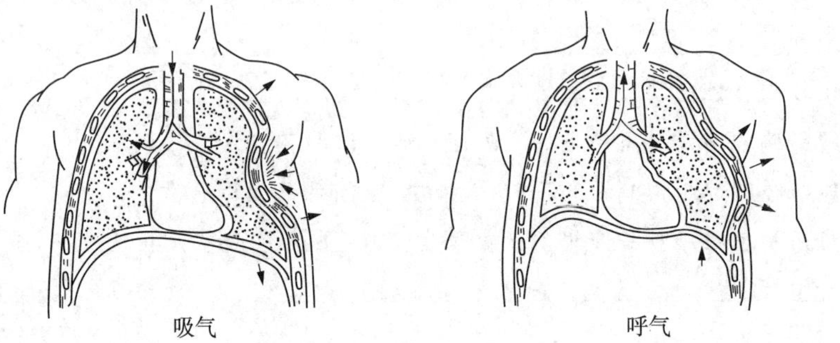


图12－1　反常呼吸运动示意图

**【护理评估】**

**（一）健康史**

肋骨骨折多由外来暴力所致，可分为直接暴力和间接暴力。直接暴力是暴力直接作用于骨折部位而导致的骨折，常使肋骨向内弯曲折断；间接暴力是胸部前后受挤压而导致的骨折，常使肋骨在腋中线附近向外过度弯曲折断，断端刺破胸壁可形成开放性胸部损伤。

**（二）身体状况**

**1. 症状**　骨折部位疼痛，在深呼吸、咳嗽或转动体位时加剧；病人因疼痛而不敢深呼吸和有效咳嗽，使呼吸道分泌物潴留，可引起肺不张和肺部感染；若骨折断端向内移位刺破胸膜、肋间血管和肺组织时，可引起血胸、气胸、皮下气肿或咯血等；多根多处肋骨骨折常伴明显的呼吸困难。

**2. 体征**　受伤处胸壁肿胀、压痛，骨折处有畸形，胸廓挤压试验阳性，可触及骨摩擦音；多根多处肋骨骨折时出现反常呼吸运动；部分病人有皮下气肿。

**（三）辅助检查**

**1. 胸部X线检查**　可显示肋骨骨折断裂线、断端错位以及血气胸等，但不能显示前胸肋软骨折断的征象。

**2. 实验室检查**　肋骨骨折合并血管损伤导致大出血者，血常规检查可显示红细胞计数、血红蛋白和血细胞比容下降。

**（四）治疗评估**

闭合性单处肋骨骨折多可自行愈合，治疗的重点是镇痛、固定胸廓和防治并发症。闭合性多根多处肋骨骨折因反常呼吸运动导致呼吸循环功能受影响，因此急救重点是局部加压包扎，消除反常呼吸运动，入院后再进一步对软化的胸壁行体外牵引固定或手术内固定。开放性肋骨骨折治疗的重点是对胸壁伤口清创，固定骨折断端，如胸膜腔穿破者行胸腔闭式引流术，手术后应用抗生素预防感染。

**（五）社会心理状态评估**

突然的意外伤害及躯体伤残，常使病人感到紧张、焦虑、恐惧，对预后的担心会加重其不良心理反应。

**【护理问题】**

**1. 急性疼痛**　与组织损伤有关。

**2. 气体交换受损**　与疼痛及反常呼吸影响呼吸运动有关。

**3. 恐惧**　与意外创伤、担心预后、害怕手术有关。

**4. 潜在并发症**　肺不张、肺部感染等。

**【护理目标】**

（1）病人呼吸改善。

（2）病人疼痛缓解。

（3）病人情绪稳定。

（4）病人未发生并发症或并发症得到及时处理。

**【护理措施】**

**1. 急救护理**　闭合性多根多处肋骨骨折的病人，现场急救时应立即用厚敷料覆盖胸壁软化区，加压包扎固定，以消除或限制反常呼吸，维持有效的呼吸功能。

**2. 保持呼吸道通畅**　鼓励病人深呼吸，有效咳嗽、咳痰；及时清理呼吸道内分泌物，必要时行气管插管或切开，给氧和使用呼吸机辅助呼吸。

**3. 减轻疼痛**　遵医嘱使用多带条胸带、宽胶布或弹性胸带固定胸廓，以减少肋骨断端的活动，减轻疼痛。宽胶布固定时从胸廓下缘开始，依次向上粘贴到腋窝，后端起自健侧脊柱旁，前端越过胸骨，上、下胶布条重叠，呈叠瓦状固定。必要时遵医嘱给予镇痛镇静药，也可用1%普鲁卡因行肋间神经阻滞或封闭骨折处。病人咳嗽咳痰时，可协助或指导病人用手固定患侧胸壁，以减轻疼痛。

**4. 病情观察**　密切观察病人的生命体征、神志、呼吸、胸腹部活动情况，有无反常呼吸、皮下气肿等，若有异常及时报告医生并协助处理。

**5. 健康指导**

（1）指导病人学会胸部损伤的急救知识，如消除连枷胸的反常呼吸运动。

（2）向病人说明深呼吸、有效咳嗽的意义，指导病人练习腹式呼吸及有效咳嗽咳痰。

（3）出院3个月后复查胸部X线片，以了解骨折愈合情况。

## 二、气胸

胸膜腔内积气，称为气胸（pneumothorax）。气胸的形成多由于肺组织、气管、支气管、食管破裂，空气逸入胸膜腔，或因胸壁伤口穿破胸膜，胸膜腔与外界相通，空气进入胸膜腔所致。根据性质不同，气胸可以分为闭合性气胸、开放性气胸和张力性气胸。

**1. 闭合性气胸** 多为肋骨骨折后，肋骨断端刺破肺组织，空气进入胸膜腔所致。空气通过胸壁或肺的伤道进入胸膜腔后，伤道立即闭合，气体不再进入胸膜腔，胸膜腔负压被抵消，使患侧肺部分萎陷，但胸膜腔内压力仍低于大气压。

**2. 开放性气胸** 多由于锐器、弹片或火器等导致的胸壁穿透伤。胸壁有开放性伤口，胸膜腔通过胸壁伤口与外界大气相通，空气随呼吸自由出入胸膜腔，使患侧肺萎陷而影响呼吸功能。由于吸气和呼气时两侧胸膜腔内压力不平衡，吸气时，健侧胸膜腔负压增大，患侧胸膜腔内压力明显高于健侧，纵隔进一步向健侧移位，使健侧肺扩张受限；呼气时，两侧胸膜腔内压力差减少，纵隔又移回患侧，导致纵隔位置随呼吸而左右摆动（图 12－2），称为纵隔扑动，纵隔扑动影响静脉血液回流，可导致严重循环功能障碍。此外，吸气时健侧肺扩张，不仅吸入从气管进入的气体，也吸入来自患侧肺排出的含氧量低的气体；呼气时，健侧肺的气体不仅排出体外，同时也排至患侧支气管及肺内，含氧量低的气体在两肺之间重复交换可致病人严重缺氧。

**3. 张力性气胸** 见于气管、支气管或肺损伤，其裂口与胸膜腔相通，且形成单向活瓣，吸气时气体从裂口进入胸膜腔，而呼气时活瓣关闭，气体不能排出，气体只能进而不能出，胸膜腔内积气不断增多，压力不断升高，导致胸膜腔压力高于大气压，又称为高压性气胸。胸膜腔内的高压使患侧肺严重萎陷；纵隔明显移向健侧，挤压健侧肺；腔静脉血液回流受阻，导致严重的呼吸和循环障碍。胸膜腔内的高压气体，可经支气管、气管周围疏松结缔组织或壁层胸膜裂口处，进入纵隔或胸壁软组织，并扩散至皮下，形成纵隔气肿或颈、面、胸等部位的皮下气肿。

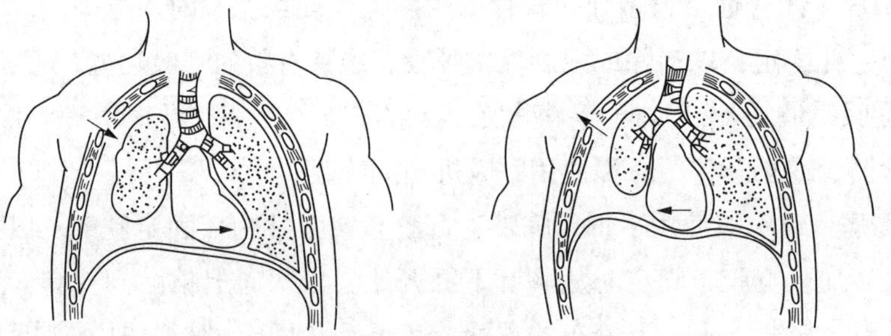


图 12－2 开放性气胸的纵隔扑动

**【护理评估】**

**（一）健康史**

询问病人有无胸部外伤史，暴力的性质、大小，受伤的经过、时间、部位以及既往病史等。

**（二）身体状况**

**1. 闭合性气胸**

（1）症状 取决于胸膜腔内积气量及肺萎陷的程度。小量气胸，肺萎陷在 30% 以下者，对呼吸和循环功能影响较小，多无明显症状。中等量及大量气胸，病人可出现明显呼吸困难等症状。

（2）体征　气管向健侧移位，患侧胸部叩诊呈鼓音，听诊呼吸音减弱或消失。

**2. 开放性气胸**

（1）症状　病人出现明显的呼吸困难、鼻翼扇动、口唇发绀，严重者可伴有休克症状。

（2）体征　患侧胸壁可见伤道，呼吸时可闻及空气进出胸壁伤口的吸吮样声音，气管向健侧移位，患侧胸部叩诊呈鼓音，听诊呼吸音减弱或消失。

**3. 张力性气胸**

（1）症状　病人表现为严重或极度呼吸困难、发绀、大汗淋漓、烦躁不安、昏迷、休克。

（2）体征　患侧胸部饱满，呼吸幅度减小，气管明显移向健侧，颈静脉怒张，叩诊呈鼓音，听诊呼吸音消失，多有皮下气肿，可触及捻发音。

**（三）辅助检查**

胸部X线检查是诊断气胸简单有效的方法，可显示肺萎陷和胸膜腔内积气，还可显示气管、心脏移位的情况。胸膜腔穿刺抽出气体可确诊。

**（四）治疗评估**

**1. 闭合性气胸**　小量气胸一般1~2周可自行吸收，不需特殊处理。中等量或大量气胸应行胸膜腔穿刺抽气，或行胸腔闭式引流，促进肺尽早膨胀。

**2. 开放性气胸**　紧急封闭伤口，将开放性气胸变为闭合性气胸，再按闭合性气胸处理。吸氧，补充血容量，纠正休克；清创、缝合胸壁伤口并行胸腔闭式引流；应用抗生素预防感染；疑有胸腔内脏器损伤或进行性出血者行剖胸探查术。

**3. 张力性气胸**　立即穿刺胸膜腔排气减压；进一步行胸腔闭式引流；使用抗生素预防感染；必要时剖胸探查。

**（五）社会心理状态评估**

病人不仅遭受躯体伤残，往往还面临生命威胁，尤其是张力性气胸，病人出现极度呼吸困难，常使病人感到绝望。病人和家属对损伤及预后的认知不足，也会加重病人的焦虑和恐惧心理。

**【护理问题】**

**1. 气体交换受损**　与胸部损伤、疼痛、胸廓活动受限或肺萎陷有关。

**2. 急性疼痛**　与组织损伤、放置胸腔引流管有关。

**3. 潜在并发症**　肺不张、肺部感染、胸腔感染、呼吸功能衰竭、休克。

**【护理目标】**

（1）病人恢复正常的气体交换功能，呼吸平稳。

（2）疼痛能得到缓解或控制。

（3）未发生并发症或并发症得到及时发现和处理。

**【护理措施】**

**1. 现场急救**

（1）开放性气胸　紧急封闭伤口，变开放性气胸为闭合性气胸。立即用无菌敷料如凡士林纱布加棉垫封闭伤口，并加压包扎固定；或因地制宜，利用身边的物品，如塑料袋、围巾、衣物或手掌紧密盖住伤口。进一步行胸膜腔穿刺排气或胸腔闭式引流，缓解呼吸困难。

(2) 张力性气胸　立即穿刺排气，降低胸膜腔压力。可用粗针头在患侧锁骨中线第2肋间行胸膜腔穿刺减压，在转运病人过程中，可在针柄处外接一橡胶手指套、气球等，将其顶端剪一1cm开口，可起到单向活瓣作用，使胸膜腔内气体易于排出，而外界气体不能进入胸膜腔（图12-3）。

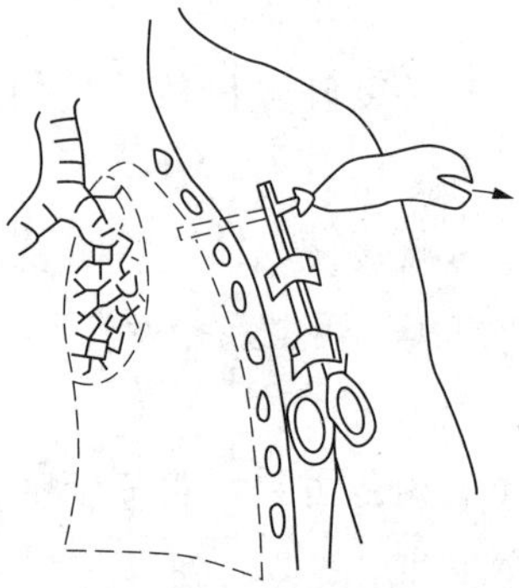

图12-3　粗针头橡胶指套排气法

**2. 病情观察**　严密观察意识、瞳孔、血压、脉搏等变化；注意观察病人呼吸频率、节律和深浅度；观察有无气促、发绀、呼吸困难等症状；观察是否发生低血容量性休克；观察有无气管移位、皮下气肿等征象；注意胸部和腹部体征及肢体活动等情况，警惕多发性损伤，尤其是胸腹联合伤。

**3. 维持呼吸功能**　对开放性气胸、张力性气胸应采取有效的急救措施，改善呼吸困难；呼吸困难和发绀者，及时给予吸氧，协助和鼓励病人深呼吸及有效咳嗽、咳痰；及时清除呼吸道内分泌物，保持呼吸道通畅；痰液黏稠不易咳出者，可行超声雾化吸入，以稀释痰液；必要时行气管插管或气管切开，呼吸机辅助呼吸；病情稳定后取半卧位，有利于呼吸。

**4. 预防感染**　及时清理呼吸道分泌物，保持呼吸道通畅；密切观察体温的变化，遵医嘱使用抗生素；行胸腔闭式引流者严格实施无菌操作。

**5. 胸膜腔闭式引流的护理**　详见本章第五节。

**6. 健康指导**

(1) 行胸膜腔穿刺或胸膜腔闭式引流操作前，向病人及家属说明治疗的目的、意义及注意事项，以取得配合。

(2) 向病人说明深呼吸、有效咳嗽咳痰的意义，指导病人正确练习。

(3) 气胸可由于肺通气功能下降，活动后出现气短等症状，在气胸愈合的1个月内，不宜参加剧烈的体育活动。嘱病人戒烟，避免刺激物吸入。

(4) 胸部损伤严重的病人，出院后定期到医院复查，发现异常及时处理。

## 三、血胸

胸膜腔内积血称为血胸（hemothorax）。若血胸与气胸同时存在，称为血气胸。胸膜腔内积血的来源：①心脏或大血管破裂，出血量大，速度快，短时间内可因失血性休克而死亡；②胸壁肋间血管或胸廓内血管破裂，是血胸常见的原因，出血量大，不易自行停止，常需剖胸手术止血；③肺组织裂伤，出血量少且缓慢，多可自行停止。

胸膜腔积血后，一方面造成血容量减少，另一方面使患侧肺受压萎陷，纵隔向健侧移位，导致健侧肺也受压，严重影响呼吸和循环功能。由于肺、心包和膈肌运动起到去纤维蛋白的作用，胸膜腔内积血一般不凝固，但出血快而量多时，去除纤维蛋白作用不完全，则血液发生凝固，称为凝固性血胸。血凝块机化后形成纤维组织，限制肺及胸廓活动，可影响呼吸功能。若胸腔内积血受到细菌感染，可形成脓胸。大量持续出血导致的胸膜腔积血称为进行性血胸。

**【护理评估】**

**（一）健康史**

病人多有胸部受伤史。常因刀刃锐器、火器伤或肋骨骨折断端刺破胸部血管所致。

**（二）身体状况**

**1. 症状**　小量血胸（成人出血量≤500ml），可无明显症状。中量血胸（成人出血量500～1000ml）和大量血胸（成人出血量>1000ml），尤其是急性出血，可出现面色苍白、脉搏细速、血压下降、四肢湿冷等低血容量性休克表现，同时还会引起呼吸气促等胸腔积液的表现。

**2. 体征**　患侧肋间隙饱满、胸部叩诊呈浊音，气管向健侧移位、呼吸音减弱或消失。

**（三）辅助检查**

**1. 胸部X线检查**　小量血胸仅见肋膈角消失；大量血胸可见患侧胸膜腔有大片积液阴影，纵隔移向健侧；合并气胸可见液平面。

**2. 实验室检查**　血常规检查示红细胞计数、血红蛋白和血细胞比容降低。

**3. 胸膜腔穿刺**　抽出不凝固血液即可确诊。

**（四）治疗评估**

非进行性小量血胸可自行吸收，必要时可穿刺抽吸及时排出积血；中量和大量血胸，应积极安置胸腔闭式引流，促进肺膨胀，改善呼吸功能。进行性血胸应在补充血容量、抗休克的同时及时剖胸探查。凝固性血胸应待病人情况稳定后尽早手术，清除血块，并剥除胸膜表面纤维组织。

**（五）社会心理状态评估**

突然的意外伤害可使病人出现焦虑、恐惧，尤其是大量血胸，病人可因严重的呼吸困难和失血性休克而产生濒死感。

**【护理问题】**

**1. 气体交换受损**　与胸膜腔负压消失、肺萎陷有关。

**2. 心输出量减少**　与大量失血、静脉回流减少有关。

**3. 潜在并发症**　感染、休克等。

**【护理目标】**

（1）病人恢复正常的气体交换功能。

（2）能维持有效循环血容量。

（3）并发症得到预防或及时处理。

**【护理措施】**

**1. 心理护理**　安慰病人，减轻其恐惧和焦虑不安，帮助病人树立信心，积极配合治疗。

**2. 病情观察**

（1）密切观察生命体征，尤其注意呼吸频率、节律及深浅度，有无缺氧征象，如有异常应立即报告医生予以处理。

（2）观察胸腔闭式引流的量、颜色及性状。若闭式胸腔引流量每小时超过200ml，持续3小时；脉搏持续加快、血压持续下降，或经补充血容量后仍不稳定；血红蛋白、血红细胞计数和血细胞比容持续降低；胸膜腔穿刺抽出血液很快凝固或因凝固抽不出血液，但X线检查显示胸膜腔阴影持续增大，提示有进行性血胸存在，应立即通知医生并做好手术准备。

**3. 维持有效的呼吸功能** 保持呼吸道通畅，及时清除呼吸道分泌物，协助病人深呼吸及有效咳嗽、咳痰；根据病情给予吸氧；生命体征平稳者可取半卧位。

**4. 防治休克** 迅速建立静脉通路，遵医嘱补液扩容，必要时输血，维持血容量和水、电解质、酸碱平衡。严格记录出入量，必要时监测中心静脉压（CVP），防止发生急性肺水肿。

**5. 胸膜腔闭式引流的护理** 见本章第五节。

**6. 预防感染** 密切观察体温变化，充分引流胸膜腔内积血，严格执行无菌操作，遵医嘱合理应用抗生素，预防胸腔感染的发生。鼓励病人深呼吸、有效咳嗽、咳痰，预防肺不张和肺部感染。

## 第二节 脓胸病人的护理

扫码“学一学”

脓胸（empyema）是指胸膜腔内的化脓性感染。脓胸按病理发展过程可分为急性脓胸和慢性脓胸；按致病菌种类可分为化脓性脓胸、结核性脓胸和特异病原性脓胸；按炎症波及的范围可分为局限性脓胸和全脓胸（图12－4）。

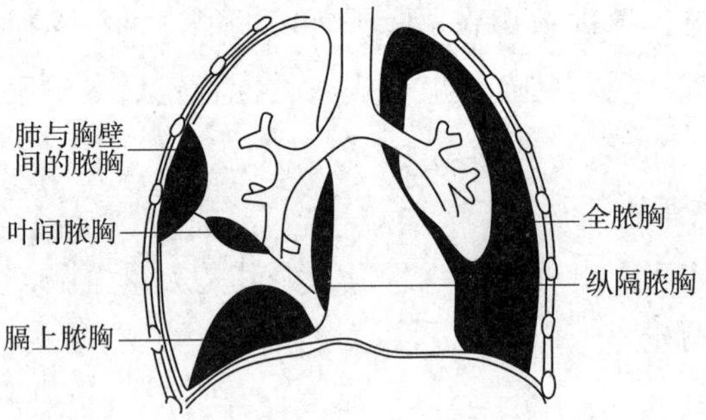


图12－4 脓胸分类示意图

**【护理评估】**

**（一）健康史**

脓胸的致病菌多来自肺内感染灶，也有少数来自胸腔内和纵隔内其他脏器或身体其他部位感染病灶。致病菌由化脓病灶直接侵入或经淋巴管侵入胸膜腔引起化脓感染；全身化脓性感染时，致病菌可经血液循环进入胸膜腔。致病菌以肺炎球菌、链球菌多见。

**（二）身体状况**

**1. 急性脓胸**

（1）症状 主要表现为急性化脓性感染和呼吸功能障碍。病人常有高热、脉速、胸痛、食欲不振、呼吸急促、全身乏力，积脓较多时尚有胸闷、咳嗽、咳痰症状，严重者可出现发绀和休克。

（2）体征　患侧肋间隙饱满，呼吸运动减弱，语颤减弱，气管向健侧移位，叩诊呈浊音，听诊呼吸音减弱或消失。

**2. 慢性脓胸**

（1）症状　因长期感染和营养消耗，常有长期低热、食欲减退、消瘦、贫血、低蛋白血症等慢性全身中毒症状，并伴有慢性咳嗽、咳脓痰、气促等症状。

（2）体征　胸廓内陷，呼吸运动减弱，肋间隙变窄，气管移向患侧，听诊呼吸音减弱或消失，可有杵状指（趾），严重者脊柱侧弯。

**（三）辅助检查**

**1. 实验室检查**　急性脓胸病人血白细胞计数和中性粒细胞比例升高；慢性脓胸病人红细胞计数、血细胞比容和血清蛋白水平降低。

**2. 影像学检查**　急性脓胸胸部X线检查患侧存在积液所致的致密阴影。少量积脓显示为肋膈角变钝；中等量积脓，呈外高内低的弧形阴影；大量积脓患侧呈大片致密阴影。慢性脓胸胸部X线检查显示胸膜增厚，肋间隙变窄，大片密度增强模糊阴影，纵隔向患侧移位。CT可进一步显示脓腔的范围和部位。

**3. 胸膜腔穿刺**　抽出脓液即可确诊。

**4. 细菌培养和药物敏感试验**　将脓液做细菌培养和药敏试验，为选择有效抗生素提供依据。

**（四）治疗评估**

（1）消除病因，积极治疗原发病灶。

（2）全身支持治疗，加强营养，维持水、电解质的平衡，纠正贫血。

（3）根据致病菌对药物的敏感性，选择足量、有效的抗生素，以控制全身和胸膜腔内感染。

（4）采用胸腔穿刺、胸膜腔闭式引流排净脓液，使肺早日复张，脓腔闭合。

（5）慢性脓胸久治不愈者多采用手术治疗，如胸膜纤维板剥除术、胸膜肺切除术和胸廓成形术等，以消灭脓腔、控制感染。

**（五）社会心理状态评估**

急性脓胸病人起病急、病情发展快，常有紧张、焦虑的心理反应；慢性脓胸病人，因久病慢性消耗，一般状况差，病人心理负担较重，又因疾病长期折磨，病人常表现烦躁，情绪低落，敏感多疑，可产生悲观厌世的情绪，对治疗失去信心。

**【护理问题】**

**1. 气体交换受损**　与脓液压迫肺组织、胸壁运动受限有关。

**2. 急性疼痛**　与炎症刺激有关。

**3. 体温过高**　与感染有关。

**4. 营养失调：低于机体需要量**　与摄入不足、代谢增强、消耗增加有关。

**【护理目标】**

（1）病人呼吸功能得到改善，无气促、发绀等症状。

（2）疼痛减轻或缓解。

（3）体温恢复正常。

（4）营养状况逐步改善。

**【护理措施】**

**（一）胸膜腔引流的护理**

急性脓胸病人如能及时彻底引流脓液，使肺逐渐膨胀，脓腔闭合，一般可治愈。慢性脓胸病人应注意引流管不能过细，引流位置适当，勿插入太深，以免影响脓液排出；若脓腔明显缩小，脓液不多，纵隔已固定，可将胸膜腔闭式引流改为开放引流；开放引流者，保持创口周围皮肤清洁，及时更换敷料，妥善固定引流管；引流口周围皮肤涂氧化锌软膏，防止发生皮炎。

**（二）改善呼吸功能**

**1. 安置合适的体位** 病人取半卧位，有利于呼吸和引流。有支气管胸膜瘘者取患侧卧位，以免脓液流向健侧或发生窒息。

**2. 保持呼吸道通畅** 痰液较多者可协助其排痰或体位引流，遵医嘱合理使用抗生素以控制感染。

**3. 吸氧** 根据病人呼吸情况，给氧2～4L/min。

**4. 呼吸功能训练** 鼓励病人进行有效咳嗽排痰、深呼吸、吹气球训练等，促进肺膨胀，增加通气量。

**（三）减轻疼痛**

指导病人腹式深呼吸，减少胸廓活动度，减轻疼痛；必要时予以镇静、镇痛药物。

**（四）维持体温正常**

高热病人鼓励多饮水，采用冰敷、乙醇擦浴等物理方法降温，必要时药物降温。

**（五）加强营养**

鼓励病人进食高热量、高蛋白、富含维生素、易消化食物，根据病人口味与需要制定食谱，合理调配饮食，保证营养的供给，必要时遵医嘱给予多次少量输血或血浆。

**（六）手术治疗的护理**

**1. 胸膜腔穿刺抽脓的护理** 胸膜腔穿刺抽脓对早期脓液稀薄者效果较好，应尽早实施。根据X线或B超结果定位，每日或隔日1次穿刺抽脓，尽量将脓液抽净，并向胸腔内注入抗生素。如脓液过多，应分次抽吸。每次抽取量不超过1000ml，以防纵隔移位过速。在穿刺过程中，应密切观察病人情况，如出现剧烈咳嗽、气急、出冷汗等不良反应，应立即停止穿刺或抽脓。穿刺后要注意观察病人有无咯血、呼吸困难等症状，发现异常，应及时处理。

**2. 胸膜纤维板剥脱术后护理** 胸膜纤维板剥脱术是将增厚的壁层和脏层胸膜表面的纤维板剥除，使肺复张，达到消灭脓腔，恢复胸壁活动，改善肺功能的目的，是目前治疗慢性脓胸较为理想的方法。由于术中剥离面广泛，渗血较多，且有剥破肺组织的可能，因此，术后应严密观察生命体征及胸腔闭式引流液的量、颜色及性状。若病人出现血压下降、脉搏增快、尿量减少、烦躁不安，或胸膜腔闭式引流出现大量鲜红色引流液，应立即报告医生，并做好手术准备。

**3. 胸廓成形术后护理** 胸廓成形术是切除覆盖在脓腔上的数根肋骨、壁层胸膜纤维板，以消除胸廓局部坚硬组织使胸壁软化塌陷，达到消灭两层胸膜间无效腔的目的，此手术适用于肺组织严重纤维变而不能复张的慢性脓胸病人。胸廓成形术因切除多根肋骨，使胸壁失去支撑，可因胸壁内陷而出现反常呼吸、纵隔摆动。因此，病人术后患侧胸廓需用厚棉垫、胸带加压包扎，取患侧向下卧位，指导腹式呼吸，以控制反常呼吸。

**（七）心理护理**

急性期病人起病急，病情重，应消除病人的紧张情绪。慢性期病人病程长，一般状况较差，应帮助其解决生活上的困难，耐心解释病人有关不适及治疗方面的问题，鼓励病人树立信心，保持乐观态度，积极配合治疗。

**（八）健康指导**

（1）为保证有效的引流，应采取合适的体位。一般取半卧位，支气管胸膜瘘者取患侧卧位，胸廓成形术后取术侧向下的卧位。

（2）说明饮食与疾病康复的重要性，指导病人进食高蛋白、高热量、富含维生素、易消化的食物。

（3）指导病人进行正确的康复训练。胸廓成形术后，由于手术需切断胸部、背部某些肌群，尤其是肋间肌，可能会出现脊柱侧弯及手术侧肩关节运动障碍。因此，要求病人采取直立姿势，坚持练习头部前后左右回旋运动，练习上半身的前屈运动及左右弯曲运动，自手术后第 1 天开始指导病人做上肢屈伸、抬高上举、旋转等运动。

## 第三节　肺癌病人的护理

扫码“学一学”

肺癌（lung cancer）多数起源于支气管黏膜上皮，因此又称支气管肺癌，是呼吸系统常见的恶性肿瘤。近年来，世界各国特别是工业发达国家，肺癌的发病率和病死率明显增高，肺癌目前居全世界和我国大城市男性恶性肿瘤发病率和死亡率的第一位。发病年龄多在 40 岁以上，男性多见，但女性肺癌的发病率近年明显增加。

肺癌的分布右肺多于左肺，上叶多于下叶。起源于主支气管、肺叶支气管的肺癌，位置靠近肺门者称为中心型肺癌；起源于肺段支气管以下的肺癌，位于在肺周围者称为周围型肺癌。

肺癌通常分为小细胞肺癌和非小细胞肺癌两大类。目前肺癌病理学分类采用的是 2015 年世界卫生组织修订的病理分型标准，其中较为常见的病理类型有：①鳞状细胞癌（鳞癌），与吸烟关系密切，多见于老年男性，以中心型肺癌多见。生长速度较为缓慢，分化程度不一，病程较长，血行转移发生较晚；②小细胞癌，与吸烟关系密切，多见于老年男性，中心型多见。恶性程度高，生长速度快，较早出现淋巴和血行转移，对放疗和化疗很敏感，但可迅速耐药，预后较差；③腺癌，最常见的类型。女性多见，多为周围型肺癌。生长速度较慢，但富含血管，少数在早期即发生血行转移，淋巴转移较晚发生；④大细胞癌，多见于老年男性，周围型多见。生长速度较快，恶性程度较高，常在发生脑转移后才发现，预后很差。

肺癌的转移途径：①直接扩散，癌肿沿支气管壁并向支气管腔内生长，造成支气管腔阻塞。癌肿也可直接扩散侵入相邻肺叶。②淋巴转移，是最常见的扩散途径。可先后累及邻近的肺段或肺叶支气管周围淋巴结、肺门淋巴结或纵隔淋巴结、气管旁淋巴结、锁骨上淋巴结及颈部淋巴结。③血行转移，多发生在肺癌晚期，小细胞癌和腺癌的血行转移比鳞癌更常见。癌细胞可直接侵入肺静脉，经左心随体循环转移到全身各处，多见骨、脑、肝、肾上腺等。

**【护理评估】**

**（一）健康史**

肺癌的病因至今尚不完全明确，认为与多种因素有关。吸烟是肺癌的最重要风险因素，烟草中含有苯并芘等多种致癌物。肺癌的危险性与每日吸烟量、吸烟年限、开始吸烟的年龄、吸入深度以及香烟中焦油和尼古丁的含量有关。空气污染以及因职业长期接触放射性物质及其衍生物均可诱发肺癌。此外，家族遗传、饮食因素、烹饪油烟、免疫功能、代谢活动以及肺结核、肺纤维化、矽肺、尘肺等肺部慢性疾病也可能与肺癌的发生有关。

**（二）身体状况**

肺癌的临床表现与癌肿的部位、大小，是否压迫、侵犯邻近组织器官以及有无转移等密切相关。

早期肺癌，尤其是周围型肺癌多无明显症状，大多在行胸片和胸部 CT 检查时发现。当癌肿增大后，可引起刺激性干咳或少量黏液痰；当癌肿增大引起支气管狭窄时，可继发肺部感染，痰量增多、咳脓性痰。若肿瘤破溃可出现血性痰，多为痰中带血、血丝或断续地少量咯血；癌肿侵犯大血管可引起大咯血，但很少见。如癌肿造成较大的支气管阻塞，可出现胸闷、哮鸣、气促症状。

晚期肺癌，除食欲减退、体重减轻、发热、倦怠及乏力等全身症状外，还可出现肿瘤侵犯、压迫邻近组织器官或发生远处转移的征象。如压迫和侵犯膈神经，引起同侧膈肌麻痹；压迫或侵犯喉返神经，引起声带麻痹，声音嘶哑；压迫上腔静脉，导致静脉回流受阻，出现面部、颈部、上肢和上胸部静脉怒张及皮下组织水肿；侵犯胸膜及胸壁，可引起持续剧烈的胸痛和胸腔积液，胸腔积液多为血性，大量积液可引起气促；若侵入纵隔，压迫食管，可引起吞咽困难；上叶顶部肺癌，又称 Pancoast 瘤，可侵犯纵隔和压迫位于胸廓上口的器官或组织，如第 1 肋间、锁骨下动静脉、臂丛神经等，产生剧烈胸肩痛、上肢静脉怒张、上肢水肿、臂痛和上肢运动障碍等；压迫颈交感神经则会引起同侧上眼睑下垂、瞳孔缩小、眼球内陷、面部无汗等颈交感神经综合征（Horner 征）。肺癌发生血行转移后，可出现不同器官远处转移的症状。

少数肺癌病人，由于癌肿产生内分泌物质，可出现非转移性全身症状：如骨关节病综合征（杵状指、骨关节痛、骨膜增生等），Cushing 综合征，重症肌无力，男性乳腺增大，多发性肌肉神经痛等。

**（三）辅助检查**

**1. 影像学检查** 胸部 X 线和 CT 检查是发现和诊断肺癌的重要方法。CT 可以发现 X 线检查隐藏区的早期肺癌病变。大多数肺癌可以经胸部 X 线摄片和 CT 检查获得临床诊断。肺部可见块状阴影，边缘不清或呈分叶状，周围有毛刺。

**2. 痰细胞学检查** 尤其是中央型肺癌，其表面脱落的癌细胞可随痰液咳出，痰细胞学检查找到癌细胞，可以明确诊断。

**3. 纤维支气管镜检查** 对中心型肺癌的诊断阳性率较高，可以直接观察肿瘤，并可钳取组织做病理学检查。

**4. 其他检查**　胸腔镜检查、纵隔镜检查、放射性核素肺扫描检查、经胸壁穿刺活组织检查、转移病灶活组织检查、胸腔积液检查等。

**（四）治疗评估**

肺癌的治疗方法以手术治疗为主，辅以化学治疗、放射治疗、中医中药治疗以及免疫治疗等。手术治疗是肺癌最重要和最有效的治疗手段，然而仍须适当地联合应用，进行综合治疗以提高肺癌的治疗效果。

**（五）社会心理状态评估**

病人由于对癌肿的恐惧、手术的害怕以及对预后的担心，常经历否认、愤怒、磋商、抑郁、接受等心理变化过程。但不同的病人反应的程度、表现的方式不同，因此，应根据病人的文化层次、个性特征等进行评估，同时对病人家属的心理反应及对治疗的支持情况也应进行评估。

**【护理问题】**

**1. 气体交换受损**　与肺组织病变，手术切除肺组织、胸腔积液等有关。

**2. 低效型呼吸型态**　与呼吸道分泌物潴留、肿瘤阻塞支气管、肺膨胀不全等有关。

**3. 焦虑/恐惧**　与担心预后、害怕手术、疼痛等有关。

**4. 营养失调：低于机体需要量**　与摄入不足、肿瘤消耗增加、手术等关。

**5. 潜在并发症**　出血、感染、肺不张、肺炎、支气管胸膜瘘、急性肺水肿、心律失常等。

**【护理目标】**

（1）病人恢复正常的气体交换功能及呼吸型态。

（2）病人焦虑、恐惧减轻。

（3）营养状况逐渐改善。

（4）未发生并发症或并发症得到及时发现和处理。

**【护理措施】**

**（一）手术前护理**

**1. 呼吸道管理**　是术前护理的重点，术前应积极改善呼吸功能，预防术后并发症。劝告并指导病人戒烟 2 周以上；清理呼吸道分泌物，保持呼吸道通畅；加强口腔卫生；积极治疗口腔慢性感染或口腔溃疡；对有慢性支气管炎、肺部感染者，遵医嘱应用抗生素以控制感染。

**2. 练习指导**　指导病人练习腹式呼吸、有效咳嗽、排痰和翻身，以预防肺不张和肺部感染。指导病人练习深呼吸训练器和吹气球，进行呼吸功能锻炼，以提高肺功能。介绍胸腔闭式引流装置、术后引流的目的及意义。

**3. 改善病人的营养状况**　鼓励病人进食高热量、高蛋白、富含维生素、易消化的饮食；必要时可经肠内或肠外途径补充营养，以改善病人的营养状况，利于术后恢复。

**（二）手术后护理**

**1. 密切观察生命体征**　术后应密切观察呼吸、血压、心率等变化，注意有无呼吸窘迫及循环血量不足等情况发生。手术后 2 ~ 3 小时内，每 15 分钟测量生命体征 1 次；麻醉苏醒，脉搏和血压平稳后改为 30 分钟至 1 小时测量 1 次；次日 2 ~ 4 小时测量 1 次。

**2. 安置合适的体位** 病人麻醉未清醒前取平卧位，头偏向一侧，避免呕吐物、分泌物吸入而导致窒息或吸入性肺炎；麻醉清醒、血压平稳后改为半坐卧位，以利于呼吸和引流。对于施行不同的手术方式，可根据情况采用适当的体位，如肺段切除术或楔形切除术者，尽量选择健侧卧位，以促进患侧肺组织的扩张；一侧肺叶切除术后可取健侧卧位，有利于患侧肺的膨胀与扩张，但对于呼吸功能较差的病人，应取平卧位，以免健侧肺受压而限制肺通气；全肺切除的病人，应避免完全侧卧位，宜取1/4患侧卧位，以免纵隔过度移位和压迫健侧肺而影响呼吸、循环功能。

**3. 呼吸道护理** 也是手术后护理的重点，应采取措施保持呼吸道通畅。肺切除术后病人会出现不同程度的缺氧，需常规给予鼻导管吸氧2～4L/min，并根据血气分析结果调整给氧浓度。鼓励并协助病人深呼吸和有效咳嗽、咳痰。病人咳嗽时，固定胸部伤口，以减轻震动引起的疼痛。协助病人有效咳嗽排痰的方法：护士站在病人手术侧，一手放在手术侧肩膀上并向下压，另一手置于伤口下托住胸部，深呼吸数次后再咳嗽，当病人咳嗽时，护士的头在病人身后；或护士站在病人健侧，双手环抱在伤口部位，以支托固定胸部伤口，固定胸部时，手掌张开，手指并拢，嘱病人先深吸气，护士在病人呼气时略施压力将胸部按下，再叫病人有力咳嗽（图12－5）。当痰液黏稠不易咳出时，可行超声雾化吸入，以稀释痰液，有利于痰液排出。对于咳痰无力，呼吸道分泌物潴留的病人，可行鼻导管深部吸痰。

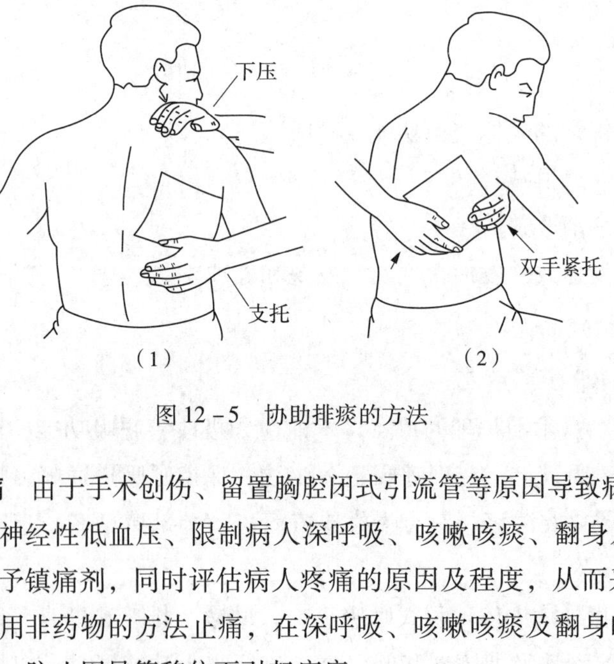


图12－5 协助排痰的方法

**4. 减轻术后疼痛** 由于手术创伤、留置胸腔闭式引流管等原因导致病人术后剧烈疼痛，而剧烈疼痛又可导致神经性低血压、限制病人深呼吸、咳嗽咳痰、翻身及下床活动等，因此，护士应遵医嘱给予镇痛剂，同时评估病人疼痛的原因及程度，从而采取有效的止痛方法，教会病人尽量使用非药物的方法止痛，在深呼吸、咳嗽咳痰及翻身时保护伤口，妥善固定胸腔闭式引流管，防止因导管移位而引起疼痛。

**5. 早期活动与锻炼** 鼓励病人术后早期活动，有利于改善呼吸功能，促进血液循环，防止肺不张、肺部感染及下肢静脉血栓形成，也有利于术后切口愈合及肢体功能恢复。术后第1天，可协助病人在床上活动、床上坐起、坐在床边、双腿下垂或在床旁站立；术后第2天起，可扶持病人在室内行走3～5分钟，以后根据病人情况逐渐增加活动量及活动时间。在活动过程中，护士应指导病人及家属妥善保护好胸腔闭式引流管，并密切观察病情变化，若出现头晕、心慌、气促、出汗等症状时，应立即停止活动。指导病人进行手臂和肩部活动，预防术侧肩关节僵硬及失用性萎缩。病人清醒后，可协助病人进行臂部、躯干和四肢的适度活动，每4小时1次，术后第1天开始做肩、臂的主动活动，如手术侧手臂上举、爬墙及肩关节旋前旋后运动，使肩关节各方向的运动范围逐渐恢复，防止肩下垂。全肺切除术后的病人，应保持脊柱直立功能位，防止脊柱侧弯。

**6. 胸膜腔闭式引流的护理** 肺叶切除术后常规放置胸腔闭式引流管，按胸腔闭式引流常规进行护理。密切观察引流管是否通畅，定期挤压，防止阻塞。观察引流液的量、颜色和性状，若引流出大量血性液体（每小时100～200ml），呈鲜红色，有血凝块，病人出现烦躁不安、血压下降、脉搏增快、尿量减少等血容量不足的表现时，应考虑有活动性出血，需立即通知医生并配合处理。全肺切除术后，由于患侧胸膜腔是空的，纵隔可因两侧胸膜腔内压力不平衡而发生移位，继而导致胸腔内大血管移位、心输出量减少，甚至引起呼吸、循环衰竭。故全肺切除术后，胸腔闭式引流管一般呈钳闭状态，以保持患侧胸腔内有一定的积气和渗液，减轻或纠正纵隔移位。若气管和纵隔明显向健侧移位时，可开放引流管，酌情放出适量的气体或液体，以维持气管、纵隔于中间位置。一般每次放液量不宜超过100ml，速度宜慢，避免快速多量放液引起纵隔突然移位，导致心搏骤停。

**（三）术后并发症的护理**

**1. 肺不张和肺炎** 由于伤口疼痛、麻醉抑制膈肌、胸带包扎过紧、虚弱无力等因素限制了病人的呼吸运动以及分泌物不能有效排出而导致。肺炎和肺不张应着眼于预防。一旦发生，立即吸氧，遵医嘱合理使用抗生素，鼓励病人深呼吸和有效咳嗽、咳痰，痰液黏稠者可行超声雾化吸入，必要时经鼻导管吸痰或支气管镜吸痰，病情严重时行气管插管或切开，以确保呼吸道通畅。

**2. 支气管胸膜瘘** 支气管胸膜瘘是肺切除术后严重的并发症之一，多发生于术后1周。表现为持续高热、患侧胸痛、呼吸困难、刺激性咳嗽、咳血性脓痰、患侧呼吸音减弱等症状。将亚甲蓝注入胸膜腔，病人咳出带有亚甲蓝的痰液即可确诊，应立即报告医生，并安置病人于患侧卧位，以防漏出液流向健侧；使用抗生素以防感染，继续胸膜腔闭式引流，必要时再次开胸手术修补。

**3. 急性肺水肿** 由于肺切除，余肺膨胀不全，可使肺泡毛细血管床容积明显减少，尤其是心、肺功能不全的病人，如果输液过多过快，可引起急性肺水肿。全肺切除术后应控制钠盐摄入量，24小时补液量不超过2000ml，速度以20～30滴/分为宜。一旦发生急性肺水肿，应立即减慢输液速度，控制输液量，积极采取利尿、强心等治疗措施。

**（四）健康指导**

（1）宣传肺癌的致病因素，建议远离有害物质，积极戒烟，预防呼吸道感染。

（2）指导病人加强营养，保证足够休息，养成良好的生活习惯，保持口腔卫生。

（3）鼓励病人出院后继续加强活动及功能锻炼，并逐渐增加活动量。

（4）术后仍需化疗或放疗时，应指导病人定时接受治疗，在治疗过程中监测血常规和肝肾功能。

（5）指导病人出院后定期到医院复查。

扫码“学一学”

## 第四节 食管癌病人的护理

食管癌（esophageal carcinoma）是一种常见的消化道恶性肿瘤，其发病率和死亡率有明显的地域差异。我国是世界上食管癌高发地区之一，发病率以河南省林州市（原林县）最高。在恶性肿瘤的死亡率中仅次于胃癌，居第二位。发病年龄多在40岁以上，男性多于女性。

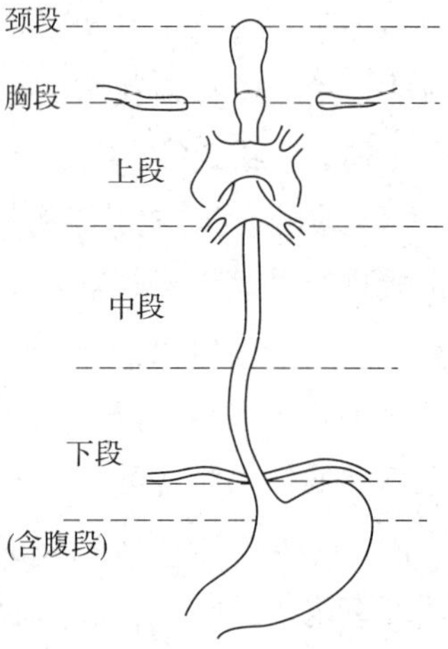

图12－6 食管的分段

食管分为：①颈段，自食管入口至胸骨切迹，距门齿约20cm。②胸段，又分为上、中、下三段。胸上段从胸骨切迹至奇静脉弓下缘，距门齿约25cm，胸中段从奇静脉弓下缘至下肺静脉下缘，距门齿约30cm；胸下段从下肺静脉下缘至食管裂孔下缘，距门齿约40cm。（图12－6）。③腹段，为食管裂孔上缘至胃食管交界处，距门齿约42cm。食管癌多发生于胸中段，绝大多数为鳞状上皮癌，其次是腺癌。

按病理学形态，食管癌可分为四型：①髓质型，最多见。管壁明显增厚并向管腔内外扩展，使癌瘤的上下端边缘呈坡状隆起，多数累及食管周径的全部或绝大部分，恶性程度高。②蕈伞型，瘤体向管腔内呈蘑菇样突出，隆起的边缘与周围的黏膜境界清楚，瘤体表面多有浅表溃疡，底部凹凸不平。③缩窄型，又称硬化型，瘤体形成明显的环状狭窄，累及食管的全部周径，较早出现梗阻症状。④溃疡型，瘤体的黏膜面呈溃疡，深陷入肌层而边缘清楚，阻塞程度较轻。

食管癌的转移途径：①直接扩散，食管癌最先向黏膜下层扩散，继而向上、下及全层浸润，可穿破外膜侵入邻近器官。②淋巴转移，食管癌主要通过淋巴途径转移。③血行转移，发生较晚，主要转移至肺、肝、肾、肋骨、脊柱等。

**【护理评估】**

**（一）健康史**

食管癌病因尚未明确，可能与以下因素有关。

**1. 化学性因素** 在高发地区的粮食和饮水中，亚硝胺含量显著增高。亚硝胺是目前公认的化学致癌物，进食霉变食物可产生亚硝胺。

**2. 生物性因素** 某些真菌能合成亚硝胺，有些真菌能促进亚硝胺及前体的形成，促进癌肿的发生。

**3. 营养因素** 饮食中缺乏动物蛋白、新鲜蔬菜和水果以及维生素A、维生素$B_2$、维生素C的缺乏，是食管癌的危险因素。食物和饮水中长期缺乏钼、铜、锰、铁、氟、锌等微量元素，也与食管癌的发生有关。

**4. 饮食及卫生习惯** 长期饮烈性酒、吸烟、进食过快、食物过热及过硬等可引起食管上皮损伤及慢性刺激，增加了对致癌物的敏感性。此外，口腔不洁或存在龋齿等也与食管癌的发生有关。

**5. 其他因素** 食管的慢性炎症如反流性食管炎，食管白斑、疤痕性食管狭窄、食管息肉等均有癌变的危险。遗传因素也可能与食管癌的发生有关。

**（二）身体状况**

（1）早期症状不明显，常在吞咽粗硬食物时可能有不同程度的不适感，如咽下哽噎感、停滞感、胸骨后烧灼感、针刺感或食管内异物感。哽噎、停滞感常通过饮水而缓解消失。上述症状时轻时重，进展缓慢。

（2）中晚期食管癌的典型症状为进行性吞咽困难，先是咽下干硬的食物困难，继而半流质食物，最后水和唾液也难以咽下，病人逐渐消瘦及脱水。

（3）晚期病人体重减轻、贫血、营养不良、恶病质。持续胸痛或背痛，表示癌肿已侵犯食管外组织。若癌肿侵犯喉返神经，可引起声音嘶哑；穿透大血管，可导致大呕血；癌肿侵犯气管，可形成食管－气管瘘，进食或饮水时剧烈呛咳，并继发肺部感染。

**（三）辅助检查**

**1. 食管吞钡X线检查**　对可疑病例，均应做该项检查。早期食管癌表现为食管皱襞紊乱、粗糙式中断现象，小的龛影或充盈缺损；中、晚期可见充盈缺损、管腔狭窄和管壁僵硬等。

**2. 食管拉网脱落细胞检查**　我国首创用带网气囊食管细胞采集器，做食管拉网检查脱落细胞，是一种简便易行的普查筛选的诊断方法。

**3. 食管镜检查**　对有症状可疑食管癌但未明确诊断者，则应尽早做纤维食管镜检查，可直视肿块并钳取活组织做病理组织学检查，是诊断食管癌比较可靠的方法。

**4. 胸腹部CT**　能显示癌肿向管腔外扩展的范围以及淋巴转移情况，辅助判断能否手术切除。

**（四）治疗评估**

以手术为主，辅以放疗和化疗等综合治疗。手术是治疗食管癌的首选方法。早期食管癌首选根治性手术，切除范围包括肿块在内的上下至少5～8cm食管，以及肿瘤周围的纤维组织和淋巴结。食管癌切除后常用胃、结肠或空肠与食管残端吻合以重建食管，以胃最为常见。对晚期食管癌，不能进行根治手术者，可行姑息性手术，如食管腔内置管术、食管胃转流吻合术、食管结肠转流吻合术和胃造瘘术等，以解决患者进食困难。放射治疗和化学药物治疗适用于手术前后辅助治疗及姑息治疗。

**（五）社会心理状态评估**

确诊后，病人精神上会受到很大的刺激，产生强烈的情绪反应。尤其是中晚期病人，因进行性加重的吞咽困难、疼痛等导致的生理上的打击以及对治疗预后的担忧，常产生不同程度的焦虑、恐惧、悲哀甚至绝望等心理变化。

**【护理问题】**

**1. 营养失调：低于机体需要量**　与进食减少、癌肿消耗增加等有关。

**2. 体液不足**　与吞咽困难、水分摄入不足有关。

**3. 焦虑**　与对癌症的恐惧及担心疾病预后有关。

**4. 潜在并发症**　出血、吻合口瘘、乳糜胸、肺不张、肺炎等。

**【护理目标】**

（1）病人的营养状况得到改善。

（2）病人体液维持平衡。

（3）病人情绪稳定。

（4）未发生并发症或并发症得到及时发现和处理。

**【护理措施】**

**（一）手术前护理**

**1. 营养支持**　食管癌病人可出现不同程度的营养不良、水及电解质失衡，对手术的耐受力下降，故术前应评估病人的营养状况，及时对病人进行营养支持，保证营养素的摄入。鼓励病人进食高热量、高蛋白质、富含维生素的流质或半流质饮食；若完全不能进食者，需要提供肠内、肠外营养，必要时给予输血或血浆，以维持机体需要。

**2. 口腔护理** 口腔内细菌可随食物、唾液进入食管，而食管梗阻可造成食物积存，易引起细菌繁殖，造成局部感染，影响术后吻合口愈合，故应加强口腔护理，保持口腔清洁。每天用漱口液漱口数次；餐后或呕吐后，马上给予漱口或口腔清洁；积极治疗口腔溃疡或口腔感染。

**3. 呼吸道准备** 吸烟者术前2周戒烟；对于患有慢性支气管炎、肺气肿的病人，术前应用抗生素控制呼吸道感染；术前教会病人有效咳嗽、咳痰和腹式深呼吸，以利于增加肺通气量，改善缺氧，预防术后肺不张和肺炎。

**4. 胃肠道准备** 术前1周遵医嘱口服抗生素溶液，以达到局部抗感染的作用。术前3天改为流质饮食，术前1天禁食。对于梗阻明显者给予食管冲洗，术前3天每晚遵医嘱用庆大霉素或甲硝唑等抗生素加生理盐水100ml经鼻胃管冲洗食管，以减轻局部充血水肿，降低术后感染等，防止吻合口瘘。结肠代食管手术病人，术前3～5天口服肠道不吸收的抗生素，如新霉素、庆大霉素或甲硝唑等；术前2天进食无渣流食，术前晚清洁灌肠。术日晨放置胃管，如通过梗阻部位困难者，不可强行置入，以免穿破食管，可插管至梗阻以上部位即可，待术中直视下再将其放入胃内。

**5. 心理护理** 病人有进行性吞咽困难、营养不良，对手术的耐受能力差，对治疗缺乏信心，同时对手术存在一定程度的恐惧心理，因此，应鼓励、安慰病人，对病人体贴照顾，建立充分信赖的护患关系，并解释手术治疗的意义、效果，使其树立信心，配合手术治疗，必要时使用镇静类药物。

**（二）手术后护理**

**1. 生命体征观察** 术后应严密观察生命体征的变化，每15～30分钟监测一次，血压、脉搏平稳后可1～2小时测量1次，直至完全平稳。

**2. 呼吸道护理** 食管癌术后易发生呼吸困难、缺氧，并发肺不张、肺炎，甚至呼吸衰竭等并发症，应密切观察呼吸型态、频率、节律和深浅度，听诊双肺呼吸音是否清晰，有无缺氧征象。气管插管的病人，应保持呼吸道通畅，及时吸痰。手术后第1天鼓励病人深呼吸、吹气球或使用深呼吸训练器，以促进肺膨胀。鼓励病人有效咳嗽、排痰，协助翻身排背；痰液黏稠的可行超声雾化吸入；对痰多、咳痰无力的病人，若出现呼吸浅快、发绀、呼吸音减弱等痰液阻塞现象时，应立即行鼻导管深部吸痰，必要时行纤维支气管镜吸痰或气管切开吸痰。

**3. 饮食护理** 由于食管血供差，又缺乏浆膜层，吻合口愈合较慢，故术后进食时间晚于腹腔内的胃、肠吻合术，术后3～4天内严格禁食、禁饮，禁食期间持续胃肠减压，通过静脉补充营养。胃肠减压管于肛门排气、胃肠减压引流量减少后即可拔除。停止胃肠减压24小时后，若无呼吸困难、胸内剧痛、患侧呼吸音减弱、高热等吻合口瘘的症状时，可开始进食。先试少量饮水，若无异常，术后5～6天可进全清流质饮食，每2小时给100ml，每日6次，如无不适，逐渐增加至全量。一般术后2周左右可进食半流质饮食，3周可进食普食，但要注意少食多餐，细嚼慢咽，进食不宜过多、过快，避免进食生、冷、硬及粗糙食物，以免发生晚期吻合口瘘。食管胃吻合术后的病人，由于胃拉入胸腔，使肺受压而出现胸闷、进食后呼吸困难，建议病人少食多餐，1～2个月后，症状多可缓解。食管癌、贲门癌切除术后，胃液反流至食管，可有反酸、呕吐等症状，平卧时加重，嘱病人餐后2小时内不能平卧，睡眠时将床头抬高。

**4. 胃肠减压的护理**　为了减轻腹胀和残胃胀气对吻合口的影响，促进吻合口的愈合，防止吻合口瘘的发生，术后需留置胃肠减压管。持续胃肠减压期间，保持引流通畅，妥善固定胃管，防止脱落，严密观察并准确记录引流物的量、颜色及性状。术后6～12小时胃管内可引流少量血性液或咖啡色液，以后引流液颜色逐渐变淡。若引流出大量鲜血或血性液，病人出现烦躁、血压下降、脉搏增快、尿量减少等，应考虑吻合口出血，应立即通知医生处理。经常挤捏胃管，防止管腔堵塞，如出现引流不畅，可用少量生理盐水冲洗，但不能强行加压，避免增加吻合口张力，导致吻合口瘘。胃管脱出后不能再盲目插入，以免戳穿吻合部位，造成吻合口瘘。术后胃管放置3～4天，待肛门排气后拔除。

**5. 胸膜腔闭式引流的护理**　保持引流管通畅，观察引流液的量、颜色及性状，并准确记录，注意有无活动性出血、吻合口瘘和乳糜胸的发生。

**6. 胃造瘘术后的护理**　妥善固定造瘘管，防止脱落。观察造瘘口周围敷料有无渗出液或胃液漏出，如有应及时更换。在造瘘口周围涂氧化锌软膏或用凡士林纱布保护造瘘口周围皮肤，防止发生皮炎。

**7. 结肠代食管术后护理**　密切观察腹部体征，发现异常应及时通知医生；保持置于结肠袢内的减压管引流通畅，若从减压管内引流出大量血性液体或呕吐大量咖啡样液体并伴全身中毒症状，应考虑代食管的结肠袢坏死，立即通知医生处理；结肠代食管术后，由于结肠的逆行蠕动，病人常可嗅到粪臭味，应向病人解释原因，并指导其注意口腔卫生，一般半年后可逐步缓解。

**（三）手术后并发症的护理**

**1. 吻合口瘘**　是食管癌术后最严重的并发症，多发生在术后5～10天。表现为呼吸困难、胸部疼痛、患侧胸膜腔积液和全身中毒症状，如寒战、高热、白细胞计数升高，甚至休克。一旦出现上述症状，应立即通知医生并配合处理。嘱病人立即禁食，行胸膜腔闭式引流及营养支持，遵医嘱应用抗生素控制感染，严密观察生命体征，出现休克症状时积极抗休克治疗，需再次手术者，积极完善术前准备。

**2. 乳糜胸**　是食管癌术后较严重的并发症，多因伤及胸导管所致。多发生在术后2～10天，少数在2～3周后出现。术后早期由于禁食，乳糜液脂肪含量甚少，胸腔闭式引流液为淡血性或淡黄色，但量较多；恢复进食后，乳糜液漏出量增多，大量积聚在胸膜腔，可压迫肺及纵隔并使之移向健侧。由于乳糜液中95%以上是水，并含大量脂肪、蛋白质、胆固醇、酶、抗体和电解质，如未及时治疗，短时间内可因全身消耗和衰竭而死亡。若发现上述症状，立即通知医生并协助处理。立即行胸膜腔闭式引流，给予静脉营养支持，需胸导管结扎术者完善术前准备。

**（四）健康指导**

（1）加强防癌宣传教育，避免进食霉变的食物，不吃过烫、过硬的食物，戒烟限酒，多吃新鲜蔬菜和水果，积极治疗食管慢性炎症，高危人群定期普查和筛检。

（2）加强饮食指导，嘱病人少食多餐，由流质到普食，逐渐增加食量，细嚼慢咽，避免进食刺激性食物与碳酸饮料，避免进食过多、过快及生、冷、硬、刺激性食物，质硬的药片应研碎后服用，避免进食产气的食物如花生、豆类等，以免导致吻合口瘘。

（3）嘱病人餐后2小时内避免平卧，可取半卧位，以防进食后出现反酸、呕吐，同时有利于肺膨胀和引流；睡眠时把枕头垫高，防止食物反流。

（4）嘱病人出院后应定期复查，了解有无癌肿复发或转移，坚持后续治疗。若术后3～4周再次出现吞咽困难，可能有吻合口狭窄，应及时就诊。

## 第五节　胸膜腔闭式引流病人的护理

扫码“学一学”

胸膜腔闭式引流（closed thoracic drainage）又称水封闭式引流，是胸腔内插入引流管，管的下方置于引流瓶水中，利用水的作用，维持引流单一方向，避免逆流，以重建胸膜腔负压。

**（一）引流的目的**

引流胸膜腔内渗液、血液及气体；重建胸膜腔内负压，维持纵隔的正常位置；促进肺复张，防止感染。

**（二）适应证**

中量、大量闭合性气胸，开放性气胸，张力性气胸；胸腔穿刺术治疗下肺无法复张者；剖胸手术后引流。

**（三）置管的位置**

根据体征和胸部X线检查，以明确胸膜腔内气体、液体积聚的部位。气体多向胸膜腔上方积聚，因此引流积气一般在锁骨中线第2肋间；引流液体一般在腋中线和腋后线之间第6或第7肋间；脓胸常选在脓液积聚的最低位进行引流。置管时病人常取坐位或半卧位，局部皮肤消毒后，在定位处用2%利多卡因溶液3～5ml胸壁逐层浸润麻醉。做一长约2cm的切口，沿肋骨上缘插入止血钳逐层分开，刺入胸膜腔，将有侧孔的胶管经切口插入胸膜腔内4～5cm，其外端连接于无菌引流瓶，缝合切口，固定引流管。

**（四）引流的原理**

根据胸膜腔的生理性负压机制，设计一种密闭式水封瓶引流系统（图12－7），即依靠水封瓶中所盛液体使胸膜腔与外界空气相隔离，当胸膜腔内因积气积液而压力升高时，其积气积液可借助重力通过引流系统排至体外；当胸膜腔恢复负压时，水封瓶内的液体被吸入长玻璃管下端而形成负压水柱，同时阻止了外界空气进入胸膜腔。

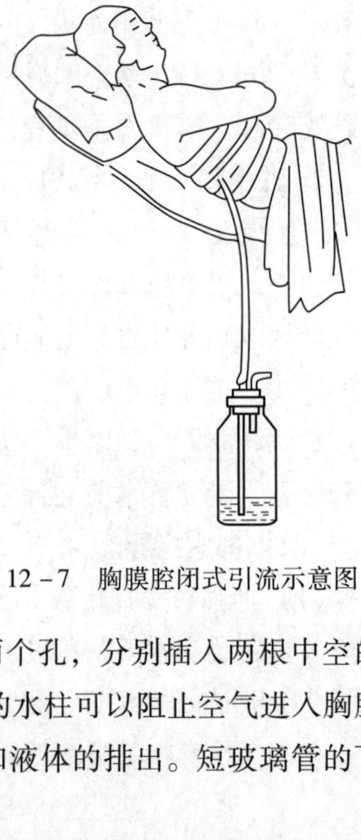

图12－7　胸膜腔闭式引流示意图

**（五）引流的装置**

传统的胸膜腔闭式引流装置有单瓶、双瓶及三瓶3种。目前临床上广泛应用的是各种一次性使用的胸膜腔引流装置。

**1. 单瓶水封闭式引流装置**　一个容量2000～3000ml的无菌广口瓶，瓶内装无菌盐水约500ml，其橡皮瓶塞上有两个孔，分别插入两根中空的长、短玻璃管。长玻璃管的下端应在液面下3～4cm，所形成的水柱可以阻止空气进入胸膜腔；上端与病人的胸腔引流管相连接，有利于胸膜腔内气体和液体的排出。短玻璃管的下端在液面以上，远离液面；上端与外界大气相通。接通装置后可见长玻璃管内水柱升高至液面以上 8~10cm，并随呼吸上下移动，提示引流管通畅。当引流液逐渐增多时，应去除水封瓶内部分液体，否则随着液面升高，长玻璃管没入液面下越深，胸膜腔内液体或气体排出所克服的阻力就越大，不利于排气排液。

**2. 双瓶水封闭式引流装置**　一个空瓶收集引流液，作为收集瓶；另一个广口瓶装入生理盐水作为水封瓶。收集瓶介于病人和水封瓶之间，其橡皮瓶塞上插入两根短玻璃管，一根与病人胸腔引流管连接，另一根用一短橡皮管连接到水封瓶的长管上。在引流胸膜腔内液体时，水封瓶内的液面不会随着引流量的增多而升高，不会增加排气和排液时的阻力，也便于引流液的直接观察。

**3. 三瓶水封闭式引流装置**　在双瓶的基础上增加了一个施加抽吸力的控制瓶。由引流液收集瓶、水封瓶、负压调节瓶组成。调节瓶的橡皮塞有 3 个孔，分别插入 3 根玻璃管，两根短管分别连接水封瓶的短玻璃管和负压吸引；长玻璃管上端与大气相通，下端插入液面下 10~20cm，调节插入液面下的深度即可调节抽吸的负压大小。此装置能加强引流作用和速度，促进肺的复张。

**4. 一次性使用引流装置**　结构与传统的单瓶水封闭式引流装置一致，为塑料材质，瓶盖为可旋式，并且与长、短管连为一体，使用时需将瓶盖旋紧。

**【护理措施】**

**1. 保持管道的密闭**　随时检查引流装置是否密闭，引流管及接管是否连接紧密，引流瓶有无破损，瓶盖是否旋紧，各衔接处是否密封，引流管有无脱落。引流管周围需用油纱布包盖严密；水封瓶中长玻璃管应没入水中 3~4cm，并始终保持直立。搬运病人或更换引流瓶时，需用两把止血钳双向夹闭引流管；放开止血钳时，先将引流瓶放置在低于胸壁引流口平面的位置。若引流管不慎从胸腔滑脱，应立即用手捏闭伤口处皮肤，消毒处理后用凡士林纱布封闭伤口，并协助医生进一步处理；若引流瓶破损或引流管连接处脱落，立即将胸侧引流管折曲或用双钳夹闭胸侧引流管，并更换引流装置。

**2. 妥善固定引流管**　引流管的长度约为 100cm，应妥善固定于床旁。若引流管绕圈，引流液将积聚环圈处而使引流中断并造成回流压，阻碍引流，故可用橡皮筋或胶带条环绕引流管，以别针穿过橡皮筋或胶带条再固定于床上；或将引流接管两侧的床单捏紧而形成一凹槽，再用别针固定。搬运病人前，先用两把止血钳双重夹闭胸腔引流管，将水封瓶置于病床上病人双下肢之间，防止滑脱。

**3. 严格无菌操作，防止逆行感染**　引流装置应保持无菌，并定时更换，更换时严格遵守无菌操作原则。保持胸壁引流口敷料清洁、干燥，一旦渗湿，应及时更换。引流瓶应低于胸壁引流口平面 60~100cm，依靠重力引流，以防引流瓶内液体逆流入胸膜腔引起感染。

**4. 保持引流通畅**　病人取半坐卧位，如病人躺向插管侧，可在引流管两旁垫砂袋或折叠的毛巾，以免压迫引流管。定时挤压胸腔引流管，避免引流管受压、扭曲、阻塞。鼓励病人经常咳嗽、深呼吸及变换体位，以促进肺膨胀，有利于胸腔内液体、气体排出，促进肺复张。

**5. 观察和记录**　观察引流液体的颜色、量和性状，并准确记录。观察长玻璃管中水柱波动情况，一般情况下水柱上下波动 4~6cm，引流通畅时有气体或液体排出，或长玻璃管中的水柱随呼吸上下波动；水柱无波动提示引流管不通畅或肺已完全扩张。若病人出现胸闷、气促、气管向健侧移位等症状，应考虑引流管被堵塞，需挤压或使用负压间断抽吸引流瓶的短管，使其通畅，并及时报告医生。一般情况下，开胸手术后胸膜腔闭式引流液，第 1 个 24 小时内不超过 500ml，且引流量逐渐减少，颜色逐渐变淡；若引流液呈鲜红色，每小时引流量超过 200ml，持续 2 ~ 3 小时以上，应考虑胸膜腔内有活动性出血，应立即报告医生处理。

**6. 拔管指征和方法** 一般引流 48 ~ 72 小时后，临床观察无气体逸出，或引流量明显减少且颜色变浅，24 小时引流液 < 50ml，脓液 < 10ml，病人无呼吸困难或气促，X 线检查肺膨胀良好，即可考虑拔管。护士协助医生拔管，拔管时嘱病人先深吸一口气屏住，在吸气末迅速拔管，并立即用凡士林纱布和厚敷料封闭胸壁伤口，包扎固定。拔管后注意观察病人有无胸闷、呼吸困难、引流口渗液、漏气、出血、皮下气肿等，如发现异常应及时通知医生处理。

## 目标检测

### 思考题

1. 王某，女性，26 岁，被汽车撞伤后 1 小时入院，主诉右侧胸痛难忍。病人意识清楚，口唇发绀，呼吸急促，烦躁不安，脉搏细速，四肢湿冷。查体：体温 36.5℃，脉搏 104 次/分，呼吸 25 次/分，血压 84/62mmHg。右侧胸壁软组织损伤，有一 2cm × 3cm 裂口，见肋骨断端，出血不止，伤口可听到“嘶嘶”声，初步诊断开放性肋骨骨折、开放性气胸、创伤性休克。

请问：

（1）如何对该病人实施急救护理?

（2）请列出该病人目前主要的护理诊断，并拟订护理措施要点。

2. 张某，男性，60 岁。因刺激性干咳、痰中带血 1 个月入院。既往吸烟 40 年，每天 1 包。查体：体温 37.5℃，脉搏 84 次/分，呼吸 20 次/分，血压 110/90mmHg。神志清楚，精神尚可，胸廓无畸形，双肺叩诊呈清音，未闻及干湿啰音。胸部 X 线检查无异常征象；CT 检查示第 10 胸椎右侧有一 2cm 直径大小肿块，纤维支气管镜检查诊断为鳞状细胞癌。病人因害怕死亡、担心疾病预后而焦虑不安。

请问：

（1）该病人目前主要的护理诊断是什么?

（2）并拟订护理措施要点。

3. 李某，女性，32 岁。因患肺脓肿住院治疗 1 周后体温恢复正常，随即要求出院，未进一步做胸片治疗。出院 2 周后病人因右侧胸痛、呼吸急促、畏寒、发热而再次入院。查体：体温 39.0℃，脉搏 114 次/分，呼吸 26 次/分，血压 95/70mmHg。右侧肋间隙饱满，呼吸运动减弱，气管偏向左侧，叩诊呈浊音，听诊呼吸音减弱。血常规：WBC17 × $10^9$/L，中性粒细胞计数为 0.85。胸片示：右侧胸腔平第 4 前肋有一外高内低的弧形阴影，行右侧胸膜腔穿刺，抽出少量稀薄脓液。

请问：

（1）该病人目前主要的护理诊断是什么？

（2）并拟订护理措施要点。

4. 李某，男性，58 岁。因进行性吞咽困难 3 个月入院。食管镜检查：食管中段 5cm 长的管腔狭窄，黏膜中断，病理学检查：食管鳞癌。查体：锁骨上无淋巴结肿大、无声音嘶哑。拟在全麻下行食管癌根治术，胃代食管术。

请问：

该病人目前主要的护理诊断是什么？

5. 陈某，男性，55 岁。因咳嗽、胸闷、低热 2 月余入院。胸部 X 线检查示右肺门旁 3cm×4cm 块状阴影，同侧肺门淋巴结肿大，纤维支气管镜检查确诊为鳞状细胞癌。病人入院后 3 天在全面下行右侧肺叶切除术，留置胸膜腔闭式引流管，术毕安返回病房。术后第 2 天，1 小时内从胸膜腔闭式引流管内引流出鲜红色液体，量约 200ml，病人神志淡漠，血压 70/50mmHg，脉搏 110 次/分，呼吸 23 次/分。

请问：

（1）该病人目前主要的护理诊断是什么？

（2）拟订护理措施要点。

扫码“练一练”

（吴文君）

模块四

# 腹部及普通外科疾病病人的护理

# 第十三章

# 急性化脓性腹膜炎与腹部损伤病人的护理

**学习目标**

1. 简述急性化脓性腹膜炎的分类与病理生理要点；腹部损伤的分类。
2. 归纳急性化脓性腹膜炎、腹部损伤的护理评估内容。
3. 运用护理程序对急性化脓性腹膜炎、腹部损伤患者实施整体护理

扫码“学一学”

## 第一节　急性化脓性腹膜炎病人的护理

急性化脓性腹膜炎（acute suppurative peritonitis）简称急性腹膜炎（acute peritonitis），是由细菌感染、化学性或物理性损伤等引起的腹膜急性炎症性疾病。

**【解剖生理概要】**

腹膜是一层浆膜，由内皮细胞组成，分为相互连续的壁腹膜和脏腹膜两部分。壁腹膜贴附于腹壁的里面，脏腹膜覆盖于脏器的表面，并构成系膜、网膜、韧带等。腹膜腔是壁腹膜和脏腹膜之间的间隙。男性腹膜腔是完全封闭的，女性腹膜腔可经输卵管与外界相通。腹膜腔是体内最大的体腔，正常情况下其中含有少量浆液，起润滑作用。但在病变情况下，可容纳数升液体或气体。腹腔分为大腹腔和小腹腔（又称网膜囊），借网膜孔彼此相通。大网膜由腹膜构成，在胃和横结肠之间向下悬垂，活动度很大，腹腔内有病变时，常能移动接近病灶处，起一定的防止扩散或修复的作用。

壁腹膜受脊髓（$T_6 \sim L_1$）的周围神经支配。当受到刺激时，痛觉敏感，定位准确，并可引起反射性腹肌紧张，是诊断腹内炎症性疾病的一项重要临床依据。脏层腹膜受内脏交感和副交感神经支配，痛觉定位差，但对膨胀、牵拉及压迫等刺激较为敏感，刺激较重时可引起心率变慢、血压下降等。

腹膜面积大，约等同全身皮肤面积，具有分泌和吸收的功能。受到某些刺激时，腹膜可有大量液体渗出，起到减少刺激和稀释毒素的作用。在炎症时，渗液中有白细胞，能吞噬细菌和其他颗粒物质；还有纤维蛋白原，可转变为纤维素和形成粘连，可防止感染扩散和促进组织的修复，但也可引起肠梗阻。腹膜有吸收功能，能吸收腔内液体和空气等，但又可同时吸收毒性物质，故在急性腹膜炎时可并发中毒性休克。

**【分类】**

临床上根据发病原因不同可分为原发性腹膜炎和继发性腹膜炎。原发性腹膜炎（primary peritonitis）是指腹膜腔内无原发病灶，细菌经血液循环、淋巴途径或女性生殖道侵入腹腔，引起的急性化脓性炎症。临床上较少见。继发性腹膜炎（secondary peritonitis）是指在腹腔内某些疾病或损伤的基础上发生的腹膜炎。临床上以急性继发性化脓性腹膜炎最为多见（图 13－1）。

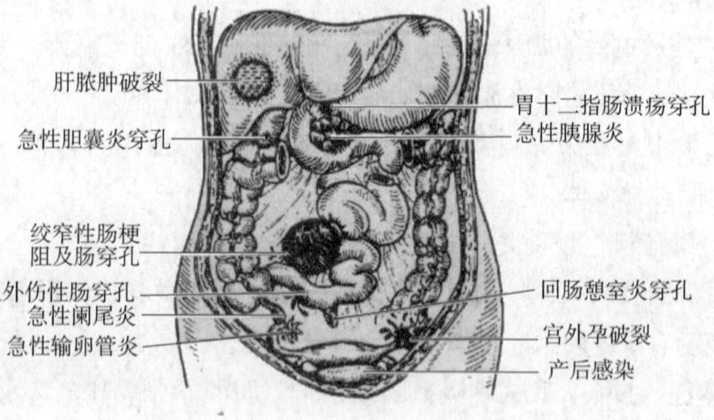


图 13－1　继发性化脓性腹膜炎的常见病因

**【病理生理】**

腹膜受细菌或胃肠内容物、血液或尿液刺激后，立即产生炎症反应，表现为腹膜充血、水肿、失去光泽，并产生大量浆液性渗液。因渗出液含有较多巨噬细胞、中性粒细胞，加以坏死组织、细菌和凝固的纤维蛋白，使渗液变为混浊的脓液。腹膜的炎症变化极易引起全身性反应，如大量液体渗出，高热、呕吐、肠麻痹时肠腔内大量积液，引起水、电解质和酸碱平衡紊乱，血容量减少；细菌及其内毒素刺激细胞防御机制，启动组胺等炎症介质和细胞因子释放，引起全身炎症反应综合征，甚至导致感染性休克和多器官功能衰竭。另外，肠管因麻痹而扩张，膈肌抬高，影响心肺功能，使血液循环和呼吸功能降低，常常加重病情。以上病理改变多可危及病人的生命。

**【护理评估】**

**（一）健康史**

根据发病机制评估腹膜炎是属于原发性还是继发性。

**1. 继发性腹膜炎**　腹腔内某些疾病或损伤的基础上发生的腹膜炎。病原菌多为大肠埃希菌、厌氧类杆菌、粪链球菌和变形杆菌等。

（1）腹腔内脏器穿孔　如急性阑尾炎穿孔、胃十二指肠穿孔、肠穿孔等，由于胃肠内容物流入腹膜腔，对腹膜造成化学性刺激和细菌性感染；急性胆囊炎，胆囊壁坏死穿孔造成胆汁性腹膜炎；腹部损伤合并外伤性胃、肠、膀胱或肝脾破裂，也可引起腹膜炎症。

（2）腹内脏器炎症扩散　如急性阑尾炎、急性胰腺炎、女性生殖器化脓性炎症等，含有细菌的渗出液扩散到腹膜腔引起的腹膜炎。

（3）腹腔手术污染　如胃肠、胆管及胰管吻合口渗漏或无菌操作不严等，污染腹膜腔，均可继发腹膜炎。

**2. 原发性腹膜炎** 腹膜腔内无原发病灶。病原菌多为化脓性链球菌或肺炎双球菌，经上行感染（来自女性生殖道的细菌，通过阴道、子宫、输卵管向上扩散至腹膜腔）；血行播散（致病菌从呼吸道或泌尿系的感染灶，通过血运播散至腹膜腔，婴儿和儿童的原发性腹膜炎多属这一类）；直接扩散（泌尿系感染时，细菌通过腹膜层直接扩散至腹膜腔）；透壁性感染（肝硬化腹水、肾病、猩红热或营养不良，机体抵抗力下降，肠腔内细菌通过肠壁进入腹膜腔），引起腹膜炎。

**（二）身体状况**

**1. 腹痛** 是最主要的临床表现。腹膜炎的疼痛一般都很剧烈，难以忍受，呈持续性。深呼吸、咳嗽、转动体位时疼痛加剧。病人多不愿改变体位。

**2. 恶心、呕吐** 腹膜受刺激，可引起反射性呕吐，吐出物为胃内容物；发生麻痹性肠梗阻时可吐出胆汁样液体。

**3. 感染中毒症状** 腹膜炎可出现高热、脉速、呼吸浅快、大汗、口干。病情发展，可出现面色苍白、四肢冰凉、呼吸急促、口唇发绀、脉搏微弱、体温骤升或下降、血压降低、神志不清，表示有重度脱水、代谢性酸中毒及休克。

**4. 腹部体征** 腹胀、腹式呼吸减弱或消失。腹肌紧张、压痛、反跳痛三者合称腹膜刺激征，是腹膜炎的标志性体征。胃肠穿孔，腹肌紧张呈板状腹。压痛最明显的部位往往是病变部位。胃肠胀气叩诊呈鼓音。胃肠穿孔时气体移至膈下，使肝浊音界缩小或消失。腹腔积液较多时可叩出移动性浊音。听诊肠鸣音减弱或消失。直肠指诊：直肠前窝饱满及触痛，这表示盆腔已有感染或形成盆腔脓肿。

腹膜刺激征的范围和程度常反映腹膜炎的严重程度。如机体抗病能力强，细菌毒力弱，病变损害轻，治疗及时，病变与周围组织及大网膜粘连，使感染局限于腹部的某一部位或不超过腹部的两个象限，称为局限性腹膜炎；如机体抗病能力差，细菌致病力强或病变严重，感染可迅速扩散，累及整个腹腔称弥漫性腹膜炎。

**5. 常见并发症**

（1）腹腔脓肿 急性腹膜炎局限后，脓液未被吸收，积存于膈下、盆腔、肠间等部位，被大网膜、肠管、肠系膜、腹壁和其他脏器粘连包裹，形成腹腔脓肿（图 13－2）。不同部位的腹腔脓肿有其表现特点（表 13－1）。

**表 13－1 不同部位腹腔脓肿表现特点**

| | |
|---|---|
| 盆腔脓肿 | 最常见。全身中毒症状轻，主要表现为直肠刺激症状（如排便次数增多，黏液便，里急后重等）和膀胱刺激症状（尿频、尿急、尿痛）。直肠指检直肠前壁饱满、有触痛感和波动感；B 型超声检查可明确脓肿的大小及位置 |
| 膈下脓肿 | 指积聚于膈肌之下，横结肠及其系膜以上间隙内的脓肿。病人高热等全身中毒症状重；患侧上腹部持续性钝痛，深呼吸时加重；胸部下方叩痛，呼吸音降低。X 线检查患侧膈肌抬高、活动受限、肋膈角模糊或有少量积液。B 超可确定诊断 |
| 肠间脓肿 | 指被包围在肠管、肠系膜与网膜之间的脓肿。病人多有腹痛和肠梗阻的表现，可触及境界不清的压痛性包块。X 线发现肠壁间距增宽及局部肠袢积气。B 超、CT 检查可显示脓肿 |

（2）粘连性肠梗阻 腹膜炎治愈后，腹腔内多有不同程度的炎性粘连。若出现暴饮暴食或剧烈活动等诱因，容易使肠管扭曲或形成锐角，发生粘连性肠梗阻。

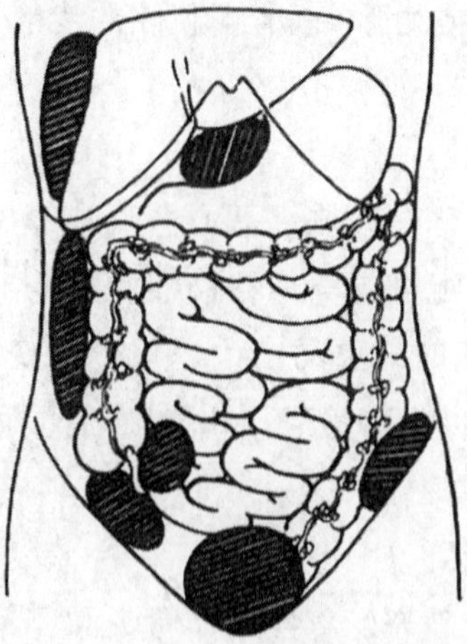

图 13－2　腹腔脓肿

**（三）辅助检查**

**1. 实验室检查**　白细胞计数升高及中性粒细胞比例增高。机体抵抗力下降时白细胞计数不增高，但中性粒细胞比例增高，甚至出现中毒颗粒。

**2. X 线检查**　腹部立位片提示小肠普遍胀气和多个小液平的肠麻痹征象。胃肠道穿孔可见膈下游离气体。

**3. B 超检查**　腹腔有液性暗区，提示腹腔内有不等量液体。判断有无肝脾破裂。

**4. CT 检查**　对腹腔内实质脏器病变的诊断有帮助。急性胰腺炎 CT 能清晰显示肿大炎症的胰腺。

**5. 腹腔镜检查**　腹膜炎诊断困难时，使用腹腔镜以协助诊断。必要时尚可处理腹腔内病灶或进行腹腔灌洗和腹腔引流。

**6. 腹腔穿刺**　在脐与髂前上棘连线的中外 1/3 处进行诊断性腹穿，或在 B 超指导下腹部穿刺，根据抽出液的性质判断病因。抽出液呈黄色、浑浊、含胆汁或食物残渣，无臭味考虑胃十二指肠穿孔；呈草绿色透明腹水应考虑结核性腹膜炎；不凝固血液考虑实质脏器破裂；呈血性液，胰淀粉酶高应考虑急性重症胰腺炎；血性液体有臭味考虑绞窄性肠梗阻。

**7. 腹腔灌洗**　适用于疑有腹腔内脏损伤而腹腔穿刺无阳性发现者。腹腔灌洗阳性率达 98%。当灌洗液含有肉眼可见的血液、胆汁、胃肠液或证明是尿液；镜检发现细菌、红细胞计数超过 $100 \times 10^9/L$、白细胞计数超过 $0.5 \times 10^9/L$ 或淀粉酶超过 100U/L，均为阳性。如仍为阴性结果，可将塑料导管固定于穿刺点，外接注射器放置，进行连续动态观察，间隔 1～2 小时再抽取灌洗液送检。此法对内出血较为敏感。

**（四）治疗评估**

治疗原则是去除原发灶以消除病因、彻底引流腹腔渗液或使炎症局限吸收。

**1. 非手术治疗**　对原发性腹膜炎，病情较轻、全身情况良好的继发性腹膜炎，或腹膜炎已经局限或有局限趋势者，可采用非手术治疗。具体措施包括禁食、持续胃肠减压、补液、输血、联用有效抗生素控制感染、对症处理等。

**2. 手术治疗**　适用于经非手术治疗 6～8 小时，病情不缓解或反而加重者；腹腔内原发病严重者；腹腔内炎症重，有大量积液，出现严重的肠麻痹或中毒症状，尤其有休克表现者；腹膜炎病因不明，无局限趋势者。手术方式为剖腹探查术，手术治疗的原则是正确处理原发病灶（如病变器官的修补或切除）；清理腹腔的渗液、脓液（吸除和冲洗）；采取恰当的腹腔引流。

**（五）社会心理状态评估**

由于病情重，病人除忍受疼痛、腹胀、恶心、呕吐等痛苦折磨外，常有焦虑、烦躁等症状。甚至有人表现出责骂、不配合等类似精神症状的情况。当非手术治疗无效而中转手术或因病情严重而决定急诊手术时，更易产生恐惧、不安全感，甚至不合作，拒绝手术。非手术治疗期间或诊断未明确前，因一般不许用镇痛剂，病人及家属也可能表现为不理解的情绪或言行。

**（六）与妇产科有关疾病评估**

许多妇产科疾病（如宫外孕破裂、急性输卵管炎和卵巢囊肿蒂扭转等）可合并急性腹膜炎，要引起我们的重视。

**【护理问题】**

**1. 焦虑和恐惧** 与下列因素有关：①剧烈疼痛不易缓解；②对手术和预后的顾虑；③对环境改变的不适应。

**2. 不舒适：疼痛** 与腹膜炎症刺激或手术有关。

**3. 体温过高** 与腹腔感染、毒素吸收、脱水和手术后吸收热有关。

**4. 营养失调：低于机体需要量** 与禁食和感染所致机体高代谢消耗等因素有关。

**5. 有引流管引流异常的危险** 与胃肠减压管、腹腔引流管等堵塞、脱出诸多因素有关。

**6. 潜在并发症** 腹腔脓肿、切口感染、粘连性肠梗阻。

**【护理目标】**

（1）病人焦虑减轻。

（2）病人疼痛缓解，能配合医护工作；

（3）病人体温及水、电解质和酸碱基本稳定；

（4）病人营养状况改善。

（5）胃肠减压等引流管保持通畅。

（6）病人发生并发症的危险性减少。

**【护理措施】**

**（一）非手术治疗的护理**

**1. 心理护理** 注意观察病人的心理及情绪变化，对病人及其家属做好有针对性的解释工作，消除或减轻病人的焦虑反应，及时向病人、家属或病人工作单位说明病情变化及有关治疗、护理措施的意义，帮助病人勇敢面对疾病，增强战胜疾病的信心和勇气，积极配合医疗和护理工作。

**2. 体位** 在一般情况良好或病情允许条件下宜取半卧位，有助改善呼吸和循环功能，有利于腹腔炎症局限向盆腔。

**3. 饮食管理** 根据病情做好饮食管理。病人入院后暂禁饮食，对诊断不明或病情较重者必须严格禁饮食。

**4. 胃肠减压** 据病情的需要或医嘱来决定是否施行胃肠减压。但胃肠道穿孔或破裂者以及急性肠梗阻，必须行胃肠减压，以减少消化液自穿孔部位漏出，或减轻胃肠道积气、积液，改善胃肠道血供，缓解腹胀。护理注意保持胃肠减压引流通畅，每日以盐水（30～40ml）冲洗胃管，观察并记录引流液的量和性质，每日用滴管向插有胃管的鼻孔滴入数滴液状石蜡，减轻胃管对鼻黏膜的刺激。

**5. 抗生素的应用**　根据临床表现选用有效抗生素，腹膜炎严重者，需联合应用抗生素，并注意给药的浓度、时间、途径及配伍禁忌等。

**6. 输液或输血**　迅速建立通畅的静脉输液通道，遵医嘱补液，纠正水、电解质和酸碱平衡紊乱，必要时输全血及血浆，维持有效循环血量。要安排好输液的顺序，根据病情和补液的监测指标及时调整输液的速度、输液量和输液种类。

**7. 疼痛护理**　在病情观察期间慎用止痛剂，可采用暗示、松弛疗法或针灸缓解疼痛。对诊断明确的单纯性胆绞痛、肾绞痛可给解痉剂和镇痛药；对已决定手术的病人，可适当使用镇痛药，以减轻病人的痛苦。对诊断仍不明需观察或治疗方案未确定的病人，禁用吗啡、哌替啶类麻醉性镇痛药，以免掩盖病情。

**8. 病情观察**　定时测量血压、脉搏、呼吸和体温，详细记录24小时出入量。重症病人应测每小时尿量，注意有无水、电解质平衡失调的表现，特别注意休克的表现。定时观察腹部症状和体征的变化，注意了解腹痛部位和范围，腹痛是时间和性质，腹痛的强度及伴随症状等；及时检查腹胀、腹膜刺激征等体征的变化。动态观察血、尿、粪常规，血电解质、淀粉酶，肝肾功能等实验室检查结果。注意腹部X线、B超检查、腹部穿刺或腹腔灌洗的变化情况，同时注意观察有无腹腔脓肿形成。

**9. 其他护理**　做好口腔护理、生活护理等。体温过高时行物理降温，体温不升者注意保暖。

**（二）手术前护理**

按非手术治疗的护理进行，同时做好急诊术前备皮、配血、用药等准备工作。一般禁止灌肠、禁止服用泻药，以免造成感染扩散或某种病情的加重。

**（三）手术后护理**

**1. 体位与活动**　病人血压平稳后取半卧位。鼓励病人及早做翻身、肢体屈伸等床上活动，病情许可时下床活动，以促进胃肠功能恢复，预防肠粘连及下肢静脉血栓形成。

**2. 胃肠减压与饮食**　术后继续禁饮食，待肠蠕动功能恢复，肛门排气后，可拔除胃管，进流质饮食，少量多餐。如无腹胀、腹痛、呕吐等不适，逐渐改半流质饮食或普食。如行胃肠吻合者，进食时间酌情推迟。

**3. 补液、营养支持**　术后禁食期间，遵医嘱静脉输液、输全血或血浆，必要时营养支持，有效地补充水、电解质、维生素、能量及蛋白质等，维持机体高代谢与修复的需要。

**4. 病情观察**　术后密切观察生命体征变化，记录尿量，注意腹部症状和体征；观察手术伤口的情况。注意手术后有无腹腔内出血、腹腔脓肿、切口感染和粘连性肠梗阻等并发症的发生。

**5. 腹腔引流护理**　掌握每条引流管的引流部位和作用，保证引流通畅、有效，准确记录引流量和质的变化。当引流液明显减少、色清，病人体温正常，血白细胞计数正常，B超检查腹腔无积液或积脓，可考虑拔除引流管。

**6. 伤口护理**　手术后遵医嘱继续使用有效抗生素等，控制感染，做好伤口护理。对腹胀明显的病人可加用腹带，防止切口裂开。适当应用镇痛剂减轻疼痛。

**7. 健康指导** 指导病人早期进行适当活动，防止术后肠粘连发生。嘱病人少量多餐，避免进食过凉、过硬及刺激性食物，以防止术后肠粘连的基础上诱发肠梗阻，如有腹痛、腹胀、恶心、呕吐等不适时，应及时去医院复诊。

扫码“学一学”

## 第二节　腹部损伤病人的护理

腹部损伤（abdominal injury）是常见的创伤性疾病，其发生率在平时占各种损伤的0.4%～1.8%；战时占各种损伤的50%左右。腹部损伤按是否穿透腹壁、腹腔是否与外界相通分为开放性和闭合性两大类，两类都可导致腹腔内脏器损伤。腹腔内脏器损伤的病情较复杂、病死率较高。因此，对腹部损伤的病人要进行及时、正确的诊断和处理，是临床诊疗与护理工作的重点，也是降低病死率的关键。

**【护理评估】**

**（一）健康史**

首先了解受伤病史。询问伤者或现场目击者及护送人员，了解受伤时间、地点、致伤因素和伤后病情变化、就诊前的急救措施等。

（1）碰撞、坠落、冲击、挤压、爆震等钝性暴力可致危重的闭合性腹内器官伤。

（2）锐器、火器打击主要造成开放性腹部损伤。

**（二）身体状况**

腹部损伤病人由于致伤原因不同，其表现有很大差异。

单纯腹壁损伤的症状和体征较轻，可有受伤部位疼痛，局限性腹壁肿胀、压痛或皮下瘀斑。

腹腔内脏器损伤可分为实质性脏器损伤和空腔脏器损伤。

**1. 实质性脏器损伤** 主要表现为腹腔内出血，出现面色苍白、脉搏细数、脉压变小、尿量减少，甚至出现失血性休克；腹痛及腹膜刺激征相对较轻，如肝破裂并胆汁性腹膜炎或胰腺损伤伴胰管断裂者，也有明显腹痛和腹膜刺激征。肝、脾破裂可分为被膜下型、中央型破裂和真性肝、脾破裂。被膜下型、中央型破裂临床上可无明显内出血征象，但在某些微弱外力的影响下，可突然出现活动性大出血。

**2. 空腔脏器损伤** 主要表现为腹膜炎，明显的腹膜刺激征，伴有胃肠道症状，如恶心、呕吐、呕血或便血等，严重时可发生感染性休克。

**（三）辅助检查**

**1. 实验室检查** 大量出血时红细胞、血红蛋白及血细胞比容明显下降；血、尿淀粉酶值升高提示胰腺损伤；感染时白细胞总数、中性白细胞可升高。

**2. X 线检查** 空腔脏器破裂，腹部平片提示有膈下游离气体；腰大肌阴影消失提示为腹膜后血肿。

**3. B 超检查** 对实质性脏器损伤和腹腔积液的诊断意义较大。

**4. CT 检查** 可判断实质性脏器有无损伤及其损伤程度，有助于判断腹腔内出血量及腹膜后损伤情况。

**5. 诊断性腹腔穿刺术和腹腔灌洗术** 详见急性腹膜炎。

腹部不同脏器损伤的临床特点见表 13－2。

表 13-2　腹部不同脏器损伤的临床特点

| 损伤器官 | 临床特点 |
|---|---|
| 脾破裂 | 左季肋区或左腰部受伤史；左上腹腹膜刺激征明显；B 超示脾区异常征象 |
| 小肠破裂 | 中或下腹部受伤史；腹部体征显著；部分病人可有气腹表现 |
| 肝破裂 | 右季肋区或右腰部受伤史；右上腹腹膜刺激征明显；可有黑便或呕血；B 超见肝区异常征象 |
| 结肠、直肠破裂 | 腹周围或腰背部受伤史；全身感染中毒症状较重；可有气腹或血便；腹穿可见粪性液体；腹膜后结肠损伤可有腰部胀痛、血便和腹膜后积气、积液征象 |

**（四）治疗评估**

（1）单纯性腹壁损伤按一般软组织损伤处理。

（2）暂不能确定有无内脏损伤者；诊断已经明确的轻度单纯性实质器官损伤，生命体征稳定或仅有轻微变化者，可采用非手术治疗。

（3）对已确诊为腹腔内脏器损伤，或非手术治疗观察期间病情进行性加重的病人，应及时手术治疗。腹内活动性大出血者，应在抗休克的同时，迅速剖腹止血。

**（五）社会心理状态评估**

腹部损伤大多为突发事件，情况急、病情重，病人和家属均感到生命受到威胁，出现焦虑、恐惧等心理，需及时了解病人及家属的心理承受能力。

**【护理问题】**

**1. 恐惧**　与腹部损伤后受刺激有关。

**2. 急性疼痛**　与腹部损伤及手术切口有关。

**3. 体液不足**　与损伤性渗出、腹腔内出血有关。

**4. 潜在并发症**　失血性休克、腹腔感染、感染性休克。

**【护理目标】**

（1）病人恐惧感减轻，情绪稳定。

（2）病人疼痛缓解。

（3）维持体液平衡。

（4）未发生并发症或并发症能及时发现并正确处理。

**【护理措施】**

**（一）非手术治疗的护理**

**1. 急救护理**

（1）腹部损伤常合并多发伤或复合伤，抢救时需迅速判断危及生命的情况，如有心跳呼吸骤停、窒息、开放性气胸、大出血等，应首先处理，立即保持呼吸道通畅、止血、输液抗休克等。

（2）对已发生休克的病人，应迅速建立静脉通道，快速输液，必要时输血。

（3）开放性腹部损伤者，应妥善处理伤口，及时止血，包扎伤口；伴有腹腔内脏脱出情况，不能将脱出物强行回纳，以免加重腹腔污染，可用消毒碗覆盖保护。

**2. 体位及营养**　病人绝对卧床休息，病情稳定可取半卧位。应禁食、禁饮，持续胃肠减压。禁食期间应充分补液，防止水、电解质失衡。

**3. 病情观察**　每 15～30 分钟测定呼吸、脉搏和血压一次，注意有无腹膜炎体征及其程度和范围的变化；观察期间不宜随便搬动病人，以免加重伤情；诊断明确前禁用镇痛剂，以免掩盖伤情；疑有结肠破裂者禁忌灌肠。有下列情况之一，考虑有腹腔内脏损伤：①短时间出现明显的失血性休克表现。②腹部有持续性剧烈疼痛，进行性加重伴恶心、呕吐。③腹膜刺激征明显加重。④肝浊音界缩小或消失，有气腹表现。⑤腹部有移动性浊音。⑥有呕血、便血或尿血。⑦直肠指检盆腔触痛明显、波动感或指套染血。

**4. 抗感染** 遵医嘱应用广谱抗生素防止腹腔感染，注射破伤风抗毒素。

**5. 日常准备** 除常规准备外，还要留置胃管、尿管、备血，血容量严重不足的病人必迅速补充血容量。

**6. 心理护理** 加强与病人的沟通，向其解释腹部损伤后可能出现的并发症及相关知识，使病人解除焦虑、恐惧心理，稳定情绪，积极配合治疗。

**（二）手术前护理**

按非手术治疗的护理实施，同时做好急诊术前备皮、配血、用药等准备工作。一般禁止灌肠、禁止服用泻药，以免造成感染扩散或某种病情的加重。

**（三）术后护理**

按急性腹膜炎病人术后护理原则实施，并注意相关腹腔脏器手术后护理，如肝、脾、肾损伤行修补术或部分切除术者，手术后要注意有无继发性出血的危险等。

**（四）健康指导**

加强劳动保护、安全生产、安全行车等知识的宣教，避免意外损伤的发生。普及急救知识，在意外事故发生后能进行简单的救护或自救。出院后要适当休息，加强锻炼，增加营养，促进康复。如有腹痛、腹胀、肛门停止排便排气等，应立即就诊。

## 目标检测

### 思考题

1. 病人，男性，46 岁，消化性溃疡病史 10 年，上腹部剧痛 2 小时。腹痛前 6 小时未进食。查体：生命体征平稳；全腹肌紧张、压痛、反跳痛，尤以上腹部较明显。初步诊断消化性溃疡急性穿孔。

请问：

（1）该病人的主要护理是什么？

（2）拟出护理措施要点。

2. 病人，男性，28 岁。在建房工作中，不慎从二楼跌下，上腹部剧痛 2 小时。查体：面色苍白，四肢湿冷，脉搏细速，Bp 60/42mmHg，全腹肌紧张、压痛、反跳痛，尤以左上腹部较明显。

请问：

该病人的初步诊断是什么？

3. 病人，男性，40 岁。胃溃疡急性穿孔行穿孔修补术后。

请问：

（1）请你拟出留置胃管期间如何做好护理？

（2）何时可拔除胃管？

（吴　明）

扫码“练一练”

# 第十四章

# 胃肠疾病病人的护理

### 学习目标

1. 简述腹外疝、胃十二指肠溃疡、胃癌、急性阑尾炎、肠梗阻、结直肠癌、直肠肛管良性疾病、外科急腹症的常见护理问题。
2. 归纳腹外疝、胃十二指肠溃疡、胃癌、急性阑尾炎、肠梗阻、结直肠癌、直肠肛管良性疾病、外科急腹症病人的护理评估。
3. 应用护理程序对腹外疝、胃十二指肠溃疡、胃癌、急性阑尾炎、肠梗阻、结直肠癌、直肠肛管良性疾病、外科急腹症病人实施整体护理。

扫码“学一学”

## 第一节 腹外疝病人的护理

体内某个脏器或组织离开其正常解剖部位，通过先天或后天形成的薄弱点、缺损或孔隙进入另一部位，即称为疝（hernia）。疝最多发生在腹部，尤以腹外疝（external abdominal hernia）多见。腹外疝是由腹腔内的脏器或组织连同腹膜壁层，经腹壁薄弱点或孔隙，向体表突出所形成。根据发生部位不同，分为腹股沟疝（腹股沟斜疝和腹股沟直疝）、股疝、脐疝、切口疝、白线疝等。

**【病理解剖】**

典型的腹外疝由疝环、疝囊、疝内容物和疝外被盖组成（图14－1）。

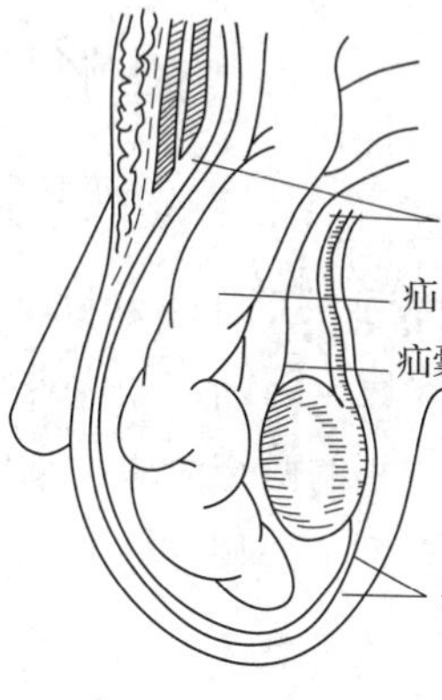


图14－1 典型的腹外疝

**1. 疝环** 是疝内容物突向体表的门户，即腹壁薄弱区或缺损处。

**2. 疝囊** 是壁层腹膜经疝环向外突出所形成的囊袋，由疝囊颈、疝囊体和疝囊底组成。疝囊颈位置相当于疝环，是比较狭窄的部分。

**3. 疝内容物** 是进入疝囊的腹内脏器或组织，以小肠最为多见，大网膜次之。其他如盲肠、阑尾、乙状结肠、横结肠、膀胱等，也可作为疝内容物进入疝囊，但较少见。

**4. 疝外被盖** 是指疝囊以外的各层组织，通常为筋膜、皮下组织和皮肤。

### （二）临床类型

**1. 易复性疝（reducible hernia）** 最常见。凡疝内容物很容易回纳入腹腔的疝称为易复性疝。

**2. 难复性疝（irreducible hernia）** 疝内容物不能回纳或不能完全回纳入腹腔者，称难复性疝。其内容物多为大网膜。少数病程较长的疝，因内容物不断进入疝囊时，产生的下坠力量将囊颈上方的腹膜逐渐推向疝囊，导致盲肠、乙状结肠或膀胱随之下移而成为疝囊壁的一部分，这种疝称为滑动性疝（图14－2），也属难复性疝。

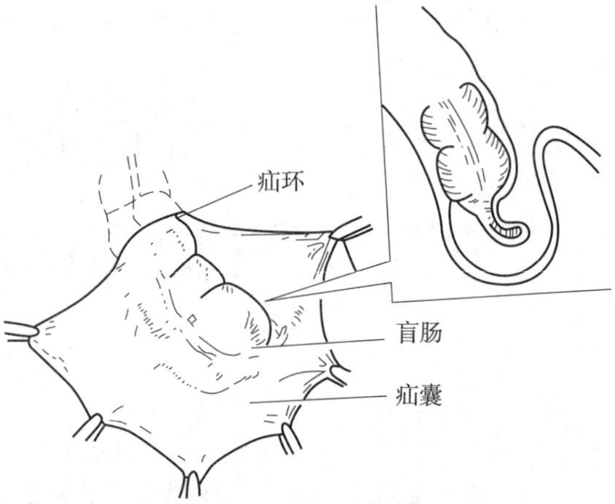


图 14－2　滑动性疝

**3. 嵌顿性疝（incarcerated hernia）** 疝环较小而腹内压力骤增时，疝内容物可强行扩张疝囊颈而进入疝囊，因疝囊颈的弹性收缩，将内容物卡住而不能回纳腹腔，称为嵌顿性疝（图 14－3）。若为肠管嵌顿，因静脉回流受阻，导致肠管壁淤血、水肿、颜色由鲜红变为深红，囊内可有淡黄色渗液积聚；若能及时解除嵌顿，病变肠管可恢复正常。若嵌顿的内容物仅为部分肠壁，系膜侧肠壁及其系膜并未进入疝囊，肠腔并未完全梗阻，这种疝称为肠管壁疝或 Richter 疝（图 14－4）。如嵌顿的小肠是小肠憩室（通常是 Meckel 憩室），则称 Littre 疝。

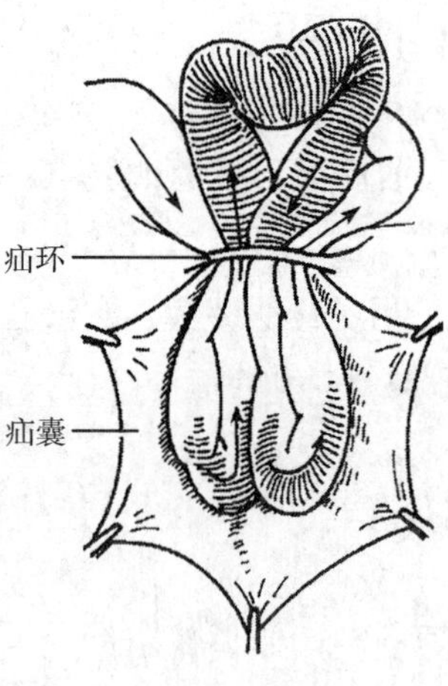


图 14－3　嵌顿性疝

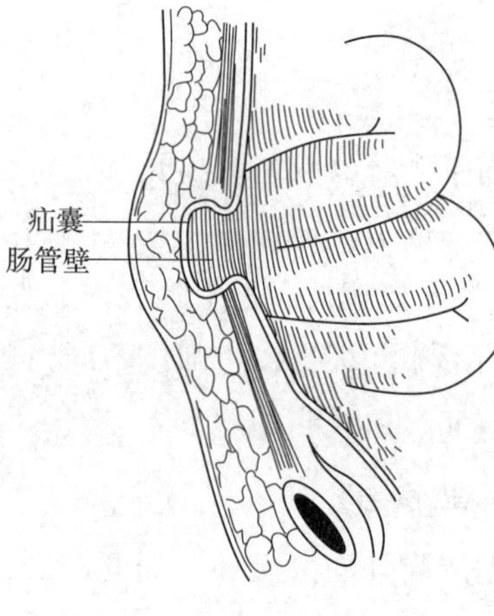


图 14－4　肠管壁疝

**4. 绞窄性疝（strangulated hernia）** 嵌顿若不能及时解除，可使嵌顿组织动脉血流减少，甚至完全阻断，疝内容物缺血坏死，即为绞窄性疝。嵌顿性疝和绞窄性疝实际上是一个病理过程的两个阶段，临床上很难截然区分。绞窄性疝发生肠壁坏死，其肠壁动脉血流障碍是有别于嵌顿性疝的主要表现。

**【护理评估】**

### （一）健康史

腹壁强度降低和腹内压力增高是腹外疝发病的两个主要原因。

**1. 腹壁强度降低** ①先天性因素：某些组织穿过腹壁的部位，如精索或子宫圆韧带穿过腹股沟管、股动静脉穿过股管、脐血管穿过脐环。先天发育不全的腹白线也可成为腹壁的薄弱点。②后天性因素：腹部手术切口愈合不良，腹壁外伤后感染，腹壁神经损伤，老年体弱和过度肥胖致肌肉萎缩等，均导致腹壁强度降低。询问病人有无腹壁薄弱或先天的缺损病史，如腹部有无接受过手术、手术切口愈合不良或感染、腹部外伤造成腹壁缺损或腹壁神经损伤、年老体弱及过度肥胖造成的腹壁肌肉萎缩等病史。

**2. 腹内压力增高**　询问病人有无引起腹内压力增高的病史，如慢性咳嗽、习惯性便秘、前列腺增生引起的排尿困难、肝硬化引起的腹水、妊娠、婴儿经常啼哭、长时间屏气劳动等。举重、扛抬重物等引起腹内压骤然增高可发生嵌顿性疝。

在腹壁强度降低的基础上，腹内压力增高是腹外疝发生的重要原因。

**（二）身体状况**

易复性疝病人多无自觉症状，或仅有局部坠胀不适，常在无意中发现患处有隆起的肿块，尤其在用力提重物或咳嗽时更明显，平卧休息、安静时消失。

难复性疝病人除了局部坠胀不适外，主要特点是疝内容物不能完全回纳，巨大疝块者会影响工作和生活。

嵌顿性疝病人在腹内压骤增时如强力劳动、剧烈咳嗽、用力排便时发生。表现为突然出现腹部局限性包块，伴有剧烈疼痛，疝块不能回纳，且有明显触痛，若嵌顿的内容物为肠袢，则有类似肠梗阻的症状，如不及时处理，发展为绞窄性疝，临床症状加重，甚至发生脓毒症。腹外疝由于发生部位不同，其临床表现也有所差异。

**1. 腹股沟疝**

（1）腹股沟斜疝　疝囊经过腹壁下动脉外侧的腹股沟管内环突出，向内、向下、向前斜行经过腹股沟管，再穿出腹股沟管皮下环，并可进入阴囊，称为腹股沟斜疝。

（2）腹股沟直疝　疝囊经腹壁下动脉内侧的直疝三角区直接由后向前突出，不经过内环，也不进入阴囊，称为腹股沟直疝。腹股沟斜疝与腹股沟直疝的临床表现及鉴别见表 14－1。

**表 14－1　斜疝与直疝的临床表现及鉴别**

| | 斜疝 | 直疝 |
|---|---|---|
| 发病年龄 | 多见于儿童及青壮年 | 多见于老年人 |
| 突出途径 | 经腹股沟管突出，进入阴囊 | 由直疝三角突出，不进入阴囊 |
| 疝块外形 | 椭圆或梨形，上部呈蒂柄状 | 半球形，基底较宽 |
| 回纳疝块后压住深环 | 疝块不再突出 | 疝块仍可突出 |
| 精索与疝囊的关系 | 精索在疝囊后方 | 精索在疝囊前外方 |
| 疝囊颈与腹壁下动脉关系 | 疝囊颈在腹壁下动脉外侧 | 疝囊颈在腹壁下动脉内侧 |
| 嵌顿机会 | 较多 | 极少 |

**2. 股疝**　腹腔内脏器或组织通过股环、经股管向卵圆窝突出的疝，称为股疝。多见于 40 岁以上女性。在病人的腹股沟韧带下方卵圆窝处可触及一半球形的肿块，平卧回纳内容物后疝块有时并不完全消失，这是因为疝囊外有很多脂肪堆积的缘故；由于囊颈较狭小，股疝易发生嵌顿，并迅速发展为绞窄性疝。

**3. 切口疝**　是发生于腹壁手术切口处的疝。病人腹壁切口处逐渐膨隆，有肿块出现，平卧时缩小或消失，伴食欲减退、恶心、便秘、腹部隐痛等难复性疝表现；多数切口疝无完整疝囊，疝内容物常与腹膜外腹壁组织粘连而成为难复性疝，因切口疝环宽大，很少发生嵌顿。

**4. 脐疝** 腹腔内脏器或组织通过脐环突出的疝称脐疝。小儿脐疝多见，患儿啼哭时脐疝脱出，安静时肿块消失。成人脐疝少见，多数是中年经产妇女，由于疝环狭小，发生嵌顿或绞窄者较多。

**（三）辅助检查**

**1. 实验室检查** 腹外疝发生绞窄时，血白细胞、中性粒细胞增多。

**2. X线检查** 嵌顿性疝或绞窄性疝可见肠梗阻X线征象。

**3. 透光试验** 用疝块不透光，故腹股沟斜疝透光试验呈阴性，而鞘膜积液多为透光，呈阳性，因此腹股沟斜疝做阴囊透光试验以排除睾丸鞘膜积液（图14－5）。

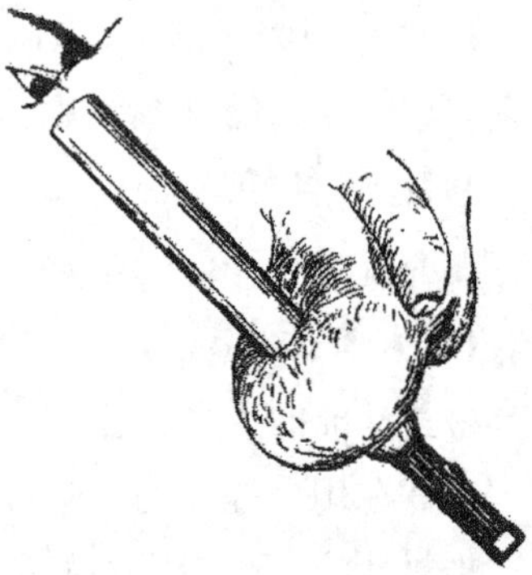

图14－5 透光试验

**（四）治疗评估**

**1. 非手术治疗**

（1）腹股沟疝 6个月以内婴儿的小型疝有自愈的可能，无需治疗，但要警惕嵌顿性疝的发生。疝带常可压伤皮肤，并有发生疝带下嵌顿的危险，不适用于小儿，可采用棉线束带或绷带压住腹股沟管深环，防止疝块突出，给发育中的腹腔以加强腹壁的机会。年老体弱或伴有其他严重疾病而禁忌手术者，回纳疝内容物后，使用疝带压迫疝环。

（2）脐疝 小儿脐疝除了嵌顿或穿破等紧急情况外，在2岁之前采取非手术疗法，原则是回纳疝块后，用大于脐环的、外包纱布的硬币或小木片抵住脐环，然后用胶布或绷带加以固定。

**2. 手术治疗**

（1）疝囊高位结扎术 如不能自愈或逐渐增大的婴幼儿腹外疝，年龄越小，嵌顿率越高，危险性越大，应早期行单纯疝囊高位结扎术。手术方法是皮下环处小切口显露疝囊颈，予以高位结扎或贯穿缝合疝囊颈（图14－6）。

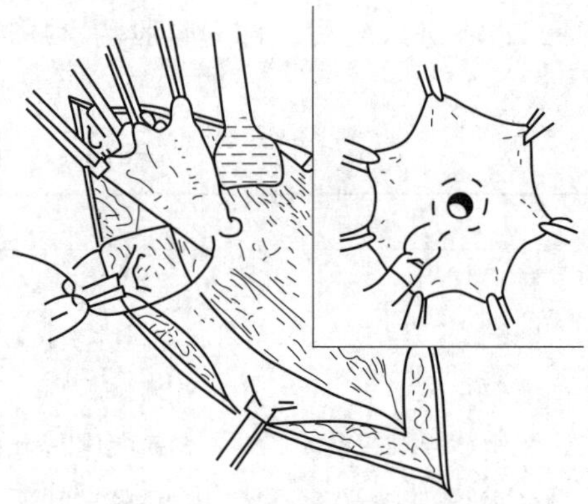

图14－6 疝囊高位结扎术

（2）疝修补术 是腹股沟疝最有效的治疗方法。成人在疝囊高位结扎后，加强或修补薄弱的腹壁缺损区，治疗较为彻底。常用手术方法有：①传统疝修补术。修补腹股沟管前壁以Ferguson法最常用；修补腹股沟管后壁常用的方法有Bassini法、Halsted法、McVay法、Shouldice法。②无张力疝修补术（tension－free hernioplasty）（图14－7）。使用修补材料进行无张力疝修补是目前外科治疗的主要方法。利用人工合成的组织相容性好、无毒性、高强度网片材料，在无张力的情况下进行疝修补术。此方法技术简单、快速、有效，病人痛苦小、下床早、恢复快。但人工合成网片材料是异物，都有潜在的排异和感染的危险，对于局部条件差的病人要慎用。③经腹腔镜疝修补术。属微创手术范畴，具有创伤小、痛苦少、恢复快、美观等优点，但因其对技术设备要求高，费用高，目前临床上未广泛应用。

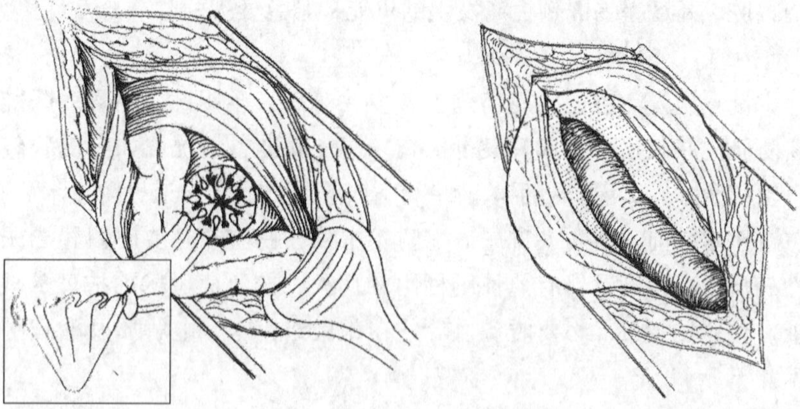

(1)　　　　(2)

图 14－7　无张力疝修补术

**3. 嵌顿性疝和绞窄性疝的治疗**　嵌顿性疝发生时间在 3～4 小时以内，局部压痛不明显，也无腹部压痛或腹肌紧张等腹膜刺激征者，可试行手法复位，以后择期手术治疗。手法复位不成功或怀疑有绞窄者，需紧急手术治疗。

**（五）社会心理状态评估**

腹外疝的肿块可反复突出，并有胀痛感，影响其正常工作和日常生活，表现为焦虑不安；婴幼儿腹外疝，患儿家长因不了解疾病相关知识，而表现出紧张、焦虑等。

**【护理问题】**

**1. 急性疼痛**　与腹外疝肿块突出、嵌顿或绞窄有关。

**2. 体液不足**　与腹外疝发生嵌顿或绞窄引起机械性肠梗阻有关。

**3. 知识缺乏**　缺乏预防腹内压增高及促进术后康复有关知识。

**4. 潜在并发症**　术后阴囊水肿、切口感染、复发等。

**【护理目标】**

（1）病人疼痛缓解。

（2）体液维持平衡。

（3）病人了解预防腹内压增高的相关知识。

（4）未发生并发症或并发症能及时发现并正确处理。

**【护理措施】**

**（一）非手术疗法**

（1）积极消除腹内压增高的因素，对咳嗽、便秘、排尿困难的病人必须积极治疗，症状控制后再行手术。注意多饮水，多食富含粗纤维的食物，如蔬菜、水果等，保持大便通畅。

（2）疝块较大的病人，嘱其卧床休息，减少活动，离床活动时使用医用疝带，将疝带一端的软压垫对着疝环顶住，避免腹腔内容物突出，防止疝嵌顿。小儿要密切观察是否发生疝嵌顿现象。脐疝治疗时用硬币压迫，绷带固定后也应经常检查其松紧度，防止移位导致压迫失效。

（3）病情观察病人若出现腹痛明显，呈持续性，且伴有疝块突然增大、发硬、触痛明显、不能回纳腹腔，高度警惕嵌顿性疝发生的可能，紧急处理。

**（二）术前护理**

①备皮：术前嘱病人沐浴，按规定范围备皮，对病人会阴部、阴囊皮肤准备，既要剃尽阴毛，又要防止皮肤破损。手术日晨再检查一遍皮肤准备情况，如有皮肤破损或有继发化脓性感染，暂停手术。②灌肠：手术前晚给病人灌肠，清洁肠道，防止术后腹胀和便秘。③排空尿液：进手术室前，嘱病人排尿，以防术中误伤膀胱，必要时留置导尿管。④嵌顿性疝或绞窄性疝病人：特别是伴有急性肠梗阻的病人，按急症手术前护理常规，禁食、胃肠减压、输液、使用抗生素，必要时备血等，在积极纠正水、电解质及酸碱平衡失调的同时，准备手术。

**（三）术后护理**

**1. 体位** 术后当日宜取平卧位，膝下垫一软枕，髋、膝关节略屈曲，以松弛腹股沟切口的张力，从而减轻病人切口疼痛感。

**2. 饮食** 病人术后 6～12 小时麻醉反应消失，若无恶心、呕吐等不适，进流质饮食，之后逐渐恢复到软食或普食。行肠切除吻合术的病人，肠蠕动功能恢复后，进流质饮食，再逐渐过渡到半流质、普食。

**3. 活动** 病人卧床时间长短，依据疝的部位、大小、腹壁缺损程度及手术方式而定，传统疝修补术后 3～5 天下床活动。采用无张力疝修补术的病人一般术后当日或次日即可下床活动，但对年老体弱、复发性疝、绞窄性疝、巨大疝病人，卧床时间延长至术后 10 天，方可下床活动，以免疝复发。

**4. 防止腹内压增高** 术后嘱病人尽量避免咳嗽及用力排便，否则会使腹内压增高，不利于切口愈合，且易导致术后疝复发。术后病人注意保暖，防止受凉而引起咳嗽；保持大、小便通畅，便秘者嘱避免用力排便，必要时给予药物通便。

**5. 预防阴囊水肿** 术后可用“丁”字带将阴囊托起，并密切观察阴囊肿胀情况。

**6. 预防切口感染** 切口感染是导致疝复发的重要原因，故术后要密切观察切口愈合情况。注意保持切口敷料干燥、清洁，避免大、小便污染，尤其是婴幼儿更应加强护理，发现敷料脱落或污染应及时更换；必要时在切口上覆盖伤口贴膜，以隔离保护伤口。注意观察病人切口有无红、肿、疼痛，一旦发现切口感染应尽早处理。

**7. 健康指导**

（1）避免生活和工作中可引起腹内压增高的因素，及时治疗咳嗽、便秘、排尿困难等，保持大便通畅，养成定时排便习惯，防止疝的复发。

（2）手术病人出院后注意休息，逐渐增加活动量，避免提重物，3 个月内避免重体力劳动或提举重物。若疝有复发，及时就诊。

扫码“学一学”

## 第二节　胃、十二指肠溃疡外科治疗病人的护理

胃、十二指肠溃疡（gastroduodenal ulcer）又称消化性溃疡（peptic ulcer，PU），是指发生于胃十二指肠的局限性圆形或椭圆形的全层黏膜缺损。分为胃溃疡和十二指肠溃疡。若两者同时存在，称为复合性溃疡。绝大多数消化性溃疡是单个发生，若有两个以上溃疡灶，则称为多发性溃疡。其发生与胃酸及胃蛋白酶的消化作用有关，表现为慢性、周期性、节律性的上腹部疼痛。大多数病人用药物治疗，溃疡愈合，预后良好，但复发率较高；若

经严格的药物治疗无效者或发生严重并发症（溃疡合并穿孔、大出血、瘢痕性幽门梗阻、癌变）时，应采取手术治疗。

**【护理评估】**

**（一）健康史**

胃、十二指肠溃疡是一种多病因疾病，与饮食习惯，如暴饮暴食，饮食不规律，喜食刺激性食物及嗜烟、酒、咖啡、浓茶等有关；评估发作与季节、地域是否有关；评估有无经常服用导致溃疡药物，如阿司匹林等非甾体类药物；了解病人精神状态、情绪状况，有无心理社会压力等；询问家族中有无其他患本病者，以及了解病人对该病的认识程度等。

**（二）身体状况**

胃、十二指肠溃疡临床表现见内科护理，本节主要介绍并发症的评估。

**1. 溃疡大出血**　是本病最常见的并发症。85%～90%的病人有溃疡病史，主要表现为柏油样黑便与急性呕血。多数突然发病，出血多不伴有腹痛，病人大多先感觉恶心、眩晕和上腹部不适，随即出现呕血或柏油样便。当短期失血量超人体总血量10%（约400ml）时，出现休克代偿期表现，如面色苍白、四肢凉、脉搏快速、血压正常而脉压变小。当急性失血量占人体总血量20%（约800ml）时，可出现休克期表现，如出冷汗、四肢冰凉、脉搏细速、呼吸浅促、血压下降。

**2. 胃、十二指肠溃疡急性穿孔**　是最严重的并发症，以十二指肠溃疡穿孔为多见。90%的病人有溃疡病史，穿孔前常有溃疡病症状加重。急性穿孔当胃肠内容物流入腹腔时，引起急性腹膜炎，主要表现为突发性上腹部刀割样剧痛，当消化液沿升结肠旁沟流向右下腹时，引起右下腹疼痛，并很快扩散至全腹，引起全腹疼痛伴恶心、呕吐，甚至休克。腹式运动减弱，腹肌紧张呈板状强直、全腹压痛、反跳痛，以右上腹最明显，肝浊音界缩小或消失，当腹膜大量渗出腹腔积液超过1000ml时，可叩出移动性浊音，听诊肠鸣音减弱或消失。

**3. 瘢痕性幽门梗阻**　常发生于十二指肠溃疡和幽门附近的胃溃疡。因溃疡愈合，瘢痕形成或与周围组织粘连而引起幽门阻塞。表现为上腹部饱胀、疼痛，于餐后加重。呕吐反复发作是最突出的症状，特点是呕吐量大，一次达1000～2000ml，多为隔夜宿食，有腐败酸臭味，不含胆汁。大量呕吐后疼痛短暂缓解，还有食欲减退、反酸、嗳气等消化症状。上腹部膨隆，有胃型、蠕动波和振水音。

**4. 癌变**　主要见于胃溃疡。病史长，年龄多在45岁以上。常出现腹痛加重、节律性消失，食欲减退，体重明显减轻，贫血，大便潜血试验持续阳性。胃镜检查可证实。

**（三）辅助检查**

**1. 实验室检查**　大出血时血红蛋白降低，红细胞比容下降；大便隐血试验阳性。瘢痕性幽门梗阻时血生化检查氯离子降低、钾离子降低、碳酸氢根离子增加。

**2. 胃镜检查**　是确诊消化性溃疡最有价值的检查方法，可直视病变部位，还可做组织活检及HP检测，帮助诊断和治疗。也是诊断出血部位的重要依据。

**3. X线检查**　是诊断消化性溃疡急性穿孔的重要检查方法，可见膈下游离气体。瘢痕性幽门梗阻X线钡餐检查显示胃扩张、胃潴留及胃排空延迟。

**4. 其他检查**　消化性溃疡急性穿孔，腹腔穿刺可见黄绿色浑浊液或食物残渣。

**（四）治疗评估**

**1. 非手术治疗**　目的是消除病因、缓解症状、促进溃疡愈合、防止溃疡复发、预防并发症。具体详见内科治疗。

**2. 手术治疗** 经严格的药物治疗无效者或发生严重并发症（溃疡合并穿孔、大出血、瘢痕性幽门梗阻、癌变）时，应采取手术治疗。

（1）胃大部切除术 胃大部切除术治疗溃疡的理论依据是：①切除胃窦部、消除了胃泌素引起的胃酸分泌；②切除胃体大部，减少壁细胞数量，从而使胃酸分泌减少，减少胃蛋白酶腺体的分泌；③切除了溃疡本身及好发部位；④切除了部分迷走神经，减少神经性胃酸分泌；⑤切除了幽门，十二指肠液体可中和胃酸。此法切除胃远侧 2/3 ~ 3/4，包括胃体大部、整个胃窦部、幽门和十二指肠球部。其术式分为毕（Billroth）Ⅰ式和毕Ⅱ式。

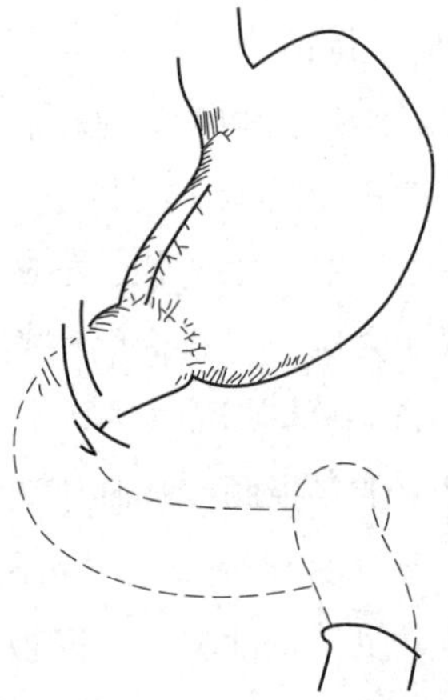

图 14－8 毕Ⅰ式胃大部切除术

1）毕Ⅰ式 适用于治疗胃溃疡，在胃大部切除后，将残胃直接与十二指肠相吻合，其特点是手术操作简单，吻合后的胃肠道接近生理状态，术后因胃肠功能紊乱引起的并发症相对较少（图 14－8）。

2）毕Ⅱ式 适用于各种情况的胃、十二指肠溃疡，特别是十二指肠溃疡，在胃大部切除后，将残胃与近端空肠吻合，其缺点为胃空肠吻合改变了正常的解剖生理关系，术后发生胃肠功能紊乱的可能性较毕Ⅰ式大（图 14－9）。

（2）胃迷走神经切断术 主要用于治疗十二指肠溃疡。通过切断迷走神经，消除神经性胃酸分泌，达到治愈十二指肠溃疡的目的。临床上手术类型有：迷走神经干切断术、选择性迷走神经切断术和高选择性迷走神经切断术（highly selective vagotomy）（图 14－10）。

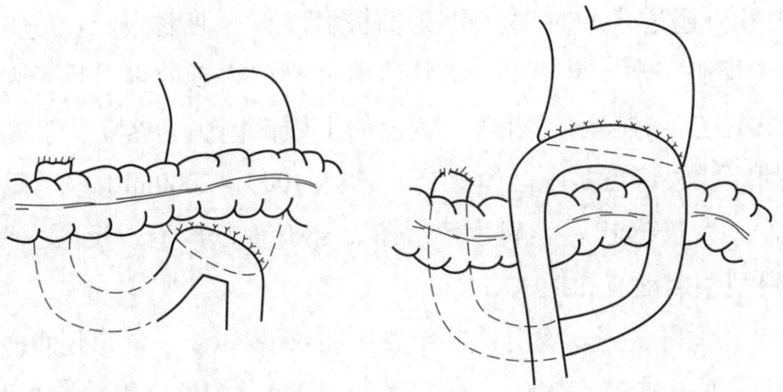

结肠后胃空肠吻合　　结肠前胃空肠吻合

图 14－9 毕Ⅱ式胃大部切除术

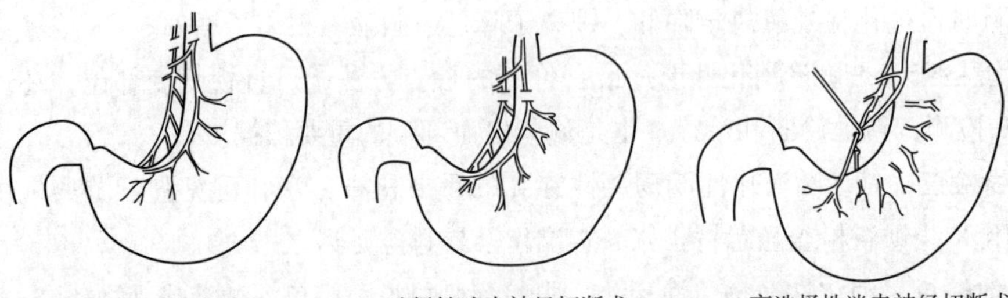

迷走神经干切断术　　选择性迷走神经切断术　　高选择性迷走神经切断术

图 14－10 胃迷走神经切断术

**3. 并发症治疗**

（1）溃疡病急性穿孔 对溃疡小穿孔，腹腔渗出少，全身情况好，就诊时腹膜炎已有局限趋势，无严重感染及休克者，可选用非手术疗法。非手术疗法包括禁食、持续胃肠减压、补液、营养支持、抗感染、经静脉给予 $H_2$ 受体阻滞剂或质子泵拮抗剂等治疗，观察 6～8 小时后病情仍继续加重，或对不适应非手术疗法的急性穿孔病例，应及早进行手术治疗。手术方法有 3 种：①单纯穿孔缝合术，因远期效果差，五年内复发率达 70%，常需施行第二次彻底手术。但目前由于药物研究进展，单纯穿孔缝合术加术后药物治疗可治愈消化性溃疡。②胃大部切除术，远期效果满意者可达 95% 以上。病人一般情况好，有幽门梗阻或出血史，穿孔时间在 12 小时以内，腹腔污染较轻，可进行胃大部切除术。③对一般情况好的十二指肠溃疡穿孔，还可施行穿孔单纯缝合后再行迷走神经切断加胃空肠吻合术，或行高选择性迷走神经切断术。对十二指肠溃疡并发穿孔而无施行胃大部切除的条件，单纯修补后又有发生幽门梗阻的可能者，可用单纯修补加胃空肠吻合术。

（2）溃疡病大出血 多数病人经一般非手术治疗，如补液、输血、冰生理盐水洗胃，内镜下出血血管钛夹钳夹，激光治疗，选择性动脉注射血管收缩剂等措施，出血可以停止。但有下列情况，应考虑行手术治疗：①溃疡病急性大出血，伴有休克者。②在 6～8 小时内输入血液 600～1000ml 后情况不见好转，或暂时好转而停止输血后又再度病情恶化者。③不久前曾发生类似的大出血者。④正在内科住院治疗中发生大出血者。⑤年龄在 50 岁以上或有动脉硬化者。⑥大出血合并穿孔或幽门梗阻者。病人病情危重，不允许做胃大部切除术时，可采取单纯贯穿结扎止血法。

（3）溃疡病并瘢痕性幽门梗阻 对于瘢痕性幽门梗阻，手术是唯一有效的方法。手术的目的是解除梗阻，使食物和胃液能进入小肠，从而改善全身状况。常用的手术方法有：①胃空肠吻合术；②胃大部切除术，是主要的手术治疗方法；③迷走神经切断术加胃引流术，或高选择性迷走神经切断术加胃引流术。

（4）溃疡病癌变 详见胃癌治疗。

**（五）社会心理状态评估**

本病病程长，慢性疼痛，对生活、工作有影响，由于精神、情绪、心理等因素促发该病的发生，故病人出现焦虑、紧张；出现并发症时，病人恐惧，担心危及生命。

**【护理问题】**

**1. 慢性疼痛：腹痛** 与胃酸对胃、十二指肠的溃疡面的刺激等有关。

**2. 营养失调：低于机体需要量** 与饮食不调和摄入营养不足有关。

**3. 体液不足** 与消化道出血、幽门梗阻、穿孔等引起的失血、失液有关。

**4. 焦虑/恐惧** 与突发胃十二指肠溃疡穿孔、大出血有关。

**5. 潜在并发症** 吻合口出血，十二指肠残端破裂，胃肠道梗阻，倾倒综合征，胆汁反流性胃炎，吻合口溃疡、胃潴留、腹泻、胃小弯坏死等。

**【护理目标】**

（1）病人疼痛减轻，舒适感增强。

（2）病人营养改善。

（3）病人体液平衡，血容量充足。

（4）病人焦虑/恐惧情绪消失。

（5）不发生术后并发症，或能及时发现并妥善处理。

**【护理措施】**

**（一）非手术疗法**

**1. 病情观察** 注意观察腹痛的情况，包括时间、部位、性质、程度及特点；观察引起和加重腹痛的诱因；了解其他消化系统的伴随症状，如呕吐物及粪便颜色、性质和数量；观察是否有黑便、呕血、疼痛规律性的改变，及早发现并发症。

**2. 瘢痕性幽门梗阻者** 遵医嘱禁食，静脉输液，必要时输血、输清蛋白、行肠外营养，纠正营养不良和低蛋白血症。观察呕吐情况和病人的营养状况，纠正水、电解质和酸碱失衡，记录其出入量。术前 2～3 天每日用生理盐水洗胃，减轻胃黏膜水肿，有利于术后吻合口愈合。

**3. 迷走神经切断术** 术前配合测定病人的胃酸，协助采取胃液标本，测定胃酸分泌量，包括夜间 12 小时分泌量、最大分泌量及胰岛素试验分泌，为术后判断治疗效果提供参考数值。

**（二）术前护理**

营养较差病人，纠正营养状况，给予高蛋白、高热量、高维生素、易消化饮食，少量多餐；术前 1 天进流质饮食，术前 12 小时禁食、术前 4 小时禁水，手术当日清晨放置胃管。溃疡合并大出血的病人，迅速建立静脉通道，以最快速度做好术前各项准备；合并穿孔者禁食、补液、维持有效的胃肠减压等。

**（三）术后护理**

**1. 体位** 平卧 6～8 小时，麻醉作用消失、血压平稳后改半卧位，有利于呼吸和循环。

**2. 病情观察** 定时测量生命体征，观察肠蠕动情况，病情较重或休克者，注意观察病人的神志、瞳孔、尿量和末梢循环情况等。

**3. 保持胃管通畅** 注意观察并记录引流液的色、质、量等，待肠蠕动恢复，肛门排气后拔除胃管。胃肠减压期间遵医嘱给予静脉输液，必要时行肠外营养。拔胃管当日少量饮水，如无不适，次日给流质饮食，避免摄入产气食物，如牛奶、甜食及豆制品等；术后 1 周改半流质饮食，术后 2 周普通饮食，以少食多餐为佳。

**4. 胃大部切除术后并发症护理**

（1）吻合口出血 术后 24 小时内，从胃管中引流出暗红色或咖啡色胃液，属术后正常现象；如果短期有大量鲜红色血液自胃管内引出，100ml/h 以上，甚至呕血或黑便，为术中止血不完善并发术后出血。密切观察病情变化，遵医嘱输液、输血、使用止血药物、采用冷盐水洗胃，无效则手术止血。

（2）十二指肠残端破裂 是毕Ⅱ式胃大部切除术后早期严重的并发症，死亡率高。多发生于术后 24～48 小时，表现为右上腹突发剧烈腹痛和局部明显压痛、腹肌紧张等急性弥漫性腹膜炎，一旦出现要立即手术。

（3）梗阻 根据梗阻部位分为以下几种。

1）吻合口梗阻 表现为进食后上腹胀痛、呕吐，呕吐物为食物，多无胆汁。梗阻多因吻合口过小，或缝合时胃肠壁内翻过多，需再次手术扩大吻合口或重新做胃空肠吻合；梗阻若为吻合口黏膜炎症水肿所致，经非手术治疗可使症状消失。

2）输入段梗阻　①完全性梗阻：输入段肠管扭曲或被粘连带压迫，输入段肠内容物不能下行；或输入段肠管过长形成内疝，而形成闭袢性梗阻，严重者可发生肠坏死或穿孔。表现为上腹剧痛，可放射至肩胛、背部；呕吐频繁但不含胆汁；严重者可出现脉快、血压下降，有时出现黄疸。需及早手术解除梗阻。②不完全性梗阻：多因输入段肠管过长、扭曲或过短因牵拉使吻合口处成锐角，使输入段肠内容不能及时排出。表现为：进食10～30分钟后，上腹部突感胀痛，然后大量呕吐，呕吐物以胆汁为主，不含食物，吐后症状缓解。X线钡餐检查吻合口及输出段空肠顺利通过，而无钡剂进入输入段空肠。处理：应先行非手术疗法，输液、抗感染等治疗，如症状数周内不能缓解，行二次手术。

3）输出段梗阻　多为粘连或炎性肿物压迫而引起输出段空肠梗阻。表现为上腹饱胀，恶心、呕吐，呕吐物为食物和胆汁。X线钡餐检查可明确梗阻部位。处理：禁食、胃肠减压、输液、抗感染等治疗，无效时应再次手术治疗。

（4）倾倒综合征（dumping syndrome）　①早期倾倒综合征：常发生在毕Ⅱ式胃大部切除术后。表现为进食（尤其是甜流质饮食）后10～20分钟，出现上腹饱胀、心悸、出汗、头昏、恶心、呕吐、腹痛、腹泻等症状，如加糖、牛奶等，症状持续15～60分钟，平卧15～30分钟后，症状逐渐减轻或消失。处理：以调节饮食为主，少量多餐，摄取较干、含糖量较低、含脂肪和蛋白质较高的饮食，进食后平卧20～30分钟，一般半年～1年后症状自行缓解；对不缓解者，考虑再次择期手术治疗。②晚期倾倒综合征：也称为低血糖综合征，多在进食后2～4小时发作，表现为无力、出汗、饥饿感、嗜睡、眩晕等。发生的原因是由于食物过快地进入空肠内，葡萄糖迅速被吸收，血糖过度增高，刺激胰腺产生过多胰岛素而继发的低血糖现象。处理：控制饮食，症状明显者可用生长抑素奥曲肽0.1mg皮下注射，每天3次，可改善症状。

（5）碱性反流性胃炎　术后的一种特殊类型病变，发生率为5%～35%，常发生于毕Ⅱ式术后1～2年。由于胆汁、胰液反流，引起胃黏膜炎症、糜烂甚至形成溃疡。临床表现主要为上腹部持续性烧灼痛，进食后症状加重，抗酸药物服后无效；呕吐胆汁，呕吐后症状不减轻，胃液分析胃酸缺乏；食欲差，体重减轻，贫血。胃镜检查显示慢性萎缩性胃炎。症状轻者用$H_2$受体拮抗剂等治疗，严重者采用手术治疗，改毕Ⅱ式为Roux－en－Y吻合术。

（6）吻合口溃疡　术后常见的远期并发症，绝大多数发生在十二指肠溃疡术后。其原因与原发溃疡相似，80%～90%仍存在胃酸过高现象。症状与原发溃疡病基本相同，但疼痛的规律性不明显，在上腹吻合口部位有压痛。内科治疗无效者行手术治疗。

（7）残胃癌　胃、十二指肠溃疡行胃大部切除术后5年以上，残胃发生的原发癌称残胃癌。多发生在术后20～25年，发生原因与胃切除术后低酸、胆汁反流及肠道细菌逆流入残胃引起萎缩性胃炎有关。病人常具有上腹疼痛、进食后饱胀、消瘦和消化道出血，纤维胃镜活检可确诊。对确诊为残胃癌的病人应采用手术治疗。

**5. 健康指导**

（1）培养良好的生活习惯　①生活规律，劳逸结合。②定时定量，以易消化、富有营养的食物为主，避免进食刺激性食物，如酸辣、油煎、豆类食物、浓缩果汁等，戒烟酒、咖啡、浓茶，选择不油腻、清淡易消化的食物。③减少生活压力，降低精神心理应激，加强身体锻炼，提高机体功能状态和免疫力。

（2）缓解期应采取预防措施，在好发季节特别要注意保暖，避免劳累和精神刺激，有规律的饮食起居，一旦出现症状，立即就诊、服药。慎用非甾体类消炎药物等，避免使用加重溃疡的药物，如泼尼松、阿司匹林等。

（3）教会病人自我观察，判断有无并发症，如腹痛症状短期内加重，大便颜色发黑，警惕出血；腹痛严重，且弥漫全腹，腹部不能按压，警惕穿孔；腹痛程度加重，并失去原有的节律性，体重下降明显，大便隐血试验持续阳性，伴贫血，警惕胃溃疡癌变；进食后2～3小时，有上腹部饱胀感，伴有恶心、呕吐，呕吐物量多、有发酵味，警惕幽门梗阻。出现上述情况立即就诊。

扫码“学一学”

## 第三节　胃癌病人的护理

胃癌（gastric cancer）是我国最常见的恶性肿瘤之一，死亡率居恶性肿瘤第2位，胃癌好发于胃窦部，约占50%，其次为胃小弯、贲门部。

**【分期和分型】**

胃癌分为早期胃癌和进展期胃癌。早期胃癌，是指所有局限于黏膜或黏膜下层的胃癌，无论有无淋巴结转移；进展期胃癌，其病变超越黏膜下层，侵入胃壁肌层为中期，侵及浆膜下层或浆膜外者为晚期。进展期胃癌按国际上采用Borrmann分型法分四型（图14－11）：肿块型、无浸润溃疡型、有浸润溃疡型与弥漫浸润型。

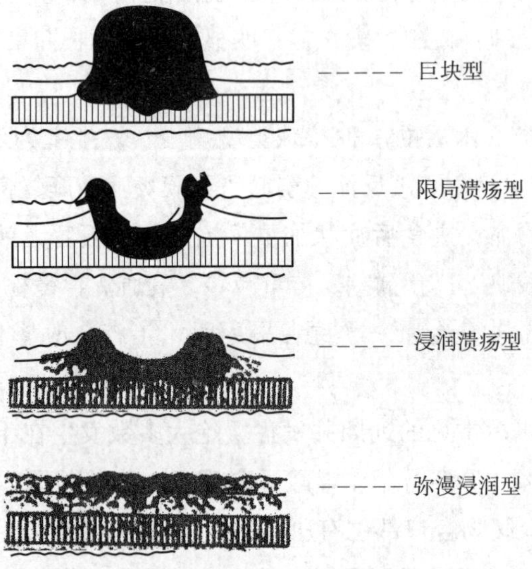


图14－11　胃癌的Borrmann分型

**【组织学分型】**

组织学上将胃癌分为乳头状腺癌、管状腺癌、低分化腺癌、黏液腺癌、印戒细胞癌、未分化癌等。

**【转移方式】**

胃癌的转移途径有直接浸润、淋巴转移、血行转移、腹腔种植转移四种方式。其中淋巴转移是胃癌最主要的转移方式，最早转移到胃周围淋巴结，汇集到腹腔淋巴结，最后转移到左锁骨上淋巴结。血行转移发生在晚期，可转移至肝、肺、胰、骨骼、肾、脑等，以肝转移为多见。

**【护理评估】**

**（一）健康史**

胃癌的病因尚未明确，一般认为与下列因素有关。

**1. 不良饮食习惯** 食物品种和饮食习惯是影响胃癌发生的重要因素，长期食用霉变食品、咸菜、高盐食物、烟熏及腌制品均可增加发生胃癌的危险性。

**2. 环境因素** 居住在我国西北地区和东南沿海的人群是引发胃癌的主要因素之一，近期研究发现本病高发区与火山来源的土壤有关。

**3. 幽门螺杆菌感染** 大量研究表明，幽门螺杆菌是引发胃癌的主要因素之一，幽门螺杆菌所分泌的毒素能使胃黏膜病变，从而发生癌变。

**4. 癌前病变** 如胃溃疡、慢性萎缩性胃炎、胃息肉、胃切除术后残胃，其癌变率较正常人群高两倍。重度胃黏膜上皮异型增生者中75%～80%的病人有可能发展为胃癌。

**5. 遗传因素** 胃癌的发病具有家族聚集倾向，可发生于同卵同胞，与遗传有密切的关系。

**（二）身体状况**

**1. 症状**

（1）早期胃癌 早期无明显症状，有时可出现上腹隐痛、嗳气、反酸、食欲减退等类似消化性溃疡症状，容易被忽视。

（2）进展期胃癌 随着病情进展，症状加重，常见为上腹痛，解痉及应用抗酸剂无效。伴食欲下降、乏力、体重减轻、贫血等。胃窦部癌，因幽门梗阻而发生严重的恶心、呕吐；贲门癌和高位小弯癌，累及食管下端，出现进食梗阻感、吞咽困难；溃疡型胃癌，因癌肿侵蚀血管，造成上消化道出血，常见呕血及黑便；癌肿可破溃致胃黏膜急性穿孔。

**2. 体征** 早期胃癌无明显体征。病人进展期可有消瘦、精神状态差。晚期可呈恶病质；上腹部可触及坚实、可移动结节状肿块，有压痛；发生肝转移时有肝大，并触及坚硬结节；发生腹膜转移时有腹水，表现为移动性浊音；远处淋巴结转移时在左锁骨上内侧触到质硬、固定的淋巴结等。

**3. 并发症** 可出现胃出血、幽门或贲门梗阻、胃穿孔等。

**（三）辅助检查**

**1. 实验室检查** 红细胞减少，血红蛋白下降；大便隐血试验持续阳性；胃液分析无胃酸或低胃酸分泌。

**2. 内镜检查** 观察病变部位、性质，可取活组织检查。胃镜是诊断胃癌的最有效方法。

**3. X线钡餐检查** 早期呈局限性表浅的充盈缺损，边缘不规则的龛影，胃小区模糊不清等；进展期为较大而不规则的充盈缺损，溃疡型为腔内龛影，浸润型为胃壁僵硬、蠕动消失、胃腔狭窄。

**4. 胃癌术后病理学检查** 术后病理学检查是制定科学的术后治疗方案和估计预后的重要依据。

**（四）治疗评估**

胃癌施行以手术为主的综合治疗。

**1. 手术治疗** 为目前治疗胃癌的主要方法，早期发现、早期诊断、早期治疗是提高病人生存率和治愈率的关键。

**2. 内镜治疗** 纤维胃镜直视下行激光、电灼、微波、局部注射抗癌药物等治疗，目前适用于早期小病灶的胃癌。

**3. 其他治疗** 放射治疗、化学治疗及支持疗法等。

**（五）社会心理状态评估**

胃癌给病人造成心理和生理的伤害，使病人产生悲观情绪；病人日益消瘦，对手术耐受能力差，对治疗缺乏信心，担心危及生命，出现焦虑、恐惧、绝望，甚至自杀现象。

**【护理问题】**

**1. 焦虑** 与担心疾病和病情反复发作有关。

**2. 营养失调：低于机体需要量** 与饮食不调和摄入营养不足有关；与肿瘤引起代谢增高有关。

**3. 疼痛** 与溃疡自身或手术有关。

**4. 潜在并发症** 胃大出血、幽门梗阻、穿孔。

**【护理目标】**

（1）病人情绪稳定。

（2）营养状况得到改善。

（3）病人疼痛减轻至消失。

（4）未发生并发症或并发症能及时发现并正确处理。

**【护理措施】**

**（一）非手术疗法**

**1. 营养支持** 鼓励病人进食易消化、营养丰富的流质或半流质饮食；不能进食或进食不足者，如吞咽困难或中、晚期病人，遵医嘱静脉输注高营养物质。幽门梗阻时，行胃肠减压，遵医嘱静脉补充液体，必要时输清蛋白、全血或血浆等。

**2. 病情观察** 观察有无头晕、眼花、疲乏、晕厥、气促、呼吸困难、胸闷、胸痛、出汗等。观察腹痛发作的特点，有无上消化道出血、急性穿孔及幽门梗阻等并发症。

**（二）术前护理**

胃癌病人一般情况较差，术前应纠正贫血及营养不良，提高对手术的耐受力；老年病人，术前检查心肺功能；幽门完全梗阻者术前禁食，行胃肠减压，洗胃。胃癌累及横结肠时要做肠道准备。

**（三）术后护理**

参照本章第二节中胃大部切除术后护理相关内容。注意以下几点。

**1. 病情观察** 密切观察病人生命体征、神志、意识等，观察病人疼痛、腹胀及肠蠕动和肛门排气等情况。

**2. 饮食** 术后3天内禁食，排气后进食清流食，第7天进半量半流食，逐渐增加饮食的量。

**3. 化疗及放疗护理**　参见肿瘤病人的护理。

**4. 健康指导**

（1）向病人及家属介绍疾病的防治知识，使其了解疾病发生的原因及诱发因素；指导病人以乐观态度面对人生，根据个人特点，制定合理的休息与活动计划，注意劳逸结合。养成锻炼身体的习惯，增强免疫功能。

（2）养成良好的饮食习惯，多食营养丰富、富含维生素 C、维生素 A 的食物；少进食咸菜、高盐食物、烟熏及腌制品。避免生、冷、硬、辛辣等刺激性食物。

（3）大力推广普及防癌知识，监视易感人群，如 40 岁以上成人，近期发生上腹部不适，或有溃疡病史者，近期出现疼痛规律变化、大便潜血试验持续阳性等，及时到医院进行相关检查；癌前病变者，如胃溃疡、萎缩性胃炎、胃息肉等，定期检查，做到早期发现、早期诊断、早期治疗。

## 第四节　急性阑尾炎病人的护理

扫码“学一学”

急性阑尾炎（acute appendicitis）是最常见的急腹症，是腹部外科的常见病。多发生于 20～30 岁青壮年，男性发病率高于女性。若能正确诊断和处理，绝大多数病人很快治愈；若延误诊断及治疗，引起严重并发症，可导致死亡。

急性阑尾炎根据病理类型，分为以下几种。

**1. 急性单纯性阑尾炎**　阑尾轻度肿胀，浆膜充血，以黏膜和黏膜下层最显著，有少量纤维蛋白渗出；阑尾黏膜有小溃疡和出血点；腹腔内有少量局限性炎性渗出。

**2. 急性化脓性阑尾炎**　阑尾显著肿胀，浆膜高度充血，表面覆盖有脓苔；阑尾黏膜面溃疡增大，腔内积脓，壁内也有小脓肿形成；腹腔内有稀薄脓性渗出物，发炎的阑尾常被大网膜和邻近的肠管包裹。

**3. 急性坏疽性及穿孔性阑尾炎**　阑尾壁层组织坏死，浆膜呈暗红色或黑紫色，局部可能已穿孔。穿孔部位大多在血运较差的远端部分，也可在粪石直接压迫的局部。穿孔后如未被包裹，感染继续扩散，则引起弥漫性腹膜炎。

**4. 阑尾周围脓肿**　急性阑尾炎化脓坏死或穿孔，如果进展较慢，大网膜可移至右下腹，将阑尾包裹并导致粘连，形成炎性包块或阑尾周围脓肿。

**【护理评估】**

**（一）健康史**

**1. 管腔梗阻**　是急性阑尾炎最常见病因。导致阑尾管腔梗阻的原因有：淋巴滤泡明显增生、粪石阻塞、异物、炎性狭窄、食物残渣、蛔虫、肿瘤等，其中淋巴滤泡增生约占 60%。

**2. 细菌入侵**　阑尾管腔阻塞后，细菌繁殖并分泌内毒素和外毒素，损伤黏膜上皮，产生溃疡，细菌经溃疡面进入阑尾肌层；也因肠道炎性疾病蔓延致阑尾。致病菌多为肠道内的各种革兰阴性杆菌和厌氧菌。

**3. 神经反射**　胃肠道功能障碍（腹泻、便秘等）时，引起阑尾肌肉或血管反射性痉挛，导致管腔狭窄梗阻，同时血管痉挛致阑尾缺血，使阑尾管腔黏膜受损，细菌侵入引起阑尾炎。

（二）身体状况

1. 症状

（1）腹痛　开始于上腹部或脐周围，呈持续性，数小时（6～8 小时）后腹痛转移并固定于右下腹部，呈持续性并逐渐加重。70%～80%的病人有典型的转移性右下腹痛的表现，但少数病人开始就为右下腹部疼痛。有的病人腹痛突然完全缓解，随后，右下腹痛又会逐渐加重，可能是阑尾壁坏死、穿孔。

（2）胃肠道症状　恶心、呕吐最常见，早期呕吐多为反射性；晚期呕吐则与腹膜炎有关。约 1/3 的病人有便秘或腹泻症状。盆腔位阑尾炎及出现盆腔脓肿时，有大便次数增多、里急后重、黏液便等直肠刺激症状。

（3）全身反应　单纯性阑尾炎，体温轻度升高；阑尾化脓、坏疽穿孔，明显发热、中毒症状较重；并发化脓性门静脉炎时，发生寒战、高热、轻度黄疸。

2. 体征

（1）右下腹固定压痛　是急性阑尾炎的重要体征。当感染局限于阑尾腔以内，病人尚觉上腹部或脐周疼痛时，右下腹就有压痛存在。阑尾穿孔合并弥漫性腹膜炎时，虽然全腹都有压痛，仍以右下腹最为明显（图 14－12）。

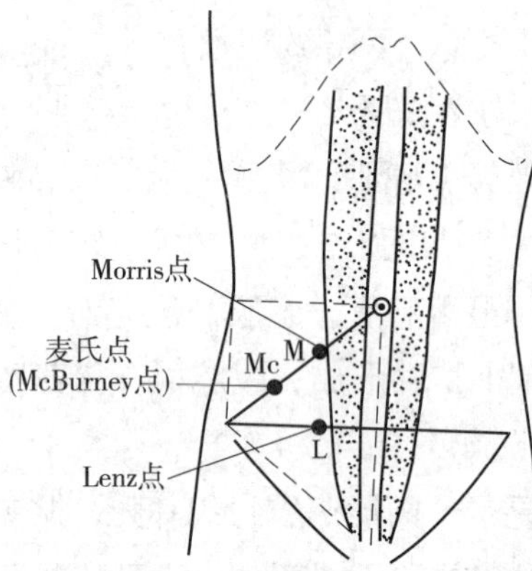


图 14－12　阑尾炎压痛点

（2）腹膜刺激征　化脓性和坏疽性阑尾炎有腹膜炎表现，可见局限性或弥漫性腹部压痛、反跳痛和腹肌紧张。

（3）腹部包块　阑尾周围脓肿较大时，在右下腹触到境界不清、不能活动、伴有压痛和反跳痛的包块。

（4）其他体征　①结肠充气试验（Rovsing 征）：病人仰卧位，检查者先用一手按压左下腹部降结肠，再用另一手反复压迫近侧结肠，结肠积气可传至盲肠和阑尾根部，若引起右下腹疼痛加重即为阳性。②腰大肌试验：病人左侧卧位，检查者将病人右下肢向后过伸，如出现右下腹疼痛加重即为阳性，提示阑尾可能位于盲肠后或腹膜后靠近腰大肌处，或炎症已波及腰大肌。③闭孔内肌试验：病人仰卧位，右髋及右膝均屈曲 90°，将右股内旋，若右下腹疼痛加重即为阳性，提示阑尾位置较低，炎症已波及闭孔内肌。④直肠指检：盆腔位急性阑尾炎，直肠右侧壁有明显触痛，甚至触到炎性包块。阑尾穿孔伴盆腔脓肿时，直肠内温度较高，直肠前壁膨隆，并有触痛，部分病人伴有肛门括约肌松弛现象。

**3. 几种特殊类型阑尾炎**

（1）小儿急性阑尾炎　小儿阑尾壁薄，管腔小，一旦梗阻，发生血运障碍，容易引起坏疽和穿孔；大网膜短，不能起到保护作用，穿孔后炎症不容易局限，容易形成弥漫性腹膜炎。病情较成人严重，高热、呕吐及腹泻明显，右下腹固定压痛，肌紧张，但不典型。

（2）老年人急性阑尾炎　老年人痛觉迟钝，大网膜萎缩，又由于老年人阑尾动脉硬化，易导致阑尾缺血坏死。老年人腹痛不强烈，体征不典型，临床表现轻而病理改变重，容易延误诊断和治疗。

（3）妊娠期急性阑尾炎　在妊娠过程中，子宫逐渐增大，盲肠和阑尾的位置也随着向上、向外、向后移位，阑尾炎的压痛部位也随着上移。妊娠后期子宫增大，阻碍大网膜趋近发炎的阑尾，所以阑尾穿孔后感染不易局限，常引起弥漫性腹膜炎。炎症发展易致流产或早产，威胁胎儿和孕妇的安全。

**（三）辅助检查**

**1. 实验室检查**　血白细胞计数和中性粒细胞比例增高。

**2. 影像学检查**　阑尾穿孔、腹膜炎时，腹部 X 线检查可见盲肠扩张和气液平面；超声检查可发现肿大的阑尾或脓肿。

**（四）治疗评估**

**1. 非手术治疗**　包括禁食、补液、应用抗生素等。中药以清热、解毒、化瘀为主。

**2. 手术治疗**　行阑尾切除术。若有条件，也可采用经腹腔镜阑尾切除术。对阑尾周围脓肿，先行非手术治疗，3 个月后再行阑尾切除术。

**（五）社会心理状态评估**

因担心疾病对生活、学习、工作等造成影响，担心手术的危险性和术后并发症等，病人表现出精神紧张、焦虑不安的心理和情绪；年轻女性，担心术后腹部留有瘢痕，对形体产生影响，精神紧张、焦虑不安，甚至产生恐惧心理。

**【护理问题】**

**1. 急性疼痛**　与阑尾炎症刺激及手术创伤有关。

**2. 体温过高**　与阑尾炎症有关。

**3. 焦虑**　与起病急、担心手术有关。

**4. 潜在并发症**　内出血、腹腔脓肿、粘连性肠梗阻、粪瘘、切口感染及慢性窦道、切口疝等。

**【护理目标】**

（1）病人疼痛减轻。

（2）体温维持正常。

（3）病人焦虑情绪减轻或消失。

（4）未发生并发症或并发症能得到及时发现和正确处理。

**【护理措施】**

**（一）非手术疗法**

（1）卧床休息，取半卧位。急性单纯性阑尾炎，且肠蠕动良好者可进流质，病情重者或准备手术者禁食。

（2）高热者，采用物理降温。疼痛明显者，给予针刺或按医嘱应用解痉剂缓解症状，但禁用吗啡或哌替啶，以免掩盖病情；已确定手术时间者，给适量的镇痛剂。便秘者，用开塞露，禁忌灌肠和使用泻剂，以免炎症扩散或阑尾穿孔。

（3）病情观察　观察病人腹部症状和体征的变化、白细胞计数和中性粒细胞的变化及有无出现各种并发症：①如病人体温明显升高，脉搏呼吸增快，或血白细胞计数和中性粒细胞比例持续升高，或腹痛加剧且范围明显扩大，或出现严重腹膜刺激征，说明病情加重，应立即手术；②如腹痛突然减轻，可能是阑尾梗阻解除，病情好转的表现，也可能是阑尾坏疽穿孔的表现，此时应注意有无明显的腹膜刺激征和全身感染中毒症状；③若阑尾周围脓肿范围逐渐增大，全身中毒症状不断加重，应及时报告医生，考虑手术引流；④及时发现急性弥漫性腹膜炎、腹腔脓肿、门静脉炎等并发症，并协助医生进行处理。

（4）遵医嘱应用广谱抗生素和抗厌氧菌等药物，注意观察药物疗效及副作用。

**（二）术前护理**

做好手术前的各项准备工作。

**（三）术后护理**

**1. 体位**　病人回病房给予平卧位，麻醉清醒、血压平稳后，采用半卧位。鼓励病人早期下床活动，促进肠蠕动恢复，防止肠粘连。轻者手术当天即可下床活动；重者进行床上活动，待病情稳定后及早下床活动。

**2. 饮食**　术后暂禁食，合并弥漫性腹膜炎者，行胃肠减压，静脉补液，待胃肠蠕动恢复、肛门排气后进流食；次日给半流食；术后第 5 ~6 天后进软食。

**3. 观察病情**　注意观察生命体征，及时发现并协助处理术后并发症。

**4. 并发症护理**　①内出血：术后发现病人面色苍白、脉速，提示手术后腹腔内出血，立即给予补液、输血，做好急诊术前准备，再次手术止血。②切口感染：阑尾切除术后最常见的并发症。立即拆除缝线，引流伤口，正确换药促使其愈合。③粪瘘：一般采用保守治疗和按肠瘘常规护理后，多数病人可自行愈合，如病程超过 3 个月仍未愈合，考虑手术。④粘连性肠梗阻：参见本章第五节肠梗阻病人的护理。

**5. 健康指导**

（1）指导病人注意饮食卫生，避免暴饮暴食、生活不规律、过度疲劳和腹部受凉等因素；及时治疗急性胃肠炎等疾病；预防慢性阑尾炎急性发作或防止手术后粘连性肠梗阻。

（2）阑尾周围脓肿病人出院时，嘱病人 3 个月后再做阑尾切除术；发生急、慢性腹痛、恶心呕吐等腹部症状，及早就诊。

## 第五节　肠梗阻病人的护理

扫码“练一练”

肠梗阻（intestinal obstruction）是指肠内容物由于各种原因不能正常运行、顺利通过肠道，是常见的外科急腹症之一。

**【分类】**

**1. 按肠梗阻发生的原因分类**

（1）机械性肠梗阻　是各种机械性原因导致的肠腔变窄而使肠内容物通过障碍。临床以此种类型最常见。主要包括：①肠腔堵塞，如结石、粪块、寄生虫、异物等。②肠管受压，如肠扭转、腹腔肿瘤压迫、粘连引起肠管扭转、腹外疝或腹内疝等。③肠壁病变，如肠肿瘤、肠套叠、先天性肠道闭锁等。

（2）动力性肠梗阻　是由于神经反射或毒素刺激引起肠壁肌肉功能障碍，使肠内容物无法正常通过。可分为：①麻痹性肠梗阻，见于急性腹膜炎、腹内手术、低钾血症等。②痉挛性肠梗阻，持续时间短且少，可继发于尿毒症、重金属中毒和肠功能紊乱等。

（3）血运性肠梗阻　是由于肠管局部血供障碍致使肠道功能受损、肠内容物通过障碍。较少见。如肠系膜血栓形成、栓塞或血管受压等。

**2. 按肠壁血运有无障碍分类**

（1）单纯性肠梗阻　只是肠内容物通过受阻，而无肠管血运障碍。

（2）绞窄性肠梗阻　是指梗阻并伴有肠壁血运障碍。除血运性肠梗阻外，还常见于绞窄疝、肠套叠、肠扭转等。

**3. 按梗阻的部位分类**　分为高位性（如空肠上段）肠梗阻和低位性（如回肠末端和结肠）肠梗阻。

**4. 按梗阻的程度分类**　分为完全性肠梗阻和不完全性肠梗阻。

**5. 按梗阻发生的病程分类**　分为急性肠梗阻和慢性肠梗阻。

上述肠梗阻的类型并非固定不变，随着病情的发展，某些类型的肠梗阻在一定条件下可以互相转换。

**【病理生理】**

**1. 局部变化**　急性肠梗阻时，初期，梗阻以上肠段蠕动增强，可以克服阻力，推动肠内容物通过梗阻部位，肠腔积气、积液导致肠管膨胀。梗阻以下肠管则空虚、瘪陷或仅存少量粪便。肠管膨胀又可影响肠壁微循环，抑制肠液的吸收，从而加剧气、液的积聚。梗阻时间越长、部位越低，肠膨胀越显著。随着梗阻近端肠腔迅速膨胀，肠壁压力不断升高并压迫肠管，最初主要为静脉回流受阻，肠壁水肿、充血，失去正常光泽，呈暗红色，出现散在出血点，腹腔和肠腔内有血性渗出液；若肠腔内压力继续升高，可引起动脉血运受阻，肠壁失去活力，呈紫黑色；最终肠管坏死、破溃穿孔。慢性肠梗阻时，可引起近端肠腔扩张、肠壁肥厚，多无血运障碍。

**2. 全身变化**

（1）体液丧失　肠梗阻发生后，由于不能进食及频繁呕吐，大量丢失胃肠道液体，尤以高位肠梗阻为甚。低位肠梗阻时，这些液体不能被吸收而潴留在肠腔内，同时由于组织缺氧，毛细血管通透性增加，致使液体自肠壁渗透至肠腔和腹腔，等于丢失于体外。体液的丢失伴随着电解质的丢失，高位性肠梗阻因严重呕吐丢失了大量胃酸和氯离子，可引起代谢性碱中毒；低位性肠梗阻由于钠、钾离子丢失多于氯离子，并且在脱水和缺氧的情况下，酸性代谢产物剧增，可引起严重的代谢性酸中毒，临床较多见。

（2）感染和中毒　由于梗阻以上的肠腔内细菌繁殖并产生大量毒素，同时肠壁通透性增强，细菌和毒素可以透过肠壁引起腹腔内感染，经腹膜吸收引起全身性感染和中毒。

（3）呼吸和循环功能障碍　肠腔大量积气、积液引起腹内压升高，膈肌上抬，影响肺的通气及换气功能；腹内压的增高阻碍了下腔静脉血的回流，而大量体液的丧失，血液浓缩、电解质紊乱、酸碱平衡失调及细菌的大量繁殖、毒素的释放等均可导致微循环障碍，严重者可导致多器官功能衰竭。

【护理评估】

**（一）健康史**

重点评估病人有无引起肠梗阻的危险因素，如询问病人有无腹部手术或外伤史，有无腹外疝、腹腔感染、肿瘤病史或有无习惯性便秘等。

**（二）身体状况**

**1. 各类型肠梗阻的共同表现**

（1）症状

1）腹痛　单纯机械性肠梗阻的特点是阵发性绞痛，这是由于梗阻部位以上的肠管剧烈蠕动引起的。疼痛发作时，病人自觉腹内有“气块”窜动，并受阻于某一部位，即梗阻部位，此刻绞痛最为剧烈，难以忍受。随病情的进一步发展，可演变为绞窄性肠梗阻，表现为腹痛间歇期缩短，呈持续性剧烈腹痛。麻痹性肠梗阻表现为全腹持续性胀痛。肠扭转所致的闭袢性肠梗阻者，多表现为突发腹部持续性绞痛并阵发性加剧；肠蛔虫堵塞多为不完全性肠梗阻，以阵发性脐周腹痛为主。

2）呕吐　与肠梗阻发生的部位、类型有关。早期呕吐多为反射性，呕吐物以胃液及食物为主。高位性肠梗阻呕吐出现早且频繁，呕吐物主要为胃液、十二指肠液、胆汁；低位性肠梗阻呕吐出现晚且次数少，呕吐物呈粪样；麻痹性肠梗阻的呕吐呈溢出性；绞窄性肠梗阻的呕吐物为血性或棕褐色液体。

3）腹胀　程度与梗阻部位有关，症状发生时间较腹痛和呕吐迟。高位性肠梗阻由于呕吐频繁，腹胀较轻；低位性肠梗阻腹胀明显；绞窄性肠梗阻腹胀多为不对称；麻痹性肠梗阻则表现为均匀性全腹胀。

4）停止排便排气　完全性肠梗阻者多停止排便排气，但在高位性肠梗阻早期，由于梗阻以下肠腔内仍残存粪便气体，可在灌肠后或自行排出，故不应因此排除肠梗阻。不完全性肠梗阻可有多次少量排便排气；绞窄性肠梗阻可排血性黏液样便。

（2）体征

1）局部　①视诊：机械性肠梗阻可见腹部膨隆、肠型和异常蠕动波；绞窄性肠梗阻时可见不对称性腹胀；麻痹性肠梗阻则腹胀均匀。②触诊：单纯性肠梗阻时可有轻度压痛但无腹膜刺激征；绞窄性肠梗阻时可有固定压痛和腹膜刺激征。③叩诊：麻痹性肠梗阻全腹呈鼓音；绞窄性肠梗阻腹腔有渗液时，可有移动性浊音。④听诊：机械性肠梗阻者肠鸣音亢进，有气过水声或金属音；麻痹性肠梗阻者肠鸣音减弱或消失。

2）全身　肠梗阻病人由于体液丢失可出现相应的脱水体征，如皮肤弹性差、眼窝凹陷、尿少等。严重缺水或绞窄性肠梗阻时，可出现脉搏细速、血压下降、面色苍白、四肢发凉等休克征象。

**2. 几种常见机械性肠梗阻的表现特点**

（1）粘连性肠梗阻　是肠粘连或腹腔内粘连带压迫所致的肠梗阻，较为常见。主要病因是腹部手术造成腹腔内出血、损伤、感染和带入异物等因素，其次是腹腔内炎症、损伤、肿瘤等因素所致。肠粘连并非都引起肠梗阻，多有其诱发因素，如饮食不当、剧烈活动、体位突然改变等，使肠袢重量增加，肠袢被拉成锐角而导致梗阻（图 14－13）。急性粘连性肠梗阻主要是机械性肠梗阻的表现，多数为单纯性，可以是不完全性或完全性梗阻，少数为绞窄性。

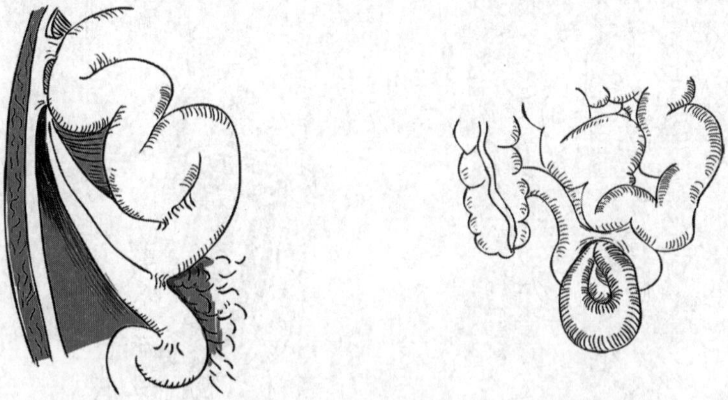

（a）肠管粘连、牵扯而扭折成角　　（b）粘连带压迫肠管

图 14－13　粘连性肠梗阻

（2）肠扭转　是一段肠管沿其系膜长轴旋转而造成的闭袢性肠梗阻。同时肠系膜血管受压，也是绞窄性肠梗阻。因肠扭转发生的部位不同，其临床表现各有特点。

1）小肠扭转（图 14－14）　多见于青壮年，常在饱餐后立即进行剧烈活动而发病。起病急骤，表现为突发剧烈腹部绞痛，多在脐周围，常为持续性疼痛伴阵发性加重，病人往往不敢平卧，喜取膝胸位或蜷曲侧卧位，呕吐频繁，腹胀不明显，早期即出现休克。腹部可触及有压痛的肠袢。腹部 X 线检查符合绞窄性肠梗阻的表现。

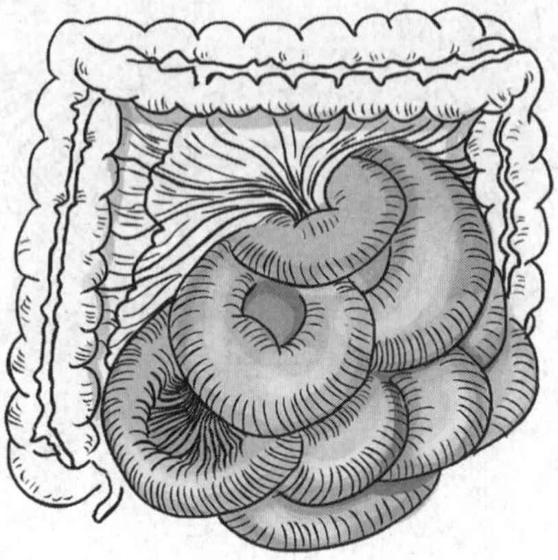

图 14－14　全小肠扭转（已坏死）

2）乙状结肠扭转（图 14－15）　多见于男性老年人，常有便秘习惯。临床表现除有腹部绞痛外，有明显腹胀，而呕吐一般不明显。若低压灌肠，往往不足 500ml 便不能灌入。钡剂灌肠 X 线检查见扭转部位钡剂受阻，尖端呈“鸟嘴”状。

（3）肠套叠　一段肠管套入其邻近肠管腔内称为肠套叠。也容易形成绞窄性肠梗阻。

原发性肠套叠（急性肠套叠）：好发于 2 岁以下的儿童，常与饮食性质改变引起的肠功能紊乱有关。最多见的为回肠末端套入结肠（图 14－16）。肠套叠的三大典型症状是腹痛、血便和腹部肿块，表现为突然发生剧烈的阵发性腹痛，病儿哭闹不安、面色苍白、出汗、伴有呕吐和果酱样血便，腹部检查可扪及腊肠形肿块。空气灌肠显示空气在结肠内受阻。

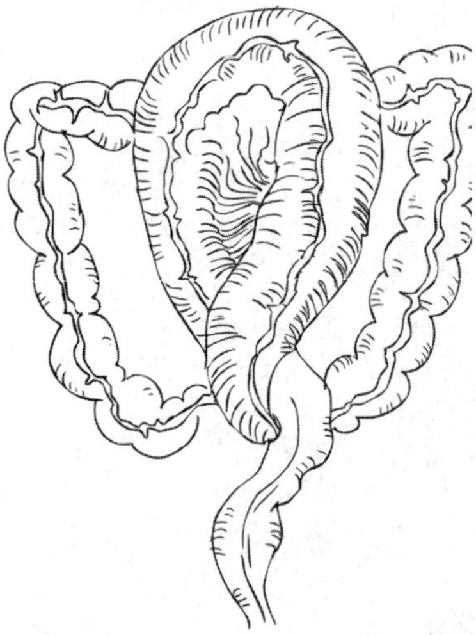

图 14－15　乙状结肠扭转

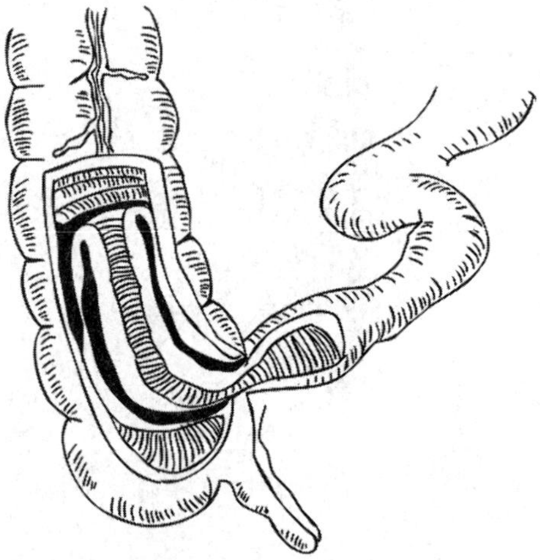

图 14－16　回盲部肠套叠

（4）蛔虫性肠梗阻（ascaris intestinal obstruction）　是一种单纯机械性肠梗阻。多见于儿童，农村发病率较高。驱虫不当常为诱因，临床表现为阵发性脐周腹痛，伴呕吐，腹胀不明显，腹部可扪及条索状团块，肠鸣音可亢进或正常（图 14－17）。

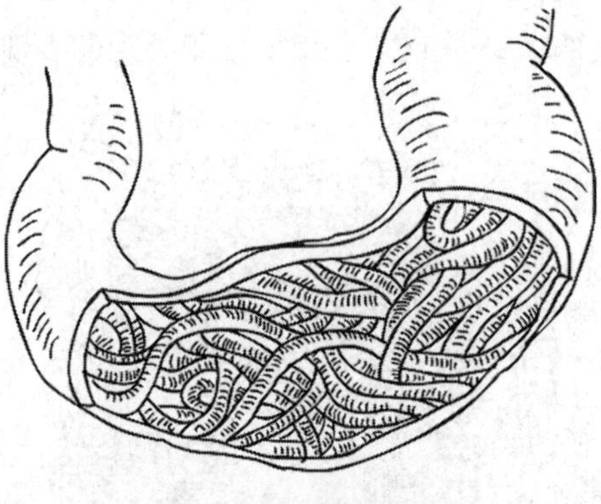

图 14－17　蛔虫性肠梗阻

**（三）辅助检查**

**1. 实验室检查**

（1）血常规　肠梗阻病人出现脱水、血液浓缩时可出现血红蛋白、血细胞比容及尿比重升高。绞窄性肠梗阻多有白细胞计数和中性粒细胞比例升高。

（2）血气分析及血清电解质检查　可了解电解质酸碱失衡的情况。

**2. X 线检查**　一般在肠梗阻发生 4 ~6 小时，X 线立位平片可见胀气肠袢及多数阶梯状气液平面；空肠胀气可见“鱼肋骨刺”状的环形黏膜纹。肠扭转可见孤立、突出胀大的肠袢，不因时间而改变位置。

**（四）治疗评估**

**1. 非手术治疗**　胃肠减压；纠正水、电解质紊乱及酸碱失衡；防治感染和中毒；中医中药治疗；低压空气或钡灌肠复位法。

**2. 手术治疗**　肠粘连松解术；肠切开取异物；肠套叠或肠扭转复位术；肠切除肠吻合

术；短路手术；肠造口或肠外置术。

**（五）社会心理状态评估**

因急性肠梗阻多起病急骤，病情较重，病人忍受病痛折磨，常产生不同程度的焦虑或恐惧表现，如易躁易怒、忧郁、哭泣等；对手术及预后的顾虑，尤其是粘连性肠梗阻反复多次发作，或多次手术，常使病人情绪消沉、悲观失望，甚至不配合治疗与护理。

**【护理问题】**

**1. 急性疼痛**　与肠蠕动增强或肠壁缺血、手术创伤有关。

**2. 体液不足**　与频繁呕吐、肠腔内大量积液及胃肠减压有关。

**3. 低效型呼吸型态**　与肠膨胀致膈肌抬高及腹痛有关。

**4. 体温升高**　与肠腔内细菌繁殖有关。

**5. 潜在并发症**　肠坏死、水电解质及酸碱平衡紊乱、休克、MODS、切口感染或裂开、腹腔脓肿、肠瘘、肠粘连等。

**【护理目标】**

（1）病人疼痛缓解。

（2）病人体液维持平衡。

（3）病人呼吸困难状况缓解。

（4）病人体温恢复正常。

（5）病人未发生并发症或并发症能及时发现并正确处理。

**【护理措施】**

**（一）非手术疗法**

**1. 体位**　当病人生命体征稳定时，可采取半卧位，使膈肌下降，有利于病人呼吸、循环系统功能的改善。

**2. 饮食护理**　肠梗阻病人应禁食。在梗阻缓解后 12 小时后方可试进少量流质，但忌甜食和牛奶，以免引起肠胀气，24 小时后试进半流质饮食，以后逐渐过渡为软质及普食。

**3. 胃肠减压**　是治疗肠梗阻的重要措施之一，应及早使用。通过胃肠减压吸出胃肠道内的积气积液，减轻腹胀，降低肠腔压力，改善肠壁血液循环，同时减少肠内细菌和毒素，有利于改善局部和全身情况。在胃肠减压期间应观察和记录引流液的颜色、性状和量，如发现血性液体应考虑有绞窄性肠梗阻的可能。

**4. 记录出入液量及合理输液**　肠梗阻病人应密切观察并记录呕吐量、胃肠减压量及尿量。结合病人脱水程度、血清电解质和血气分析结果合理输液，必要时输血，以维持水、电解质及酸碱平衡。积极改善病人全身营养状况，保证输液的通畅，并观察输液后反应。

**5. 防治感染和解痉止痛**　遵医嘱正确使用有效抗生素，同时注意观察用药效果及药物的副作用。对腹部绞痛明显的肠梗阻病人，若无肠绞窄，可使用阿托品、654－2 等抗胆碱类药物解除胃肠道平滑肌痉挛，以缓解腹痛。但禁用吗啡类镇痛剂，以免掩盖病情，延误治疗时机。

**6. 严密观察病情**　定时测量病人的体温、脉搏、呼吸、血压，并详细记录；严密观察病人的腹部症状、体征及全身情况。若病人出现下列情况之一时，提示有绞窄性肠梗阻的可能，多需紧急手术治疗，应及时报告医师并做好手术前准备工作：①腹痛发作急骤，起始即为持续性剧烈疼痛，或在阵发性腹痛间隙期间仍有持续性疼痛。肠鸣音可不亢进。有时出现腰背部痛，呕吐出现早、剧烈而频繁。②病情发展迅速，早期出现休克，抗休克治疗后改善不显著。③有明显的腹膜刺激征，体温上升、脉率增快、血白细胞计数及中性粒细胞比例增高。④腹胀不对称，腹部有局部隆起或扪及有压痛的肿块。⑤呕吐物、胃肠减压抽出液、肛门排出物为血性，或腹腔穿刺抽出血性液体。⑥经积极的非手术治疗症状、体征无明显改善。⑦腹部X线检查显示孤立、突出胀大的肠袢，不因时间而改变位置，或有假肿瘤阴影。

**（二）术前护理**

做好手术前的各项准备工作。

**（三）术后护理**

**1. 体位**　病人血压平稳后，取半卧位。

**2. 饮食**　术后禁食，通过静脉补充营养。待肠蠕动恢复、肛门排气后，可拔除胃肠减压管，开始进少量流质，若无不适，逐步过渡至半流质及普食。应提供易消化的高蛋白、高热量和高维生素的食物。

**3. 观察病情**　观察生命体征；观察有无腹痛、腹胀、呕吐及肛门排气；观察伤口敷料及引流情况；观察有无切口感染、肠瘘等并发症发生。

**4. 鼓励病人**　早期活动，床上勤翻身，病情允许时，早期下床活动，促进肠蠕动恢复，防止肠粘连。

**5. 防治感染**　遵医嘱应用抗生素。

**6. 健康指导**

（1）注意饮食卫生，避免暴饮暴食。避免饭后进行剧烈活动。

（2）保持大便通畅。

（3）如有腹痛、腹胀等不适，及时就诊。

## 第六节　外科急腹症病人的护理

扫码“学一学”

外科急腹症（surgical acute abdomen）是以急性腹痛为主要表现，必须早期诊断和紧急处理的腹部外科疾病。其临床特点为发病急、病情重、进展快、变化多，有一定的死亡率，因此，进行及时的护理评估并采取正确的护理措施是非常重要的。

急腹症不仅涉及外科疾病，还包括内科、妇科等多种疾病，而外科急腹症又包括炎症、穿孔、出血、梗阻、绞窄等不同病理情况，因此，护士必须掌握各科急腹症和不同类型疾病的急性腹痛特点，才能做好门诊或急诊的接诊、分诊工作，才能对住院病人做好及时准确的护理评估和病情观察。

**1. 不同专科腹痛特点**

（1）外科腹痛特点　①一般先有腹痛，后出现发热等伴随症状。②腹痛或压痛部位较固定，程度重。③常可出现腹膜刺激征，甚至休克。④可伴有腹部肿块或其他外科特征及实验室与其他检查表现。

（2）内科腹痛特点　某些内科疾病如肺炎、胸膜炎、心肌梗死可致上腹部牵涉痛；急性胃肠炎、铅中毒、糖尿病酮症、尿毒症、腹型癫痫、腹型过敏性紫癜等可致痉挛性腹痛。

内科腹痛的特点是：①常伴有发热、咳嗽、胸闷、胸痛、气促、心悸、心律失常、呕吐、腹泻等症状。但一般先发热或先呕吐，后才腹痛，或呕吐、腹痛同时发生。②腹痛或压痛部位不固定，程度均较轻，无明显腹肌紧张。③查体或检验、X 线、心电图等检查可明确诊断。

（3）妇科腹痛特点　①以下腹部或盆腔内疼痛为主，可向会阴部放射。②常伴有白带增多、阴道流血，或有停经史、月经不规则，或与月经周期有关。如育龄妇女月经周期前半期可发生卵巢滤泡破裂出血，后半期可发生黄体破裂出血；月经周期后延且本次血量少时，可能有异位妊娠破裂出血；急性盆腔炎有发热、白带多；卵巢囊肿蒂扭转有腹部肿块史，突发剧痛。③妇科检查可明确诊断。

**2. 不同病理类型腹痛特点**

（1）炎症性病变　①一般起病缓慢，腹痛由轻到重，呈持续性。②体温升高，血白细胞及中性粒细胞增多。③有固定压痛点，可伴有反跳痛与肌紧张。

（2）穿孔性病变　①腹痛突然，有时呈刀割样持续性剧痛。②迅速出现腹膜刺激征，易波及全腹，但病变处显著。③可有气腹征如肝浊音界缩小或消失，X 线见膈下游离气体。④可有移动性浊音，肠鸣音消失。

（3）出血性疾病　①多在外伤后迅速发生，也见于肝癌破裂出血等。②以失血表现为主，常致失血性休克，可有程度不同的腹膜刺激征。③腹腔积液 1000ml 以上可叩出移动性浊音。④腹穿见不凝血液。

（4）梗阻性疾病　①起病较急，以阵发性绞痛为主。②初期多无腹膜刺激征。③结合其他伴随症状（如呕吐、大便改变、黄疸、血尿等）和体征以及有关辅助检查，有助于对肠绞痛、胆绞痛、肾绞痛的病情进行评估。

（5）绞窄性病变　①病情发展迅速，常呈持续性腹痛阵发性加剧或持续性剧痛。②易出现腹膜刺激征或发生休克。③可有黏液血便或腹部局限性固定浊音区等特征性表现。

**【护理评估】**

**（一）健康史**

了解病人的既往病史或现病史，有助于估计外科急腹症的病因和诱因。如有溃疡病史者或饱食后突发上腹剧痛可考虑溃疡病穿孔；酗酒或饱食后发生上腹痛，有急性胰腺炎的可能；吃油腻食物常是胆绞痛发作的诱因；既往有腹部手术史而出现慢性或急性腹痛，多是粘连性肠梗阻；阑尾炎、胆道感染、胰腺炎等还可有多次发作性腹痛史。

**（二）身体状况**

**1. 症状**

（1）腹痛　外科急腹症的主要表现是腹痛，应注意腹痛的部位、发病的缓急、性质及程度等。

1）腹痛的部位　一般，腹痛开始的部位或最显著的部位往往与病变的部位一致。因此，可根据脏器的解剖位置，初步判断病变所在的脏器。急性腹痛由一点开始，然后波及全腹者多为实质脏器破裂或空腔脏器穿孔，如胃、十二指肠溃疡穿孔者疼痛始于上腹，后波及全腹。转移性右下腹痛见于急性阑尾炎。而胆囊炎、胆石症、急性胰腺炎、泌尿系结石可引起一定部位的牵涉痛。

2）腹痛发生的缓急　腹痛开始时轻，以后逐渐加重，多为炎症性病变。腹痛突然发生，迅速恶化，多见于实质脏器破裂、空腔脏器急性梗阻、绞窄、脏器扭转等，如急性肠扭转、绞窄性肠梗阻。

3）腹痛的性质　腹痛的性质反映了腹腔内脏器病变的性质。持续性钝痛或隐痛多表示炎症性或出血性病变，如阑尾炎、急性胰腺炎、肝破裂内出血等。阵发性腹痛多表示空腔脏器发生痉挛或阻塞性病变，腹痛持续时间长短不一，有间歇期，间歇期无疼痛，如机械性肠梗阻、输尿管结石等。持续性腹痛伴阵发性加重，多表示炎症和梗阻并存，如肠梗阻发生绞窄，胆结石合并胆道感染。上述不同规律的腹痛可出现在同一疾病的不同病程中，并可互相转化。

4）腹痛的程度　一般可反映腹腔内病变的轻重，但由于个体对疼痛的敏感程度及耐受程度不同而有差别，缺少客观的指标。一般来说，炎症性刺激引起的腹痛较轻。空肠脏器的痉挛、梗阻、嵌顿、扭转或绞窄缺血、化学刺激所产生的疼痛程度较重，难以忍受，如胆道蛔虫所致胆绞痛，输尿管结石、肾结石所致的肾绞痛，病人腹痛剧烈、辗转不安。胃、十二指肠穿孔，消化液对腹膜的刺激，呈刀割样痛，病人不敢翻动、不敢深吸气，拒按。

（2）其他伴随症状

1）呕吐　腹痛初起常因内脏神经末梢受刺激而有较轻的反射性呕吐；机械性肠梗阻因肠腔积液与痉挛、呕吐频繁而剧烈；腹膜炎致肠麻痹，其呕吐呈溢出性，也可因毒素吸收后刺激呕吐中枢所致。幽门梗阻时呕吐物无胆汁；高位性肠梗阻可吐出大量胆汁；粪臭样呕吐物提示低位性肠梗阻；血性或咖啡色呕吐物常提示发生了绞窄性肠梗阻等情况。

2）腹胀　若腹胀逐渐加重，应考虑低位性肠梗阻，或腹膜炎病情恶化应考虑发生了麻痹性肠梗阻。

3）排便　停止排便排气，是肠梗阻典型症状之一；腹腔脏器炎症疾病伴有排便次数增多或里急后重感，考虑盆腔脓肿形成；果酱样血便或黏液血便是肠套叠等肠管绞窄的特征。

4）发热　腹痛后发热，表示有继发感染。

5）黄疸　可能系肝胆疾患或继发肝胆病变。

6）血尿　应考虑泌尿系损伤、结石等疾病。

**2. 体征**

（1）注意观察腹部形态及腹式呼吸运动，是否出现肠型、胃肠蠕动波，有无局限性隆起或腹股沟肿块等。

（2）腹部压痛处常是病变器官所在处。如有腹膜刺激征，应了解其部位、范围及程度，弥漫性腹膜炎压痛和肌紧张显著处也常为原发病灶处。触及腹部包块时，注意部位、大小、形状、质地、活动度等，并结合其他表现或检查以区别炎性包块、肿瘤、肠套叠或肠扭转、尿潴留等。

（3）胃肠穿孔或内脏器官出血时可有移动性浊音；膈下感染于季肋区叩痛明显。

（4）肠鸣音亢进、气过水声、金属音是机械性肠梗阻的特征；腹膜炎发生时肠鸣音减弱或消失。

（5）直肠指检是判断急腹症病因及病情变化简易而有效的方法。如急性阑尾炎时直肠右侧触痛；有直肠膀胱陷凹（或直肠子宫陷凹）脓肿时直肠前壁饱满、触痛、有波动感；指套染有血性黏液应考虑肠管绞窄等。

**（三）辅助检查**

**1. 实验室检查**　血白细胞计数升高可提示有感染。血红细胞、血红蛋白、血细胞比容的连续降低提示腹腔内出血。尿中大量红细胞提示泌尿系损伤或结石。尿胆红素阳性说明存在梗阻性黄疸。

**2. 影像学检查**

（1）X 线检查　腹部立位片或透视可观察有无膈下游离气体、小肠有无积气、液气平面、结肠有无气体、有无阳性结石影等，结合临床表现可辅助诊断，是急腹症辅助检查的重要项目之一。

（2）B 超检查　对实质脏器的损伤、破裂等具有重要的诊断价值，对腹腔内出血和积液，不仅可探测积血、积液的量，而且可在 B 超引导下做腹腔穿刺抽液。B 超在探测阑尾粪石、管壁增厚及阑尾脓肿等方面较敏感。

（3）CT 检查　与 B 超检查的意义相似，且不受肠管内气体干扰。

（4）动脉造影　在疑有肝破裂出血、胆道出血或小肠出血等疾病可采用选择性动脉造影确定诊断，部分出血性疾病还可采用选择性动脉栓塞止血。

**3. 诊断性腹腔穿刺或灌洗**　对诊断不确切的急腹症可选择采用此法协助诊断，根据抽出液体的性质（脓液、血性、粪便性）、颜色深浅、浑浊度或涂片显微镜检查、淀粉酶值测定结果等，可估计急腹症的病因及病情程度。对腹腔穿刺无结果的急性腹膜炎、腹部损伤进行腹腔灌洗，可得到有价值的评估资料。

**（四）治疗评估**

**1. 非手术治疗**　禁食；胃肠减压；解痉及抗生素药物治疗；纠正水、电解质失衡；动态监测各项辅助检查结果。

**2. 手术治疗**　病情日趋恶化及诊断明确的急腹症病人，需立即手术，具体手术方法见有关章节。

**（五）社会心理状态评估**

外科急腹症由于发病急、病情重、进展快、变化多，病人除忍受疼痛、腹胀、呕吐等痛苦的折磨外，常有焦虑、烦躁等心理变化。当非手术治疗无效而转为手术治疗或因病情严重决定急诊手术时，更易产生恐惧不安全感，甚至不合作，拒绝手术。非手治疗期间或诊断不明确前，因不能使用镇痛剂，病人及家属也可能表现出不理解的情绪和言语。

**【护理问题】**

**1. 急性疼痛**　与腹腔内器官炎症、出血、穿孔、梗阻或损伤等有关。

**2. 体温过高**　与腹腔器官炎症或继发腹腔感染有关。

**3. 体液不足**　与限制摄入（禁饮食）和丢失过多（发热、呕吐、肠麻痹、胃肠减压等）有关。

**4. 营养失调：低于机体需要量**　与禁食、出血、呕吐、发热等有关。

**5. 不舒适：腹痛、腹胀、恶心**　与腹腔炎症、穿孔、出血、梗阻或绞窄等病变有关。

**6. 焦虑/恐惧**　与突然发病、剧烈疼痛、紧张手术、担心预后等因素有关。

**7. 潜在并发症**　休克、腹腔脓肿、肠瘘等。

**【护理目标】**

（1）病人疼痛缓解。

（2）体温降至正常范围。

（3）病人体液维持正常水平。

（4）病人营养状况得到改善。

（5）病人舒适度增加。

（6）病人焦虑/恐惧心理减轻或消失。

（7）未发生并发症或并发症能及时发现并正确处理。

**【护理措施】**

**（一）术前护理**

（1）心理护理　适当地向病人或家属说明病情变化以及有关治疗方法、护理措施的意义，让他们正确认识疾病及其变化过程，使他们能很好地配合护理工作。

（2）体位　非休克病人宜取半卧位。

（3）根据病情及医嘱做好饮食护理。一般病人入院后都暂禁饮食。对诊断不明确或病情较重者必须严格禁饮食。

（4）严密观察病情变化　①定时观察生命体征变化。注意有无脱水等体液紊乱或休克表现。②定时观察腹部症状和体征的变化，如腹痛的部位、范围、性质和程度，有无牵涉痛。腹部检查见腹膜刺激征出现或加重，提示病情恶化。同时注意观察并分析有关伴随症状（呕吐、腹胀、发热、排尿排便改变、黄疸）以及呼吸、心血管、妇科等其他系统相关表现。③动态观察实验室检查结果变化，如血、尿、粪常规，血清电解质测定，二氧化碳结合力，肝肾功能等。同时注意 X 线、B 超、腹穿和直肠指检等特殊检查结果提示的有关情况。④记录 24 小时液体出入量。⑤观察有无腹腔脓肿等并发症发生。根据病情的需要或医嘱来决定是否实行胃肠减压。但急性肠梗阻和胃肠道穿孔或破裂者必须做胃肠减压，并保持有效引流，及时观察与记录引流情况。

（5）建立静脉输液通道，必要时输血。防治休克，纠正水、电解质、酸碱平衡紊乱，纠正营养失调。

（6）遵医嘱使用抗生素，注意给药浓度、时间、途径及配伍禁忌等。

（7）做好疼痛护理，应采取适当措施，如安慰病人，给予舒适的体位，促使腹肌放松，有助于减轻对疼痛的敏感性。在病情观察期间应慎用止痛剂，即对诊断明确的单纯性胆绞痛、肾绞痛等可给解痉剂和镇痛药，凡一切诊断不明或治疗方案未确定的急腹症病人应禁用吗啡、哌替啶类麻醉性镇痛药，以免掩盖病情。对已决定手术的病人，为减轻其痛苦，可以适当使用镇痛药。

（8）其他护理工作　做好物理降温、口腔护理、生活护理等。

**（二）手术前准备**

及时做好药物皮肤过敏试验、配血、备皮、有关常规实验室检查或器官功能检查等。以备急症手术的需要。急腹症病人一般禁止灌肠，禁止服用泻药，以免造成感染扩散或某种病情的加重。但蛔虫性肠梗阻病人口服液状石蜡或肠套叠早期灌肠复位等治疗性措施例外。

**（三）术后护理**

手术后护理参考其他章节有关疾病病人的护理。

**（四）健康指导**

（1）向病人或家属恰当介绍急腹症发生的原因、病情转归和目前的治疗与护理计划。

（2）养成良好的饮食和卫生习惯，保持清洁、易消化的均衡膳食。

（3）积极控制诱发急腹症的各类诱因，如有溃疡病者，应遵医嘱定时服药；胆道疾病、慢性胰腺炎者须适当控制油腻饮食；反复发生粘连性肠梗阻者避免暴饮暴食及饱食后剧烈活动。

（4）急腹症行手术治疗者，术后应早期开始活动，以预防粘连性肠梗阻。

## 第七节　结直肠癌病人的护理

扫码“学一学”

结直肠癌（colorectal cancer）包括结肠癌及直肠癌，是常见消化道恶性肿瘤之一，发病年龄在 40～60 岁。在我国以直肠癌发病率最高，其余依次为乙状结肠、盲肠、升结肠、横结肠和降结肠，但我国近二十年来，尤其在大城市，结肠癌的发病率明显上升，且有多于直肠癌的趋势。

**1. 分类**　根据肿瘤的大体形态可分为：①隆起型，肿瘤生长缓慢、转移较迟，恶性程度较低，预后较好。②溃疡型，肿瘤分化程度低，转移出现早，是结直肠癌最常见的类型。③浸润型，肿瘤转移较早，分化程度低，预后差。

结直肠癌较常见的病理类型有：①腺癌，占结直肠癌的大多数，预后较好。②腺鳞癌。③未分化癌，易侵入小血管和淋巴管，预后最差。

**2. 转移途径**　①直接蔓延；②淋巴转移；③血行转移；④种植转移。

**3. 分期**　结直肠癌 Dukes 分期。A 期：癌浸润深度限于肠壁内，未超出浆肌层，无淋巴结转移。B 期：癌肿超出浆肌层，亦可侵入浆膜外或周围组织，但尚能整块切除，无淋巴结转移。C 期：癌肿侵犯肠壁全层，伴有淋巴结转移。D 期：癌肿已侵犯邻近脏器且有远处转移。

**【护理评估】**

**（一）健康史**

结直肠癌发生的确切病因尚不清楚，根据流行病学调查结果和临床观察分析，可能与以下因素有关。

**1. 饮食习惯**　结直肠癌的发生与高脂肪、高蛋白和低纤维素饮食有一定相关性。此外，过多摄入腌制食品可增加肠道中致癌物质，诱发结直肠癌，而维生素、微量元素及矿物质的缺乏均可能增加结直肠癌的发病率。

**2. 遗传因素**　有 20%～30% 的结直肠癌病人存在家族史，常见的有家族性多发性息肉病及家族性无息肉结直肠综合征，此类人发生结直肠癌的机会远高于正常人。

**3. 癌前病变**　多数结直肠癌来自癌前病变，如绒毛状腺瘤、家族性肠息肉病、溃疡性结肠炎、克罗恩病及血吸虫性肉芽肿等。

**（二）身体状况**

**1. 结肠癌（carcinoma of colon）**　早期多无明显特异性表现，易被忽视。进展期的主要症状如下。

（1）排便习惯和粪便性状改变　常为首先出现的症状，多表现为大便次数增多、粪便不成形或稀便。可出现腹泻与便秘交替现象。常表现为血性、脓性或黏液性粪便。

（2）腹痛　也是常见的早期症状。疼痛部位常不确切，程度多较轻，为持续性隐痛或仅为腹部不适或腹胀感。当癌肿并发感染时或肠梗阻时则腹痛加剧，甚至出现阵发性绞痛。

（3）腹部肿块　肿块通常较硬，位于横结肠或乙状结肠的癌肿可有一定活动度。若癌肿穿透肠壁并发感染，可表现为固定压痛的肿块。

（4）肠梗阻　多为中晚期症状。一般呈慢性、低位、不完全性肠梗阻，表现为便秘、腹胀，有时伴腹部胀痛或阵发性绞痛，进食后症状加重。当发生完全性梗阻时，症状加剧，部分病人可出现呕吐，呕吐物为粪样。

（5）全身症状　由于长期慢性失血、癌肿破溃、感染以及毒素吸收等，病人可出现贫血、消瘦、乏力、低热等全身性表现。部分结肠癌穿透肠壁后，还可侵入其他空腔脏器，引起肠瘘和营养物质的流失，致使病人出现严重的水、电解质、酸碱平衡失调和营养不良等。疾病发展至晚期可出现恶病质。

右半结肠癌肿多呈肿块型，临床特点是贫血、腹部包块、消瘦乏力，腹泻、便秘交替出现，呈黏液血便，而肠梗阻症状不明显。左半结肠癌肿多倾向于浸润型生长引起环状缩窄，临床以肠梗阻症状较多见。

**2. 直肠癌（carcinoma of rectum）**　早期仅有少量便血或排便习惯改变，易被忽视。当病程发展并伴感染时，才出现显著症状。

（1）直肠刺激症状　癌肿刺激直肠产生频繁便意，引起排便习惯改变，排便时常有肛门下坠、里急后重和排便不尽感；晚期可出现下腹部痛。

（2）黏液血便　为直肠癌病人最常见的临床症状，80%～90%病人在早期即出现便血。癌肿破溃后，可出现血性和或黏液性大便，多附于粪便表面；严重感染时可出现脓血便。

（3）粪便变细和排便困难　癌肿增大引起肠腔缩窄，表现为肠蠕动亢进，腹痛、腹胀、粪便变细和排便困难等慢性肠梗阻症状。

（4）转移症状　当癌肿穿透肠壁，侵犯前列腺、膀胱时可发生尿道刺激征、血尿、排尿困难等。浸润骶前神经则发生骶尾部、会阴部持续性剧痛、坠胀感。女性直肠癌可侵及阴道后壁，引起白带增多。若穿透阴道后壁，则可导致直肠阴道瘘，可见粪质及血性分泌物从阴道排出。晚期出现肝转移时可有腹水、肝大、黄疸、贫血、消瘦、水肿、恶病质等。

（5）直肠指检　是诊断直肠癌的最直接和主要的方法。在我国低位直肠癌约占75%以上，只需通过直肠指检便可初步了解癌肿与肛缘的距离、大小、硬度、形态及其与周围组织的关系。女性直肠癌病人应行阴道检查及双合诊检查。

**（三）辅助检查**

**1. 实验室检查**

（1）大便隐血试验　可作为高危人群的初筛方法及普查手段。持续阳性者应行进一步检查。

（2）血液检查　癌胚抗原（CEA）测定对大肠癌的诊断有一定价值，但特异性不高，但有助于判断病人疗效预后及监测复发。一般而言，术前CEA明显升高者术后复发率较正常者高，预后差。

**2. 影像学检查**

（1）X线钡剂灌肠或气钡双重对比造影检查　是诊断结肠癌的重要检查方法，可观察到结肠壁僵硬、皱襞消失、存在充盈缺损及小龛影。但对直肠癌诊断价值不大。

（2）B 超和 CT 检查 有助于了解直肠癌的浸润深度及淋巴转移情况，还可提示有无腹腔种植转移、是否侵犯邻近组织器官或肝、肺转移灶等。

**3. 内镜检查** 可通过直肠镜、乙状结肠镜或纤维结肠镜检查，观察病灶的部位、大小、形态、肠腔狭窄的程度等，并可在直视下获取活组织行病理学检查，是诊断结直肠癌最有效、可靠的方法。

**（四）治疗评估**

结直肠癌治疗采用以手术切除为主的综合治疗。

**1. 手术治疗**

（1）结肠癌根治术 切除范围包括癌肿所在的肠袢及其所属系膜和区域淋巴结。①右半结肠切除术（图 14－18）：适用于盲肠、升结肠、结肠肝曲癌。②横结肠切除术（图 14－19）：适用于横结肠癌。③左半结肠切除术（图 14－20）：适用于横结肠脾区、降结肠癌。④乙状结肠癌的根治切除术（图 14－21）：适用于乙状结肠癌。

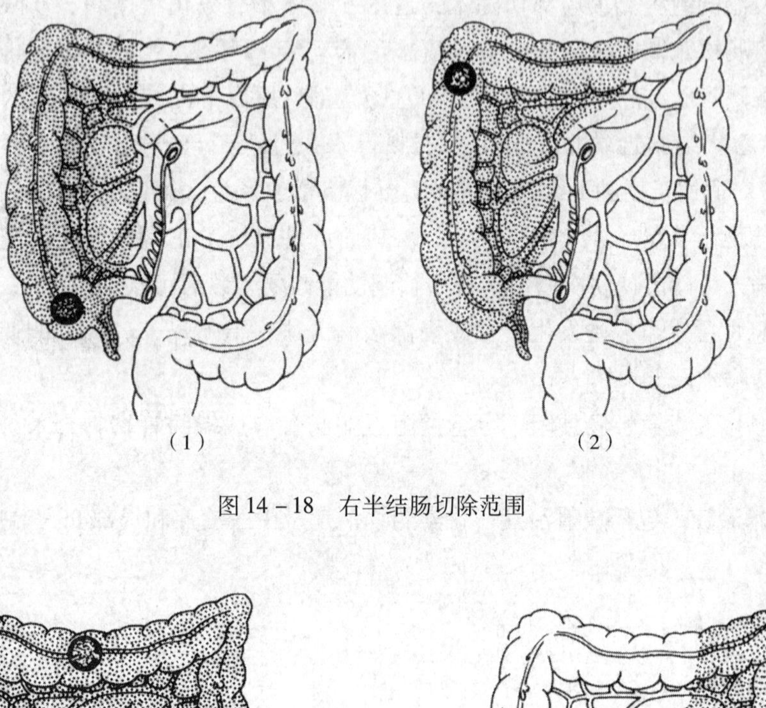

（1）　（2）

图 14－18 右半结肠切除范围

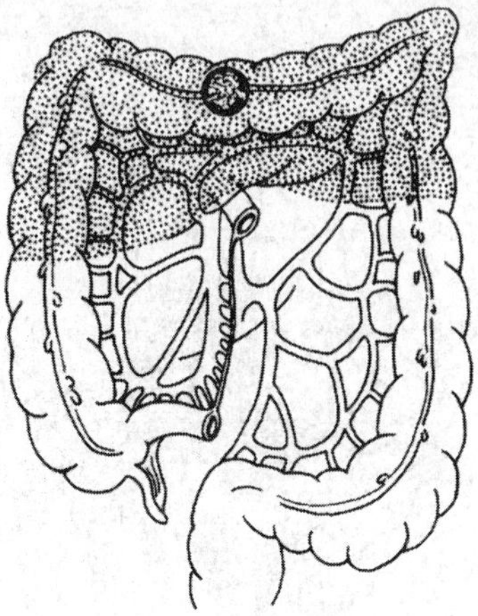

图 14－19 横结肠切除范围

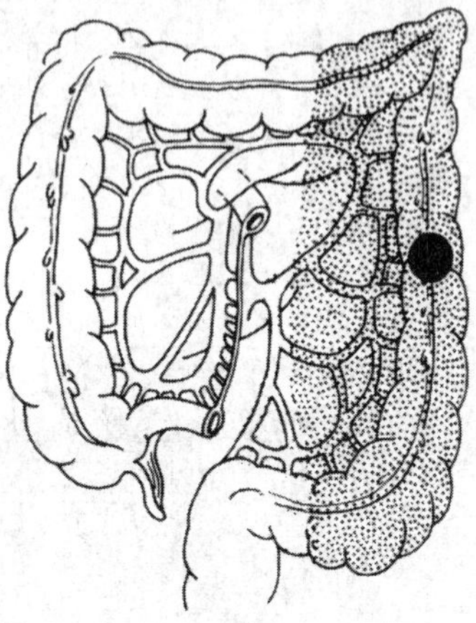

图 14－20 左半结肠切除范围

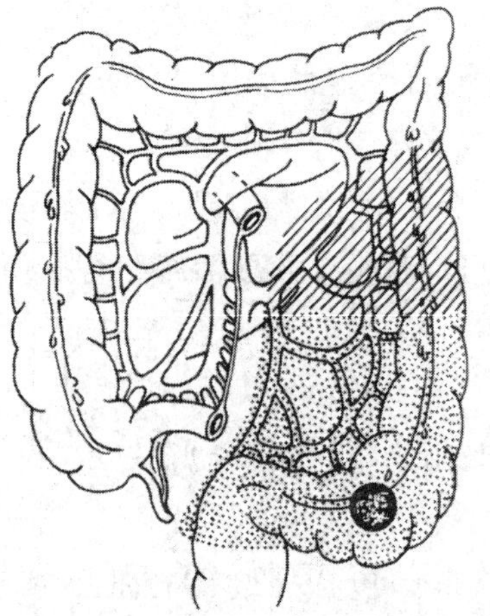

图 14-21　乙状结肠切除范围

（2）直肠癌根治术　切除范围包括癌肿及两端足够的肠段、受累器官的全部或部分及四周可能被浸润的组织。①局部切除术：适用于瘤体小、分化程度高、局限于黏膜或黏膜下层的早期直肠癌。②腹会阴联合直肠癌根治术（Miles 手术）：主要适用于腹膜返折以下的直肠癌。切除乙状结肠下部及其系膜和直肠全部、所属淋巴结及被侵犯的周围组织（图 14-22）。将乙状结肠近端拉出，于左下腹行永久性人工肛门。③经腹腔直肠癌切除术（Dixon 手术）：适用于癌肿下缘距齿状线 5cm 以上的直肠癌。切除乙状结肠和大部分直肠，直肠和乙状结肠行端端吻合（图 14-23）。其优点是保留了正常肛门及肛门括约肌，但在手术近期内病人可能出现便次增多，排便控制功能减弱，以后可逐渐改善。

（3）姑息性手术　癌肿发生转移或局部浸润无法根治但局部癌肿尚能切除者，可作癌肿肠段局部切除术。

（4）结肠癌并急性肠梗阻　可行梗阻近端肠管与远端肠管端吻合术，或梗阻近端做结肠造口术。

**2. 非手术治疗**　包括放射治疗、化学药物治疗、中医治疗和局部介入治疗等。

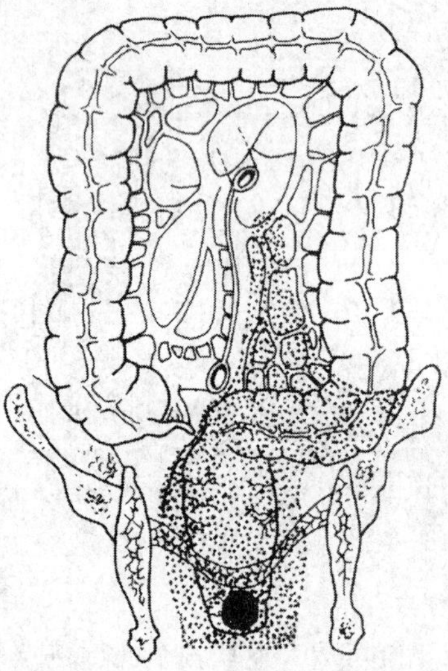

图 14-22　Miles 手术

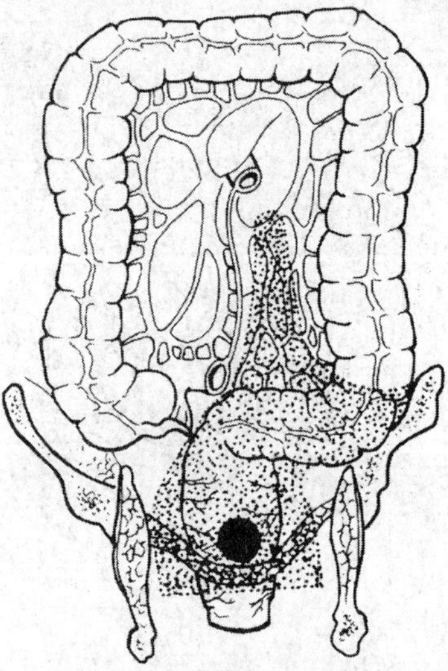

图 14-23　Dixon 手术

**（五）社会心理状态评估**

结直肠癌病人除具有恶性肿瘤病人的一般心理反应外，治疗方式往往会使病人产生严重的精神困扰或焦虑，如行结肠造口的病人，包括 Miles 手术后的永久性人工肛门，可因生理功能改变及存在异味而造成自我形象受损，病人有自卑、不愿与他人交往、焦虑等心理反应，对生活、工作失去信心，有些病人甚至拒绝手术。

**【护理问题】**

**1. 焦虑**　与对癌症治疗缺乏信心及担心结肠造口影响生活和工作有关。

**2. 营养失调：低于机体需要量**　与癌肿慢性消耗、手术创伤及放化疗反应有关。

**3. 身体意象紊乱**　与结肠造口、排便方式改变有关。

**4. 知识缺乏**　缺乏有关术前准备知识及结肠造口术后的护理知识。

**5. 潜在并发症**　切口感染，吻合口瘘，尿潴留及泌尿系感染，结肠造口出血、坏死、狭窄，肠粘连。

**【护理目标】**

（1）病人的情绪稳定，焦虑感减轻。

（2）营养状况得到改善。

（3）能适应自我形象的变化及新的排便方式。

（4）病人能掌握人工肛门护理的相关知识。

（5）未出现并发症或并发症能及时发现并正确处理。

**【护理措施】**

**（一）非手术疗法**

**1. 心理护理**　应关心体贴病人，及时解答病人提出的问题，尽量满足其提出的合理要求。对需做结肠造口的病人，要让病人了解手术后对消化功能并无影响，并解释造口的部位及有关护理的知识，使其了解只要护理得当，人工肛门并不会对其日常生活、工作造成太大影响，以消除其恐慌情绪，增强治疗疾病的信心，提高适应能力。同时应争取社会、家庭的积极配合，从多方面给病人以关怀和心理支持。

**2. 加强营养支持**　给予病人高蛋白、高热量、高维生素、易消化的少渣饮食。必要时遵医嘱给予少量多次输血，以纠正贫血和低蛋白血症。出现肠梗阻的病人有明显脱水时，应及时纠正水、电解质及酸碱平衡紊乱，提高机体对手术的耐受性。

**（二）术前护理**

**1. 肠道准备**　手术前清洁肠道的目的是为了减少手术中污染，防止手术后腹胀和切口感染，有利于吻合口愈合，是结直肠癌手术前护理的重点。一般通过控制饮食、口服肠道抗生素及缓泻剂、多次灌肠等方法来完成。

（1）传统肠道准备法　手术前 3 天进少渣半流质饮食，手术 1 ~ 2 天起进无渣流质饮食，以减少粪便的产生，有利于肠道清洁，术前 12 小时禁食，4 小时禁水。手术前 3 天口服肠道抗生素，如新霉素、甲硝唑、庆大霉素等，抑制肠道细菌。由于控制饮食及服用肠道抗生素，使维生素 K 的合成及吸收减少，于手术前 3 天开始肌内注射维生素 K。手术前 1 天口服 1 次缓泻剂，如液状石蜡或蓖麻油 20 ~ 30ml，或硫酸镁 15 ~ 20g，也可给病人番泻叶 6g 代茶饮，以排出肠道内积存的粪便。手术前 2 天晚用 1% ~ 2% 肥皂水灌肠 1 次，手术前 1 日晚及手术日晨清洁灌肠，灌肠时，宜选用粗细合适的橡胶肛管，轻柔插入，禁用高压灌肠，以防刺激肿瘤导致癌细胞扩散。若病人有慢性肠梗阻症状，应适当延长肠道准备的时间。

（2）全肠道灌洗法　目前临床多主张此法。为免除灌肠造成癌细胞扩散的可能，可选用全肠道灌洗法。于手术前12～14小时开始口服37℃左右等渗平衡电解质溶液（用氯化钠、碳酸氢钠、氯化钾配制，也可加入抗生素），引起容量性腹泻，以达到彻底清洗肠道的目的。一般灌洗全过程需3～4小时，灌洗液量不少于6000ml。对年老体弱，心、肾等重要器官功能障碍和肠梗阻的病人不宜选用。

（3）口服甘露醇肠道准备法　该法较简便，病人于手术前1天午餐后0.5～2小时内口服5%～10%的甘露醇1500ml左右，因甘露醇为高渗性溶液，口服后可保留肠腔水分不被吸收，并能促进肠蠕动，产生有效腹泻，达到清洁肠道的效果。本法不需服用泻剂和灌肠，也基本不改变病人饮食，对病人影响较小。但因甘露醇在肠道内可被细菌酵解，产生易爆气体，手术中使用电刀时应予注意。对年老体弱、心、肾功能不全者禁用。

**2. 坐浴及阴道冲洗**　直肠癌病人手术前2天每晚用1:5000高锰酸钾溶液坐浴。女性直肠癌病人遵医嘱于手术前3天每晚冲洗阴道，以备手术中切除子宫及阴道。

**3. 手术日晨放置胃管和留置导尿管**　手术前常规放置胃管，有肠梗阻症状的病人应及早放置胃管，减轻腹胀。留置导尿管可排空膀胱，预防手术时损伤膀胱，并可预防手术后尿潴留。

**4. 其他**　协助医师做好手术前各项检查及常规准备。准备手术中使用的抗肿瘤药物。

**（三）术后护理**

**1. 体位**　术后病情平稳，可改为半卧位，以利呼吸和腹腔引流。

**2. 饮食**　应禁食，持续胃肠减压，通过静脉补充水、电解质及营养。手术后2～3天肠蠕动恢复，肛门排气或结肠人工肛门开放后拔除胃管，进流质饮食，1周后改为少渣半流质，2周左右方可进普食，且食物以高蛋白、高热量、高维生素及易消化的少渣饮食为主。近年来，不建议常规留置胃管，如需置管，视病人情况尽早拔除。

**3. 严密观察病情**　术后每15～30分钟测生命体征1次，病情平稳后可延长间隔时间，做好记录。术后应观察腹腔引流液及骶前引流液的颜色、性状和量，同时要观察腹部及会阴部创面敷料，如局部出血较多需及时处理。

**4. 留置导尿管护理**　直肠癌根治术后，导尿管一般放置1～2周，必须保持其通畅。防止扭曲、受压，观察尿液情况，并详细记录。做好导尿管护理，每日冲洗膀胱1次，尿道口护理2次，防止泌尿系感染，拔管前先试行夹管，每3～4小时或病人有尿意时开放，以训练膀胱舒缩功能，防止排尿功能障碍。

**5. 排便护理**　术后尤其是Dixon手术后病人，可出现排便次数增多或排便失禁，应指导病人调整饮食，进行肛门括约肌舒缩练习，便后清洁肛门，并在肛周皮肤涂抹氧化锌软膏以保护肛周皮肤。

**6. 结肠造口护理**　造口护理是手术后护理的重点。

（1）观察造口有无异常　结肠造口一般于术后2～3天待肠蠕动恢复后开放。造口开放前应注意肠段有无回缩、出血、坏死等情况，造口的结肠若张力过大、缝合不严、血运障碍等，均可导致上述情况。

（2）保护腹壁切口及造口周围皮肤　开放造口时，一般宜取左侧卧位，并用塑料薄膜将腹壁切口与造口隔开，以防流出的稀薄粪便污染腹壁切口而引起感染，及时清除流出的粪液。造口开放及排便后，应清洗消毒造口周围皮肤，并在其周围皮肤涂氧化锌软膏，以防粪液刺激造成皮肤炎症及糜烂。造口与皮肤愈合后改用人工肛门袋。

（3）正确使用人工肛门袋　病人起床活动时，协助病人配戴人工肛门袋。应选择袋口合适的人工肛门袋，袋口对准造口并与皮肤贴紧，袋囊朝下，用有弹性的腰带固定人工肛门袋，当人工肛门袋的三分之一容量被排泄物充满时须及时更换，每次更换新袋前先用中性皂液或0.5%氯己定（洗必泰）溶液清洁造口周围皮肤，再涂上氧化锌软膏，同时注意造口周围皮肤有无红、肿、破溃等现象，病人可备3～4个人工肛门袋用于更换，使用过的人工肛门袋可用中性洗涤剂和清水洗净，用0.1%氯己定溶液浸泡30分钟。擦干、晾干备用，也可使用一次性人工肛门袋，使用一次性人工肛门袋应剪好与造口一样粘贴薄膜口。

（4）饮食指导　注意饮食卫生，避免食物中毒等原因引起腹泻；避免食用产气性食物、有刺激性食物或易引起便秘的食物。鼓励病人多吃新鲜蔬菜、水果。

（5）并发症的观察与护理　①造口感染、坏死：观察造口血液循环情况，有无出现黏膜颜色变暗、发紫、发黑等异常。用凡士林或0.9%氯化钠溶液纱布外敷结肠造口，外层敷料渗湿后应及时更换，防止感染。②造口狭窄：为预防造口狭窄，手术后1周或造口处伤口愈合后，每日扩张造瘘口1次，防止造口狭窄。③便秘：病人术后1周后，应下床活动，锻炼定时排便。若病人进食后3～4天未排便，可用液状石蜡或肥皂水低压灌肠，注意橡胶肛管插入造口不超过10cm，压力不能过大，以防肠道穿孔。

**7. 术后并发症的观察和护理**

（1）切口感染及裂开　观察病人体温变化及局部切口情况，保持切口清洁、干燥，及时更换敷料。加强营养支持，促进伤口愈合。Miles手术后病人，下肢外展适当限制，以免造成会阴部切口裂开，会阴部可于骶前引流管拔除后，开始用温热的1∶5000高锰酸钾溶液坐浴，每日2次，手术后常规使用抗生素预防感染。合理安排换药顺序，先腹部切口后会阴部切口。

（2）吻合口瘘　结肠癌切除术后或直肠癌Dixon手术后可能发生吻合口瘘。多因手术前肠道准备不充分、低蛋白血症及手术造成局部血供差等所致。常发生于手术后1周左右。应注意观察病人有无腹膜炎的表现，有无腹腔内或盆腔内脓肿的表现，有无从切口渗出或引流管引流出稀粪样肠内容物等。对进行肠吻合手术病人，术后7～10天内严禁灌肠，以免影响吻合口的愈合。若发生瘘，应保持充分、有效的引流。若引流不畅，必要时可手术重新安置引流管；使用有效抗生素控制感染；给予TPN以加强营养支持。

**8. 健康指导**

（1）合理安排饮食，应摄入产气少、易消化的少渣食物，忌生冷、辛辣等刺激性食物，避免饮用碳酸饮料，饮食必需清洁卫生，积极预防腹泻或便秘。

（2）定期进行体格检查，积极预防和治疗结直肠的各种慢性炎症及癌前病变；注意饮食卫生，多进新鲜蔬菜、水果等高纤维、高维生素饮食，减少食物中的脂肪摄入量。

（3）教会病人人工肛门的护理，介绍结肠造口的护理方法和护理用品。目前自然排便法采用的人工肛门袋可分为一件式（图14－24）和两件式（图14－25）。一件式肛门袋的背面有胶质贴面，可直接贴在皮肤上，其优点是用法简单，缺点是容易刺激皮肤，可使用造口护养胶片保护皮肤。两件式肛门袋是在养护胶片上配有凸面胶环，与便袋上的凹面小胶环吻合，不漏气，不漏液，容易更换。此外防漏药膏、防臭粉等可提高防瘘、防臭效果。指导病人用适量（500~1000ml）温水经导管灌入造口内，定时结肠造口灌洗以训练有规律的肠道蠕动，从而养成类似于正常人的排便习惯。当病人的粪便成形或养成排便规律后，可不带肛门袋，用清洁腹料覆盖结肠造口即可。

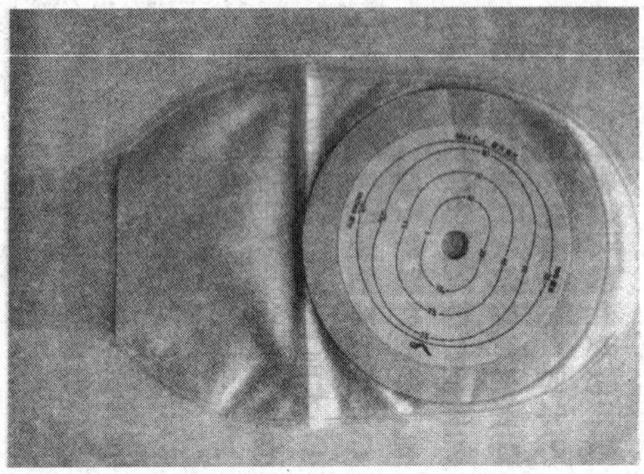

图 14－24　一件式人工肛门袋

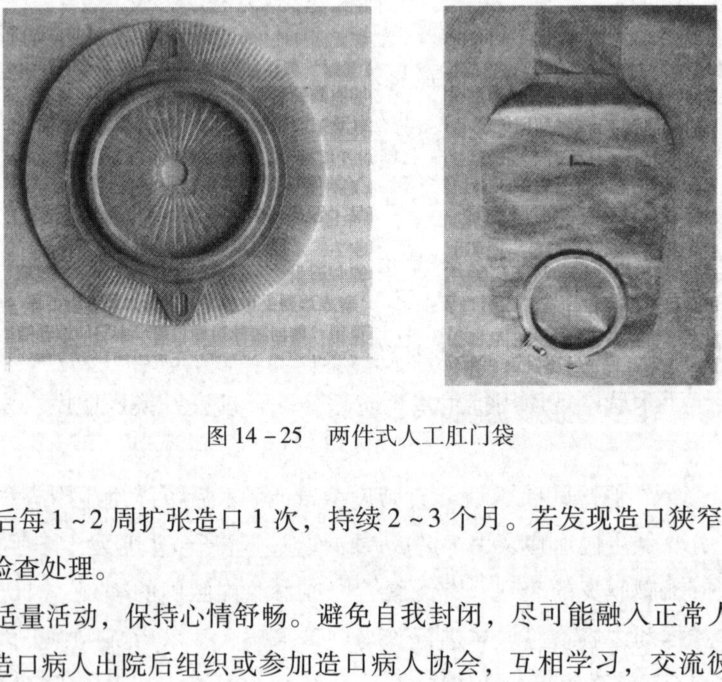

图 14－25　两件式人工肛门袋

（4）出院后每 1~2 周扩张造口 1 次，持续 2~3 个月。若发现造口狭窄，排便困难时，应及时到医院检查处理。

（5）参加适量活动，保持心情舒畅。避免自我封闭，尽可能融入正常人的生活和社交活动中。建议造口病人出院后组织或参加造口病人协会，互相学习，交流彼此的经验和体会，使病人重拾自信。

（6）每 3~6 个月门诊复查 1 次。继续化疗的病人要定期检查血常规。

扫码“学一学”

## 第八节　直肠肛管良性疾病病人的护理

直肠肛管良性疾病主要有痔、肛裂、直肠肛管周围脓肿、肛瘘、直肠息肉等，也是外科范畴的常见疾病。

**【护理评估】**

**（一）痔**

痔（hemorrhoid）是指肛垫病理性肥大和下移，传统认为是直肠下段黏膜下和肛管皮肤

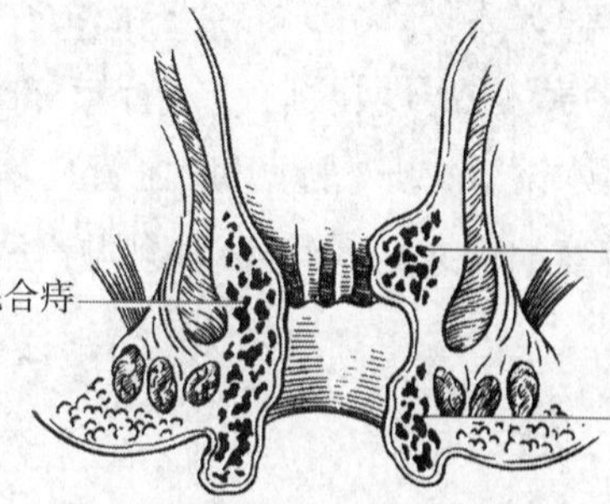

图 14－26　痔的分类

下的曲张静脉团，是最常见的肛肠疾病。任何年龄都可发病，但随年龄增长，发病率增高。根据痔所在部位不同可分为内痔（internal hemorrhoid）、外痔（external hemorrhoid）和混合痔（mixed hemorrhoid）。内痔由直肠上静脉丛形成，位于齿状线上方，表面为直肠黏膜所覆盖，好发于截石位 3、7、11 点。外痔由直肠下静脉丛形成，位于齿状线下方，表面为肛管皮肤所覆盖，包括血栓性外痔、结缔组织性外痔、静脉曲张性外痔和炎性外痔，其中血栓性外痔最常见。混合痔位于齿状线上下，兼有内痔和外痔的表现，内痔发展到三期以上多形成混合痔（图 14－26）。

**1. 健康史**　了解病人职业或是否有长期导致腹内压增高因素（如长期从事坐与站的工作、习惯性便秘、前列腺增生、腹水、妊娠、盆腔肿瘤等），了解病人是否有长期饮酒、好食辛辣等刺激性食物史。询问病人有无肛窦、肛腺慢性感染疾病史，因肛周感染易导致周围血管炎症，静脉壁瘢痕形成，弹性减弱，静脉回流受阻和扩张。

**2. 身体状况**

（1）内痔　主要表现是便血和痔块脱出。便血的特点是无痛性间歇性便后出鲜血，便血较轻时为粪便表面附血或便纸带血，重者则可出现喷射状出血，长期出血病人可发生贫血。单纯性内痔无痛，当发生感染、嵌顿或水肿时，可伴有肛门剧痛。临床上按病情轻重可分为四期（表 14－2）。

**表 14－2　各期内痔表现特点**

| 内痔分期 | 临床表现评估 |
|---|---|
| Ⅰ期 | 只在排便时出血，无痔块脱出 |
| Ⅱ期 | 便时出血，量大甚至喷射而出；便时痔块脱出肛门，便后自行回纳 |
| Ⅲ期 | 偶有便血，痔块在腹内压增高时脱出，无法自行回纳，需用手辅助 |
| Ⅳ期 | 偶有便血，痔块长期脱出于肛门，无法回纳或回纳后又立即脱出 |

（2）外痔　主要表现为肛门不适、潮湿，有时伴局部瘙痒。若形成血栓性外痔，则有剧痛，排便、咳嗽时加剧，数日后可减轻，在肛门表面可见红色或暗红色硬结。

（3）混合痔　同时兼有内痔和外痔的表现特点。

**3. 辅助检查**

（1）肛门视诊　内痔除Ⅰ期外，其他三期都可在肛门视诊下见到。血栓性外痔为肛周暗紫色长条圆形肿物，表面皮肤水肿，质硬、压痛明显。

（2）直肠指检　检查肛管直肠壁有无肿块、触痛，注意指套有无黏液血迹。

（3）肛门镜检查　不仅见到痔块的情况，还可观察到直肠黏膜有无充血、水肿、溃疡、肿块等。

**4. 治疗评估**

遵循 3 个原则：①无症状痔无需治疗；②有症状的痔旨在减轻及消除症状，而非根治；③首选非手术治疗，失败或不宜保守治疗者才考虑手术治疗。

（1）非手术治疗　①一般治疗，适用于初期及无症状痔。②注射疗法，适用于Ⅰ、Ⅱ期内痔，注射硬化剂（5%石炭酸植物油、5%鱼肝油酸钠、5%盐酸奎宁尿素水溶液、4%明矾水溶液）于黏膜下痔血管周围，产生无菌性炎性反应，黏膜下组织、静脉丛纤维化，使痔萎缩而愈。③红外线凝固疗法。④胶圈套扎法（图14－27），适用于各期内痔。

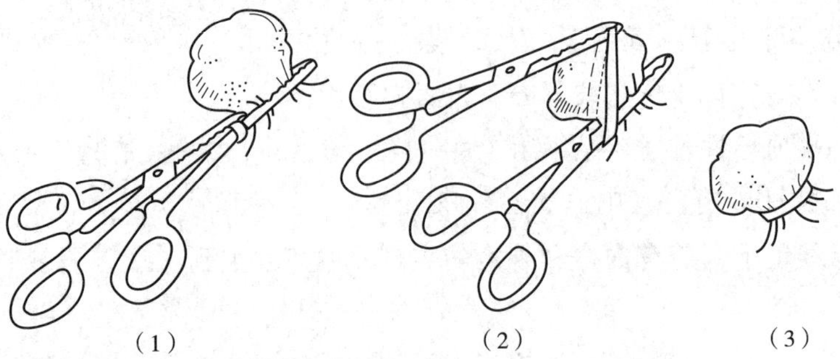

（1）　　（2）　　（3）

图14－27　内痔胶圈套扎法

（2）手术治疗　痔单纯切除术；痔环形切除术；血栓性外痔剥离术。

**5. 社会心理状态评估**　痔是成人最感困扰的疾病之一，发病率高，迁延时间长，给病人生活和工作带来痛苦和不适。部分病人因长期便血，担心疾病恶化而产生焦虑和恐惧心理。也有一部分病人不甚了解或因害羞不愿就医，延误病情。

**（二）肛裂**

肛裂（anal fissure）是齿状线下肛管皮肤层裂伤后形成的小溃疡。多见于青中年人，好发于肛管的后正中线，可分为急性肛裂和慢性肛裂。急性肛裂是指新近发生的肛裂，裂口边缘整齐，底红，无瘢痕形成；慢性肛裂因损伤反复发生或由肛窦、肛腺炎症向下蔓延而成，裂口边缘增厚纤维化，底部肉芽组织苍白。

**1. 健康史**　了解病人是否有长期便秘史，粪便干结使肛管后壁压力增大，从而造成肛管皮肤裂伤。

**2. 身体状况**

（1）疼痛　为主要症状，病人表现规律性的便时痛和便后痛。排便时由于干硬粪便刺激裂口内神经末梢，肛门出现烧灼样或刀割样剧烈疼痛；便后略缓解，数分钟后由于肛门括约肌出现反射性痉挛，再次出现剧痛，常持续30分钟至数小时，直至括约肌疲劳、松弛后，疼痛缓解。

（2）便秘　肛裂形成后，病人往往因惧怕疼痛而不愿排便，故而更加重便秘，粪便更干结，形成恶性循环。

（3）出血　排便使溃疡裂隙加深而有出血，鲜血可见于粪便表面、便纸上或排便过程中滴血。

（4）肛裂“三联征”　肛门视诊在肛管的后正中线可发现溃疡裂隙；溃疡裂隙上端的肛瓣和肛乳头水肿，形成乳头肥大；溃疡裂隙下端皮肤因炎症、水肿及静脉、淋巴回流受阻，形成袋状的赘生物突出于肛门之外，称为“前哨痔”（图14－28）。溃疡裂隙、肛乳头肥大和“前哨痔”，合称为肛裂“三联征”。

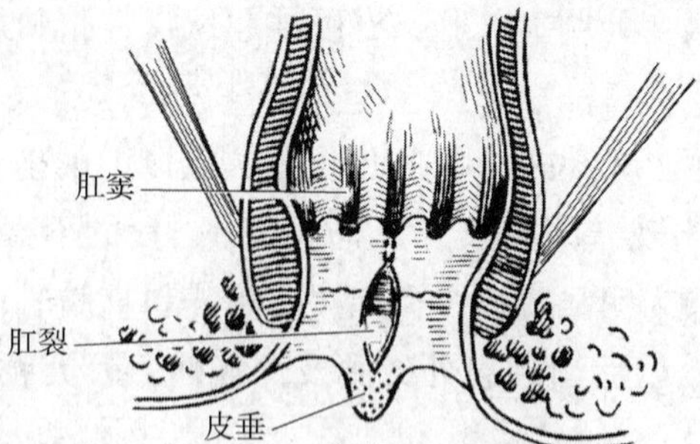


（4）

图 14－28 肛裂

**3. 辅助检查** 肛门视诊可见“前哨痔”及后正中线的典型溃疡，应避免直肠指检或肛镜检查，以免增加病人痛苦。

**4. 治疗评估**

（1）非手术治疗 服用通便药物；肛门坐浴；扩肛疗法。

（2）手术治疗 肛裂切除术；肛管内括约肌切断术。

**5. 社会心理状态评估** 病人可因排便时的剧烈疼痛以及长期便秘带来沉重的心理负担。一些病人，特别是女性病人，因害羞不愿就医，使疾病长期得不到医治，而痛苦不堪。

**（三）直肠肛管周围脓肿**

直肠肛管周围脓肿（perianorectal abscess）是指直肠肛管周围软组织或其周围间隙发生的急性化脓性感染，并形成脓肿。脓肿破溃或切开后常形成肛瘘，脓肿是肛管直肠周围炎症的急性期，而肛瘘则为慢性期。绝大部分直肠肛管周围脓肿由肛腺感染引起，也可继发于肛周皮肤感染、损伤、肛裂、内痔、药物注射等。肛腺开口于肛窦，因肛窦开口向上，便秘、腹泻时易引发肛窦炎，炎症极易蔓延、扩散至直肠肛管周围间隙，向上形成骨盆直肠间隙脓肿，向下导致肛门周围脓肿，是最常见的脓肿，向外则形成坐骨肛管间隙脓肿（图 14－29）。

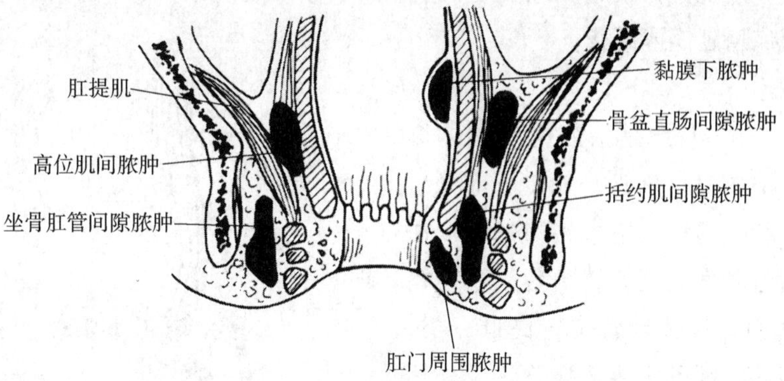


图 14－29 直肠肛管周围脓肿的位置

**1. 健康史** 了解病人是否有肛窦炎、肛腺感染病史或肛周软组织感染、损伤、内痔、肛裂、药物注射等病史，以判断引起疾病的诱发因素。

**2. 身体状况**

（1）肛门周围脓肿 最常见，主要症状为肛周持续性跳痛，行动不便，坐立不安，全身感染症状不明显。早期病变处明显红肿，有硬结和压痛，脓肿形成后则有波动感，穿刺时抽出脓液。

（2）坐骨肛管间隙脓肿　较常见，脓肿位于肛提肌以下的坐骨、肛管之间的软组织间隙内，病人在发病初期就出现寒战高热、头痛、乏力、食欲不振、恶心等全身感染症状，病变局部由持续性胀痛发展为明显跳痛，炎症波及膀胱和直肠时可出现排尿困难和里急后重。早期无明显局部体征，以后出现患处红肿及深压痛。较大脓肿可穿入肛管周围间隙，并穿出皮肤，形成肛瘘。

（3）骨盆直肠间隙脓肿　较少见，脓肿位于肛提肌以上的坐骨、直肠间隙内，由于脓肿位置深，引起的全身感染症状较重而局部症状不明显。早期就可出现持续性高热、恶心、头痛等全身中毒症状。局部表现为会阴和直肠坠胀感，排便不尽，排便时尤感不适，常伴排尿困难。

**3. 辅助检查**

（1）直肠指检　对直肠肛管周围脓肿有重要意义。病变位置表浅时可触及压痛性肿块，甚至波动感；深部脓肿可有患侧深压痛，有时扪及局部隆起。

（2）实验室检查　血常规检查可见白细胞计数和中性粒细胞比例增高，严重者出现核左移及中毒颗粒。

（3）B 超　有助于深部脓肿的判断。

（4）诊断性穿刺　局部穿刺抽出脓液则可确诊。

**4. 治疗评估**

（1）非手术治疗　抗生素治疗；肛门坐浴；局部理疗；口服缓泻剂或液体石蜡以减轻排便时疼痛。

（2）手术治疗　脓肿切开引流。现有许多学者推荐脓肿切开并挂线术，可避免形成肛瘘后的二次手术。

**5. 社会心理状态评估**　病情较轻时易被病人忽视，当发展为严重感染或出现排尿排便障碍时，病人会出现紧张或恐慌感。还有些病人由于缺乏防治知识，采取一些不科学的处理方法，而使病情延误或恶化。

**（四）肛瘘**

肛瘘（anal fistula）是指肛门周围的肉芽肿性管道，由内口、瘘管、外口三部分组成。多见于青壮年男性。绝大多数的肛瘘由直肠肛管周围脓肿发展而来，少数是由结核菌感染或损伤引起。按瘘管位置高低分类，则以肛门外括约肌深部为界，瘘管位于外括约肌深部以下者为低位肛瘘，瘘管位于外括约肌深部以上者为高位肛瘘；按瘘口与瘘管的数目分类，则以一个内口、一条瘘管和一个外口为单纯性肛瘘，有多个瘘口和瘘管为复杂性肛瘘（图 14－30）。

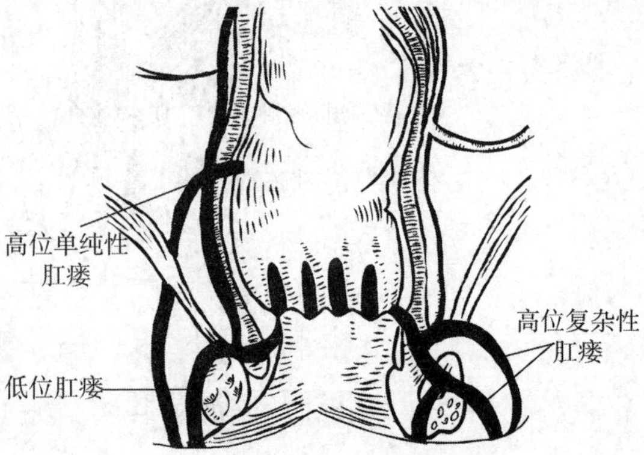


图 14－30　肛瘘

**1. 健康史**　了解病人是否有直肠肛管周围脓肿病史、结核菌感染史及外伤史，以判断其病因。

**2. 身体状况**

（1）症状　病人常有肛周脓肿的病史，因脓、血性分泌物刺激肛门周围皮肤而引起局部瘙痒。较大的高位肛瘘外口可排出粪便或气体。当外口因假性愈合而暂时封闭时，可再次形成脓肿，出现直肠肛管周围脓肿症状，脓肿破溃后脓液排出，则症状缓解。上述症状反复发作是肛瘘的特点。

（2）体征　肛门周围可见一个或数个外口，排出少量脓性、血性或黏液性分泌物，部分病人可发生湿疹。外口呈红色乳头状隆起，压之可排出少量脓液或脓血性分泌物，可有压痛。

**3. 辅助检查**

（1）直肠指检　瘘管位置表浅时可触及硬结样内口及条索样瘘管，在内口处有轻压痛。

（2）肛门镜检查　可发现内口。

（3）特殊检查　若无法判断内口位置，可将白色纱布条填入肛管及直肠下端，并从外口注入亚甲蓝溶液，根据蓝色部位确定内口。

**4. 治疗评估**　肛瘘不能自愈，必须手术治疗，方法有瘘管切开术、肛瘘切除术、挂线疗法（适用于高位肛瘘）（图 14 - 31）。

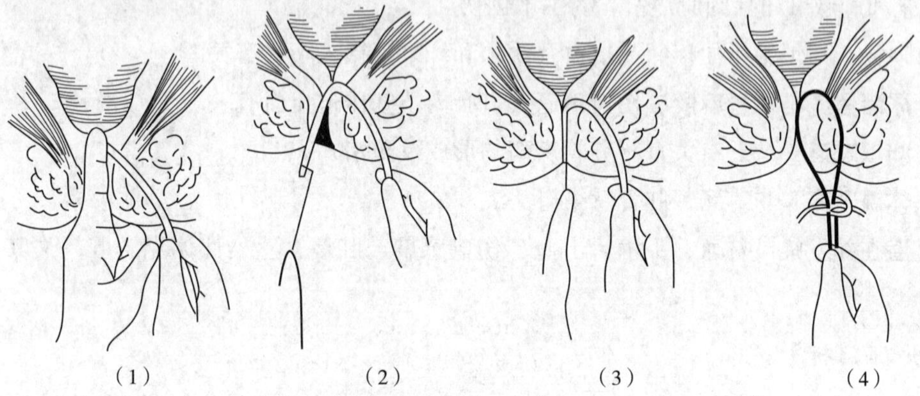


图 14 - 31　肛瘘挂线疗法

**5. 社会心理状态评估**　由于疾病经久不愈，且自外口排出脓性分泌物甚至气体或粪便，污染衣物，故病人可出现厌恶自己或焦虑等心理变化，同时还会担心影响别人。

**（五）直肠息肉**

直肠息肉（rectal polyp）是指自直肠黏膜突向肠腔的隆起性病变。直肠息肉种类很多，病理上常将息肉分为肿瘤性息肉和非肿瘤性息肉。肿瘤性息肉可分为管状腺瘤、绒毛状腺瘤和混合性腺瘤，可有恶变倾向；非肿瘤性息肉可分为增生性（化生性）息肉、炎性息肉和幼年性息肉等。家族性腺瘤性息肉病是一种常染色体显性遗传性疾病，大肠内布满息肉状腺瘤，大小不等，可有蒂或无蒂，具有很高的癌变倾向，多在 12 岁以后发生。

**1. 健康史**　了解病人的家族发病史。除幼年性息肉发生于 5 ~ 10 岁幼儿外，其他多见于 40 岁以上人群。

**2. 身体状况**

（1）便血　是较大息肉的常见症状，多发生在排便后，为鲜红色血液，不与粪便相混，呈间歇性出血，量少，很少引起贫血。

（2）肛门脱出物　直肠下端的有蒂息肉可随排便脱出于肛门外，呈鲜红色，樱桃状，便后自行回纳。直肠息肉并发感染时，可出现黏液脓血便，排便频繁，有里急后重，排便不尽感。

**3. 辅助检查**

（1）直肠指检　直肠内可触及质软、有蒂的肿物或无蒂基底较宽、活动、表面光滑的球性肿物。

（2）内镜检查　直肠、乙状结肠镜可直接观察到息肉形态，并可取活组织做病理检查，以确定息肉性质。

**4. 治疗评估**　手术治疗的方式有电灼切除、经肛门切除、肛门镜下显微手术切除、开腹手术等。

**5. 社会心理状态评估**　由于直肠息肉有家族遗传倾向及恶变的可能，病人容易出现焦虑或恐慌情绪。

**【护理问题】**

**1. 急性疼痛**　与下列因素有关：①内痔嵌顿、感染或血栓性外痔形成。②肛裂排便时肛门扩张和刺激肛门括约肌痉挛。③手术创伤。

**2. 便秘**　与惧怕排便疼痛或出血及饮水和纤维素摄入不足有关。

**3. 尿潴留**　与骶管麻醉、伤口疼痛及直肠内填塞压迫止血有关。

**4. 知识缺乏**　缺乏有关直肠肛管疾病的形成及防治知识。

**5. 体温升高**　与直肠、肛管感染有关。

**6. 潜在并发症**　贫血、手术后出血、伤口感染、肛瘘、感染性休克、肛门失禁、息肉恶变等。

**【护理目标】**

（1）病人疼痛缓解。

（2）病人排便和排尿保持通畅。

（3）能叙述直肠肛管疾病的预防相关知识。

（4）病人体温恢复正常。

（5）病人未发生并发症或并发症能被及时发现和有效处理。

**【护理措施】**

**（一）非手术疗法**

**1. 保持大便通畅**　指导病人多吃富含纤维素的蔬菜、水果，鼓励多饮水。养成每日定时排便习惯，纠正排便时看书看报等使排便时间过长的不良习惯。告知习惯性便秘者，轻症可每日服用适量蜂蜜，重症可用缓泻剂，如液体石蜡、酚酞等药物。粪便干结有排便困难者，应及时灌肠通便。

**2. 肛门坐浴**　肛门温水坐浴是肛管疾病常用的辅助治疗。坐浴有清洁肛门，改善血液循环，促进炎症吸收，促进裂口愈合，并能缓解括约肌痉挛，缓解疼痛的作用。可用1∶5000高锰酸钾温水坐浴，坐浴的盆具应足够大，能盛放3000ml溶液，消毒后放入已降温至43～46℃的沸水，然后将整个肛门会阴部浸泡在温水中，一般每日2～3次，每次20～30分钟。如肛门或周围有暴露的伤口，或Ⅲ期内痔继发感染时或有肛窦炎者，可用1∶5000高锰酸钾溶液或 0.1% 苯扎溴铵溶液坐浴。对年老体体弱病人要搀扶坐下或起身，以免跌倒。

**3. 指导病人坚持保健活动**　对长期站立或坐位工作的人，指导其坚持做保健操和肛门括约肌的舒缩活动，以促进盆腔静脉回流，促进肠蠕动和肛门括约肌功能。具体锻炼方法：可取站、卧、坐、躺等任意姿势，做肛门舒缩活动，产生盆底肌上提的感觉，在收缩肛门时，大腿及腹部肌肉放松，每次肛门收缩时，持续缩紧肛门 3 秒以上，然后放松，连续锻炼活动 10～15 分钟，每日锻炼 3～4 次，坚持数日便有疗效。

**4. 缓解疼痛**　对有剧烈疼痛的病人，可于肛管内注入有消炎止痛的药膏或栓剂，肛门周围冷敷。如肛裂病人可在溃疡面上涂消炎止痛药膏，以缓解疼痛、促进溃疡愈合。

**5. 预防并发症**　痔长期出血会致贫血。指导病人正确使用肛门栓剂，遵医嘱用止血药；严重贫血时需输血，平时注意饮食营养。并注意防止病人在排便时或坐浴时晕倒受伤，应有人陪伴。

**（二）术前准备**

行痔手术时，术前 1 天进流质饮食，术日晨禁食，术前排空大便，必要时手术当天早晨清洁灌肠。病人行灌肠时肛管应轻轻插入，以防擦伤黏膜，引起痔出血。

**（三）术后护理**

**1. 体位**　平卧位或侧卧位，臀部垫气圈，以防伤口受压引起疼痛。

**2. 饮食**　直肠肛管疾病手术后一般不严格限制饮食，手术后第 1 天进流质饮食，2～3 天内少渣饮食。

**3. 观察病情**　对施行内痔切除术的病人，手术后 12 小时内应警惕继发性出血，可查看创口敷料渗血情况，测血压、脉搏、呼吸及观察面色变化。如有出血征象，应及时通知医生，并准备好凡士林纱布，做填塞直肠肛管压迫止血用。

**4. 减轻疼痛**　肛门对痛觉非常敏感，加上有止血纱条的压迫，术后病人常有疼痛，可遵医嘱给予止痛剂，并告诉病人不要穿过紧的内裤。

**5. 保持大便通畅**　直肠肛管手术后一般不控制排便，但要保持大便通畅，并告诉病人有便意时尽快排便。痔手术后 2～3 天可服阿片酊，以适当减少肠蠕动、有控制排便的作用，手术后 3 天内通过饮食管理等尽量不解大便，以保证手术切口良好愈合。直肠肛管手术后，一般在 7～10 天内不灌肠。

**6. 换药与坐浴**　直肠肛管手术后应保持局部清洁，肛门伤口要每天换药。可在排便后更换敷料，因排便时伤口易被粪便污染，便后用温水坐浴，坐浴后再更换敷料。肛瘘挂线疗法每隔 3～5 天应再次将橡皮筋拉紧、结扎，以免失效，一般 10～14 天橡皮筋脱落。肛瘘切开术后 48～72 小时内，如未排便可仅更换外面敷料，排便后用 1∶5000 高锰酸钾溶液坐浴，坐浴后取出伤口内纱布，检查伤口引流情况，以后每次排便后应彻底清洗并坐浴，坐浴后更换敷料。

**7. 并发症的护理**　肛瘘手术如切断肛门直肠环可造成肛门失禁，病人粪便无法控制，粪便外流可造成局部皮肤糜烂，应采用坐浴以保持肛周皮肤清洁、干燥，为减少刺激可在局部皮肤涂氧化锌软膏。

**8. 健康指导**

（1）指导病人保持大便通畅。养成每天定时排便的习惯，在排便时避免读书看报，避免延长蹲坐的时间。鼓励病人多饮水，多吃蔬菜、水果等粗纤维食物，避免辛辣、刺激性食物，不宜饮烈性酒。粪便干结时宜口服缓泻剂。

（2）保持肛门局部清洁，养成每日或便后清洗肛门的习惯，常温水坐浴。

（3）鼓励年老体弱的病人进行适当的活动，长久站立或坐位工作的人要坚持做保健体操，做肛门括约肌锻炼活动。

（4）直肠肛管疾病应及时治疗，并耐心坚持治疗至治愈为止。

# 目标检测

## 选择题

### A1/A2 型题

1. 女性病人，48 岁，半年来反复出现上腹隐痛，食欲减退，消瘦，粪便隐血检查持续阳性。为确诊应采用的最佳检查方法是

A. 癌胚抗原检查 B. 纤维胃镜检查
C. 胃液细胞学检查 D. 粪便隐血检查
E. X 线钡餐检查

2. 急性化脓性阑尾炎手术后 5 日，病人出现体温升高，大便次数增多，伴里急后重，应首先考虑

A. 膈下脓肿 B. 盆腔脓肿 C. 阑尾周围脓肿
D. 肠间脓肿 E. 肠瘘

3. 男性病人，19 岁，昨日以“右下腹痛 2 天”入院，拟诊为急性单纯性阑尾炎，给予抗生素等非手术治疗，今晨（3 小时前）腹痛逐渐加重，现急诊住院，查体见体温 39.1℃，全腹压痛及反跳痛，以右下腹为明显。估计该病人是

A. 急性阑尾炎合并局限性腹膜炎 B. 急性阑尾炎合并弥漫性腹膜炎
C. 化脓性门静脉炎 D. 盆腔脓肿
E. 阑尾周围脓肿

4. 男性病人，30 岁，因急性阑尾炎在局麻下行阑尾切除术，术后 8 小时病人诉头晕，眼前发黑，检查见面色苍白，P 110 次/分，Bp 70/50mmHg。下列护理措施哪项不妥

A. 加快静脉输液 B. 紧急报告医生 C. 急配血
D. 安置半卧位 E. 进行术前准备

5. 女性病人，49 岁。腹痛、腹胀、乏力半年余。排便次数增多，粪便时干时稀。查体见贫血貌，右下腹扪及质硬不规则肿块。首先应考虑

A. 阑尾脓肿 B. 右卵巢囊肿 C. 盲肠癌
D. 畸胎瘤 E. 小肠肿瘤

6. 男性直肠癌病人，50 岁。拟行 Miles 手术，咨询结肠造口的管理，下列解释哪项错误

A. 造瘘口周围皮肤涂氧化锌软膏 B. 造瘘口开放时取右侧卧位
C. 备有 3 ~4 个肛袋交替使用 D. 粪便成形后可不用肛袋
E. 排便规律后可不用肛袋

7. 男性病人，42 岁。突发上腹剧痛，渐波及全腹，出冷汗。体查：全腹有压痛、反跳痛及肌紧张，肝浊音界缩小，肠鸣音消失，X 线腹部透视见膈下游离气体。最可能的是

A. 急性绞窄性肠梗阻（小肠扭转）

B. 急性坏疽性胆囊炎（胆囊穿孔）

C. 溃疡性急性穿孔

D. 急性坏疽性阑尾炎（阑尾穿孔）

E. 急性出血坏死性胰腺炎

**A3/A4 型题**

（8～9 题共用题干）

病人，男性，26 岁，发现右侧腹股沟可复性肿块 5 年。5 小时前，搬举重物时肿块突然增大，腹痛难忍，呕吐数次；伴发热、全身不适。查体：右腹股沟及阴囊肿块，张力高，明显触痛，皮肤红肿；血白细胞计数增高。入院后准备急症手术治疗。

8. 该病人的临床诊断应是

A. 腹外疝、难复性疝　　B. 腹外疝、嵌顿性疝

C. 腹股沟斜疝、绞窄性疝　　D. 腹股沟直疝、绞窄性疝

E. 股疝、难复性疝

9. 手术前护理措施哪项不正确

A. 禁饮食　　B. 备皮　　C. 排空膀胱

D. 灌肠　　E. 给镇痛药

（10～12 题共用题干）

病人，男性，40 岁，十二指肠溃疡病史 9 年。近 2 周出现上腹饱胀、恶心、呕吐，呕吐物为酸臭味宿食，不含胆汁。查体：可见上腹部膨隆、胃型及胃蠕动波，有振水音。

10. 该病人诊断为

A. 粘连性肠梗阻　　B. 胃癌　　C. 瘢痕性幽门梗阻

D. 肠套叠　　E. 急性胃炎

11. 该病人最可能发生的体液失衡是

A. 低钠、高钾性酸中毒　　B. 低钠、低钾性碱中毒

C. 低钠、高钾性碱中毒　　D. 低氯、低钾性碱中毒

E. 低氯、高钾性酸中毒

12. 该病人最佳的治疗方法是

A. 非手术治疗　　B. 毕Ⅰ式胃大部切除术

C. 毕Ⅱ式胃大部切除术　　D. 全胃切除术

E. 肠切除术

（13～15 题共用题干）

病人，男性，38 岁。腹痛、腹胀 20 小时，伴恶心、呕吐，肛门停止排气排便。1 年前曾行“阑尾切除术”。查体见右下腹手术瘢痕处明显隆起，可见肠型；右下腹压痛、反跳痛、肌紧张，并触及压痛性肿块；无移动性浊音，肠鸣音减弱。血白细胞计数 $12.8\times10^9/L$，中性粒细胞 0.85。腹部 X 线透视：肠管扩张明显，右下腹有假肿瘤阴影。入院诊断“绞窄性

肠梗阻”。

13. 该病人绞窄性肠梗阻的主要依据是

A. 腹痛腹胀　　B. 肛门停止排气排便

C. 右下腹压痛反跳痛肌紧张　　D. 血白细胞及中性粒细胞升高

E. 腹部 X 线示假肿瘤阴影

14. 最重要的处理措施是

A. 给予胃肠减压，抗感染治疗　　B. 严密观察，必要时手术

C. 急症手术治疗　　D. 立即肌内注射哌替啶止痛

E. 输液输血，纠正体液平衡失调

15. 根据病史，你认为该病人最可能的病因是

A. 肠粘连　　B. 肠扭转　　C. 肠套叠

D. 肠堵塞　　E. 肠系膜血管血栓形成

（16～17 题共用题干）

病人，男性，70 岁。较长时间大便干燥，近 1 周来，排便时疼痛伴出血，经检查，肛管皮肤全层裂开，形成溃疡，诊断为肛裂。采用肛门坐浴等非手术治疗。

16. 该病人肛门坐浴的水温应为

A. 20～25℃　　B. 30～35℃　　C. 40～45℃

D. 50～55℃　　E. 60～65℃

17. 该病人的有关处理不妥的是

A. 避免辛辣食物　　B. 少吃水果　　C. 服缓泻剂

D. 避免肛门指检　　E. 外用消炎软膏

扫码“练一练”

（林建兴）

# 第十五章

# 肝胆胰疾病病人的护理

## 学习目标

1. 识记肝脏的解剖生理、肝脓肿的分类、各种肝脓肿的病理生理；原发性肝癌的分类及病理生理要点；门静脉的解剖生理、门静脉高压症的分类及病理生理要点；胆道系统的解剖生理、胆道疾病的分类、各种胆道疾病的病理生理；胰腺的解剖生理、胰腺癌的分类、胰腺癌的病理生理要点。
2. 熟记各种肝脓肿、原发性肝癌、门静脉高压症、各种胆道疾病、胰腺癌病人的护理评估内容。
3. 归纳肝脓肿、原发性肝癌、门静脉高压症、各种胆道疾病、胰腺癌病人的护理措施。
4. 运用护理程序对肝脓肿、原发性肝癌、门静脉高压症、各种胆道疾病、胰腺癌病人实施整体护理。

扫码“学一学”

## 第一节　肝脓肿病人的护理

肝脓肿（liver abscess）多是继发于其他组织或器官感染的感染性疾病，病原体侵入肝脏后在肝内形成脓肿称为肝脓肿。临床上以细菌性肝脓肿和阿米巴性肝脓肿多见，主要表现为发热、肝区疼痛、肿大和消化道及全身症状。

**（一）解剖生理概要**

肝脏是人体最大的实质性器官，重1200～1500g，大部分位于右上腹部，上界位于右锁骨中线第5～6肋间，下界平右肋弓，左侧过腹中线达左季肋部（图15－1）。正常肝脏呈红褐色，质软而脆，可随体位的改变和呼吸运动而上下移动。过去肝脏以镰状韧带分为左、右两叶，这种分法与肝脏的管道系统分布不相符合，也不能适应影像学和手术的要求。目前主要以肝内缺少管道的自然界限——肝裂作为肝脏的分界线。以正中裂为界，分为左、右两半；左右半肝又分为左外叶、左内叶、右前叶、右后叶和尾状叶；左外叶和右后叶又分为上、下两段，尾状叶也分为左、右两段。肝脏下面有“H”形的两条纵行沟和一条横行沟。横行沟为第一肝门，是门静脉、肝动脉、肝管、淋巴管以及支配肝脏的神经的出入处。右纵行沟前方为胆囊，后方为下腔静脉（图15－2）。左纵行沟在肝脏实质内，由于门静脉、肝动脉和胆管的分布大体上相一致，且共同被包裹在 Glisson 纤维鞘内，因此，把这三种管道共同称为门静脉系统。肝静脉是肝血液的流出管道，是肝脏的肝静脉系统，其三条主要的肝静脉在肝后上方的静脉窝进入下腔静脉，称第二肝门。而肝脏的数支肝短静脉在肝后方汇入下腔静脉，此处称第三肝门。肝内血流由门静脉和肝动脉双重供血，其中25% ~30%来自肝动脉，供给肝所需氧量的40% ~60%。

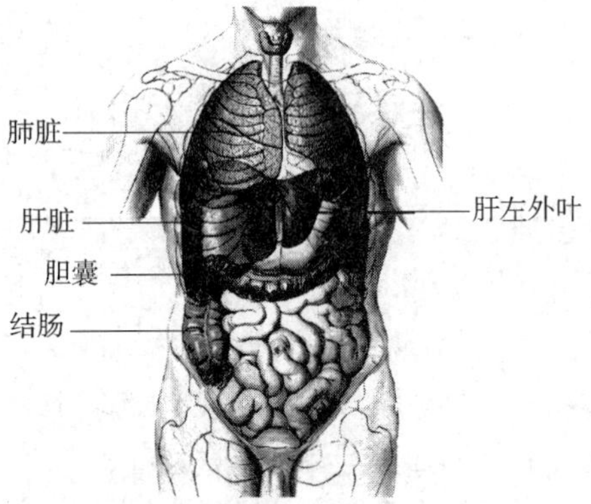

图 15－1　肝脏的系统解剖

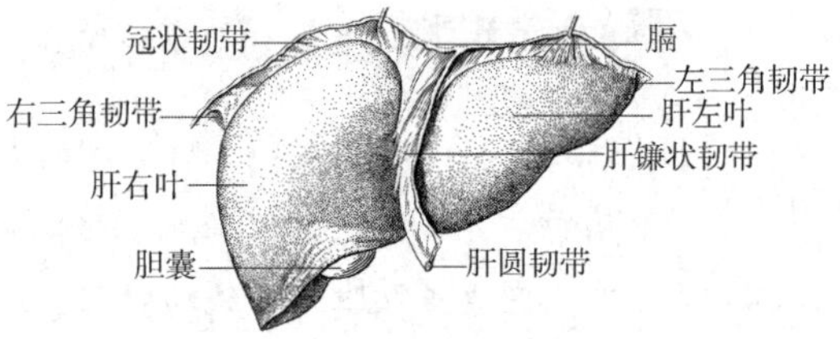

图 15－2　肝脏的局部解剖

肝脏的主要生理功能如下。

**1. 分泌胆汁**　肝脏每天合成、分泌胆汁 600 ~ 1000ml，经肝内胆管收集入肝总管储存于胆囊。胆汁的成分主要是胆盐，帮助脂肪消化和脂溶性维生素（维生素 A、D、E、K）的吸收。各种原因引起的胆汁分泌减少和胆汁排出障碍都可引起厌食（特别是高脂肪食物）、恶心、腹胀等消化道症状。

**2. 代谢功能**

（1）葡萄糖代谢　食物经肠道消化、吸收的营养物质通过门静脉系统入肝。肝能将碳水化合物、蛋白质和脂肪转化为糖原，储存于肝内，即肝糖原。当血糖减少时，又将肝糖原分解为葡萄糖，释放入血液。因此，肝脏在血糖浓度的调节中发挥重要作用。

（2）蛋白质代谢　肝脏在蛋白质代谢过程中主要起合成、脱氨和转氨作用。经肠道吸收的氨基酸在肝内重新被合成为机体所需要的各种重要的蛋白质，如白蛋白、纤维蛋白原和凝血酶原等。因此，肝功能严重损害时，可以出现低蛋白血症和凝血功能障碍。人体代谢产生的氨是有毒的物质，肝脏能将其大部合成尿素，经肾排出，此即脱氨作用。当肝细胞受损时，该功能减退，血氨增高，严重者可以出现昏迷。肝细胞内有多种转氨酶，当肝细胞受损并伴有细胞膜的变化时，转氨酶可入血使血内转氨酶升高。

（3）脂肪代谢　肝脏在脂肪代谢中起重要作用，并能维持体内各种脂质如磷脂和胆固醇等保持在一定浓度和比例。

（4）维生素代谢　肝脏能将胡萝卜素转化为维生素 A，并加以储存；还能储存 B 族维生素及维生素 C、D、E、K。

（5）激素代谢　肝脏对雌激素、抗利尿激素具有灭活作用；醛固酮的中间代谢大部分在肝内进行。肝硬化时由于灭活作用减退，雌激素增多引起肝掌、蜘蛛痣及男性乳房发育等现象，抗利尿激素和醛固酮增多，促使体内水钠潴留，引起水肿和腹水形成。

（6）胆红素转化　红细胞破坏释放的游离胆红素在肝细胞内与葡萄糖醛酸酶结合，形成结合胆红素，其大部分与胆汁一起排入肠道。其中，一部分进入肝肠循环，一部分在肠道细菌作用下变为尿胆原，随粪便和尿液排出。

**3. 解毒作用**　人体代谢产生和通过各种途径进入人体的毒性物质在肝内通过分解、氧化和结合等方式进行解毒。

**4. 免疫功能**　肝脏是产生免疫球蛋白和补体的重要器官，是处理抗原、抗体的主要脏器；肝窦内有具有吞噬作用的巨噬细胞，具有重要的机体免疫功能。

**5. 凝血功能**　肝脏是合成多种凝血物质的场所。除合成纤维蛋白原、凝血酶原及凝血因子Ⅴ和Ⅶ～Ⅻ外，其储存的维生素 K 对凝血酶原和凝血因子Ⅶ、Ⅸ、Ⅹ的合成也必不可少的。

**6. 肝脏的代偿功能**　肝脏有很强的再生和储备能力。将正常肝脏 70%、硬化肝的 50% 切除后，剩余的肝脏仍能维持人体正常的生理功能；术后 6 个月肝脏可恢复术前大小。肝脏对缺氧十分敏感，常温下一次阻断肝的血液供应不宜超过 15～20 分钟。

**（二）分类**

根据致病菌的不同，分为细菌性肝脓肿和阿米巴性肝脓肿。临床上以细菌性肝脓肿最为多见。本节主要介绍细菌性肝脓肿。

## 细菌性肝脓肿

细菌性肝脓肿（bacterial liver abscess）是由化脓性细菌感染引起的肝脓肿，临床上常见的致病菌为大肠埃希菌和金黄色葡萄球菌。

**【病理生理】**

细菌侵入肝脏，当人体营养不良、机体抵抗力降低或治疗不及时时在肝内繁殖，破坏肝组织形成脓肿。脓肿可以是单个，也可以是多个，多个脓肿可融合成一个大脓肿。脓肿形成后，毒素进入血液引起毒血症表现。脓肿破溃后，脓液弥散进入膈下、胸腔或腹腔，出现相应的临床表现。

**【护理评估】**

**（一）健康史**

肝脓肿多为继发性化脓性感染，细菌可通过多种途径进入肝脏。常见的感染途径和病因有以下几种。

**1. 胆道**　胆道系统的化脓性感染，如胆囊炎、胆道梗阻并发感染等，细菌通过胆道逆行进入肝脏引起肝脓肿，是最常见的感染途径和病因。

**2. 肝动脉**　机体任何部位或全身的化脓性感染，如肺炎、化脓性骨髓炎、痈等并发菌血症时，细菌可经肝动脉进入肝脏。

**3. 门静脉系统**　现已少见。化脓性阑尾炎、细菌性痢疾、化脓性盆腔炎等细菌经门静脉进入肝脏。

**4. 肝脏开放性损伤**　细菌经伤口直接侵入。

**5. 淋巴系统**　与肝相邻的组织、器官的感染，细菌可通过淋巴循环进入肝脏。

**6. 隐匿性感染**　由于抗生素的广泛使用和耐药，发病率呈上升趋势。常伴有免疫功能性低下和全身代谢性疾病，如肝脓肿常伴有糖尿病。

**（二）身体状况**

细菌性肝脓肿多为继发病变，常有原发病的先驱表现，其临床表现起病急。随着我国公民生活水平的不断提高，抗生素的应用，此病的发病率较以前明显下降。

**1. 症状**

（1）寒战高热　骤起的寒战、高热、大汗，体温可高达39～40℃，多表现为弛张热或稽留热，是最常见的早期症状。

（2）肝区或右上腹痛　肝区疼痛多为持续性钝痛或胀痛，有时可伴有右肩牵涉痛。这常常是肝脏包膜膨胀和炎性渗出刺激所致。

（3）消化道及全身症状　由于细菌毒素吸收和全身消耗，病人有厌食、恶心、呕吐、乏力体重减轻等症状。

**2. 腹部体征**

（1）视诊　常无阳性表现。表浅巨大的脓肿可见右季肋部饱满或局部隆起。

（2）触诊　脓肿位置在肝下方且表浅，可有局部触痛和腹肌紧张；脓肿破溃进入腹腔可有明显的腹膜刺激征。

（3）叩诊　右下胸及肝区叩击痛。

（4）听诊　当脓肿破溃或腹腔原发病灶的炎症引起腹膜炎时，可出现肠鸣音减弱或消失。

**3. 常见并发症**　脓肿破溃可形成膈下脓肿，是常见的并发症，也可形成急性细菌性腹膜炎，进入胸腔形成胸腔的化脓性感染；少数情况可出现肝血管受损破裂出血，经胆道排出表现为上消化道出血。左肝脏偶尔可穿破心包，发生化脓性心包炎。

**（三）辅助检查**

**1. 实验室检查**　白细胞计数及中性粒细胞增多，病程较长的病例有时出现贫血、肝功能不同程度的损害和低蛋白血症等。

**2. X线胸部透视**　肝右叶脓肿可见右膈肌升高，运动受限；肝影增大或局限性隆起；有时伴有反应性胸膜腔积液。

**3. 超声检查**　在肝内可显示液平面，诊断的阳性率在96%以上，为首选的检查方法。必要时CT及选择性肝动脉造影对诊断肝脓肿的存在和定位有一定价值。

**4. 穿刺及细菌培养**　在超声定位下，行肝脏穿刺，抽出脓液即可确诊，脓液多为黄白色，是诊断深部脓肿的有效方法。脓液细菌培养有助于明确致病菌，选择敏感的抗生素，并与阿米巴性肝脓肿相鉴别（表15－1）。

**表15－1　细菌性肝脓肿与阿米巴性肝脓肿的鉴别**

| | 细菌性肝脓肿 | 阿米巴性肝脓肿 |
|---|---|---|
| 病史 | 发病前常有胆道感染或其他化脓性疾病 | 发病前常有阿米巴痢疾 |
| 病程 | 病情急骤严重，全身脓毒血症症状明显 | 起病较缓慢，病程较长，症状较轻 |
| 血液检查 | 白细胞计数增加，中性粒细胞明显增高，有时血液细菌培养阳性 | 白细胞计数可增加，嗜酸性粒细胞增高明显。血清学阿米巴抗体检测阳性 |
| 粪便检查 | 无特征改变 | 部分病人可找到阿米巴滋养体 |
| 脓肿穿刺 | 黄白色脓液，涂片和培养可发现细菌 | 大多为棕褐色脓液，镜检有时可找到阿米巴滋养体 |
| 诊断性治疗 | 抗阿米巴药物治疗无效 | 抗阿米巴药物治疗有好转 |

**（四）治疗评估**

治疗原则是早期诊断、早期治疗，消除病因、彻底引流脓腔，预防并发症。

**1. 非手术治疗**

（1）全身支持治疗　细菌性肝脓肿是一种消耗性疾病，应积极进行支持治疗，以改善机体的营养状态，提高抗病能力。包括肠内、肠外营养；纠正低蛋白血症；纠正水电解质、酸碱失衡；必要时输血等。

（2）抗生素治疗　原则是应用细菌敏感药物，联合、大剂量用药。在未确定病原菌以前，根据临床可能的病因选用抗生素。比如，若病因是来自消化系统，可首选头孢类抗生素、甲硝唑等药物；若病因是来自皮肤软组织的感染，则可首选青霉素及β-内酰胺类抗生素等。然后根据细菌培养（以原发化脓病灶的脓液或血液做培养）和药物敏感试验结果选用有效抗生素。

（3）经皮肝穿刺脓肿置管引流术　对于单个较大的脓肿可在B超或CT引导下行脓腔穿刺，并经穿刺针置入引流管生理盐水或加抗生素冲洗、持续引流，一般脓腔直径小于2cm时可以拔管。

（4）中医中药治疗　多与抗生素和手术治疗配合应用，以清热解毒为主。

**2. 手术治疗**　适用于较大的单个脓肿，估计有穿破可能，或已经破溃脓液进入胸腹腔；胆源性肝脓肿；位于肝左外叶穿刺易污染腹腔的脓肿；慢性肝脓肿。手术可施行脓肿切开引流术或行肝叶切除或部分肝切除术。手术治疗中要注意原发病灶的处理，对多发性小脓肿不宜行手术治疗。

**（五）社会心理状态评估**

细菌性肝脓肿是一种严重的疾病，由于高热、疼痛、手术以及治疗不彻底、机体抵抗力低下造成反复发作，治疗时间长、费用高，造成病人焦虑。

**【护理问题】**

**1. 体温过高**　与内毒素吸收有关。

**2. 疼痛**　与感染及脓肿内压力过高有关。

**3. 体液不足**　与呕吐、禁食、发热有关。

**4. 低效型呼吸型态**　与腹痛、膈肌功能抑制有关。

**5. 营养失调：低于机体需要量**　与恶心、呕吐、禁饮食、分解代谢增高有关。

**6. 有引流管引流异常的危险**　与胃肠减压管、腹腔引流管等堵塞、脱出诸多因素有关。

**7. 潜在并发症**　急性腹膜炎、上消化道出血、感染性休克和二重感染。

**8. 焦虑**　与疼痛突然、病情重、担心预后等有关。

**【护理目标】**

（1）体温恢复正常。

（2）病人疼痛减轻或消失。

（3）病人组织灌注改善，维持体液平衡。

（4）病人呼吸型态恢复正常。

（5）营养状况得到改善，机体抵抗力提高。

（6）引流管保持通畅。

（7）预防或及时发现和处理并发症。

（8）病人焦虑减轻，疼痛缓解。

**【护理措施】**

**（一）非手术治疗的护理**

**1. 一般护理**

（1）心理护理　向病人介绍病房设置，各种治疗护理操作的方法、作用和注意事项；经常与病人及家属沟通，了解其心理状态和需求，及时反馈给医生；解释本病有许多有效的治疗方法及治疗护理的配合要点。

（2）体位　病情允许时取半卧位，利于引流和呼吸。

（3）饮食管理　鼓励病人进食高蛋白、高热量、高维生素饮食，必要时进行肠内、外营养支持。

（4）高热病人的护理　给予物理降温（酒精擦浴、生理盐水灌肠、头枕冰袋等）或遵医嘱应用药物降温。及时补充失液量以防脱水。保持衣物、被褥干燥，及时更换。保持病室空气新鲜，定时通风，室温维持在18～22℃，湿度50%～70%。

（5）疼痛护理　转移病人的注意力，选择舒适体位，给予适宜的止痛剂，一般禁用阿片类镇痛药物，以免掩盖病情。

（6）病情观察　观察病人的生命体征、意识、尿量变化。观察胸腹部体征，有无腹膜刺激征、胸痛、呼吸困难等症状的出现或加重，警惕感染中毒性休克。

（7）抗生素的应用　根据抗生素的应用原则，遵医嘱应用抗生素，合理分配用药的时间，观察抗生素的副作用，警惕二重感染。

（8）补液或输血　保证病人摄入足够的液体，监测电解质和酸碱平衡，必要时输注血液制品。

**2. 脓腔引流管护理**

（1）固定　将引流管固定于腹壁，防止滑脱，勿扭转、折叠或压迫。

（2）预防感染　更换引流瓶或引流袋要严格遵守无菌操作原则。

（3）脓腔冲洗　每天用无菌生理盐水或加用抗生素后冲洗脓腔至引出的冲洗液无浑浊，可持续或多次冲洗。

（4）观察　观察每天的引流液的量、性质、颜色，并详细记录，观察引流管的固定是否牢固、是否通畅。

（5）拔管　当脓腔引流液少于10ml/24h，或脓腔直径小于2cm，病人全身和局部症状明显好转可考虑拔除引流管。拔除后可用纱布引流，随时换药，保持引流口清洁。

**（二）手术前护理**

根据手术和麻醉的方式和病人的情况，制定术前准备的具体措施，可参考围术期前期病人的护理措施。

**（三）手术后护理**

**1. 体位**　病人平稳后取半卧位。鼓励病人及早床上活动，逐渐过渡到下床活动，以促进胃肠功能恢复，预防术后并发症。

**2. 引流管护理**　术后病人有胃管引流、尿管引流和脓腔引流管。脓腔引流管的护理参考非手术治疗的脓腔引流管护理。

**3. 饮食**　手术后胃肠道功能恢复前应禁食，期间遵医嘱给予补液和全肠外营养。胃肠功能恢复后由流食逐渐过渡到正常饮食。

**4. 病情观察**　手术后密切观察生命体征变化和尿量；观察引流管和引流液；注意腹部症状和体征；观察手术伤口的情况并详细记录。

**5. 手术后遵医嘱**　继续使用有效抗生素，补液，防治水电紊乱，为防止切口裂开可加用腹带。

**（四）健康指导**

（1）指导病人早期进行适当活动，指导病人的饮食。

（2）告知病人术后应加强营养，积极参加体育锻炼，提高免疫力。

（3）积极治疗胆道疾病、全身或局部感染，如有肝脓肿的症状立即就医。

## 阿米巴性肝脓肿

阿米巴性肝脓肿（amebic liver abscess）是由阿米巴原虫感染引起的肝脓肿，是肠道阿米巴感染最常见的并发症。好发于肝右叶，多为单发的大脓肿。阿米巴滋养体从肠壁溃疡处经门静脉或淋巴管侵入肝脏，其大部分在肝脏灭活，少部分存活并繁殖，阻塞门静脉分支，造成肝脏局部坏死；另外，阿米巴滋养体分泌溶组织酶，导致肝细胞坏死、液化形成脓肿。其中70%～95%为男性，年龄多在30～50岁。

**【护理评估】**

**（一）健康史**

阿米巴肝脓肿常继发于肠道的阿米巴痢疾，多是一种继发性的疾病。

**（二）身体状况**

起病较缓慢，病程较长，发病前曾有痢疾或腹泻史。

**1. 症状**　可有高热，不规则发热或盗汗，然后肝区疼痛、肝大；可有恶心、呕吐、腹胀、腹泻和痢疾等症状；许多病例有体重减轻、消瘦、贫血。

**2. 腹部体征、常见并发症**　同细菌性肝脓肿。

**（三）辅助检查**

**1. 血液检查**　血白细胞计数可增高，以嗜酸性粒细胞增高为明显，血清阿米巴抗体阳性。

**2. 大便常规**　粪便中可找到阿米巴滋养体。

**3. 肝脏穿刺**　经肝脏穿刺抽出大量巧克力色无臭的脓液。镜下检查可见阿米巴滋养体。

**（四）治疗评估**

**1. 非手术治疗**　主要是应用抗阿米巴药物治疗（氯喹、甲硝唑、依米丁）。必要时可反复穿刺抽取脓液，并积极行全身支持疗法。

**2. 手术治疗**　主要有经皮肝穿置管闭式引流术、手术切开引流术、肝叶切除术。

**【护理措施】**

（1）遵医嘱抗阿米巴药物治疗。

（2）密切观察病情，积极防治合并细菌性肝脓肿的病人。

（3）其他护理措施见细菌性肝脓肿。

（4）健康指导：教育病人及家属阿米巴性肝脓肿的预防主要是积极、彻底防治阿米巴痢疾，养成讲究卫生和严格粪便管理的习惯。

扫码“学一学”

# 第二节　原发性肝癌病人的护理

原发性肝癌（primary liver cancer，PLC）是发生于肝细胞或肝内胆管细胞的恶性肿瘤，简称肝癌，为我国常见的恶性肿瘤之一，其中位年龄为40～50岁，男女比为（2～3）∶1。2017年国家癌症中心发布的信息显示，年死亡率占我国肿瘤死亡率第三位。

**【分类】**

原发性肝癌的大体病理形态可分为三型：结节型、巨块型、弥漫型。病理组织学可分为三类：肝细胞型、胆管细胞型、混合型，其中以肝细胞型多见。按肿瘤大小，新的分类将肝癌分为微小肝癌（直径≤2cm）、小肝癌（2cm＜直径≤5cm）、大肝癌（5cm＜直径≤10cm）、巨大肝癌（直径＞10cm）。

**【病理生理】**

肝癌转移途径有血行转移、淋巴转移、直接蔓延和腹腔种植转移。其中血行转移为主要的转移途径，肝外转移多见于肺，其次为骨、脑等；门静脉系统肝内转移是最常见的转移途径。由于肝脏解剖和组织学特点，早期肝癌就发生血行转移，因此肝癌病人的生存期短，治疗效果差，根治性治疗后，5年内有60%～70%病人复发。

**【护理评估】**

**（一）健康史**

原发性肝癌病因和发病机制尚未确定，目前认为与肝硬化、病毒性肝炎、黄曲霉素等化学致癌物质和水土因素有关。

**1. 肝硬化**　肝硬化病人发生肝癌的概率是自然人群的40倍，肝癌合并肝硬化者占64.1%～94%，国内以肝炎后肝硬化多见，国外以酒精性肝硬化多见。肝细胞恶变可能与肝细胞受损后再生或不典型增生有关。

**2. 病毒性肝炎**　调查发现肝癌有肝炎病史占到1/3，乙型肝炎表面抗原阳性的人患肝癌的危险性是阴性者的10～50倍，提示肝癌与病毒性肝炎有关。

**3. 黄曲霉素**　黄曲霉毒素$B_1$是黄曲霉素的代谢产物，流行病学调查显示受黄曲霉素$B_1$污染严重的粮食所在地的肝癌发病率高，提示黄曲霉素与肝癌的发生有关。

**4. 其他因素**　研究发现肝癌还与遗传、有机氯类农药、亚硝胺类化学物、藻类毒素等有关。

**（二）身体状况**

**1. 症状和体征**　原发性肝癌早期缺乏典型症状，常见临床表现如下。

（1）肝区疼痛　为最常见和最主要症状，半数以上病人以此为首发症状，多为持续性钝痛、刺痛或胀痛。主要是由于肿瘤迅速增大牵拉肝包膜所致。当位于肝右叶顶部的癌肿累及横膈时，疼痛可牵涉至右肩背部。当肿瘤发生坏死、破裂引起腹腔内出血时，可表现为突发右上腹剧痛和压痛，以及腹膜刺激征。

（2）全身和消化道症状　早期主要表现为乏力、进行性消瘦、食欲减退、腹胀等，可伴有恶心、呕吐、发热、腹泻等症状，常不引起注意。发热多因肿瘤坏死、合并感染、肿瘤代谢物质等引起，而无感染的发热称为癌热，常在午后开始，多为38℃左右。腹胀与腹水、肿瘤、肝功能损害有关。晚期出现贫血、黄疸、腹水、下肢水肿及恶病质等。

（3）肝大或腹块　为中、晚期病人最常见的主要体征。肝大呈进行性，常表现为腹块，位于剑突下或右季肋下，质地硬，边缘不规则，表面凹凸不平呈结节或巨块，伴压痛和叩痛。肝大或肝区肿块往往是病人自己偶然扪及而成为肝癌的首发症状。

（4）黄疸　一般出现在晚期，因肝细胞损害致胆红素代谢障碍，或癌肿压迫、侵犯肝门附近的胆管及癌组织和血块脱落导致胆道阻塞引起，可表现为皮肤和巩膜黄染、瘙痒、浓茶样尿等。

（5）肝硬化征象　肝癌伴肝硬化门静脉高压者，出现脾大脾亢、门脉侧支循环形成和腹水等征象。腹水增长迅速，一般为漏出液，也可呈血性腹水。

（6）转移症状　如发生肺、骨、脑等处转移，可产生相应症状。少数病人可表现为癌旁综合征：红细胞增多症、低血糖症、高钙血症、高胆固醇血症，机制尚不明确，可能与肝癌本身代谢异常或癌组织对机体影响有关。

**2. 常见并发症**

（1）肝性脑病　多发生在肝癌终末期，与肝功能严重障碍血氨增高有关。大约1/3病人因此死亡。

（2）上消化道出血　约占肝癌死亡原因的15%。因合并肝硬化或因门静脉、肝静脉癌栓导致门静脉高压，使食管胃底静脉曲张破裂出血，其主要表现为呕血和（或）黑便。晚期病人可因胃肠黏膜应激糜烂、凝血功能障碍等引起出血。

（3）感染　由于长期消耗，或因放疗、化疗致白细胞减少等，病人抵抗力低下，加之长期卧床等，容易并发各种感染，如肺炎、肠道感染、全身化脓性感染等。

（4）肝癌结节破裂出血　可由肿瘤增大破溃、肿瘤坏死、外伤等引起，表现为肝包膜下破裂出血甚至真性破裂。约10%肝癌病人因肝癌结节破裂出血导致死亡。

**（三）辅助检查**

**1. 血清甲胎蛋白测定**　对肝癌诊断有相对的专一性。排除妊娠、活动性肝病、生殖腺胚胎源性肿瘤等，若AFP≥400μg/L，即可考虑肝癌的诊断或AFP≥500μg/L持续1个月或AFP≥200μg/L持续2个月即基本可做出肝癌诊断；AFP低浓度而ALT正常，B超未发现肝占位，不能除外肝癌。要注意临床上约30%～40%的肝癌病人AFP为阴性。

**2. 超声检查**　是目前较好的具有诊断价值的非创伤性检查方法，在肝癌病人的普查工作中广泛使用，其诊断符合率可达90%左右。近年来发展起来的超声造影检查在肝癌的鉴别诊断及早期诊断方面有很大帮助。

**3. CT检查**　具有较高的分辨率，可检出直径1.0cm左右的微小肝癌，配合增强扫描可提高分辨率，有助于鉴别血管瘤。

**4. 磁共振成像（MRI）**　诊断价值与CT相仿，对良、恶性肝内占位病变的鉴别优于CT。

**5. 肝穿刺活组织检查及腹腔镜探查**　B超引导下穿刺活检可以获得肝癌的病理学诊断

依据，是诊断的金标准，但有出血、肿瘤破裂和肿瘤沿针道转移的危险。对各种检查未能确诊而又高度怀疑恶性肿瘤者，可行腹腔镜探查。

**（四）治疗评估**

原发性肝癌治疗原则是根据不同病情进行综合治疗。对早期病人以手术治疗为主，辅以其他治疗；对不能手术切除的中晚期病人则综合采用化疗、放疗、免疫治疗、中医中药和其他支持对症疗法。

**1. 手术治疗** 是目前根治的最好方法。对诊断明确并有手术适应证者尽早手术。根据病人全身情况、肝硬化程度、肝功能代偿、肿瘤大小和部位等采取根治性肝切除、姑息性肝切除。对不能切除的肝癌，根据具体情况，实施术中肝血流阻断术（肝动脉结扎或门静脉分支结扎）、动脉局部化学药物灌注治疗、局部液氮冷冻、射频消融、激光、微波加温等治疗。有条件者考虑切除后肝移植手术。目前手术适应证（中华医学会肝外科学组，2004）：①病人一般情况较好，无明显心、肺、肾等重要脏器器质性病变，肝功能良好，肝外无广泛转移性肿瘤。②肿瘤局限在肝的相邻 2～3 个肝段或半肝内。③第一、第二肝门和下腔静脉未受侵犯。但肝切除术一般至少保留 30% 的正常肝或 50% 的硬化肝。

**2. 介入治疗** 是非手术治疗首选、有效的治疗方法。对于不能切除的、切除后复发肝癌，做肝动脉栓塞化疗（TACE）可以作为非手术治疗中的首选方法；另外，超声引导经皮局部治疗，如射频消融（RFA）、经皮穿刺酒精注射（PEI）、经皮微波凝固疗法（PMCT）等均有较好疗效。

**3. 放疗** 肿瘤较局限、无远处广泛转移、不适合手术切除者，可采用放射为主的综合治疗。

**4. 免疫治疗** 常用的有干扰素、卡介苗、自体或异体瘤苗、免疫核糖核酸、胸腺肽、白细胞介素 -2 等，可与化疗等联合应用。

**5. 中医中药治疗** 对中晚期病人根据不同病情采取辨证施治、攻补兼施的方法，常与其他治疗配合应用，以提高机体抗病力，改善全身情况，减轻化疗、放射不良反应等。

**6. 系统治疗** ①分子靶向药物治疗：索拉菲尼是一种口服以多靶点、多激酶抑制剂，明显延长晚期病人生存期；②系统化疗：近年来亚砷酸注射液、奥沙利铂等被证实对晚期肝癌有一定疗效。

**7. 并发症治疗** 肝癌结节破裂时，常需急诊手术或进行紧急肝动脉栓塞，对不能耐受上述方法者，采取补液、输血、止血、止痛等对症治疗措施；并发上消化道出血、肝性脑病和感染等相关治疗。

**（五）社会心理状态评估**

由于肝癌病人预后差、生存期短导致病人和家属焦虑和恐惧。护士应了解病人对拟采用的手术方式及手术前后康复知识、健康教育的了解程度和心理承受能力。同时评估家庭和社会对病人可能提供的心理支持程度，包括对医疗费用的承受能力。

**（六）与妇产科有关疾病**

**1. 妊娠** 妊娠期 AFP 升高，但常为低浓度，产前常规 B 超检查未发现肝占位，可随访。AFP 通常在产后下降，如继续升高，应考虑合并肝癌可能。

**2. 生殖腺胚胎性肿瘤** AFP 也呈低浓度升高，故女性要通过妇科检查除外该诊断。

【护理问题】

**1. 疼痛**　与肿瘤生长导致肝包膜张力增加，或手术、介入治疗、放化疗后的不适有关。

**2. 预感性悲哀**　与担心肝癌预后和生存期限有关。

**3. 有感染的危险**　与免疫力降低和营养不良有关。

**4. 营养失调：低于机体需要量**　与食欲减退、肿瘤消耗、放化疗引起的消化道不良反应有关。

**5. 潜在合并症**　肝性脑病、上消化道出血、继发感染和肿瘤破裂出血。

【护理目标】

（1）病人疼痛减轻。

（2）病人正确面对疾病，配合治疗和护理的措施。

（3）减少和控制感染。

（4）病人营养状态改善，主动进食或接受营养支持。

（5）预防并发症的发生。

【护理措施】

**（一）非手术治疗的护理**

**1. 心理护理**　肝癌的诊断对病人及其家庭都是重大的打击。护士要了解病人和家属的情绪和心理状态，酌情同病人和家属进行沟通。在病人悲痛时，表达同情和理解，鼓励家属多安慰病人，增强病人应对疾病的能力，树立战胜疾病的信心。向病人介绍各种护理和治疗知识，告知转化治疗能使部分不能手术的病人能够手术，并有望获得较长生存期。要相信绝大多数病人随着时间的推移会面对现实，配合治疗。

**2. 疼痛控制**

（1）转移注意力，和病人聊天或鼓励病人进行其他力所能及的活动，避免病人专注于疼痛的感觉。

（2）安排舒适的环境，护理操作轻柔。

（3）遵医嘱适当给予止痛药物。应根据癌性疼痛按需给药的原则，疼痛缓减或消失后及时停药。

**3. 维持适当营养**

（1）鼓励病人进食高蛋白、适当热量、高维生素饮食。避免高脂肪、高热量饮食以增加肝脏负担。如有肝性脑病倾向，需减少蛋白用量。

（2）如病人恶心、呕吐，可给予止吐剂；呕吐后30分钟内勿进食。

（3）若无法经口进食或进食量不理想，可考虑行肠外营养。

**4. 介入治疗病人的护理**

（1）治疗前准备　向病人及家属介绍介入治疗的目的、方法及注意事项。做好治疗前的相关检查，如出凝血时间、血常规、肝肾功能、心电图等。穿刺部位备皮，准备好术中用的药品和物品，术前4小时禁饮食。

（2）导管护理　对留置导管化疗的病人，要妥善固定导管，注意观察避免脱出。保持导管通畅，每次注药用肝素稀释液冲洗导管。严格无菌操作，每次注药前管端消毒，注药后无菌纱布包扎，防止逆行感染。

（3）饮食与营养　肝动脉栓塞术后禁食6小时，逐渐过渡到正常饮食，注意少量多餐，保持大便通畅。要注意复查肝功，若蛋白低时，适当补充。

（4）观察病情　肝动脉栓塞化学治疗后多数病人有发热、肝区疼痛、恶心、呕吐、白细胞计数下降等栓塞后综合征表现，予对症治疗。观察白细胞计数，血白细胞 $< 4 \times 10^9/L$ 时，暂停化疗。若是栓塞化疗病人，多数于术后4～8小时发热，持续1周左右，是机体对肿瘤坏死组织的反应，注意降温处理。

（5）预防出血　穿刺点加压压迫15分钟，患肢制动6小时，卧床休息24小时，观察穿刺侧肢体皮肤的颜色和温度。

**（二）手术前护理**

（1）除常规的术前准备外，注意观察病人黄疸程度及有无出血倾向、肝性脑病先兆。

（2）预防术前术后出血　遵医嘱肌内注射维生素 $K_1$，检查出凝血时间。

（3）清洁肠道　成人择期手术前禁食8～12小时，禁饮4小时，术前1日晚可行通便灌肠。

（4）改善全身状态　遵医嘱给予清蛋白、血浆、全血或保肝药，给予高蛋白、适当热量、高维生素饮食，必要时给予静脉营养。

**（三）手术后护理**

**1. 体位**　术后第1天卧床休息，第2天若血压平稳，采取半卧位，但不宜过早下床活动，防止肝断面出血。

**2. 饮食与营养**　一般术后禁饮食、胃肠减压，待肠蠕动恢复后逐渐从流食、半流食到普食。术后2周内提高机体抵抗力较为重要，需加强输液补充营养，特别是适当补充白蛋白和血浆；广泛肝切除后，要素饮食或静脉营养支持是非常重要的。

**3. 防治多器官功能障碍**　观察病人生命体征、心电图、血生化和尿的颜色、量、比重等情况，监测心、肺、肾、肝等重要脏器功能情况，及时报告医师，防止多器官功能障碍。

**4. 引流管护理**　肝叶、肝段和肝脏部分切除术后需放置引流管，并加强引流管的护理。①妥善固定引流管，勿受压、扭曲和折叠，经常捏挤管身，保持其通畅；②严格执行无菌操作，每天更换引流袋，观察记录引流物的量和性状，手术当日引流管可有100～300ml血性引流液，若引流物呈血性且持续增加，疑有内出血，立即通报医师，必要时行手术探查止血；③若引流物逐日减少且无胆汁和出血，可考虑拔管。

**5. 术后不良反应或并发症护理**

（1）避免剧烈咳嗽，遵医嘱给予止血剂、维生素 $K_1$ 或新鲜血液等，防治肝断面出血。

（2）遵医嘱继续应用抗生素防治肝创面、腹腔及切口感染。

（3）持续均匀静脉给予葡萄糖，防治低血糖。

（4）预防肝性脑病　①严密观察病情，出现性格行为变化如表情淡漠、欣快感和扑翼样震颤时，及时报告医师。观察期间要积极避免诱发肝性脑病的因素，诸如上消化道出血、高蛋白饮食、便秘、镇静催眠药和感染等。②吸氧，半肝以上切除的病人应间歇吸氧3～4天。③必要时应用保肝药，防治肝功能衰竭。④保持清洁肠道，禁用肥皂水和碱性液灌肠。口服肠道抗生素。⑤应用降血氨药物，如谷氨酸钾、谷氨酸钠。⑥给予富含支链氨基酸药物。

**（四）健康指导**

（1）积极宣传和普及有关肝癌预防知识，不吃霉变的食物、不酗酒、适时接种乙肝疫苗。对易患因素存在者，如有乙型肝炎病史、生活在肝癌高发区等，定期体格检查、做 AFP 测定、超声检查等，早期发现与早期诊断。

（2）告知病人病情发展中可能出现的变化和并发症表现，使病人和家属能自行识别，及时就诊。教育病人保持乐观情绪，建立积极生活方式，鼓励其参加社会活动；保持有规律生活，防止情绪波动和劳累，以减少肝糖原分解，减少乳酸和血氨的产生；全面摄取营养，增强抵抗力；戒烟戒酒，减少对肝脏的损害；按医嘱用药，忌用对肝脏有损害药物；定期复查，坚持后续治疗，根据病情变化及时调整治疗方案。

## 第三节　门静脉高压症病人的护理

扫码“学一学”

门静脉高压症（portal hypertension）是由各种原因引起的门静脉血流受阻而导致门静脉压力增高，以脾脏肿大及脾功能亢进、腹水、食管胃底静脉曲张和呕血为主要表现的一组综合征。

**【解剖生理概要】**

门静脉由肠系膜上静脉和脾静脉汇合而成。脾静脉又收集肠系膜下静脉的血液。脾静脉的血流约占门静脉血流的 20% ~40%。它将来自胃肠道、脾脏和胰腺的血液引流入肝脏。门静脉系的特点是：①无静脉瓣；②一端是胃、肠、胰的毛细血管和脾窦，另一端是肝小叶内的肝窦。门静脉提供肝脏总血流量的 60% ~80% 及总氧量的 40% ~60%。正常门脉压为 13 ~24$cmH_2O$，平均 18$cmH_2O$，若超过 24$cmH_2O$，则称为门脉高压。

**【分类】**

根据引起门静脉压力增高的原因或部位的不同，将门静脉高压症分为肝前型门静脉高压症、肝内型门静脉高压症、肝后型门静脉高压症。

**1. 肝前型门静脉高压症**　即门静脉主干及其属支血流受阻的门脉高压症。常见病因是肝外门静脉血栓形成（腹腔内感染、创伤等），先天性畸形（门静脉闭锁、狭窄或海绵样变等）和外在压迫（肿瘤、胰腺炎等）。

**2. 肝内型门静脉高压症**　即肝窦前、肝窦和窦后血流受阻的门脉高压症。我国窦前型原因主要是血吸虫病肝硬化，血吸虫虫卵阻塞肝窦前的血管；肝窦和窦后型原因主要是肝炎后肝硬化（国内多见）和酒精性肝硬化（国外多见），增生的纤维束和再生的肝细胞结节挤压肝窦，使其变窄或闭塞，同时位于肝小叶间汇管区的肝动脉小分支和门静脉小分支之间的许多平时不开放的动静脉交通支大量开放，致压力高的肝动脉血流注入压力较低的门静脉小分支，使门静脉压力更加增加。

**3. 肝后型门静脉高压症**　即肝静脉流出道血流受阻的门脉高压症。常见病因包括布 - 加综合征（Budd - Chiari syndrome）、严重右心衰竭、缩窄性心包炎等。

**（三）病理生理**

门静脉压力增高后，可出现下列病理变化。

**1. 脾大、脾功能亢进**　脾静脉回流受阻引起脾充血肿大，最后导致脾功能亢进，出现红细胞减少，白细胞和血小板减少。

**2. 腹水** 引起腹水的原因主要是：肝功能损害引起的低蛋白血症、门静脉系统的毛细血管床滤过压增高、淋巴液生成增加、醛固酮和抗利尿激素灭活减少等。

**3. 门静脉与腔静脉** 有四个交通支，门静脉压力增高可使相交通的腔静脉扩张（图15－3）。

（1）胃底、食管下段交通支——引起胃底、食管下段静脉曲张，易出现上消化道出血。

（2）前腹壁交通支——引起腹壁静脉怒张。

（3）直肠下段、肛管交通支——病人出现痔。

（4）腹膜后交通支——无明显临床表现。

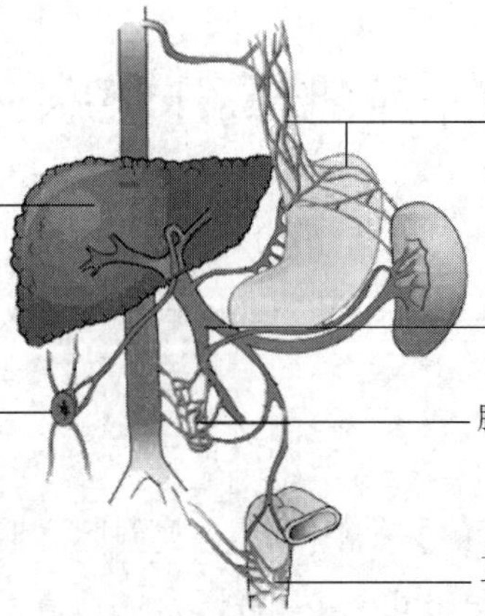


图15－3 门静脉与腔静脉之间的四个交通支

门静脉高压症时由于门静脉血流绕过肝细胞或肝实质细胞功能严重受损，导致有毒物质（如氨、硫醇、γ－氨基丁酸）不能代谢直接进入体循环，从而对脑产生毒性作用并出现精神综合征，称为肝性脑病。

**【护理评估】**

**（一）健康史**

具体见本节分类。

**（二）身体状况**

**1. 脾大、脾功能亢进** 脾大程度不一，大者可达脐下。脾大均伴有程度不同的脾功能亢进，表现为贫血、出血倾向（如鼻衄和牙龈出血）、易感染等。

**2. 呕血和黑便** 曲张的胃底、食管下段静脉一旦破裂，临床上可引起上消化道大出血，由于肝功能损害引起凝血功能障碍，又因脾功能亢进引起血小板数量减少，出血不易自止，病人可因失血性休克死亡，并有再次出血的可能。血液在胃肠道内经胃酸等消化液的作用，最后形成黑便。

**3. 腹水** 是肝硬化门脉高压最突出的临床表现，腹水病人常伴有腹胀、食欲不振、恶心、呕吐、腹泻、便秘等。查体时可见腹部隆起，可呈蛙形腹或球形腹，移动性浊音阳性，大量腹水病人肠鸣音遥远。

**4. 肝性脑病** 常因胃肠道出血、感染、大量摄入蛋白质、镇静药物、利尿剂而诱发。

**5. 其他表现** 肝硬化表现，如食欲减退、乏力、肝掌、蜘蛛痣、男性乳房发育、黄疸、痔和腹壁静脉曲张等。

**（三）辅助检查**

**1. 血常规**　脾功能亢进时，血细胞计数减少，以白细胞计数降至 $3\times10^9/L$ 以下和血小板计数至（70 ~ 80）$\times10^9/L$ 以下最为明显。

**2. 肝功能检查**　常有血浆清蛋白降低，球蛋白增高，清、球蛋白比例倒置。

**3. X 线检查**　X 线钡餐透视检查食管及胃底有虫蚀样、蚯蚓样或串珠状静脉曲张改变。

**4. 腹部超声检查**　可显示肝脏质地改变、腹水、门静脉扩张。

**5. 纤维镜胃镜检查**　可直接观察到胃底食管下段曲张的静脉。

**（四）治疗评估**

门静脉高压症以内科治疗为主。但发生食管胃底曲张静脉的破裂出血、严重的脾大或明显的脾功能亢进、肝硬化引起的顽固性腹水，常需采取外科手术治疗。

**1. 食管胃底曲张静脉破裂出血的处理**

（1）非手术治疗

1）适应证　对于有黄疸、大量腹水、肝功能严重受损的病人（Child – Pugh C 级）发生大出血。

2）方法　补充足够血容量，输新鲜血；生长抑素能选择性减少内脏血流量，降低门静脉压力，有效控制出血；血管加压素可使内脏小动脉收缩，减少门静脉回血量，起到止血作用。口服凝血酶或去甲肾上腺素盐水；使用三腔二囊管压迫止血；内镜下行硬化剂注射疗法和套扎术等，详见肝硬化病人的护理。

（2）手术治疗

1）适应证　对于没有黄疸、没有明显腹水的病人（Child – Pugh A、B 级）发生大出血，应争取即时或经短时间准备后即行手术。

2）方法　手术方式有以下 3 类。①分流术：即门 – 体静脉分流术，是通过吻合血管的方法使门静脉血液分流到腔静脉，以降低门脉压力，制止出血。常用术式有门静脉 – 下腔静脉分流术、脾 – 肾静脉分流术、肠系膜上静脉 – 下腔静脉分流术。适用于无活动性肝病和肝功能代偿良好者，以免肝性脑病的发生。②断流术：即阻断门、奇静脉间的反常血管，控制出血。最有效的术式是脾切除术加贲门周围血管离断术。适用于肝功能差和不能做分流术者。③肝移植手术：由于肝源短缺、可能终身服用免疫抑制剂、手术风险和昂贵的费用等原因，使该方法的应用受到局限。

**2. 严重脾大，合并明显的脾功能亢进的外科治疗**　常采用单纯脾切除术，最多用于晚期血吸虫病，也用于脾静脉栓塞引起的左侧门静脉高压症。

**3. 顽固性腹水的外科处理**　有效的治疗方法是肝移植，其他方法包括 TIPS 和腹腔 – 上腔静脉转流术。对于终末期肝硬化门静脉高压症的病人特别是并发食管胃底曲张静脉出血者，肝移植是唯一有效的根治性治疗手段。

**（五）社会心理状态评估**

病人因反复发作、病情逐渐加重、面临手术、担心出现严重并发症和手术后的效果而有恐惧心理。另外由于治疗费用过高，长期反复住院治疗，以及生活、工作严重受限产生长期的焦虑情绪。

**【护理问题】**

**1. 焦虑/恐惧**　与担心自身疾病的愈后不良，疾病反复发作、环境改变，对手术效果有疑虑，惧怕治疗有关。

**2. 有窒息的危险** 与呕吐、呕血和置管有关。

**3. 体液不足** 与呕吐、呕血、不能进食、胃肠减压及腹水有关。

**4. 体液过多（腹水）** 与肝功能损害致低蛋白血症、血浆胶体渗透压降低及醛固酮分泌增加有关。

**5. 营养失调：低于机体需要量** 与肝功能损害、消化吸收功能不良、出血有关。

**6. 潜在并发症** 上消化道大出血、肝性脑病、感染、肝肾综合征、静脉血栓形成。

**7. 知识缺乏** 缺乏预防上消化道出血、肝脏疾病的有关知识。

**【护理目标】**

（1）病人焦虑、恐惧减轻。

（2）病人保持呼吸道通畅。

（3）病人腹水控制，维持体液平衡。

（4）肝功能和营养状况改善。

（5）并发症能得到及时预防和治疗。

（6）病人了解肝脏疾病相关知识。

**【护理措施】**

**（一）非手术治疗的护理**

见肝硬化病人的护理。

**（二）手术前护理**

除术前一般护理外，应注意以下几点。

**1. 纠正病人的全身状态** 根据病人的具体情况，可给予输血、补充白蛋白，凝血功能差者注意输注维生素 $K_1$；对营养及饮食欠佳的病人，注意补充葡萄糖、支链氨基酸及 B 族维生素、维生素 C；遵医嘱应用葡醛内酯、肌酐、异甘草酸镁等保肝药；饮食正常者应给予适量蛋白、适度热量（肝功受损明显者）、高维生素饮食，避免粗糙和刺激性饮食。

**2. 放置胃管** 行断流术的病人如需术前放置胃管，应选择细、软的胃管，动作轻柔、涂抹润滑剂。放置后注意观察引出液情况，有异常及时通知医师。

**3. 肠道准备** 病人术前 3 天少渣饮食，分流术术前 2 天口服肠道抗生素，以减少氨的产生和术中肠管损伤后的污染。术前晚用生理盐水灌肠，禁用碱性液体灌肠。

**4. 腹水病人** 注意休息，采取平卧位以增加肝脏血供。限制水、钠的摄入，氯化钠 1.2 ~ 2.0g/d。注意纠正脱水，维持电解质平衡，特别注意平素应用利尿剂的病人要纠正低钾血症、低钠血症。腹水多时要应用保钾利尿剂，如氨苯蝶啶或螺内酯。

**5. 避免引起腹压增高的因素** 如用力咳嗽、便秘、喷嚏等，预防曲张静脉破裂出血。

**（三）手术后护理**

**1. 体位** 断流术者生命体征平稳后取半卧位，减少膈下感染；分流术者术后 2 天内取平卧位或低坡半卧位（$<15°$），以利于血管吻合口保持通畅，减少活动，1 周内卧床休息。

**2. 饮食** 胃肠道功能恢复后，给予流食，逐渐过渡到普食，分流术病人限制蛋白饮食，防止诱发肝性脑病。

**3. 肠道护理** 分流术病人术后给予肠道抗生素，保持大便通畅，促进氨的排出，预防肝性脑病。

**4. 病情观察**　观察病人的生命体征、尿量、精神和意识。如果病人出现性格异常、嗜睡、躁动、定向力减退应考虑病人出现肝性脑病。观察术后腹腔引流管和胃管的情况，及时发现活动性出血和应激性溃疡并告知医师。断流术后有病人会出现暂时性腹水增加，如无明显血性液引出可拔除腹腔引流管，避免体液丢失。在行脾切除后，血小板常会暂时升高，故常规不用维生素 $K_1$ 和其他止血药；要在前 15 天隔天（必要时每天）查血小板，当超过 $600\times10^9/L$ 时，协助医师抗凝治疗，预防深静脉血栓形成。

**（四）健康指导**

脾切除术后持续 2～3 周的发热，如能排除各种感染性并发症，则称为脾热。脾热为自限性发热，一般不超过 38.5～39℃，且多在 1 个月内自行消退，予口服非甾体类抗炎药对症治疗。

（1）树立战胜疾病的信心，引导病人正确认识疾病，积极配合各种治疗和护理。

（2）避免使用损害肝功的药物，对出院病人应告知慎用镇静安眠药物。

（3）勿饮酒，进食适量高蛋白饮食，避免粗糙、刺激饮食，进软食。腹水病人要限制水钠的摄入。

（4）活动　要休息，适当活动，避免劳累，有头晕等不适时及时平卧。平素养成避免打喷嚏、提举重物、频繁咳嗽、便秘、尿潴留等引起腹内压增加的因素。

（5）定时复查　定期复查肝功能，检查门腔交通支的扩张情况。指导病人及家属认识大出血先兆，有迹象及时救治。

## 第四节　胆道疾病病人的护理

扫码“学一学”

胆道系统起于肝内毛细胆管，终末端与胰管汇合开口于十二指肠乳头，外有 Oddi 括约肌围绕，包括肝内、肝外胆道系统。肝内胆道系统包括毛细胆管、小叶间胆管、肝叶和肝段胆管、肝内左右肝管。肝外胆道系统包括肝外左右肝管、肝总管、胆囊、胆囊管、胆总管及 Oddi 括约肌等（图 15－4）。肝内胆管起自毛细胆管，逐渐汇集成左右肝管，左右肝管出肝后汇合成肝总管。肝总管一般长约 3.0cm，直径 0.4～0.6 cm，向下走行与胆囊管汇合形成胆总管，胆总管长约 7.0～9.0cm，直径 0.4～0.8cm，与主胰管汇合开口于十二指肠肠壁内，膨大形成胆胰壶腹（Vater 壶腹）。壶腹周围有括约肌称 Oddi 括约肌。胆囊为囊性器官，呈梨形，长 5.0～8.0cm，宽 3.0～5.0cm，容积 40～60ml，分为底、体、颈三部分。肝总管、胆囊管和肝下缘构成的三角区称为胆囊三角（Calot 三角），肝右动脉、胆囊动脉及胆囊淋巴结在此区穿过，是胆道手术极易误伤的区域。

胆道系统的生理功能主要有分泌、贮存、浓缩与输送胆汁的功能，对胆汁排放入十二指肠起调节作用。胆汁由肝细胞和毛细胆管分泌，成人每日分泌胆汁 800～1200ml。胆囊具有浓缩、储存和排出胆汁的作用。胆囊在 24 小时内可接纳约 500ml 由肝脏分泌的胆汁，其中 90% 的水分被胆囊黏膜吸收，使胆汁浓缩 5～10 倍。胆汁的排出在神经、体液调节下（胃肠道激素、代谢产物等），通过胆囊平滑肌收缩和 Oddi 括约肌的松弛来实现。胆管的主要功能是运输胆汁至胆囊和十二指肠。

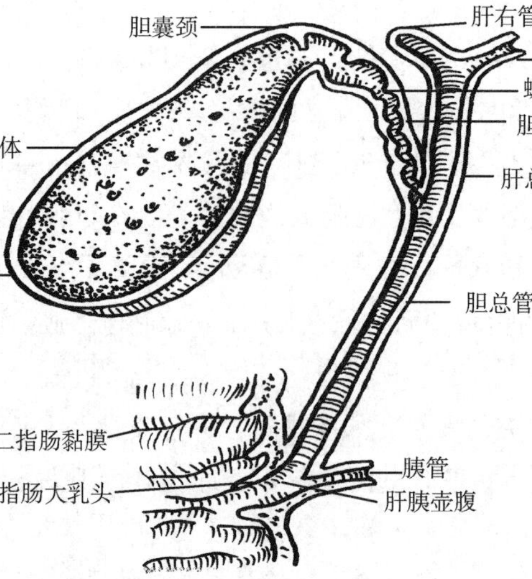


图 15－4　肝外胆道系统

## 一、胆石症

胆石症（cholelithiasis）包括发生在胆囊和胆管的结石，是常见的、多发的胆道系统疾病。随着人民生活水平的提高，我国胆石症的发病率有上升趋势。分类如下。

**1. 根据结石发生的部位分**　胆囊结石和胆管结石，胆管结石又分成肝内胆管结石和肝外胆管结石（图 15－5）。

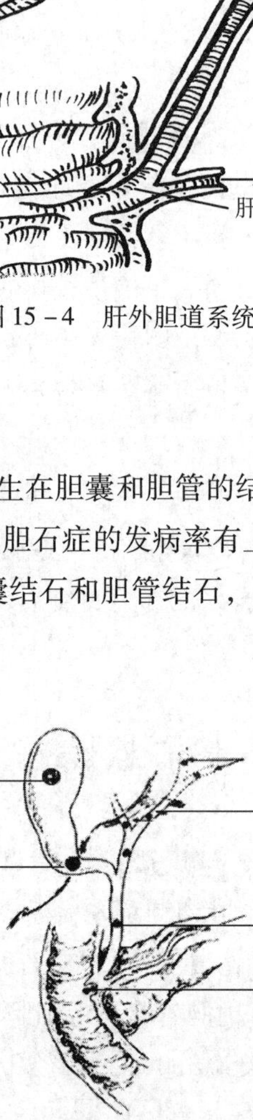


图 15－5　胆囊结石和胆管结石

**2. 根据结石的主要成分分**　胆固醇结石、胆色素结石和混合性结石三类。

（1）胆固醇结石　以胆固醇成分为主，约占结石总数的 50%，其中 80% 为胆囊结石。质硬，常为多面体、圆形或椭圆形，大小不等，小如砂粒、大者直径达数厘米，色呈白黄、灰黄或黄色，表面多光滑，剖面呈放射条纹状。X 线检查多不显影。

（2）胆色素结石　以胆红素成分为主，约占结石总数的 37%，其中 75% 为胆管结石。又分为两种，一种是质硬、无胆汁酸、无细菌的黑色胆色素结石，由黑色胆色素多聚体、各种钙盐和黏液糖蛋白组成，几乎均是胆囊结石，常见于溶血性贫血、肝硬化、心脏瓣膜置换术后病人；另一种为质软、有胆汁酸、有细菌的棕色胆色素结石，主要是胆管结石。形状大小不一，可呈颗粒状、长条形，甚至呈铸管形，剖面为层状，一般为多发，X 线检查多不显影。

（3）混合性结石　由胆红素、胆固醇、钙盐等多种成分混合组成，约占结石总数的6%。其中60%为胆囊结石，根据所含成分的比例不同可呈现不同的形状、颜色和剖面结构。X线检查多显影。

## 胆囊结石

进食后，特别是进油腻食物后，胆囊收缩，或体位改变结石嵌顿于胆囊颈部导致胆汁排出受阻，引起胆囊强烈收缩引发胆绞痛。较小的结石可经胆囊管排入胆总管形成胆管结石；较大的结石长期嵌顿或刺激胆囊形成胆囊炎；胆结石常与胆囊炎并存，二者长期刺激可诱发胆囊癌。当胆囊颈部结石嵌顿且无感染时，胆囊内胆汁中胆红素被吸收，与胆囊黏膜分泌的黏液一起成为白胆汁，为无色透明。

Mirizzi综合征是一种特殊类型的胆囊结石。常见于胆囊管与肝总管并行过长或者胆囊管与肝总管汇合位置过低病人。该类型病人因持续嵌顿于胆囊颈部的结石或较大的胆囊管结石压迫肝总管，导致肝总管狭窄；有的因炎症反复发作导致胆囊肝总管瘘，胆囊管消失，结石部分或全部堵塞肝总管。临床表现为反复发作的胆囊炎及胆管炎，明显的梗阻性黄疸。

**【护理评估】**

**（一）健康史**

胆囊结石病因复杂，基本原因是脂类代谢异常、细菌感染和胆囊收缩功能减退引起胆汁成分和理化性质改变，使胆汁内的胆固醇浓度过高，容易沉淀析出和结晶，形成结石。另外，雌激素及其浓度也可能参与结石的形成，故使发病率女性高于男性。也与地区、种族、肥胖、高脂肪饮食、糖尿病、高脂血症、肝硬化、溶血性贫血、胃切除或胃肠吻合术后、长期肠外营养等有关。

**（二）身体状况**

20%～40%的胆囊结石病人可终身无症状，有症状的胆囊结石主要有如下表现。

**1. 症状**

（1）腹痛　胆囊结石的典型症状是胆绞痛，疼痛位于上腹或右上腹部，呈阵发性绞痛，可向右肩胛部或右肩部放射。疼痛常于进高脂饮食、饱餐后和夜间发作，多持续1～3小时。疼痛多是结石排出受阻后，胆囊强力收缩、痉挛所致。

（2）胃肠道症状　进食后，特别是进油腻食物后，出现上腹部隐痛不适、饱胀伴嗳气、呃逆等消化不良的胃肠道症状。胆绞痛常伴有恶心、呕吐、腹胀、厌食等症状。

**2. 体征**　腹部触诊时，有的病人可触及肿大的胆囊，右上腹部压痛。若合并胆囊炎可出现右上腹肌紧张或反跳痛，病人Murphy征（墨菲征）阳性。Mirizzi综合征的病人可见黄疸。

**（三）辅助检查**

**1. 血常规**　如果并发感染，可有白细胞计数增高，以中性粒细胞为主。

**2. 影像学检查**　B超检查是胆囊结石的首选检查方法，可显示胆囊内结石的部位、大小和数量，其特征是囊腔内可见强回声光团后伴声影。其他有口服法胆囊造影、CT及MRI，但不作为常规检查。

**（四）治疗评估**

**1. 手术治疗** 胆囊切除术是治疗胆囊结石的首选方法。

（1）适应证 ①有症状；②结石直径大于2～3cm；③病程5年以上，年龄大于50岁的女性患者；④伴有胆囊息肉 >1 cm；⑤瓷性胆囊（porcelain gallbladder）或萎缩胆囊；⑥胆囊壁增厚；⑦结石嵌顿于胆囊颈部或胆囊管。

（2）术式 根据病情和技术条件选择经腹或腹腔镜胆囊切除术（laparoscopic cholecystectomy，LC）。后者是单纯胆囊结石的首选手术方式，具有损伤小、住院时间短、恢复快等优点，目前已成为常规手术。患者术后如出现腹痛、腹胀等腹膜炎表现，或腹腔引流管呈黄绿色胆汁样，常提示发生胆瘘，需及时处理。

**2. 非手术治疗** 无上述适应证的胆囊结石，一般可观察。对不能耐受手术的病人可采用溶石和排石疗法，如鹅脱氧胆酸、熊脱氧胆酸溶石，但因易出现继发性胆管结石，不作为常规。

**（五）社会心理状态评估**

病人因反复发作、病情逐渐加重、面临手术、担心出现严重并发症和手术后的效果而有恐惧心理。另外由于治疗费用过高，长期反复住院治疗，以及生活工作严重受限产生长期的焦虑情绪。

**【护理问题】**

**1. 疼痛** 与胆囊结石梗阻致胆囊强烈收缩有关。

**2. 知识缺乏** 缺乏胆石症和手术的相关知识。

**3. 潜在并发症** 术后胆瘘。

**【护理目标】**

（1）病人疼痛减轻或消失。

（2）了解胆石症和手术的相关知识，并能配合治疗和护理操作。

（3）术后并发症能及时发现和处理。

## 胆管结石

**【分类】**

（1）胆管结石根据病因分为原发性胆管结石和继发性胆管结石。前者指结石在胆管内形成，因而以胆色素结石或混合性结石多见；后者是胆囊结石排入胆管（胆固醇结石多见）或肝内胆管结石排入肝外胆管（胆色素结石或混合性结石多见）形成。

（2）根据结石所在部位分为肝内胆管结石和肝外胆管结石。临床上肝总管分叉以上的胆管结石称为肝内胆管结石，分叉以下的胆管结石称为肝外胆管结石。

**【病理生理】**

肝外胆管结石的病理生理改变取决于结石的大小和梗阻的程度。若形成梗阻，引起胆汁淤积、胆管扩张，容易并发胆道感染；感染发生后胆管充血、水肿而加重梗阻，形成梗阻性化脓性胆管炎；胆管压力增高，胆汁、细菌、毒素经毛细胆管逆流入血，发生脓毒症，胆管破溃穿孔形成胆管－门静脉瘘，发生胆道大出血；梗阻和感染导致肝细胞损害和胆源性肝脓肿，反复发作引起胆汁性肝硬化；梗阻发生在壶腹部可引起胆源性胰腺炎。

肝内胆管结石使肝内胆管狭窄，导致胆管局限性梗阻而扩张和慢性胆管炎，亦可发生急性化脓性胆管炎；结石、炎症和胆汁中的化学致癌物质反复刺激易发生癌变。

**【护理评估】**

**（一）健康史**

形成胆管结石的主要原因是胆汁淤积、细菌感染、胆汁成分的改变，另外肝外胆管结石还有胆道异物（如虫卵等）、胆囊结石或肝内胆管结石排入肝外胆管等因素。

**（二）身体状况**

肝外胆管结石病人未发生胆管梗阻和感染时，一般无症状。当发生梗阻和感染时，出现典型的临床表现：腹痛、寒战高热、黄疸，即 Charcot 三联症（夏柯三联症）。

**1. 症状**

（1）腹痛　发生在剑突下及右上腹部，多为阵发性绞痛，若合并胆管炎时为持续性疼痛阵发性加重，可向右肩背部放射。常伴有恶心、呕吐、腹胀、嗳气、厌油腻等消化道症状。

（2）寒战高热　细菌及毒素进入体循环引起全身感染。多表现为弛张热，体温可达 39～40℃。

（3）黄疸　结石堵塞胆管后，胆红素逆流入血引起黄疸。黄疸程度与梗阻程度、是否继发感染以及阻塞的结石是否松动有关，所以黄疸常呈间歇性和波动性，梗阻持续加重，黄疸可进行性加重。出现黄疸时，病人可有茶色尿液、白陶土大便和皮肤瘙痒等症状。

肝内胆管结石病人可有轻微的肝区疼痛、胸背部疼痛和一过性黄疸。若合并胆管炎可出现发热等症状。

**2. 体征**　黄疸的病人，可见皮肤、巩膜黄染；发作时有不同程度的右上腹或上腹部压痛，合并胆管炎时可有腹膜刺激征；有些肝内胆管结石病人可有肝区压痛、叩痛、肝大等体征。

**3. 常见并发症**　病情未及时控制，可出现胆道出血、胆瘘和感染性休克，慢性病人可出现胆汁性肝硬化、肝脓肿、肝癌。

**（三）辅助检查**

**1. 实验室检查**　白细胞计数增高提示有感染和炎症，胆管梗阻病人可出现血清胆红素升高（结合胆红素升高为主），尿液中尿胆红素升高，尿胆原降低。

**2. 影像学检查**　首选 B 型超声检查，用于确定梗阻部位和程度、明确梗阻原因等。腹部 X 线检查可发现含有钙盐的结石，另外还可以实行经皮肝穿刺胆管造影（PTC）、内镜逆行胰胆管造影（ERCP）、CT、MRI 或磁共振胆胰管造影（MRCP）。

**（四）治疗评估**

**1. 手术治疗**　原则是尽量取尽结石，解除胆道梗阻，去除感染病灶，通畅引流胆汁，预防结石复发。

（1）胆总管切开取石、T 形管引流术　适用于肝外胆管结石和肝外左右肝管结石病人。胆总管下段通畅者取石后放置 T 形管；若合并胆囊结石者可行胆囊切除。

（2）胆肠吻合术　仅适用于胆总管远端炎症狭窄梗阻无法解除的胆总管扩张、胆管病变无法切除后吻合等情况。

（3）肝部分切除术　对局限于肝叶、肝段的结石，可采取肝叶、肝段切除术，甚至可在肝断面取石。

（4）经内镜 Oddi 括约肌切开取石术　适用于胆总管末端、壶腹部结石者。合并单纯胆囊结石，可先行 ERCP 下取石术，再择期行腹腔镜胆囊切除术。

**2. 非手术治疗**

（1）术前准备　包括抗感染、解痉、中药利胆、维持水电酸碱平衡、保肝及加强营养等。

（2）取石　对手术残留结石可经胆道镜取石术。

（3）溶石排石　对难以取尽的结石可口服排石利胆药物和针灸治疗。

**（五）社会心理状态评估**

病人因即将面临手术、各种损伤性检查、担心预后、症状的反复、并发症的出现，常使病人出现烦恼和焦虑，剧烈的疼痛和高热常常会加重病人的焦虑情绪。

**【护理问题】**

**1. 疼痛**　与胆道结石梗阻、胆汁排出不畅、Oddi 括约肌痉挛、胆道感染有关。

**2. 体温过高**　与胆道感染有关。

**3. 营养失调：低于机体需要量**　与长期发热、恶心、呕吐、厌食有关。

**4. 有皮肤完整性受损的危险**　与皮肤瘙痒、引流液刺激有关。

**5. 潜在并发症**　肝脓肿、胆道出血、胆瘘和感染性休克，胆汁性肝硬化、肝癌。

**【护理目标】**

（1）病人疼痛减轻或消失。

（2）病人体温恢复正常。

（3）病人营养状况得到改善。

（4）病人皮肤黏膜无破损和感染。

（5）无并发症的发生或并发症能及时发现和处理。

**【护理措施】**

**（一）手术前护理**

**1. 饮食护理**　胆囊结石和胆管结石梗阻未解除的病人应清淡饮食，忌油腻。必要时禁食、胃肠减压以减轻腹痛、腹胀（表 15－3）。

**表 15－3　胆石症及胆道感染病人应避免的饮食**

| 高脂饮食 | 产气蔬菜 |
|---|---|
| 全奶制品、油炸的脂肪饮食 | 萝卜、耶菜 |
| 冰激凌、肉汤 | 坚果、韭菜 |
| 黄油、巧克力 | 豆类、花椰菜 |
| 奶油、蛋黄 | 卷心菜、泡菜 |
| 奶酪 | 洋葱 |

**2. 疼痛护理**　观察疼痛的性质、部位、程度及诱因，遵医嘱应用消炎利胆、解痉药，不主张用阿片类镇痛药，以免掩盖病情不利于观察。另外，休息、暂禁饮食、放松疗法也有一定的缓减疼痛作用。

**3. 皮肤瘙痒护理**　黄疸病人避免搔刮皮肤，可用温水清洗，以免皮肤受损。

**4. 发热护理**　合并胆管炎、胆囊炎及肝脓肿的病人可以出现发热，需采用物理、药物降温并加强抗感染治疗。

**5. 营养支持**　对禁食病人在补液防治脱水的同时输注葡萄糖、氨基酸、维生素等药物。

**（二）手术后护理**

**1. 体位**　麻醉平稳后半卧位，勿压迫引流管。

**2. 观察**　观察生命体征和腹部体征以及引流情况。

**3. T形管引流护理**

（1）T形管引流的作用（图15－6）　①引流胆汁和减压；②引流胆道内残余结石；③支撑胆道，维持胆道通畅；④经T形管取出残留结石和胆道造影。

（2）T形管的固定　用缝线将T形管固定于腹壁上，别针和胶布固定于随身衣服上，如果固定于床上，病人翻身或躁动时引流管容易脱出。

（3）保持引流通畅　①卧床病人T形管远端不得高于腋中线，坐立体位T形管不得高于引流口水平，防止引流液逆流入胆道。②病人取半卧位以利胆汁借助重力引流。③定时自上而下挤捏引流管，防止结石或脓血块堵塞管道。④引流管阻塞时及时报告医生处理，禁止在无医嘱情况下用针筒抽吸、冲洗、钳夹引流管。冲洗时应缓慢冲注，防止高压、快速而引起逆行感染。术后1周出现阻塞，可用生理盐水加庆大霉素8万U低压冲洗。⑤勿压迫、折叠、扭曲引流管。

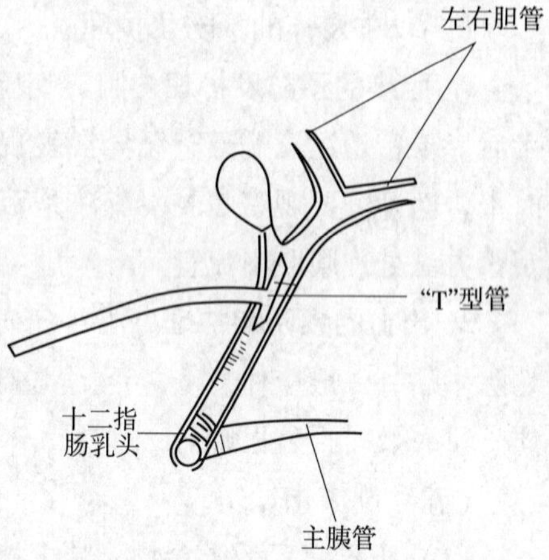


图15－6　T形管引流的作用

（4）观察并记录胆汁量、颜色、性状　正常情况下，术后第一个24小时内T形管可有300～500ml/d引流液，以后逐渐减少到约200ml/d。术后初期可有血性引流液，1～2天后转为棕绿色。如果引流液过多（48小时后引流物超过500ml/d）、引流液突然增加或减少（引流管梗阻）、出现异常血性引流液（胆道出血）、脓性引流液（胆道感染）或结石等，应及时向医生汇报。

（5）预防感染　每日消毒连接管，每周更换引流袋一次，每周一次留取胆汁做细菌培养。保持皮肤引流口敷料干燥，每日清洗引流口部位的皮肤并更换敷料。

（6）拔除T形管的护理　T形管一般放置2周以上，若胆汁逐渐减少至200 ml/d以下，大便颜色恢复正常，病人无发热和腹痛可考虑拔管。拔管前，先在饭前、饭后夹管1小时，如无异常再全日夹管1～2天，无饱胀感觉，再通过造影，证实胆道通畅后，再持续开放引流管24小时后即可拔管，以引流造影剂。局部引流口以凡士林纱布堵塞，1～2天会自行封闭。如果病人营养不良、一般情况差可延期拔管。胆道造影发现有残留结石，应保留T形管6周以上。

**（三）胆道疾病的检查护理**

**1. B型超声检查前护理**　腹部超声检查是诊断胆道疾病的首选方法。①检查前1天晚餐进清淡饮食，保持胆囊和胆管内胆汁充盈；②检查前禁食8小时；③若术前病人进行过内镜和钡餐造影检查，应在3天后进行，胆道造影在2天后进行。

**2. 经皮肝穿刺胆道造影检查护理（PTC）**

术前：①检查出凝血时间和血小板，纠正出血倾向；②碘过敏试验；③检查前晚清洁肠道，检查当日晨禁食；④全身预防性应用抗生素 2～3 天。

术后：①平卧 4～6 小时；②每小时观察一次生命体征、腹部体征；③遵医嘱应用抗生素等药物；④留置引流管者做好引流管护理。

**3. 内镜逆行胰胆管造影检查护理（ERCP）**

术前：①检查前 15 分钟遵医嘱注射地西泮和东莨菪碱；②检查前 6～8 小时禁食水做碘过敏试验。

术后：①术后 3 小时及次日晨检查血常规、血淀粉酶/脂肪酶，根据病情逐步恢复饮食；②观察腹部体征和体温；③检测血清淀粉酶；④遵医嘱应用抗生素等药物。

**（四）并发症的预防及护理**

**1. 胆瘘的预防及护理** 胆囊切除、胆管取石、T 形管引流、胆肠吻合、肝部分切除等术后，要密切注意病人有无异常表现，如出现腹痛、腹胀、发热、局限性腹膜炎表现时及时报告医师。要观察腹腔引流液是否呈黄绿色，以及早发现胆瘘。可参照 T 形管的固定和观察方法处理腹腔引流管。

**2. 出血的预防和护理** 胆石症病人术后可出现出血，故术后卧床休息，尤其是肝部分切除术后，一般应休息 3～5 天。遵医嘱肌注维生素 $K_1$ 及止血药。观察腹腔引流液的色、质、量，及时报告医师。

**（五）健康指导**

（1）指导病人低脂食物，减少摄入饱和脂肪酸，降低胆固醇，避免出现胆汁中胆固醇过饱和。增加钙和纤维素的摄入。定时进餐，少食多餐避免过饱，经常排空胆囊，减少胆汁在胆囊内停留时间。

（2）增加运动，促使能量消耗。

（3）非手术治疗的病人定期到医院检查，及早发现解决可能出现的问题。

## 二、胆道感染

胆道感染（biliary tract infection）是临床上常见的疾病，是指胆囊壁、胆管壁细菌性炎症反应，常继发于胆石症和胆道梗阻。胆道感染与胆石症互为因果关系：胆石症引起胆道梗阻胆汁淤积，细菌繁殖致胆道感染，胆道感染的发作又是胆石形成的重要致病因素和促发因素。

按发生部位分为胆囊炎和胆管炎。按发病急缓和病程经过分为急性、亚急性和慢性炎症。

### 胆囊炎

当胆囊管梗阻或胆汁淤积时，胆囊腔内压力增高，黏膜充血、水肿（形成急性单纯性胆囊炎）。进一步发展病变累及胆囊壁全层，出现脓性渗出（形成急性化脓性胆囊炎）。胆囊内压力继续增高，导致胆囊壁血液循环障碍，一起胆囊壁坏死、穿孔（形成急性坏疽性胆囊炎）。胆囊内的脓液可流入胆管和胰管，引起胆管炎和胰腺炎。梗阻消除，炎症可消退，组织结构可修复。

**【护理评估】**

**（一）健康史**

急性胆囊炎主要病因是胆囊管梗阻、源于胃肠道的细菌感染、创伤、化学刺激等。慢性胆囊炎多是急性胆囊炎反复发作造成的。该病女性多于男性，由于饮食习惯的因素和社会老龄化，胆囊炎的发生在我国南方多于北方，城市多于农村。

**1. 胆囊管梗阻**　常因胆囊结石阻塞或嵌顿于胆囊颈部或胆囊管引起，少见的原因还有胆道蛔虫、胆囊管扭曲等。当胆汁、黏液排出受阻时淤积，胆汁同结石一起刺激囊壁充血、水肿，渗出增加，引起炎症，称为急性结石性胆囊炎。

**2. 细菌感染**　胆囊中可以有来自肠道逆行的细菌，少数也可来自血液循环、直接蔓延。当机体抵抗力下降时，细菌繁殖引起炎症，属于非结石性胆囊炎。

**3. 其他因素**　胰液、胆肠吻合后反流的肠液等化学性物质的刺激可致胆囊炎，另外，大的创伤、手术也可引起炎症。

**（二）身体状况**

**1. 症状**

（1）急性胆囊炎　①疼痛：急性发作典型表现是突发右上腹阵发性绞痛，常在饱餐、进油腻食物后，或在夜间发作。疼痛常放射到右肩部、肩胛部和背部。病变发展可出现持续性疼痛并阵发性加重。②发热：病人常有轻度发热，通常无寒战。如果胆囊积脓、穿孔或合并急性胆管炎，可出现明显的寒战高热。③消化道症状：疼痛时常伴有恶心、呕吐、厌食等消化道症状。④黄疸：少数病人可出现轻度黄疸（占10%～20%），可能是胆红素透过受损的胆囊黏膜进入血液循环或炎症刺激 Oddi 括约肌痉挛所致。合并胆总管结石时也可出现黄疸。

（2）慢性胆囊炎　症状不典型，多数病人有胆绞痛病史，偶有厌油腻、腹胀、嗳气等消化道症状，右上腹部和肩背部隐痛，一般无畏寒、高热和黄疸。

**2. 体征**　急性胆囊炎病人合并黄疸时可出现皮肤黏膜黄染，右上腹部可有不同程度和范围的压痛，Murphy 征阳性，表现为检查者右手拇指按压肝下缘与右腹直肌外侧交点时，嘱病人深呼吸，因疼痛突发加重而屏气。胆囊化脓特别是胆囊穿孔后出现反跳痛及肌紧张。慢性胆囊炎病人右上腹胆囊区轻压痛或有不适感，Murphy 征可呈阳性。

**3. 常见并发症**　部分病人可出现合并症表现，较为常见的有弥漫性腹膜炎、急性梗阻性化脓性胆管炎、胆源性胰腺炎及细菌性肝脓肿。

**（三）辅助检查**

**1. 实验室检查**　血常规检查白细胞增高，以中性粒细胞为主，1/2 病人有血清胆红素增高，1/3 病人有血清淀粉酶增高。

**2. 影像学检查**　B 超检查是确诊的首选检查，可显示胆囊增大，胆囊壁增厚及胆囊内结石。CT、MRI 可协助诊断。

**（四）治疗评估**

急性结石性胆囊炎需择期或限期手术治疗，非结石性胆囊炎因易坏疽穿孔，需急诊手术，慢性结石性胆囊炎或确诊为非结石性胆囊炎者可择期手术。术前准备、未能确诊及不能耐受手术者采用非手术治疗。

**1. 非手术治疗** 包括禁食、纠正水电解质紊乱、抗感染、营养支持、解痉利胆、溶石排石等。抗感染可选用对革兰阴性杆菌及厌氧菌有效的抗生素和联合用药。对老年病人，应治疗并发疾病，监测血糖及心、肺、肾等器官功能，随时调整治疗方案，病情加重时及时决定手术治疗。大多数病人非手术治疗能控制病情，待日后行择期手术。对不能耐受手术者，可口服溶石药物、有机溶石剂直接穿刺胆囊溶石和体外碎石等，也可饮食控制并服用消炎利胆药及中药等治疗。

**2. 手术治疗** 根据病人情况可选用下列术式。

（1）胆囊切除术 根据医院技术情况选用术式，可用腹腔镜胆囊切除，也可应用传统的或小切口的胆囊切除。

（2）胆囊部分切除术 如完整切除困难，可保留胆囊床部分胆囊壁，用碘酊、电凝等化学、物理方法破坏该处的黏膜，胆囊其余部分切除。

（3）胆囊造口术 对胆囊三角解剖不清、高危病人，可先行胆囊切开取石、造口减压引流，3 个月后再行胆囊切除。

（4）经皮经肝胆囊穿刺引流术（percutaneous transhepatic gallbladder drainage，PTGD） 对病情危重又不宜手术的化脓性胆囊炎病人，可通过此法胆囊减压引流，以后再择期手术。

**（五）社会心理状态评估**

病人因即将面临手术、担心预后、疾病反复发作等因素引起病人及家属的焦虑与恐惧。

**【护理问题】**

**1. 疼痛** 与胆囊炎症、痉挛、手术创伤有关。

**2. 体温过高** 与感染有关。

**3. 有体液不足的危险** 与发热、恶心呕吐、不能进食和手术前后禁食有关。

**4. 潜在并发症** 弥漫性腹膜炎、急性梗阻性化脓性胆管炎、胆源性胰腺炎及细菌性肝脓肿。

**【护理目标】**

（1）疼痛减轻或消失。

（2）体温维持正常。

（3）体液维持平衡。

（4）预防并发症的发生或并发症得到及时发现和处理。

**【护理措施】**

**（一）非手术治疗、术前的护理。**

**1. 饮食护理** 急性胆囊炎病人应暂禁食，以免加重病情。慢性胆囊炎病人要求低脂饮食，避免产气食物。

**2. 维持体液平衡** 禁饮食病人应遵医嘱补充水、电解质，维持酸碱平衡。

**3. 疼痛护理** 卧床休息，采用深呼吸、谈话、转移注意力等减轻疼痛；遵医嘱给予解痉止痛药物，如山莨菪碱、阿托品，在观察期间不主张给予哌替啶等强力止痛剂，以免掩盖病情，若已决定手术需暂时缓减疼痛，则哌替啶联合解痉药肌注；积极抗感染治疗。

**4. 观察病情，预防并发症的发生** 除观察疼痛变化、生命体征外，重点观察病人的体温和腹部体征。腹膜刺激征明显或持续加重并范围扩大、神志变化及出现寒战、高热提示病情加重，警惕并发症的发生，及时报告医师。

**（二）手术后护理**

**1. 体位**　麻醉平稳后半卧位，勿压迫引流管。

**2. 观察**　观察生命体征和腹部体征以及腹腔网膜孔引流管引流情况，注意出血和胆瘘情况，及时报告医师。

**3. 胆囊造瘘管护理**　胆囊造口术后加强造瘘管护理。

（1）引流管接一次性引流袋。

（2）保持引流管通畅，避免折、压、扭，每日记量。

（3）引流管妥善固定，防止脱出。一般插管 2 周左右，病情好转，即可拔管，3 个月后，再酌情施行胆囊切除手术。

**（三）健康指导**

（1）指导病人注意休息，劳逸结合；进食低脂、易消化的食物，忌食油腻食物及饱餐；肥胖病人要积极减肥。

（2）非手术治疗的病人，告知胆囊炎的相关知识，出现异常立即就诊。

## 急性梗阻性化脓性胆管炎

急性梗阻性化脓性胆管炎（acute obstructive suppurative cholangitis，AOSC）也称急性重症胆管炎（acute cholangitis of severe type，ACST），是急性胆管炎的严重阶段。常威胁病人生命。

胆管完全梗阻和胆管感染是该病的基本病理改变。细菌感染或胆管梗阻导致胆汁淤积引起胆管扩张、胆管壁黏膜炎性浸润充血、水肿，继而胆管壁溃疡化脓。当胆管内压力超过 30cm$H_2O$ 时，胆汁发生反流，肝组织出现化脓性感染。随着压力持续升高，肝细胞、胆小管变性、坏死，在肝内形成多个脓肿及胆道出血。细菌和毒素大量经门静脉进入体循环，引起脓毒症或感染性休克。

**【护理评估】**

**（一）健康史**

引起急性梗阻性化脓性胆管炎的病因有胆道梗阻，最常见的是胆管结石，其次还有胆道蛔虫病、胆道肿瘤、胆道手术狭窄及十二指肠乳头损伤狭窄等。另外还有细菌感染，多来自十二指肠逆流入胆道的胃肠道细菌。

**（二）身体状况**

**1. 症状**　临床表现除具有夏柯三联症外，如有血压降低和中枢神经系统抑制的表现，临床称之为雷诺（Reynolds）五联症。即在腹痛、寒战高热、黄疸的基础上，病人很快出现神经系统症状，如神志淡漠、烦躁不安、谵妄或嗜睡、神志不清甚至昏迷；还可出现代谢性酸中毒，出冷汗、脉搏细速等感染性休克的表现，脉搏可达 120 次/分以上，血压下降。若不及时救治病人可死亡。腹痛的性质可因原发病因不同而各异，如是胆管结石或胆道蛔虫病引起腹痛多为剧烈绞痛；如是胆管狭窄、肿瘤梗阻可能为剧烈胀痛。

**2. 体征**　可见皮肤、巩膜不同程度的黄染，右上腹或上腹部压痛和腹膜刺激征，肠鸣音可减弱或消失。有些病人可有肝区压痛、叩痛、肝大、胆囊肿大等体征。

**3. 常见并发症** 急性梗阻性化脓性胆管炎的并发症引起的后果比较凶险，常常是病人的死亡原因。这些并发症主要有感染性休克、多脏器功能障碍综合征、胆道出血、胆瘘、肝脓肿等。

**（三）辅助检查**

（1）B超检查 可显示梗阻原因和所在位置、程度，表现为胆管扩张，肝和胆囊肿大。必要时也可行CT、PTC、ERCP检查，进一步明确病因。

（2）血常规 严重感染时，血白细胞计数升高，大于$20\times10^9/L$，中性粒细胞明显升高，可出现中毒颗粒；血小板计数下降；凝血酶原时间延长。

（3）血生化检查 表现为肝功能损害、血胆红素升高、血尿素氮增高、电解质紊乱及酸碱失衡等。

**（四）治疗评估**

治疗原则是紧急手术解除胆道梗阻并引流胆道，预防并发症。

**1. 非手术治疗** 非手术治疗方法既可作为治疗方法又可作为术前准备。

（1）禁饮食、胃肠减压。

（2）解痉止痛 疼痛明显时哌替啶联合解痉药肌注。

（3）纠正酸碱、水、电解质紊乱 加强补液，抗休克治疗，根据血生化检查结果补充电解质，注意碳酸氢钠的输注以纠酸。可应用血管活性药物以提高血压，如短时间治疗后病人仍不好转，可用肾上腺皮质激素保护细胞膜和对抗细菌毒素。

（4）抗感染 根据胆道系统的细菌情况全身应用足量的广谱抗生素，注意避免应用对肝肾损伤的药物。

（5）支持治疗 适当输注葡萄糖、氨基酸等营养物质。

（6）对症治疗 物理、药物降温，吸氧。

（7）引流 现在常用PTCD和经内镜鼻胆管引流术（endoscopic nasobiliary drainage，ENBD）等方法进行胆道减压。

**2. 手术治疗** 常采用胆总管切开减压、T形管引流术。紧急减压后，病情有可能立即趋于稳定。对位置较高的肝内胆管梗阻，上述方法往往不能有效减压。术中若发现有较大的脓肿，可一并处理。

**（五）社会心理状态评估**

病人病情严重，有生命危险。病人恐惧，家属紧张。

**【护理问题】**

**1. 疼痛** 与胆道梗阻、胆道感染有关。

**2. 体温过高** 与胆道感染有关。

**3. 营养失调：低于机体需要量** 与发热、恶心、呕吐、肝功能损害、不能进食有关。

**4. 有皮肤完整性受损的危险** 与皮肤瘙痒、引流物刺激有关。

**5. 低效型呼吸型态** 与感染中毒有关。

**6. 体液不足** 与发热、恶心、呕吐、禁食、持续胃肠减压有关。

**7. 焦虑** 与疼痛突然、病情重、担心预后有关。

**8. 潜在并发症** 肝脓肿、胆道出血、胆瘘、感染性休克、多器官功能障碍综合征等。

**【护理目标】**

（1）病人疼痛减轻。

（2）病人体温维持正常。

（3）营养失调得到改善和纠正。

（4）皮肤黏膜无破损和感染。

（5）能够维持有效呼吸，防治低氧血症。

（6）体液维持平衡。

（7）病人紧张和焦虑减轻。

（8）预防并发症的发生或并发症得到及时发现和处理。

**【护理措施】**

**（一）非手术治疗的护理**

**1. 饮食护理**　病人应禁饮食并持续胃肠减压，给予静脉营养，保证热量。

**2. 观察病情**　观察生命体征、尿量、意识，监测血常规、肝功、肾功、生化、心电图的变化。及时发现低血压、休克、神经中毒症状，报告医师。避免病人抓挠皮肤，可温水湿敷，分散注意力，减少皮肤损伤。

**3. 发热护理**　在积极抗感染的前提下，给予物理和药物降温。

**4. 疼痛护理**　积极缓减腹痛、腹胀，应用解痉药物，疼痛、腹胀明显时哌替啶联合解痉药肌注。结合分散注意力、深呼吸等疗法，缓减病人焦虑与恐惧。

**5. 维持有效呼吸**　休克病人取休克体位，病情允许时采取半卧位；持续低流量吸氧，根据病人的血氧浓度调节吸氧量。观察病人的呼吸型态、呼吸频率，检测血氧饱和度、皮肤黏膜的颜色，结合血气分析，纠正酸中毒。

**6. 维持体液平衡**　记录出入量，对休克病人立即建立静脉通道，遵医嘱抗感染补液，合理安排补液顺序和速度。

**7. 营养支持**　禁饮食病人，补充葡萄糖、氨基酸、维生素，遵医嘱输注维生素 $K_1$，保护肝功能。根据病情可予 TPN 治疗。能进食者，从流食、半流食到普食，成分上以高蛋白、高碳水化合物、高维生素、低脂饮食为主。

**（二）手术前护理**

对于手术病人应迅速做好术前准备（参考围术期病人的护理和非手术治疗的护理）。

**（三）手术后护理**

**1. 体位**　生命体征平稳后改半卧位，有利于呼吸、引流、减轻伤口疼痛。

**2. 饮食**　胃肠道功能恢复后，给予病人自流食逐渐过渡到高热量、高蛋白、高维生素的饮食。在恢复正常饮食前应给予静脉营养。

**3. 持续胃肠减压**　观察引出的胃液的量和性质，维持系统负压，保持通畅。

**4. 观察病情，防治并发症**　除术前病人护理的内容外，需注意心脑血管意外、肺栓塞等。及时防治术后并发症，如胆道出血、胆瘘、多器官功能障碍综合征等。

**5. 腹腔引流管护理**　每日记录引流液的量、性质，及时更换污染的引流口敷料，每天更换无菌引流袋，严格无菌操作。腹腔引流管引流液若呈黄绿色，应考虑发生胆瘘的可能。

**6. T 形管护理**　见胆石病病人的护理。

**（四）健康指导**

（1）指导病人选择低脂、高糖、高蛋白、高维生素易消化的食物，定时进餐，忌食油腻及饱餐。

（2）告诉病人若出现腹痛、发热和黄疸时应尽早来院就诊。

（3）指导带T形管出院病人的院外注意事项。应避免举重物或过度活动，防止T形管脱落、受压；洗澡时用塑料薄膜覆盖留置导管处，敷料湿透应立即更换；引流管口每日换药一次，周围皮肤涂抹氧化锌软膏；每日更换引流袋；引流管一旦脱落立即就诊。

## 胆道蛔虫病

蛔虫进入胆总管、肝内胆管和胆囊引起的急腹症统称为胆道蛔虫病。中医称之为“厥”或“蛔厥”。

蛔虫是寄生于小肠中下段的肠道寄生虫，喜碱厌酸厌氧。当胃肠道功能紊乱、饥饿、驱虫不当、妊娠、发热时，蛔虫可经十二指肠进入胆道（图15－7）。蛔虫对胆道和Oddi括约肌的刺激可引起括约肌痉挛，诱发胆绞痛、胆道感染、肝脓肿、急性胰腺炎等，钻入胆囊后引起胆囊穿孔。遗留在胆道内蛔虫卵和残骸是形成胆道结石的核心。

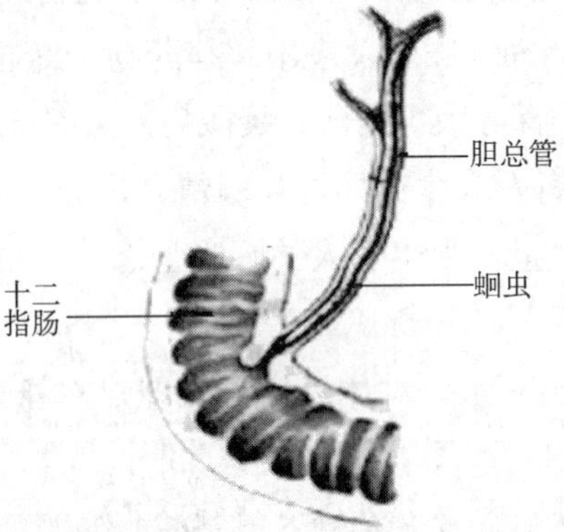


图15－7　胆道蛔虫

**【护理评估】**

**（一）健康史**

本病发病率与卫生条件有关，我国农村发病率较高，多发于青少年。由于卫生条件的改善，发病率明显下降，在大城市医院已成为少见病。

**（二）身体状况**

**1. 症状**　症状剧烈但体征轻微，“症征不符”为本病特点，若不及时妥善处理，可引起严重并发症。

（1）腹痛　突然阵发性上腹钻顶样痛，病人辗转不安，呻吟不止，大汗淋漓，易反复发作，间歇期宛如常人。

（2）伴随症状　腹痛发作时常伴恶心、呕吐，吐出物有时可见蛔虫。后期合并胆道感染可有胆管炎症状。

**2. 腹部体征**　腹肌不紧，仅有剑突下或右上腹深压痛。间歇期无阳性体征。

**3. 常见并发症** 胆道蛔虫病可并发胆道感染、胆道梗阻、胆道结石、胰腺炎和胆囊穿孔。

**（三）辅助检查**

**1. 实验室检查** 白细胞计数多正常或轻度升高，嗜酸性粒细胞计数多有增加。大便中查到蛔虫卵。

**2. B 超检查** 胆管内有蛔虫声像图，为首选检查方法。

**（四）治疗评估**

治疗原则是以非手术治疗解痉、消炎、驱虫为主。

**1. 非手术治疗** 中西结合，解痉止痛、利胆驱蛔、控制感染为治疗原则。具体见非手术治疗的护理。

**2. 手术治疗** 经非手术治疗无效且症状加重；进入胆管内蛔虫较多，难以用非手术疗法治愈者；胆囊蛔虫病；有明显并发症即行胆总管探查取虫术，T 形管引流胆汁。胆囊坏疽者切除胆囊。

**（五）社会心理状态评估**

由于反复发作，病人容易产生焦虑和自卑感。

**【护理问题】**

**1. 疼痛** 与蛔虫刺激感染、Oddi 括约肌痉挛有关。

**2. 知识缺乏** 缺乏饮食卫生常识。

**3. 营养失调：低于机体需要量** 与蛔虫夺取人体摄入的营养有关。

**4. 潜在并发症** 胆道感染、胆道梗阻、胆道结石、胰腺炎和胆囊穿孔。

**【护理目标】**

（1）疼痛缓解或消除。

（2）病人了解病因和饮食卫生常识。

（3）病人营养状况恢复。

（4）清除胆道和胃肠道内的蛔虫，防治并发症。

**【护理措施】**

**（一）非手术治疗的护理**

**1. 解痉止痛** 疼痛发作时可遵医嘱肌注阿托品、山莨菪碱等，无明显缓减可加用哌替啶。

**2. 利胆驱虫** 发作时可经口服食用醋、30% 硫酸镁、经胃管灌气、口服中药、针灸驱虫；缓减期可口服驱蛔灵、左旋咪唑以排出虫体或虫卵；驱虫后服用消炎利胆片等药物，防止结石形成。若有虫体残留，排出困难，可在内镜直视下取出蛔虫。

**3. 抗感染** 遵医嘱应用广谱抗生素、甲硝唑等预防和控制感染。

**（二）手术治疗的护理**

见胆石病病人的护理。

**（三）健康指导**

（1）指导病人养成良好的卫生习惯，不喝生水，不吃不洁食物，饭前便后洗手。

（2）正确服用驱虫药物，告知病人应在晨起空腹或晚睡前口服。学会观察驱虫效果。

扫码“学一学”

# 第五节 胰腺癌病人的护理

胰腺癌（cancer of the pancreas）是一种常见的恶性肿瘤，好发于40岁以上的男性。90%的病人在诊断后一年内死亡，5年生存率1%~3%。

**【解剖生理概要】**

胰腺位于腹膜后，紧贴第1~2腰椎椎体前，是人体第二大腺体，长17~20cm，宽3~5cm，厚1.5~2.5cm，重82~117g。胰腺分为头、颈、体、尾4部分，胰头较为膨大，嵌入十二指肠环内，胰尾是胰腺左端的狭细部分，向左上方抵达脾门，胰头与胰尾之间是胰体。其解剖位置深，位于胃的后方，临床症状出现较晚。胰管在胰头部与胆总管汇合进入十二指肠（图15-8）。胰头血供来自胃十二指肠动脉和肠系膜上动脉的胰十二指肠前、后动脉弓。胰体尾部血供来自脾动脉的胰背动脉和胰大动脉。胰腺的静脉多与同名动脉伴行汇入门静脉。胰腺具有外分泌和内分泌两种功能。外分泌为胰液，主要成分是各种消化酶（如胰蛋白酶、胰淀粉酶等），通过胰管进入十二指肠；内分泌是由胰岛细胞分泌的各种激素，如胰岛素、胰高血糖素、生长抑素、胃泌素等，进入血循环。正常人每天分泌的胰液为750~1500ml，呈碱性。

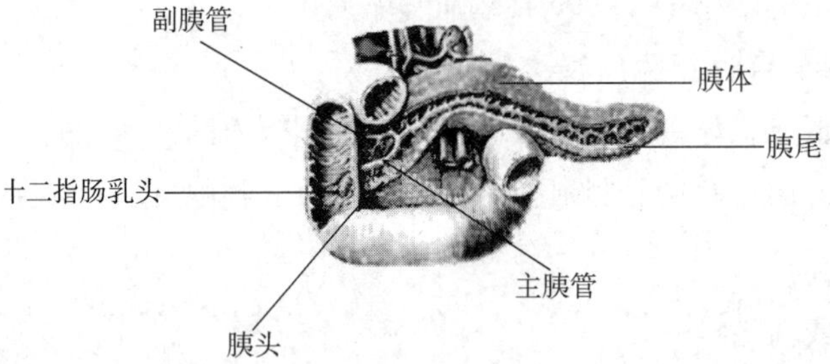


图15-8 胰腺

**【分类】**

**1. 根据部位分** 胰头癌、胰体尾癌和全胰腺癌；多发生于胰头部，占70%~80%。

**2. 根据病理组织学分** 导管细胞腺癌、黏液性囊腺癌和腺泡细胞癌，其中90%为导管细胞腺癌。

**【病理生理】**

胰腺癌中以胰头癌多见，且症状较典型。常见的转移途径是淋巴转移和局部浸润。肿瘤细胞常浸润邻近器官，如胃、十二指肠、肠系膜根部等。淋巴转移多见于胰头前后、肝十二指肠韧带内、幽门上下、肠系膜根部、肝总动脉、腹主动脉；晚期可转移到锁骨上淋巴结。血行转移见于肝、肺、骨、脑，亦可发生腹腔内种植转移。早期症状不明显，诊断困难。

**【护理评估】**

**（一）健康史**

胰腺癌的病因尚不清楚。有些化学物质如亚硝基脲可能引起胰腺癌，吸烟是本病的主要危险因素。其他相关因素包括：胆石症、糖尿病、高脂饮食、摄入过多及慢性胰腺炎等。

**（二）身体状况**

**1. 症状**

（1）上腹疼痛不适　多见于胰体及胰尾癌，是常见的首发症状。位于上腹部、脐周或右上腹，早期为上腹部不适、钝痛、隐痛或胀痛，晚期疼痛加剧，呈阵发性或持续性、进行性加重的钝痛，大多向腰背部放射，可在饭后、卧位及晚间加重，坐、立、前倾位或走动时疼痛可减轻。

（2）黄疸　在病程的某一阶段可有黄疸，一般胰头癌黄疸较多见，且出现较早，癌肿局限于体、尾部时多无黄疸。黄疸多属阻塞性，呈进行性加重，是胰头癌的最主要的临床表现，伴有皮肤瘙痒，小便深黄，大便呈白陶土样。

（3）消瘦乏力　约90%病人有明显的体重减轻，在胰腺癌晚期常伴有恶病质。原因是食欲减退、胰腺功能减退、癌肿消耗和疼痛影响。

（4）消化道症状　食欲不振伴有腹泻或便秘、腹胀、恶心等胃肠道症状。部分病人可出现脂肪泻。晚期可出现上消化道梗阻或出血。

（5）发热　由于癌肿溃烂或感染，亦可因继发胆管感染而出现发热。

**2. 体征**　发生梗阻性黄疸病人可见皮肤巩膜不同程度的黄染。上腹部压痛，晚期可于上腹部触及结节状、质硬之肿块。在左锁骨上肿大的转移淋巴结，直肠指诊可触及盆腔转移。由于胆汁淤积，常可扪及肝脏、胆囊肿大。如癌肿压迫脾静脉或脾静脉血栓形成时，可扪及脾大。腹水的病人可出现移动性浊音阳性。

**3. 常见并发症**　常见并发症有上消化道出血、感染，术后肠瘘、胰瘘、胆瘘、血糖异常。

**（三）辅助检查**

**1. 实验室检查**

（1）血清学检查　可有血尿淀粉酶一过性增高，空腹或餐后血糖增高。胆道梗阻时血清总胆红素和直接胆红素增高。

（2）免疫学检查　多数胰腺癌病人有糖类抗原19－9（CA19－9）、胰胚抗原（POA）、胰腺癌特异抗原（PaA）等增高。其中CA19－9常用于胰腺癌的辅助诊断和术后观察。

**2. 影像学检查**

（1）超声、CT检查　是发现和诊断胰腺癌的首选检查方法。可显示胰管和胆管扩张，胰腺占位性病变。CT效果优于B超。

（2）内镜超声（EUS）检查　能发现直径≤1.0cm的小胰癌，EUS下行穿刺活检目前是诊断胰腺癌的重要手段。

（3）MRI、MRCP　对胰腺癌的诊断也具有重要的价值。

（4）经内镜逆行胰胆管造影和经皮肝穿刺胆管造影　对诊断胰胆管疾病有重要作用，还可置引流管或支架减轻胆管压力和黄疸。

（5）其他　选择性动脉造影可显示肿瘤与邻近血管的关系，对估计根治手术的可行性有一定意义；在B超或CT引导下穿刺肿瘤做细胞学检查可进一步确诊。

**（四）治疗评估**

**1. 手术疗法**　手术切除是胰腺癌最有效的治疗方法。①胰十二指肠切除术（Whipple手术）：切除范围包括胰头（含钩突）、胆囊、胆总管、远端胃、十二指肠和上段空肠，同时进行淋巴清扫，然后行胰、胆和胃与空肠重建。②保留幽门的胰十二指肠切除术（PPPD）：适用于幽门上下无淋巴转移，十二指肠切缘阴性，近年来国外较多采用。③左半胰切除术：适于胰体尾癌。④姑息性手术：适用于肿瘤已不能根治性切除或不能耐受较大手术的病人。包括胆肠吻合术、胃空肠吻合术、化学性内脏神经切断术及腹腔神经结节切除术。

**2. 非手术疗法** 主要是化疗，氟尿嘧啶和吉西他滨最为常用。还可选用放疗、免疫治疗、介入治疗、基因治疗及中医中药治疗等。

**（五）社会心理状态评估**

由于胰腺癌病人预后差、生存期短、手术创伤大、术后引流管多导致病人和家属焦虑和恐惧。

**【护理问题】**

**1. 疼痛** 与肿瘤压迫或侵犯腹膜后神经丛、手术创伤有关。

**2. 营养失调：低于机体需要量** 与食欲下降、呕吐、肿瘤消耗有关。

**3. 焦虑** 与担心预后有关。

**4. 潜在并发症** 血糖异常、胆道感染，术后肠瘘、胰瘘、胆瘘、出血。

**【护理目标】**

（1）病人疼痛减轻或消失。

（2）病人营养状况改善。

（3）病人焦虑情绪减轻。

（4）未发生并发症或发生时被及时发现并处理。

**【护理措施】**

**（一）手术前护理**

**1. 心理护理** 评估病人焦虑程度及造成其焦虑、恐惧的原因；鼓励病人说出不安的想法和感受。及时向病人列举同类手术后康复的病例，鼓励同类手术病人间互相访视；同时加强与家属及其社会支持系统的沟通和联系，尽量帮助解决病人的后顾之忧。教会病人减轻焦虑的方法。

**2. 饮食与营养护理** 了解病人喜欢的饮食和饮食习惯，给予高蛋白、高糖、低脂、富含维生素的食物。对于有摄入障碍的病人，给予肠外营养，按医嘱合理安排补液，补充营养物质，对有恶病质病人要纠正水、电解质、酸碱失衡等。术前 3 天积极应用肠道抗生素，少渣饮食和缓泻剂，术前晚清洁灌肠。

**3. 控制血糖** 对血糖异常的病人调整胰岛素的用量，将血糖控制在正常水平。随时监测血糖的变化，避免发生低血糖，告知病人低血糖可能出现的症状。

**4. 疼痛护理** 对疼痛剧烈的病人合理应用止痛剂，并评估止痛效果。

**（二）手术后护理**

**1. 体位** 生命体征平稳后改为半卧位，利于呼吸和引流。

**2. 病情观察** 术后应严密观察生命体征、尿量、意识和黄疸及各引流管引流液的情况。检测血常规、肝肾功能、血糖的变化。

**3. 维持水、电解质和酸碱平衡** 胰腺癌手术术后引流管多，消化液丢失多，易导致脱水、电解质紊乱如低钾、低钙等。应准确记录出入量，维持体液平衡。

**4. 营养支持**　病人术前营养较差，术后加强营养支持，常常需TPN治疗，后逐渐过渡为肠内营养、口服进食。术中常留置空肠造瘘管或鼻肠营养管，可充分利用，及时进行肠内营养，减少菌群失调，促进恢复。

**5. 引流管的护理**　胰腺术后引流管较多，应知道每个引流管的部位、作用，常有胃肠减压管、胰引流管和腹腔引流管等。注意观察每个引流管引流的量、颜色和性状，引流是否通畅，警惕胰瘘和胆瘘的发生。行腹腔双套管引流者，术后12小时可接负压吸引，若有管腔堵塞，可用20ml生理盐水缓慢冲洗导管。腹腔引流管留置5~7天，胃肠减压管留置到胃肠功能恢复，胰管留置2~3周。

**6. 术后并发症的观察和护理**

（1）肠瘘　观察术后病人的腹部体征，保持胃肠减压持续有效。如果术后1周出现腹胀、腹痛发热及腹膜炎征象，或腹壁切口、腹腔引流管引出带有粪臭的液体及时通知医生。对发生肠瘘的病人，应禁食、持续胃肠减压，腹腔及腹壁切口引流接负压吸引。

（2）胰瘘　是胰十二指肠切除术后最常见的并发症和导致死亡的主要原因。观察术后病人的腹部体征，如出现腹痛、腹胀、发热症状，引流液淀粉酶明显增高，应警惕胰瘘的发生。遵医嘱给予静脉补充营养、水电解质和抑制胰腺分泌的药物。

（3）胆瘘　胆瘘发生时，可有发热、腹痛、腹膜刺激征，可有胆汁从腹部切口和引流口流出，而T形管引流液突然减少。如已发生胆瘘，应持续轻度负压吸引，局部皮肤保护，保持清洁，局部涂抹氧化锌软膏，多可自愈；长期大量胆瘘者，应禁食、胃肠减压，给予TPN，必要时考虑手术治疗。

（4）术后出血　术后1~2天的出血，多由于手术创面渗血、止血不彻底或凝血机制障碍所致；术后1~2周内的出血可因胰液、胆汁腐蚀及感染所致。表现为经引流管引出血性液内容、呕血、便血、腹痛、血压下降。出血少者给予止血药、输血等，出血量大者应手术止血。术后应用制酸剂减少胃酸分泌并防治应激性溃疡。

**7. 控制感染**　合理联合应用广谱抗生素，积极预防感染，观察各引流管，如有浑浊液引出，要做细菌培养加药敏试验。协助拍背咳痰，定时冲洗尿管，减少肺部和泌尿系感染。

**8. 术后化疗和放疗的护理**　见肿瘤病人的护理。

**（三）健康指导**

（1）40岁以上，出现消瘦、食欲不振、腹泻或便秘、腹胀、恶心等胃肠道症状者，应做胰腺检查。

（2）指导病人的饮食，少食多餐、均衡饮食。定期测血糖。

（3）告知病人缓解疼痛的方法。

（4）告知病人术后每3~6个月复查一次。

（5）告知病人进行术后继续治疗，以巩固治疗效果，延长生命，减少痛苦。

（6）告知病人放疗和化疗的副作用，积极预防。

# 目标检测

## 一、选择题

### A1/A2 型题

1. 门静脉高压症的侧支循环中，下列说法错误的是
   A. 由食管、胃底静脉入奇静脉
   B. 由脐及脐旁静脉入腹壁上、下静脉
   C. 由直肠上静脉入直肠下静脉
   D. 由腰静脉入腹膜后下腔静脉属支
   E. 腹膜后门、体静脉分支相吻合

2. 细菌性肝脓肿的主要临床症状为
   A. 恶心，呕吐　　B. 寒战，高热，肝大伴疼痛
   C. 局部皮肤凹陷性水肿　　D. 出现黄疸
   E. 可见右膈升高、运动受限

### A3/A4 型题

（3～6 题共用题干）

病人，男性，51 岁，行胆总管切开取石、T 形管引流术，目前为术后第 14 天，T 形管引流液每日 200ml 左右。无腹胀、腹痛，手术切口已拆线。体检：皮肤及巩膜黄染逐渐消退，体温 36.5℃，脉搏 80 次/分，血压 105/60mmHg。

3. 根据病人术后时间及病情，可考虑
   A. 拔除 T 形管　　B. 带 T 形管出院
   C. 继续保留 T 形管 1 周　　D. 继续保留 T 形管 2 周
   E. 继续保留 T 形管 6 周

4. 拔除 T 形管前应试行夹管
   A. 12 小时　　B. 24 小时　　C. 2～3 天
   D. 4～5 天　　E. 7 天

5. 拔除 T 形管后应重点观察有无
   A. 肠瘘　　B. 胰瘘　　C. 胆瘘
   D. 胃瘘　　E. 腹腔脓肿

6. 对该病人的健康教育重点为
   A. 定期随访　　B. 活动量指导　　C. 休息时间安排
   D. 饮食指导　　E. 注意腹壁切口的愈合

扫码"练一练"

（卞丽芳）

# 第十六章

# 周围血管疾病病人的护理

## 学习目标

1. 简述单纯性下肢静脉曲张、血栓闭塞性脉管炎的病因与病理生理要点。
2. 归纳单纯性下肢静脉曲张、血栓闭塞性脉管炎病人的护理评估内容。
3. 运用护理程序对单纯性下肢静脉曲张、血栓闭塞性脉管炎病人实施整体护理。

## 第一节　原发性下肢静脉曲张病人的护理

扫码“学一学”

下肢静脉曲张（lower extremity varicose veins）是指下肢浅静脉因血液回流障碍，导致浅静脉和交通支迂曲和扩张为主要表现的疾病，晚期常并发小腿慢性溃疡，是外科的一种常见病。按发病原因分为原发性（单纯性）和继发性（代偿性）两种。本节仅介绍原发性（单纯性）下肢静脉曲张病人的护理。

**【解剖生理概要】**

下肢静脉包括浅静脉、深静脉、交通静脉和肌静脉。浅静脉位于皮下，主要是大隐静脉和小隐静脉。大隐静脉起自足背静脉网的内侧，沿下肢内侧上行至腹股沟韧带下方的隐静脉裂孔处进入股静脉。在注入股静脉前主要有 5 个属支，即旋髂浅静脉、腹壁浅静脉、阴部外浅静脉、股内侧静脉和股外侧静脉（图 16－1）。小隐静脉起自足背静脉网的外侧，在小腿后外侧上行到腘窝处穿过深筋膜进入腘静脉（图 16－2）。下肢深静脉位于肌肉中与同名动脉伴行，在小腿称胫静脉，经腘窝称腘静脉，到大腿称股静脉，在于腹股沟韧带深面上行为髂外静脉。下肢浅、深静脉之间有交通支互相沟通，并都有静脉瓣，防止血液倒流。保持血液由远而近、由浅入深的正常流向。

**【分类】**

下肢静脉曲张根据病因可分为原发性和继发性两大类。原发性下肢静脉曲张多见于大隐静脉、单纯小隐静脉曲张较少见。

**【病理生理】**

下肢静脉曲张的主要血流动力学改变是下肢静脉血管压力升高。下肢静脉高压导致浅静脉扩张、毛细血管通透性增强，血液中的大分子物质渗入到组织间隙并积累，沉积在毛细血管周围，导致皮肤和皮下组织水肿、皮肤色素沉着、纤维化、皮下脂质硬化和皮肤萎缩、坏死，最后形成溃疡。

当大隐静脉瓣膜遭到破坏而关闭不全后，可影响远侧和交通静脉瓣膜，甚至通过属支而影响小隐静脉。静脉瓣膜和静脉壁距离心脏愈远、强度愈差，承受的压力却愈高。因此，曲张的静脉在小腿部远比大腿部明显。

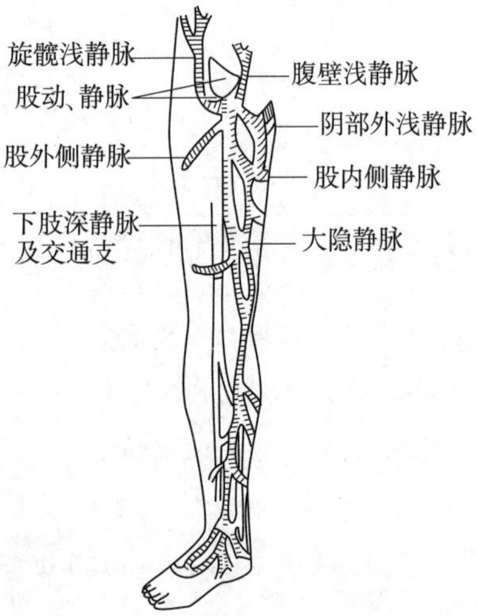


图 16－1　大隐静脉及其分支

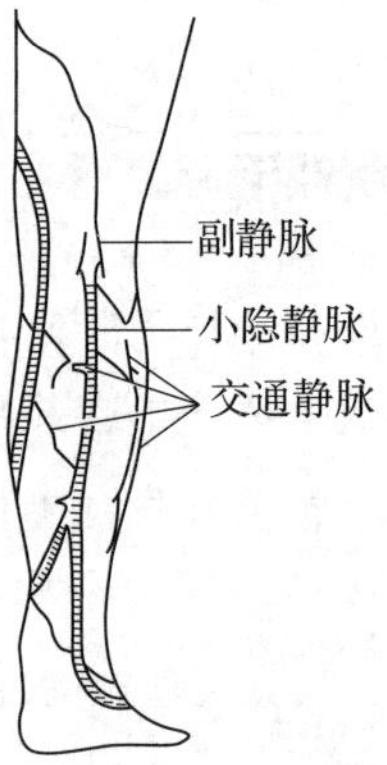


图 16－2　小隐静脉及其分支

**【护理评估】**

**（一）健康史**

**1. 原发性下肢静脉曲张**　最多见，主要原因是先天性静脉壁薄弱，瓣膜发育不良，与遗传因素有关。其次是后天性原因，如长期从事负重劳动、妊娠、慢性咳嗽、习惯性便秘等使腹压增高，或长时间站立造成下肢静脉内压力升高，促使静脉管腔扩张，致静脉瓣关闭不全（图 16－3），血流就会由上而下，由深向浅倒流，使浅静脉内压力更加增高。久之浅静脉就会逐渐延长、弯曲并扩张形成静脉曲张（图 16－4）。

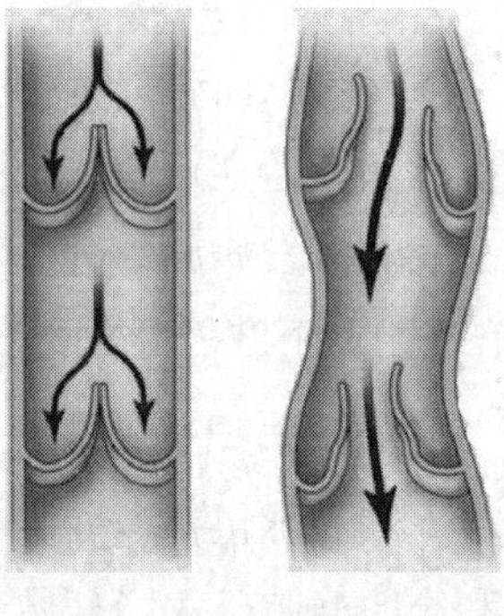

图 16－3　静脉瓣膜关闭不全

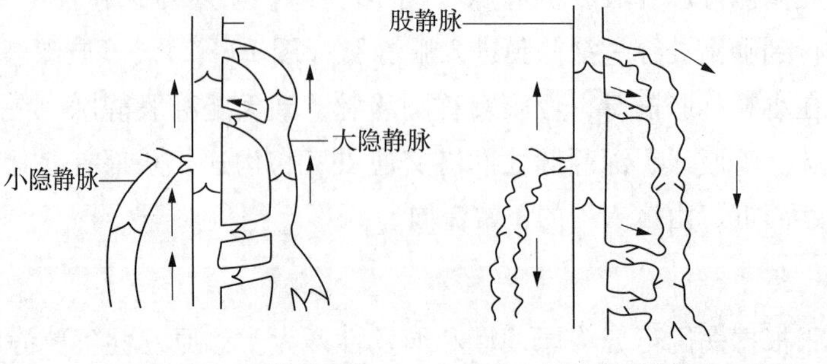


图 16－4　下肢深、浅静脉回流示意图

**2. 继发性下肢静脉曲张**　是指下肢深静脉因炎症、血栓形成而发生阻塞、妊娠子宫或盆腔内肿瘤压迫髂外静脉等原因，造成下肢浅静脉的代偿性曲张，临床上较少见。

**（二）身体状况**

原发性下肢静脉曲张以大隐静脉曲张多见。

发病早期有下肢乏力、沉重、酸胀、足部水肿等症状。后期下肢浅静脉扩张、弯曲、隆起于皮肤表面，直立时更明显。晚期皮肤可发生营养障碍，常于足靴区发生皮肤萎缩、脱屑、瘙痒、色素沉着、湿疹等，可伴有血栓性浅静脉炎、曲张静脉破裂出血、小腿慢性溃疡。

**（三）辅助检查**

**1. 特殊检查**　为了明确下肢静脉曲张的原因和选择恰当的治疗方式，必须确定深静脉是否通畅和了解浅静脉及交通支瓣膜功能状态。常用的检查方法如下。

（1）深静脉通畅试验（Perthes test）（图 16－5）　病人站立，于大腿根部扎一止血带以阻断浅静脉，待患肢浅静脉明显充盈时，嘱病人连续做下蹲、站立动作 15～20 次，观察曲张静脉的变化。如果浅静脉充盈的程度减轻或消退，表示深静脉通畅，可以手术；反之，若静脉充盈更加明显，并有胀痛不适，表示深静脉不通畅，是手术禁忌证。

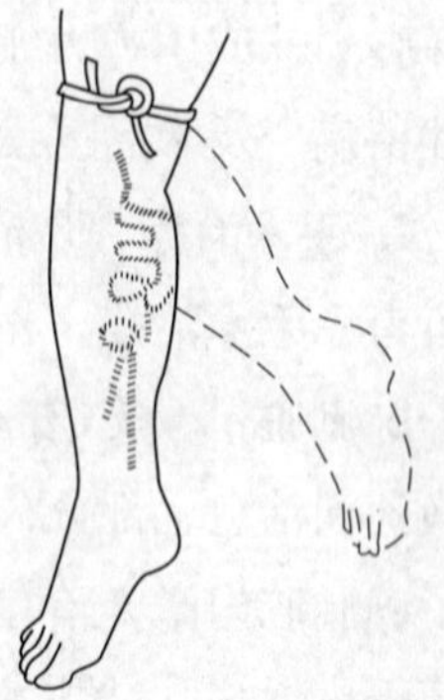

图 16－5　深静脉通畅试验

（2）大隐静脉瓣膜功能试验（Trendelenburg test）（图 16－6）　病人仰卧，抬高患肢，使浅静脉血液回流排空，在大腿根部扎一止血带以阻止大隐静脉血液回流，然后让病人站立，10 秒内放开止血带后则见大隐静脉迅速由上而下充盈，表示大隐静脉瓣膜功能不全。同理，在腘窝部扎上止血带，可以监测小隐静脉瓣膜的功能。

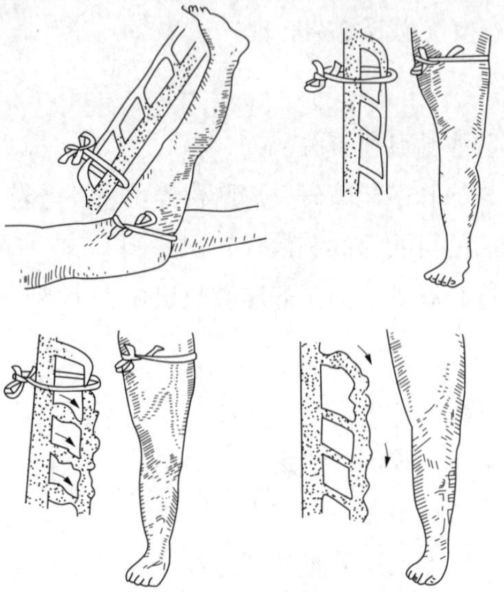

图 16－6　大隐静脉瓣膜功能试验

（3）交通静脉瓣膜功能试验（Pratt test）（图 16－7）　病人仰卧，抬高患肢，在大腿根部扎止血带。如在未放开止血带前，止血带下方的静脉在 30 秒内已充盈，这表明有交通静脉瓣膜关闭不全。然后从足趾向上至腘窝缚缠第一根弹力绷带，再自止血带处向下，扎上第二根弹力绷带。让病人站立，一边向下解开第一根弹力绷带，一边向下继续缚缠第二根弹力绷带，如果在二根绷带之间的间隙内出现曲张静脉，即意味该处有功能不全的交通静脉。

**2. 影像学检查**

（1）下肢静脉造影　是检查下肢静脉通畅情况和瓣膜功能的最可靠和最有效的方法。

（2）多普勒超声检查　可确定瓣膜关闭情况及有无逆向血流。

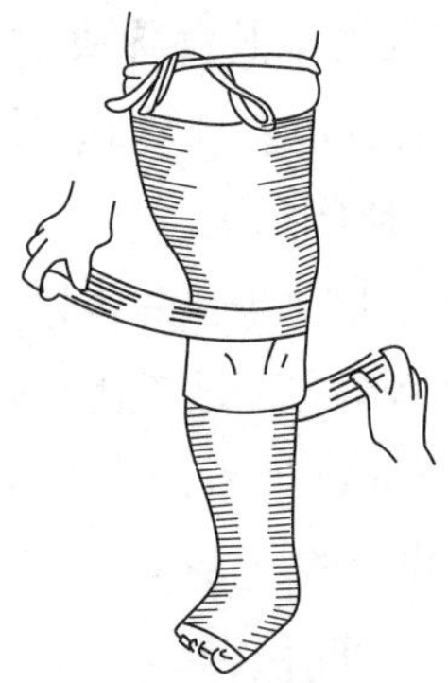

图 16－7　交通静脉瓣膜功能试验

**（四）治疗评估**

**1. 非手术治疗**　适用于早期轻度静脉曲张或不能耐受手术的病人。①避免久坐和久站，间歇抬高患肢，可穿弹力袜或用弹力绷带自足部向上缠裹小腿。②对病变范围较小的局限性静脉曲张，术后残留病变及术后复发者，可局部血管内注射硬化剂。

**2. 手术治疗**　是治疗下肢静脉曲张的根本方法。凡无手术禁忌证且深静脉通畅的病人均可考虑手术治疗。常用的手术方法有：大隐静脉或小隐静脉高位结扎术、大隐静脉或小隐静脉剥脱术、交通静脉结扎术。对合并有小腿慢性溃疡者，在静脉结扎手术后溃疡常可经换药而治愈，部分久治不愈的病人则需行溃疡及周围瘢痕切除之后做植皮术。近年来出现了静脉腔内激光治疗、内镜筋膜下交通静脉旋切刀治疗、静脉内射频消融治疗、腔镜深筋膜下交通静脉结扎术、经皮静脉生物瓣膜植入术等微创疗法。微创手术创伤小、恢复快、有替代传统治疗方式的趋势。

**（五）社会心理状态评估**

本病为慢性病程，病变肢体常感酸胀不适，甚至继发湿疹和经久不愈的溃疡，可影响正常生活和工作，使病人产生忧虑等复杂心理。

**【护理问题】**

**1. 活动无耐力**　与下肢静脉淤血有关。

**2. 皮肤完整性受损**　与静脉回流障碍、皮肤营养不良、并发感染有关。

**3. 知识缺乏**　缺乏疾病的自我保健和治疗知识。

**4. 潜在并发症**　血栓性静脉炎、曲张静脉破裂出血、小腿慢性溃疡。

**【护理目标】**

（1）患肢胀痛、沉重感减轻。

（2）慢性溃疡创面感染得到控制，溃疡创面缩小。

（3）病人了解有关疾病的保健和治疗知识。

（4）未发生并发症或及时发现并妥善处理并发症。

**【护理措施】**

**（一）非手术疗法及术前护理**

**1. 休息与活动**　避免久站久坐或长时间行走；养成良好的坐姿习惯，坐时双膝勿交叉过久，以免压迫腘窝，影响静脉回流。平卧时将下肢抬高 30°～40°，并指导病人做足背伸屈运动以促进血液回流，有利于减轻患肢的酸胀、沉重感。

**2. 指导病人正确使用弹力绷带或穿弹力袜**　可使曲张静脉保持萎瘪状态，达到控制和延缓病情发展的目的。使用弹力绷带或穿弹力袜时应注意：①宽度和松紧度适宜。弹力绷带松紧度以能扪及足背动脉搏动和保持足部正常皮肤温度为宜；弹力袜的选择必须适合腿部周径，穿着时保证平整无皱褶，短袜在膝下 1 寸处结束，长袜应在腹股沟下 1 寸结束。②包扎前应抬高患肢使静脉排空。③包扎时从肢体远端开始，逐渐向上缠绕，不应妨碍关节活动。④使用中注意观察肢端的皮肤色泽、温度、动脉搏动情况。

**3. 积极处理溃疡创面**　应注意保持创面清洁，加强换药，局部湿敷，预防继发感染。如需手术治疗，则术前 2～3 天用 70% 乙醇擦拭周围皮肤，每日 1～2 次，同时手术前按医嘱使用抗生素控制感染。

**4. 备皮**　术前 1 天认真仔细地做好患侧下肢手术野（上至脐平，下至足趾）的皮肤准备。若手术中需植皮时，还应做好供皮区的皮肤准备。

**5. 手术前 1 日**　用甲紫或记号笔画出曲张静脉的行径。

**（二）术后护理**

**1. 一般护理**　①患肢抬高 30°；②术后早期进行踝关节伸屈活动，以促进静脉血回流，减轻肢体肿胀；③术后使用弹力绷带包扎，应保持弹力绷带的松紧度，一般弹力绷带需维持 2 周左右。注意观察末梢血液循环。如患肢疼痛，应及时松开弹力绷带重新包扎。④如无异常不适，术后 24 小时，鼓励病人下床行走活动，但要避免过久站立、静坐或静立不动；⑤对行大隐静脉高位结扎加植皮者，应推迟下床活动时间，以促进植皮的成活。

**2. 观察并发症**　大隐静脉手术后并发症有继发性深静脉血栓形成，下肢高度肿胀；局部切口感染或静脉炎，可引起发热；结扎线脱落，伤口出血等。如发现上述并发症应及时报告医生处理。

**3. 健康指导**

（1）指导病人穿弹力袜或用弹力绷带。

（2）避免久站、久坐、双膝交叉过久，休息时适当抬高患肢。

（3）进行适当的肢体活动，增强静脉壁弹性。

（4）保护好患肢，避免外伤。

（5）保持大便通畅；加强锻炼，控制体重；尽量减少负重劳动。

（6）避免使用过紧的腰带和穿紧身衣物。

## 第二节　血栓闭塞性脉管炎病人的护理

扫码“学一学”

血栓闭塞性脉管炎（thromboangitis obliterans）又称 Buerger 病，是一种累及血管的炎症性、节段性和周期发作的慢性闭塞疾病。我国北方较多见，好发于青壮年男性。

病变主要累及四肢远端的中、小动脉，伴行静脉亦常受累，尤其是下肢血管。早期病变为血管内膜增厚、发硬，管腔内渐有血栓形成，使血管腔变窄，甚至闭塞，病变为阶段性，两段之间血管比较正常。晚期血管壁的炎症向周围发展，纤维组织增生、硬化，将动、静脉及血管壁上的神经包埋在一起。在血管闭塞的同时，血栓逐步机化，有侧支循环建立，但不足以代偿，可发生肌肉萎缩、骨质疏松、足部溃疡和坏死。

**【护理评估】**

**（一）健康史**

本病病因至今尚不清楚，可能与下列因素有关：①长期吸烟，是本病发生和发展的重要因素，包括主动和被动吸烟，与烟碱刺激血管收缩有关。②寒冷与潮湿的生活环境，可使血管收缩。在我国，此病的发病率以比较寒冷的北方地区多见。流行病学调查发现，80%的病人发病前有受寒和受潮史。③慢性损伤和感染，可使血管内皮损伤，导致血管炎症和闭塞。④神经内分泌紊乱、自身免疫功能异常，性激素和前列腺素失调等因素。

**（二）身体状况**

本病起病隐匿，进展缓慢，常呈周期性发作。根据肢体缺血程度可分为三期。

**1. 局部缺血期** 此期以血管痉挛为主，表现为患肢供血不足，出现肢端发凉、怕冷、小腿部酸痛、足趾有麻木感。尤其是行走一定距离后，肌肉耗氧增多，代谢增强，但患肢供血不能相应增加，代谢产物聚积，引起刺激性疼痛和肌肉抽搐，被迫停止行走，休息一定时间后，局部代谢产物被清除，疼痛等症状可缓解，但再行走后又可发作，这种现象称为间歇性跛行（intermittent claudication）。小部分病人可伴有游走性静脉炎，出现下肢浅小静脉处皮肤红、肿、有压痛，并出现条索状硬块，约2周逐渐消失，可反复出现。此期患肢皮肤温度低于正常，足背、胫后动脉搏动明显减弱。

**2. 营养障碍期** 此期除血管痉挛加重外，还有明显的血管壁增厚及血栓形成。即使休息也不能满足局部组织的血液供应，患肢出现持续性疼痛，尤以夜间为甚，病人不能安睡，常屈膝抱足而坐，或将患肢置于下垂位，以增加血供缓解疼痛。这种现象称为静息痛（rest pain）。此期足部和小腿皮肤苍白、干冷、肌肉萎缩、趾甲增厚或脆裂。足背、胫后动脉搏动消失。

**3. 坏疽期** 患肢动脉完全闭塞，血液循环中断，以致发生干性坏疽，先见于足趾尖端，逐渐累及全趾，甚至足部或更高平面。此后，坏死组织可自行脱落，形成经久不愈的溃疡；当继发腐败菌感染时，可转为湿性坏疽，患处红、肿、热、痛，流出恶臭脓液，并有全身感染中毒症状。

**（三）辅助检查**

**1. 一般检查** ①跛行距离和跛行时间试验。②皮肤温度测定：双侧肢体对应部位皮肤温度相差2℃以上，提示皮温降低侧有动脉血流减少。③肢体抬高试验（Buerger试验）：病人平卧，患肢抬高45°，3分钟后若出现麻木、疼痛、足趾和足掌皮肤呈苍白或蜡黄色为阳性，再让病人坐起，下肢自然下垂于床沿，如果超过45秒钟皮肤色泽不能恢复或足部皮肤出现潮红或发绀者提示患肢有严重供血不足。

**2. 多普勒超声检查** 应用多普勒听诊器或监听器检查，可发现病变动脉血流波形幅度降低或呈直线状态。同时还可以做阶段性测压，了解病变部位和缺血严重程度。踝肱指数，即踝压（踝部胫前或胫后动脉收缩压）与同侧肱动脉之比，正常值为0.9~1.3，低于0.9提示动脉缺血，低于0.4提示严重缺血。

**3. 肢体血流图检查** 有助于了解肢体血流通畅情况。血流波形平坦或消失，表示血流量明显减少，动脉严重狭窄。

**4. 动脉造影等检查** 可明确病变血管的部位、范围、程度和侧支循环等。但是动脉造影是一种有创检查，可加重动脉痉挛和肢体的缺血程度，故应慎重选择。

**（四）治疗评估**

血栓闭塞性脉管炎的主要治疗原则包括解除血管痉挛，促进侧支循环的建立，及预防局部感染。着重于防治病变进展，改善和增进下肢血液循环，尽可能保存肢体。一般采用多种方法综合治疗，如中、西药物，手术及高压氧疗法（hyperbaric oxygen therapy）等。

**1. 一般疗法**　绝对戒烟；防止受潮、受冷、外伤感染，肢体保暖但不做热疗，以免增加组织耗氧量；做 Buerger 运动，促进侧支循环建立。

**2. 药物治疗**　包括中医中药，以达到活血化瘀、消炎止痛的作用；血管扩张剂，能改善血液循环，缓解血管痉挛；低分子右旋糖酐，能减低血液黏度，对抗血小板聚集，改善微循环；适当使用镇静、镇痛药物；对并发溃疡感染者，应选用抗生素治疗。

**3. 高压氧治疗**　能提高血氧含量，改善组织缺氧。

**4. 手术治疗**　目的是增加肢体血供和重建动脉供血，处理因缺血引起的并发症。手术方法主要有动脉重建术、腰交感神经切除术、分期动静脉转流术、游离血管带大网膜移植术及截肢术等。

**（五）社会心理状态评估**

病人可因持续的患肢疼痛及病变加重而产生忧虑、急躁、悲观反应；后期因疼痛剧烈，一般止痛剂难以奏效，发生肢端坏疽后须截肢（amputation），而对治疗、生活丧失信心；也可由于使用麻醉性镇痛剂，出现药物成瘾。

**【护理问题】**

**1. 疼痛**　与患肢缺血、组织坏死有关。

**2. 焦虑**　与患肢剧痛、久治不愈，对治疗失去信心有关。

**3. 活动无耐力**　与患肢供血不足有关。

**4. 组织完整性受损**　与患肢远端供血不足，趾端坏疽有关。

**5. 知识缺乏**　与缺乏本病的相关知识及患肢锻炼方法的知识有关。

**6. 潜在并发症**　感染。

**【护理目标】**

（1）患肢疼痛得到有效控制或缓解。

（2）病人心理压力减轻，焦虑缓解。

（3）病人活动能力逐渐好转。

（4）患肢溃疡和感染得到有效控制。

（5）病人获得相关知识并学会患肢锻炼方法。

（6）未发生并发症或并发症得到预防或及时发现和治疗。

**【护理措施】**

**（一）非手术治疗的护理**

**1. 心理护理**　病人因持续疼痛，肢体出现溃疡、坏死，甚至手术进行截肢，容易出现悲观情绪。护士应以极大的同情心，关心体贴病人，稳定情绪，帮助病人树立信心。指导和鼓励家属给予病人足够的心理支持。

**2. 控制和缓解疼痛**　①绝对戒烟，缓解烟碱对血管的收缩作用。②肢体保暖，避免寒冷刺激，但禁止以热水袋或热水给患肢直接加温，因局部温度升高会增加组织耗氧量，加重局部缺血、缺氧。可在下腹部放置热水袋以反射性扩张远端血管。③早期轻症者，可口服妥拉唑林、烟酸，或静脉注射前列腺素 $E_1$、硫酸镁等扩血管药物，缓解血管痉挛。④应用低分子右旋糖酐，以减少血液黏稠度和改善微循环。④中医中药治疗也有一定的疗效。⑤对疼痛剧烈的中、晚期病人，常需要使用麻醉性镇痛药物，但应避免成瘾。对疼痛难以解除者，可行连续硬膜外阻滞止痛。

**3. 保护患肢，防止外伤** 保持足部清洁干燥，每日温水洗脚，勿用脚趾试水温，以免烫伤。有足癣者宜及时治疗，勿挠抓以免皮肤破溃而形成经久不愈的溃疡。对已发生溃疡部位，应避免受压、刺激，加强创面换药并遵医嘱应用抗生素。

**4. 休息与活动** 鼓励病人适度活动，以不出现肢体疼痛为度。指导病人进行 Buerger 运动，促进侧支循环建立。方法：病人平卧，抬高患肢 45°，坚持 2～3 分钟，然后双足下垂床边 2～3 分钟，再将患肢平放 2～3 分钟。同时进行踝部和足趾运动，如此反复锻炼 20 分钟，每天 3～4 次。一旦发生以下情况则不宜运动：①腿部发生溃疡及坏死时，此时运动会增加组织耗氧加重病情。②动脉及静脉血栓形成时，运动可导致血栓脱落造成栓塞。

睡觉或休息时取头高脚低位，使血液容易流至腿及足部。避免长时间维持同一姿势不变。坐时避免双膝交叉，以免影响动脉供血和静脉回流。

**5. 测皮温** 在 15～20℃室温条件下，患肢皮温常较正常侧低 2℃以上，应定期测量肢体皮肤温度，两侧对照，并加记录，用以观察疗效。

**6. 控制血管病变** 药物治疗，可使血管病变趋于稳定，注意观察药物疗效和副作用。

**（二）术后护理**

**1. 体位与活动** 静脉手术后需抬高患肢 30°，以利静脉血液回流，同时制动 1 周。对行动脉血栓内膜剥脱术或人造血管旁路移植等血管重建手术后病人应卧床，患肢平置并制动 2 周，坚持做踝部伸屈运动，促进小腿部静脉血液回流，避免下肢深静脉血栓形成。

**2. 病情观察** 密切观察血压、脉搏、肢体温度及切口渗血情况；动脉血栓内膜剥脱术及血管重建术后应观察病肢末梢循环状况，若出现肢端疼痛、麻木、苍白、动脉搏动减弱或消失时，应考虑手术部位可能发生血管痉挛或继发血栓形成，及时报告医生。对施行抗凝治疗的病人，要注意切口有无渗血和全身出血倾向。

**3. 健康指导**

（1）坚持戒烟，以消除烟碱对血管刺激。

（2）注意保暖，尤其是足部。

（3）睡觉或休息时取头高脚低位。避免久站久坐、双膝交叉而坐，适度活动。坚持进行 Buerger 运动，促进侧支循环建立，改善局部症状。

（4）进行预防并发症方面知识教育，周围血管病变发生合并症常因没有加强预防措施所致。告知病人避免肢体损伤，保持足部清洁、干燥。洗澡或洗脚时水不宜过热，勿用脚趾试水温，以免烫伤；不可赤脚走路，以防受伤；被蚊虫叮咬时应避免手抓；使用软性肥皂；以润肤液涂抹手、足、腿部，以防皮肤干燥、皲裂；鞋子须合脚，不穿高跟鞋；穿棉质袜子，勤换袜子，预防真菌感染，及时治疗脚癣。

# 目标检测

## 选择题

### A3/A4 型题

（1～3 题共用题干）

病人，女性，48 岁，教师。10 年前出现右下肢浅静脉迂曲、扩张、以内侧为甚，有时感右下肢扩张静脉处刺痛，活动后加重，休息后或晨时症状缓解。查体：右下肢腓肠肌处可见皮下静脉曲张成团，双下肢未见水肿，深静脉通畅实验（+）。入院诊断：右下肢大隐静脉曲张。行右下肢大隐静脉高位结扎及剥脱术。

1. 治疗下肢静脉曲张最根本有效的措施是
   A. 抬高患肢　　B. 穿弹力袜
   C. 患肢使用弹力绷带包扎　　D. 手术治疗
   E. 静脉曲张处注射硬化剂
2. 下肢静脉曲张非手术治疗的主要方法是
   A. 穿弹力袜　　B. 静脉曲张处注射硬化剂
   C. 局部热敷　　D. 高压氧治疗
   E. 加强行走锻炼
3. 下肢静脉曲张手术后鼓励病人早期活动的意义是防治
   A. 肠粘连　　B. 小腿肌肉萎缩　　C. 压疮
   D. 肺部并发症　　E. 深静脉血栓形成

（4～6 题共用题干）

病人，男性，50 岁，吸烟近 30 年，近两年自觉左下肢发凉，行走约 10 分钟后出现左下肢胀痛，休息片刻后缓解，再行走后疼痛又出现。查体：左下肢皮肤苍白，左足背动脉搏动减弱。

4. 该病人最可能的诊断为
   A. 下肢静脉曲张　　B. 深静脉血栓形成
   C. 动脉硬化闭塞症　　D. 多发性大动脉炎
   E. 血栓闭塞性脉管炎
5. 该病人的临床分期属于
   A. 局部缺血期　　B. 营养障碍期　　C. 坏疽期
   D. 血管痉挛期　　E. 慢性溃疡期
6. 护士对该病人护理时不妥的是
   A. 禁止吸烟　　B. 患肢加温保暖　　C. 取头高脚低位
   D. 指导病人做 Buerger 运动　　E. 坐位时避免双膝交叉

扫码“练一练”

（朱延玲）

# 第十七章

# 常见腹部外科疾病病儿的护理

## 学习目标

能描述小儿常见腹部外科疾病的护理评估、常见护理问题和护理措施。

扫码“学一学”

## 第一节　概　　述

小儿腹部外科疾病以手术治疗为主，可以在任何年龄选择手术时机，甚至可在出生后立即施行手术。决定手术时机的主要条件不是小儿的年龄，而是疾病的性质及其对病儿的危害。根据小儿的解剖、生理特点，对小儿的手术前后护理有特殊要求，以使病儿获得最好的治疗效果。

决定小儿腹部外科疾病手术时机的因素如下。

**1. 疾病的性质**　①有无自愈的可能，如脐疝有可能自愈，故应等到一定年龄如仍不自愈再行手术治疗；②病变发展的速度，如血管瘤，可有与病儿发育不成比例的迅速发展，在其他疗法效果不佳时，应及时将其手术切除；③有无恶变可能，某些肿瘤年龄愈大，其恶变的可能愈大，故应及早手术。

**2. 全身及局部情况**　若全身情况差，体重低，给予支持治疗后行手术治疗。

**3. 手术的适宜年龄**见表 17－1。

**表 17－1　小儿腹部外科非急症手术的适宜年龄**

| 病种 | 手术年龄 | 备注 | 病种 | 手术年龄 | 备注 |
|---|---|---|---|---|---|
| 脐膨出 | 生后立即手术 | 已有感染者不适宜手术 | 先天性肥厚性幽门狭窄 | 确诊后手术 | |
| 脐疝 | 2 岁以后 | 有自愈可能，嵌顿时立即手术 | 先天性肠旋转不良 | 有症状时立即手术 | 无症状不需手术 |
| 腹股沟疝 | 任何年龄 | 嵌顿时立即手术 | 先天性巨结肠 | 2 个月以后 | 2 个月前以非手术治疗为主 |
| 胆道闭锁 | 1～2 个月 | | 肛门直肠畸形 | | |
| 胆总管囊状扩张症 | 确认后手术 | | ①无瘘或有瘘，不能维持排便者 | 生后立即手术 | |
| 先天性膈疝 | 确认后早期手术 | 嵌顿时立即手术 | ②有瘘能维持排便者 | 6 个月以后 | |

**【护理评估】**

**（一）健康史**

着重了解小儿的解剖生理特点有无异常情况。

（1）新生儿体温调节功能不完善，容易受环境温度的影响而升降。新生儿皮下脂肪中饱和脂肪酸多，遇天气寒冷、保暖不良时，皮下脂肪容易变硬，发生硬肿症。

（2）新生儿正常呼吸 40～44 次/分。呼吸主要靠膈肌升降运动，婴儿以腹式呼吸为主。2 岁以后转为胸腹式呼吸。有病变时呼吸增加至 60～80 次/分，呼吸不规则，表浅。

（3）新生儿心脏呈球形，横位，心胸比率 >0.5。平均心率 120～140 次/分。血压须用 2.5cm 宽的袖带测量，新生儿血压为 60～70/40～50mmHg，1～12 岁为 90～100/65～70mmHg。2 岁后小儿收缩压的正常值为：年龄 ×2 +80，此数的 2/3 为舒张压。1 岁以上小儿收缩压低于 85mmHg，脉压小于 30mmHg 为轻度休克；收缩压 60mmHg 为中度休克；低于 60mmHg 为重度休克。

新生儿血容量约为体重的 10%，2～3 岁时为体重的 8%。少量出血亦能引起休克。

（4）新生儿出生后 10～12 小时内开始排出墨绿色胎粪 100～200g，数日后转为黄绿色粪便。若 24 小时内不能自行排便，应考虑消化道先天性畸形或先天性巨结肠等。

（5）小儿的免疫功能低下，只有 IgG 可以通过胎盘进入新生儿体内，其他 sIgA、IgM、IgD 在新生儿体内含量极低，易发生脓毒症、呼吸道和消化道感染。母乳内富含 SIgA，所以提倡母乳喂养。

**（二）身体状况**

（1）出生后 2～4 周出现进行性喷射性呕吐，呕吐物不含胆汁，右上腹部触及橄榄样肿物、质硬似软骨，应考虑先天性肥厚性幽门狭窄。

（2）出生后 24 小时仍无胎粪排出，体检会阴无肛门可确诊为直肠肛管畸形。

（3）出生后不排出胎粪或排出延迟，直肠指检见直肠壶腹部空虚，指检退出时大量粪便和气体随之排出，考虑先天性巨结肠。

（4）若病儿腹痛，黄疸，右上腹部触及囊性肿块应考虑先天性胆管扩张症。

**（三）辅助检查**

**1. B 型超声检查**　对了解先天性肥厚性幽门狭窄、直肠肛管畸形的位置高低、先天性胆管扩张症等有重要临床意义。

**2. 其他检查**　根据病情可选择 X 线平片、消化道 X 线钡造影、CT、MRCP、血常规、肝肾功能、血清电解质及血气分析等。

**（四）治疗评估**

不同疾病将采取不同的手术方法，但治疗效果与疾病性质、病变程度、病儿身体抵抗力、治疗时机与方法选择等多种因素有关。非急诊手术时，手术前充分的分析讨论，积极的手术前准备和手术后护理，对提高治疗效果有重大意义。

**（五）社会心理状态评估**

病儿家长对手术、预后有顾虑，懂事病儿可能对手术产生恐惧等。

**【护理问题】**

**1. 婴儿喂养困难**　与先天性肥厚性幽门狭窄、消化道梗阻有关。

**2. 疼痛** 与下列因素有关：①先天性胆管扩张症；②消化道梗阻等。

**3. 体液不足** 与下列因素有关：①先天性肥厚性幽门狭窄；②先天性胆管扩张症合并感染；③先天性巨结肠；④先天性直肠肛管畸形。

**4. 营养失调** 与下列因素有关：①先天性肥厚性幽门狭窄；②先天性巨结肠；③先天性肛管直肠畸形。

**5. 排便失禁** 与直肠肛管畸形术后、先天性巨结肠术后不能控制排便有关。

**【护理目标】**

病儿营养改善，体液不足及时纠正，疼痛缓解，排便失禁逐步减轻。

**【护理措施】**

**（一）手术前护理**

应详细了解病情及病儿身体情况，着重注意以下几项工作。

**1. 保温与降温** 因新生儿体温调节功能不完善，寒冷时容易发生体温不升，因此新生儿病室温度保持22～24℃，湿度55%～65%。低体温病儿须放置保暖箱或用装置辐射保暖器维持皮肤温度在36.5℃，高热要降温。

**2. 补液和营养** 有消化道畸形不能经口喂养者，要给予静脉营养。新生儿出生后1～2天按千克体重计算，每天需要热量125.5～167.3kJ/kg（30～40kcal/kg），蛋白质1.0～1.5g/kg，一周后热卡需要增加为418kJ/kg（100 kcal/kg）。小儿补液速度为10～12ml/（kg·h），有心肺疾患的小儿补液速度为6ml/（kg·h）。

**3. 胃肠道准备** 手术前禁食4小时，保持胃内空虚，以防呕吐引起窒息。若有呕吐或消化道手术者，需插鼻胃管行胃肠减压。结肠肛门手术，需手术前2天口服抗生素，以防肠道细菌污染。手术前清洁灌肠，以便手术操作。

**4. 手术前用药** 为了减少呼吸道分泌物，手术前半小时给阿托品0.02mg/kg；为了减少麻醉药的用量，使病儿安静入睡，应用苯巴比妥钠3mg/kg，新生儿不用。新生儿凝血机制不良，常于手术前应用维生素$K_1$。

**5. 皮肤准备** 新生儿皮肤娇嫩，手术区用软肥皂轻轻擦洗，注意保暖。

**（二）手术后护理**

病儿手术后返回病房时须了解手术情况、手术方式、手术时输入的液体，观察生命体征变化，继续补液及手术后用药，具体注意以下护理项目。

（1）呼吸道是否通畅，有分泌物及时吸净；气管内麻醉后注意有无喉头水肿及呼吸困难，呼吸困难者先给面罩吸氧；病儿头转向一侧，防止呕吐物误吸。

（2）监测心率、心音、心电图变化，直至手术后24～48小时且平稳后停止。

（3）胃肠道手术后需禁食2～3天。有胃肠减压者应观察鼻胃管是否通畅、流出液体的色泽和量，并观察有无腹痛、腹胀。排便、排气后拔除胃管，进流质饮食。

（4）及时更换切口敷料，注意腹部切口有无开裂情况。

（5）若长时间不能进食的病儿，给予胃肠外营养支持，浅静脉给药，葡萄糖浓度低于12%，氨基酸2g/(kg·d)，脂肪乳2～4g/(kg·d)，并用水溶性和脂溶性维生素、微量元素、氯化钾、氯化钠、胰岛素等。

（6）健康指导 ①喂完奶后，抱起婴儿，拍背，驱散胃内气体，减少呕吐发生；②指导病儿建立排便的自控能力；③逐步养成规律性排便习惯。

扫码"学一学"

## 第二节　先天性肥厚性幽门狭窄病儿的护理

先天性肥厚性幽门狭窄（congenital hypertrophic pylorostenosis）是由于幽门环肌肥厚、增生，使幽门管腔狭窄而引起的机械性幽门梗阻。是新生儿、婴儿常见的先天性畸形。

幽门壁组织增生肥厚，以环肌为著，致幽门管狭窄，造成不全梗阻（图 17－1）。胃排空受阻使胃蠕动增强，胃壁增厚，继发胃扩张。潴留乳汁刺激胃黏膜使其充血水肿。

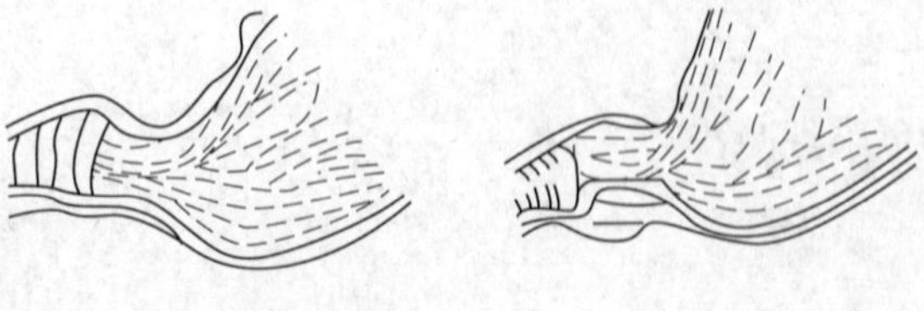


图 17－1　先天性肥厚性幽门狭窄的病理改变示意图

**【护理评估】**

**（一）健康史**

本病的病因尚不清楚，可能和遗传因素有关。也有研究认为，胃肠激素等生物活性物质紊乱及先天性幽门肌层发育异常也可导致本病的发生。

**（二）身体状况**

（1）典型病例在生后 2～4 周出现进行性喷射性呕吐，呕吐物为奶凝块，不含胆汁，有酸味。虽多次呕吐，但食欲亢进，有饥饿感，吃奶迅速有力。

（2）脱水、电解质紊乱，皮下脂肪减少，貌似老人。长期呕吐使大量胃酸丢失，导致低氯低钾性碱中毒。

（3）体检时见胃形、胃蠕动波，右上腹肋缘下可触及一橄榄样肿物，质硬似软骨。

**（三）辅助检查**

**1. 消化道 X 线钡造影**　胃不同程度扩张，蠕动增强，钡剂行至幽门部停止或仅有少许钡剂进入十二指肠。

**2. B 型超声检查**　幽门管直径大于 13mm，幽门管长于 17mm，肌肉厚度≥4mm，横切面呈"靶环"。

**3. 内镜检查**　见幽门管呈菜花样狭窄，镜头不能通过幽门管，有胃潴留。

**4. 血清电解质检查**　有低氯低钾性碱中毒。

**（四）治疗评估**

**1. 外科治疗**　诊断明确，早期行幽门环肌切开术，效果较好。可用腹腔镜治疗。

**2. 非手术治疗**　对诊断未明确，或发病晚，有其他合并症暂时不能手术者，可用非手术治疗。①阿托品溶液解痉治疗；②纠正水、电解质、酸碱平衡失调；③内镜气囊扩张幽门管。非手术治疗时，注意观察治疗效果。

**（五）社会心理状态评估**

家长对手术的顾虑，对预后的担心。

**【护理问题】**

**1. 婴儿喂养困难** 与幽门管腔狭窄、食物通过障碍有关。

**2. 营养失调：低于机体需要量** 与摄入不足、反复呕吐、需要量增加有关。

**3. 潜在的并发症** 水、电解质及酸碱平衡紊乱，吸入性肺炎等。

**【护理目标】**

（1）病儿呕吐减轻或缓解。

（2）营养状况改善。

（3）发生并发症的危险性减小。

**【护理措施】**

**（一）手术前护理**

（1）如不能排除幽门痉挛者，可试用解痉药，如0.1%阿托品溶液，进食前15～30分钟服用，每次2～6滴（先从小量开始），每天3～4次。如呕吐加剧，应考虑肥厚性幽门狭窄。

（2）纠正脱水及电解质和酸碱失衡，加强胃肠外营养。同时补充血浆或血液，每千克体重10ml。碱中毒严重时用氯化铵溶液（或盐酸精氨酸）补充；轻者用0.9%氯化钠补充。

（3）手术前4小时禁食禁饮；留置胃管；用0.9%氯化钠溶液洗胃，减轻胃黏膜水肿。

**（二）手术后护理**

（1）手术后胃肠减压6小时。清醒后6小时开始喂饲少量10%葡萄糖溶液，每次10ml，每3小时1次。24～48小时后给母乳，喂奶时应抱起婴儿，头高位，喂完后再拍背，驱散胃内气体。手术后由于胃黏膜水肿、胃炎，仍有呕吐，但呕吐频率和呕吐量渐渐减少，持续时间通常在1周以内。正常进奶后停止输液。

（2）若手术后呕吐无明显减轻，再次禁食后亦无好转，多因幽门环肌松解不彻底引起，应再次钡餐检查。若幽门仍有梗阻，应考虑再次手术。

（3）若手术中损伤胃或十二指肠黏膜，术后应禁食2～3天，推迟喂饲时间。

（4）手术前营养不良未能纠正者，术后应给予静脉营养，防止切口裂开。

（5）健康指导 指导正确喂乳方法，如喂奶时应抱起婴儿，头高位，喂完后再拍背，以减少呕吐发生。

扫码“学一学”

## 第三节 先天性直肠肛管畸形病儿的护理

先天性直肠肛管畸形（congenital anorectal malformation）是胚胎时期后肠发育障碍所致消化道畸形。其发病率在新生儿中为（1500～5000）∶1，男女大致相等，占先天性消化道畸形第一位。

按直肠末端与肛提肌（特别是耻骨直肠肌）的关系分为3类。直肠末端在肛提肌以上是高位畸形，位于肛提肌中间或稍下方为中位畸形，位于肛提肌以下为低位畸形。约有

50%以上的先天性直肠肛管畸形伴有泌尿、生殖系统之间的瘘管（图17－2至图17－4）。

高位畸形，外括约肌发育不良，内括约肌缺如；中位畸形，外括约肌尚发育正常，内括约肌发育差；低位畸形，内外括约肌发育均正常。肛门直肠畸形患儿常伴有骶椎畸形，及骶神经结构与功能异常。

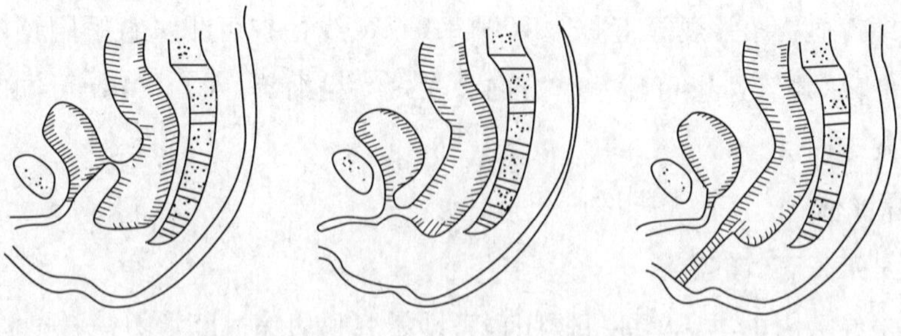

（1）　（2）　（3）

图17－2　男孩无肛合并瘘管

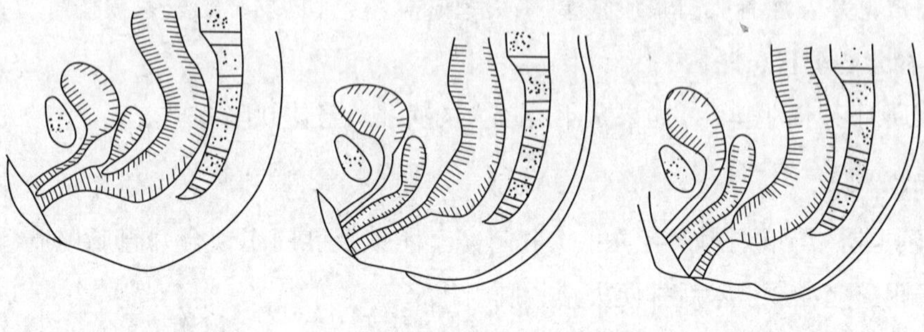

（1）　（2）　（3）

图17－3　女孩无肛合并瘘管

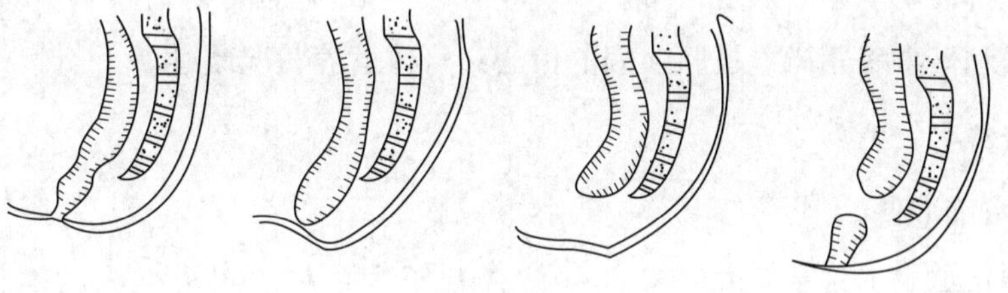

(1)　(2)　(3)　(4)

图17－4　无瘘肛门直肠畸形

**【护理评估】**

**（一）健康史**

属先天性疾病。其母在妊娠期，特别是妊娠4～12周，可能有感冒，或接触化学毒物，或有低摄入性营养障碍等病史。病儿出生后无胎粪排出或胎粪排出有异常情况。

**（二）身体状况**

不伴有瘘管的直肠肛管畸形病儿，表现为无胎粪排出、腹胀、呕吐。

伴有瘘管的病儿，瘘口狭小者表现为不能排出胎粪或仅能排出少量胎粪，病儿喂奶后呕吐，以后可吐粪样物，逐渐腹胀；瘘口宽大者出生后可不出现肠梗阻症状，几周后或几年后逐渐出现排便困难；阴道瘘可见阴道流粪；尿道瘘可见尿道口不随排尿动作而排气、排粪；膀胱瘘时全程排尿均有胎粪，尿液呈绿色。体检见会阴处无肛门；直肠闭锁而肛管正常者，直肠指检也可确诊。

**（三）辅助检查**

手术前后须行血、尿常规等检查。B 型超声、X 线检查可测量直肠闭锁的高度（直肠末端的气体影像）；瘘管造影可显示其方向、长短、粗细等。CT、MRI 可同时了解肛提肌群的发育状态及走向。

**（四）治疗评估**

手术治疗是唯一有效的方法。

低位畸形多经会阴手术。单纯肛膜闭锁者即予肛膜切除；肛管闭锁者可游离直肠盲端，经肛门拖出后行肛管成形术。高位畸形一般先行结肠造口，6～12 个月后再经腹及会阴行肛管直肠成形术。合并瘘管者行瘘管切除。

手术后常见并发症有肛门瘢痕狭窄、污粪失禁、瘘管复发、泌尿系损伤等。

**（五）社会心理状态评估**

患儿家属对手术的担心，如果是年龄较大的病儿对身体缺陷有害羞感。

**【护理问题】**

**1. 排便异常**　与下列因素有关：①肛门完全闭锁及肛门闭锁合并直肠膀胱瘘、直肠尿道瘘或直肠阴道瘘；②手术后排便失禁、肛门狭窄等。

**2. 营养失调：低于机体需要量**　与肛门闭锁所致腹胀不能进食和呕吐有关。

**【护理目标】**

（1）病儿排便功能逐渐恢复正常。

（2）家属和懂事病儿树立战胜疾病的信心；身体营养状况改善。

**【护理措施】**

**（一）手术前准备**

（1）按消化道手术行常规准备。

（2）手术前放置导尿管，供手术中了解尿道的位置，以免误伤。

（3）合并瘘管或已做结肠造瘘者，手术前应清洁肠道。瘘管内留置支架管，供手术中了解瘘管的位置。

**（二）手术后护理**

（1）小病儿置暖箱内保温。

（2）平卧，头转向一侧，防止误吸呕吐物，保持呼吸道通畅，继续留置胃管。

（3）禁食，补液，可给静脉营养支持，纠正贫血和低蛋白血症。

（4）随时清洁会阴，擦洗伤口及周围的污粪，尽可能保持皮肤干燥。

（5）观察拖出肠管的黏膜色泽、肠管有无回缩。

（6）合并膀胱、尿道瘘者，手术后应观察有无尿液从肠腔排出。

（7）手术后 1 个月扩肛，1 天 1～2 次。扩肛器从 1cm 直径开始，由小到大，直到排便完全正常为止。

（8）健康指导　做好家属和病儿思想工作，消除心理障碍和自悲心理；指导病儿建立排便的自控能力，训练逐步养成规则性排便习惯。

扫码“学一学”

# 第四节　先天性巨结肠病儿的护理

先天性巨结肠（congenital megacolon）是结肠远端及直肠肠壁肌间神经丛中缺乏神经节细胞，导致该段肠管处于痉挛狭窄状态，丧失蠕动和排便功能，使近端结肠扩张、肥厚而形成巨结肠改变。在形态上可分为痉挛段、移行段和扩张段3部分（图17-5）。根据无神经节细胞肠段范围长短分为：①常见型，病变自肛门向上达乙状结肠远端，占85%；②短段型，局限于直肠远端，占10%；③长段型，自肛门向上达降结肠远端，占4%；④全结肠型，占1%；⑤全结肠及回肠以上病变型，此型少见。

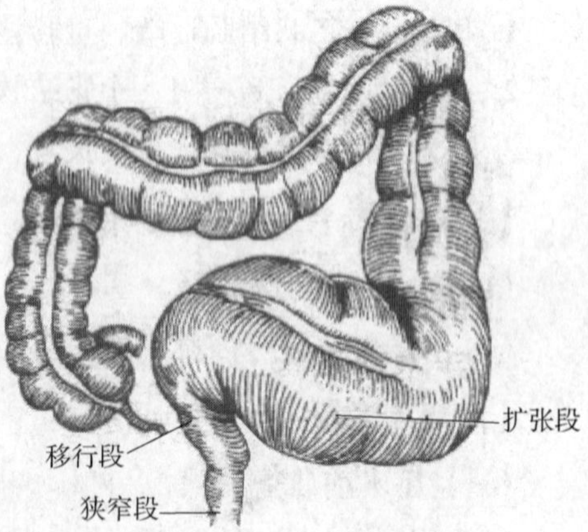

图17-5　先天性巨结肠的外观

**【护理评估】**

**（一）健康史**

属先天性疾病，母体在妊娠12周前后可能有感冒或受病毒感染、代谢紊乱、接触化学毒物等病史，从而使远端结肠段神经节细胞发育停滞。本病有遗传倾向性，可在同胞兄弟间发病。

**（二）身体状况**

（1）出生后24~48小时见胎粪不排或排出延迟，呈功能性肠梗阻。多需灌肠或用开塞露后才有较多胎粪排出。常伴腹胀、呕吐，腹部可见马蹄状肠型。直肠指检可发现直肠壶腹部空虚，指检退出时大量粪便和气体随之排出。随着年龄增大，病儿主要表现便秘、腹胀、营养不良，常需灌肠排便。

（2）并发症　因肠管膨胀，肠壁血液循环障碍，易合并感染而致小肠结肠炎，表现腹胀、腹泻、高热，迅速出现严重脱水，肠管扩张引起呼吸窘迫、中毒症状，病死率很高。其他可见腹膜炎、肠梗阻、肠穿孔等并发症。

**（三）辅助检查**

腹部X线检查可见扩张充气的结肠影或肠梗阻表现；稀钡灌肠以了解痉挛段的长度和钡剂残留于结肠的时间长短；直肠测压可了解肛管有无正常松弛反射；活体组织检查即取病变肠壁黏膜下及肌层组织做病理检查以确定有无神经节细胞存在。

**（四）治疗评估**

超短段型或尚未确诊者需接受非手术治疗，包括扩肛、使用开塞露及缓泻剂、盐水灌肠、营养支持等。

对全身情况好，无手术禁忌者，均应尽早施行根治术。切除病变肠段，包括明显扩张、肥厚而神经节细胞变性的近端结肠，解除功能性肠梗阻，将正常结肠与肛管直肠吻合。手术效果基本满意，为了减少并发症，应早期诊断早期手术。手术后可能并发症有吻合口狭窄、吻合口漏、术后小肠结肠炎、便秘等。

**（五）社会心理状态评估**

长期不能自行排便，需要灌肠治疗，病儿害怕灌肠不能合作。时间长，家属对此产生厌烦情绪。

**【护理问题】**

**1. 便秘** 与乙状结肠远端、直肠痉挛及低位功能性肠梗阻有关。

**2. 潜在并发症** 肠梗阻、小肠结肠炎、腹膜炎。

**3. 手术后潜在并发症：排便失禁** 与肛门内外括约肌功能发育不全有关。

**【护理目标】**

（1）病儿排便功能改善。

（2）未发生有关并发症或发生时能及时发现及时处理。

**【护理措施】**

**（一）手术前准备**

（1）用0.9%氯化钠溶液灌肠，每日1次，每次用量100ml/kg左右，直到积粪排尽为止，通常需1~2周。为确保灌肠有效，尽可能减少副作用，要求如下：①灌肠前先在X线片上了解痉挛段肠管的长度，肠曲走向，以便橡胶肛管插入。②选择合适的橡胶肛管以轻柔手法插管，遇到阻力时应退回或改变体位再前进，避免粗暴操作而导致肠穿孔。如病儿剧烈腹痛，肛管内有血液或灌肠液体只进不出，腹胀，应及时报告医生。③忌用清水灌肠，避免发生水中毒危险。④用0.9%氯化钠溶液多次反复冲洗，每次抽出量应与注入量相等，同时手法按摩腹部帮助粪便排出。若灌入液体流出不畅，可能的原因有橡胶肛管被粪便阻塞，或扭转，或插入深度不够，应更换橡胶肛管或调整其位置；若粪便硬而成团，可在灌洗后用液状石蜡50~100ml保留灌肠，有利于下次灌洗。

（2）术前2天口服抗生素。

（3）营养不良、低蛋白血症者应加强营养支持。

（4）其他同腹部一般手术前准备。

**（二）手术后护理**

（1）按腹部手术后常规护理。如禁食；记录胃肠减压量，注意胃肠液的性质；肠蠕动恢复后，肛门排气排便后拔除胃管，并给少量流质饮食，2~3天后改为半流质饮食。

（2）禁食期间静脉补液，给予静脉营养支持，补充蛋白质，促进切口和吻合口愈合。

（3）做好会阴部护理。如行直肠后结肠拖出，直肠结肠前壁环钳术，手术后暴露会阴部，保持局部清洁。每天观察环钳钳夹松紧度，正常6~7天环钳自行脱落，如脱落过早要注意有无腹膜炎。

（4）手术后2周左右开始扩肛，每天1次，坚持3~6个月。同时训练排便，改善排便功能。

（5）高热、腹泻水样奇臭粪便，伴腹胀，应考虑小肠结肠炎，有生命危险，应报告医师协助医师进行抢救。

（6）健康指导 手术前做好家长、病儿思想工作，理解灌肠的意义并教会家长灌肠治疗的方法；手术后加强排便自控能力的训练，首先要培养规律性排便习惯，每次要力求排空大便，早期培养坐位排便、便后坐浴的良好习惯，力争消除污粪。

扫码“学一学”

## 第五节　先天性胆管扩张症病儿的护理

先天性胆管扩张症可发生于肝内、外胆管的任何部分，因好发于胆总管，故称为先天性胆总管囊肿（congenital choledochus cyst）。

根据胆管扩张的部位、范围和形态，分为5种类型（图17-6）。Ⅰ型：囊性扩张，可累及肝总管、全部或部分胆总管。Ⅱ型：胆总管壁侧方局限性扩张呈憩室样膨出。Ⅲ型：胆总管开口部囊性脱垂。Ⅳ型：肝内、外胆管扩张。Ⅴ型：肝内胆管扩张。

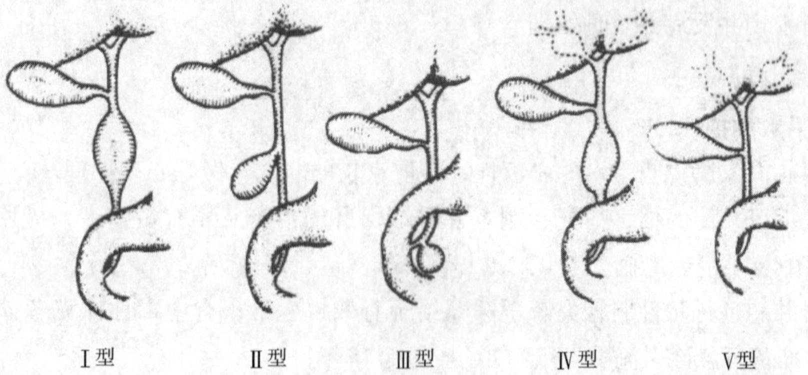


图17-6　先天性胆管囊状扩张症的病理类型

胆道走行异常、胆汁潴留，可引起胆管炎，久之造成胆汁性肝硬变。胆管上皮有破坏、萎缩，以致黏膜溃疡，肌层变性、肥厚、管腔高度扩张。囊性扩张的胆管腔内也可有胆石形成，甚至癌变。

**【护理评估】**

**（一）健康史**

是多种因素参与的先天性发育畸形，胚胎时期胆总管和胰管未能正常分离，胆总管远端狭窄、近端囊性扩张而发病。

**（二）身体状况**

典型表现是腹痛、腹部包块和黄疸三联症。

腹痛位于上腹部，当合并胆管炎时可为持续性疼痛伴发热、呕吐、厌食；黄疸呈间歇性，合并感染时黄疸加重；80%以上病儿右上腹可触及表面光滑的囊性肿块。晚期可出现胆汁性肝硬变。

**（三）辅助检查**

血清胆红素、血淀粉酶及肝功能测定，有助于明确黄疸的类型、肝损害的程度、胰腺有无损伤；B型超声见右上腹巨大囊性包块，有液平段；经皮肝穿胆道造影检查可显示扩大的胆道及分支；磁共振胰胆管造影是目前最新的胆管造影法，不需要造影剂，经计算机处理后，仅留胆管和胰管清晰的立体结构影像。

**（四）治疗评估**

在病儿情况允许时，完全切除囊肿和胆肠内引流术是主要治疗方法，疗效好。本病一经诊断应尽早手术，否则可反复发作感染致肝硬变、癌变或囊肿破裂等并发症。手术后可能发生术后出血、胆瘘、肠瘘、上行性胆管炎等并发症。

**（五）社会心理状态评估**

家属对手术预后的担心，病儿对手术的害怕。

**【护理问题】**

**1. 焦虑或恐惧**　与黄疸等表现加重、顾虑手术预后有关。

**2. 有感染的危险**　与胆管囊肿及胆汁淤滞有关。

**3. 手术后潜在并发症**　①胆瘘；②切口感染；③肠瘘；④上行性胆管炎。

**【护理目标】**

1. 家属及病儿树立战胜疾病的信心。
2. 及时发现并发症并及时处理。

**【护理措施】**

**（一）手术前护理**

（1）耐心向家属说明手术的必要性，争取家长的配合，做好心理护理。

（2）根据肝功能的损害情况，制定并采取保肝的措施。若有黄疸者，应用维生素 $K_1$，以减少手术中及手术后出血。

（3）合并急性化脓性胆管炎者遵医嘱给予有效抗生素；有中毒性休克者，应立即抢救休克，同时准备行急诊引流手术。

（4）其他按腹部手术前常规进行。

**（二）手术后护理**

按腹部手术后常规护理外，还要加强以下护理。

（1）外引流病儿要注意观察每天胆汁的引流量，及时补充水、电解质。

（2）囊肿切除术后病儿应全面监护。保持胃肠减压通畅，观察腹腔引流液情况，调整输液计划。若有腹痛加剧，腹肌紧张、压痛、反跳痛出现，腹腔穿刺有胆汁或腹腔引流为胆汁，即为胆漏可能，应及时通知医师。

（3）继续抗感染，保护肝功能等。

（4）健康指导　向家属介绍有关胆道疾病的书籍，初步掌握基本的卫生科普知识；加强小儿饮食卫生的安全监护，宜少量多餐，进低脂易消化食物；如有腹痛、腹胀、恶心呕吐等不适时，应及时医院复诊。

## 目标检测

### 思考题

病儿，女性，出生 8 个月 ，全身皮肤黄染，查体右上腹触及一囊性包块。CT 提示先天性胆管囊状扩张症 I 型，准备行手术治疗。

请问：

请你提出常见护理问题和相应护理措施。

（朱延玲）

模块五

# 泌尿外科疾病病人的护理

扫码“学一学”

# 第十八章

# 泌尿系统疾病病人的护理

**学习目标**

1. 简述泌尿、男性生殖系统疾病的常见症状及诊疗操作；泌尿、男性生殖系统疾病的病理解剖特点。
2. 归纳排尿异常和尿液异常的种类及各种类型的概念；泌尿、男性生殖系统疾病病人的临床表现、辅助检查、治疗原则；泌尿、男性生殖系统疾病的诊疗操作的护理。
3. 运用护理程序对泌尿、男性生殖系统疾病的病人实施整体护理。

## 第一节　泌尿系统疾病的常见症状及诊疗操作的护理

泌尿系统疾病常见症状有排尿异常、尿液异常、尿道分泌物、疼痛及肿块。本节着重介绍前两项内容。

### 一、排尿异常与护理

正常人一般日间排尿4～6次，夜间0～1次。尿的生成是个连续不断的过程，当膀胱中的尿量充盈到一定程度时（400～500ml），便可引发排尿的反射活动，此活动受机体神经系统调控。贮尿或排尿的任何一方发生障碍，排尿异常就随之发生。常见的排尿异常有尿频、尿急、尿痛、排尿困难、尿潴留及尿失禁等。

**（一）常见症状**

**1. 尿频**　指排尿次数增多，甚至每几分钟就排尿一次。其中每次尿量减少者，常由泌尿系统炎症、尿路梗阻等引起；若每次尿量不减少，则可能为生理性原因（例如大量饮水）或者糖尿病、尿崩症等病理性原因所引起。

**2. 尿急**　指有尿意便迫不及待地要排出而不能自制。原因常为下尿路（即膀胱、尿道）急性炎症或各种原因导致的膀胱容量显著减少。

**3. 尿痛**　指排尿过程或排尿后尿道疼痛感。疼痛程度烧灼样至刀割样不等，是尿道感染的特征性症状。常与尿频、尿急并存，合称膀胱刺激征。前列腺炎、膀胱结石、尿道结石亦伴有尿痛。

**4. 排尿困难**　指尿液排出不畅。表现为排尿延迟、费力、射程变短、尿线变细、尿滴沥等。多由下尿路梗阻引起。

**5. 尿潴留**　指膀胱内积有大量尿液而不能排出。按形成原因可分为机械性和功能性两类。前者多系尿道机械性梗阻，病人有尿意窘迫感，表情痛苦；后者由中枢、脊髓神经病变引起，膀胱弛缓，无尿意。

**6. 尿失禁**　指膀胱内尿液不受自主控制而自尿道流出。分为以下四类。

（1）真性尿失禁　膀胱或尿道括约肌失去收缩功能，膀胱内无残余尿。

（2）假性尿失禁　又称溢出性尿失禁。膀胱过度充盈致使其内压力大于尿道括约肌控制能力，尿液不随意地由尿道流出，见于前列腺增生等。

（3）压力性尿失禁　咳嗽、喷嚏或大笑等腹压增加时尿液不随意地流出，多见于女性。多次分娩或产伤造成膀胱支持组织或盆底松弛所致。

（4）急迫性尿失禁　严重尿频尿急时膀胱不受意识控制而发生排空，多继发于膀胱严重感染。

**（二）护理**

**1. 心理护理**　待病人热情，安慰病人，消除病人焦虑、紧张、羞涩、自卑等不良情绪。

**2. 对症处理**

（1）尿路刺激征者，适当休息，多饮水以增加尿量。

（2）尿潴留病人，取适当体位，病情允许时协助病人以习惯姿势排尿，如扶病人坐起或抬高上身。按摩、热敷下腹部，以便解除肌肉紧张，促进排尿，或者针刺中极、曲骨、三阴交穴等多可解除。经上述处理无效者，可行导尿术，但每次排尿量不宜超过1000ml。若导尿失败，可行耻骨上膀胱穿刺或膀胱造瘘术。

（3）尿失禁病人，保持病人会阴部清洁干燥，做好皮肤护理，应用接尿装置。长期尿失禁病人，必要时可留置导尿管。指导病人进行收缩和放松会阴部肌肉的锻炼，加强尿道括约肌的作用，恢复控制排尿功能。

**3. 生活护理**　病人常因尿液外溢而污染被褥、内裤，故应及时更换。保持床单位清洁干燥无异味。每日清洗会阴部2～3次，涂擦护肤剂，防止皮炎发生。

## 二、尿液异常

**（一）常见症状**

**1. 血尿**　血液随尿液排出。根据含血量不同可分为镜下血尿及肉眼血尿。

（1）镜下血尿　尿色正常，镜下每高倍镜视野下红细胞达3个以上，血量较少。

（2）肉眼血尿　病变已较明显，每1000ml尿液中含血量达1ml以上，肉眼观察尿液有血色。根据血尿出现的不同时段，可将肉眼血尿进行如下分类。①初血尿：血尿见于排尿开始，提示病变在尿道或膀胱颈部。②终末血尿：血尿见于排尿终末，提示病变在膀胱颈部、三角区或后尿道。③全程血尿：血尿见于排尿全程，提示病变在膀胱或者以上部位。

**2. 脓尿**　普通尿检显微镜下每高倍视野可见5个以上脓细胞者称为脓尿，提示有感染发生。

**（二）护理**

**1. 心理护理**　肉眼血尿者多有恐惧心理，应耐心指导病人有关血尿知识，消除顾虑。

**2. 休息** 适当限制活动，必要时绝对卧床，密切观察血压、脉搏等变化。

**3. 正确留送标本** 尿常规标本以清晨第一次尿为宜。采集尿液时男性应翻起包皮，局部清洗后留取。女性清洗外阴后留取中段尿以避免混入白带、经血或其他分泌物。采集后及时送检。血尿严重者可按排尿先后多次留取标本，动态比较血尿颜色变化，判断病情。

**4. 尿三杯试验** 初步判断血尿或脓尿的来源及病变部位。收集时尿流不应中断。最初10～15ml为第一杯，最后10ml为第三杯，中间部分为第二杯。第一杯尿液异常提示病变在前尿道；第三杯异常提示在后尿道或膀胱颈部；三杯均异常，提示病变于膀胱以上。

## 三、诊疗操作与护理

### （一）X线检查与护理

**1. 尿路平片（KUB）** 用于两侧肾脏、输尿管、膀胱及后尿道的检查。显示肾轮廓、大小、位置、钙化及尿路结石等。

**2. 静脉肾盂造影** 腹部加压下常规静脉注射有机碘造影剂（泛影葡胺或醋碘苯酸钠）20ml。分别于注射后5、15、30、45分钟摄片。观察肾盂、输尿管及膀胱的形态及肾功能。因造影剂经血液循环到达肾脏并由尿液排泄，又称排泄性尿路造影。妊娠及肾功能严重受损者禁忌此项检查。

**3. 逆行肾盂造影** 通过膀胱镜做输尿管插管，逆行注入造影剂于两侧输尿管、肾盂及肾盏，显示其形态。特点是造影清晰，且造影剂不通过血液循环，全身反应较少。

**4. 肾动脉造影** 经股动脉穿刺插管至肾动脉，注入造影剂显示双肾动脉、腹主动脉及其分支。适用于肾血管疾病、肾实质肿瘤等。

**5. CT** 是泌尿外科非上皮肿瘤诊断和临床分期的重要检查方法，对于泌尿系囊肿、结核、结石、畸形等病变亦有很高诊断价值。

护理措施：术前需做常规肠道准备。摄片前一日食少渣饮食，限制饮水12小时。术前晚服缓泻剂，术日晨禁食并排空膀胱以保证X线片清晰度。应用造影剂者行碘过敏试验。检查中注意观察病人的反应。如恶心、呕吐、胸闷、眩晕或心悸等，疑为早期碘过敏反应，应立即停止注药并皮下注射0.1%肾上腺素1mg，吸氧及观察生命特征。

### （二）膀胱镜检查与护理

膀胱镜检查系泌尿外科最重要的内镜诊疗方法，用于膀胱内病变的诊断与治疗（图18－1）。另外可以经过膀胱镜做输尿管插管，见上文逆行肾盂造影。严重全身感染或尿路急性炎症，尿道狭窄，膀胱容量小于50ml，严重心、肝或肾功能不全者不宜此种检查。

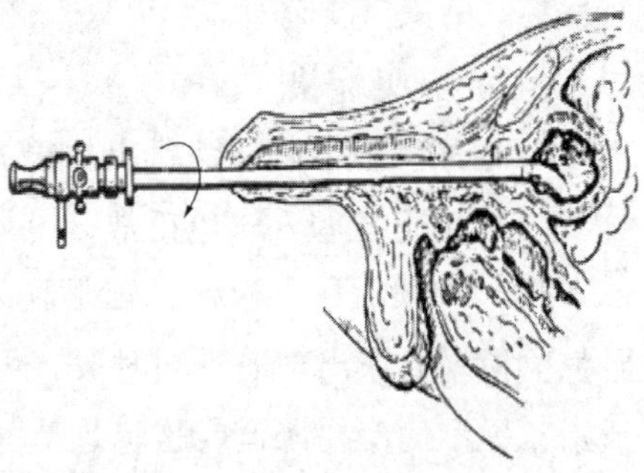

图18－1 膀胱镜检查

护理措施：①术前核对、解释，取得病人配合。备好检查器械、用品。②协助安置体位，消毒与铺巾，做好术中配合。③术后注意观察尿道有无出血及排尿情况。少量尿道出血可用纱布垫压迫或冷敷。如尿流不畅应行热敷。嘱病人适当多饮水增加尿量，从而减轻尿痛及术后感染。

### （三）膀胱冲洗与护理

膀胱冲洗是指将一定剂量的药液通过留置导尿管或耻骨上膀胱造瘘管注入膀胱后再由

导管排出，反复数次加以冲洗的过程。常用0.9%氯化钠溶液。冲洗液温度一般以35～37℃为宜（膀胱出血时选用冷冲洗液）。主要用于泌尿外科术前准备、长期留置导管预防感染或前列腺、膀胱手术后清除膀胱内血液、脓汁等。具体方式有开放式膀胱冲洗法和密闭式膀胱冲洗法。

**1. 开放式膀胱冲洗法**　先将留置导尿管或耻骨上膀胱造瘘管的玻璃连接管分开，将其远端引流管部分以无菌纱布保护好放置于一边，近端引流管末端部分用乙醇消毒外口。然后一手将无菌纱布托住近端引流管末端，另一手将抽有冲洗液的冲洗器或大注射器连接在其末端，将冲洗液缓慢注入膀胱。注入后使液体自然流出或缓慢吸出。如此反复冲洗至流出液澄清。术后将远端引流管也冲洗一次，重新以玻璃连接管连接在近端引流管上继续引流。

**2. 密闭式膀胱冲洗法**　将冲洗液倒入输液瓶内并悬吊于输液架上，距离病人骨盆约1m距离（图18－2）。

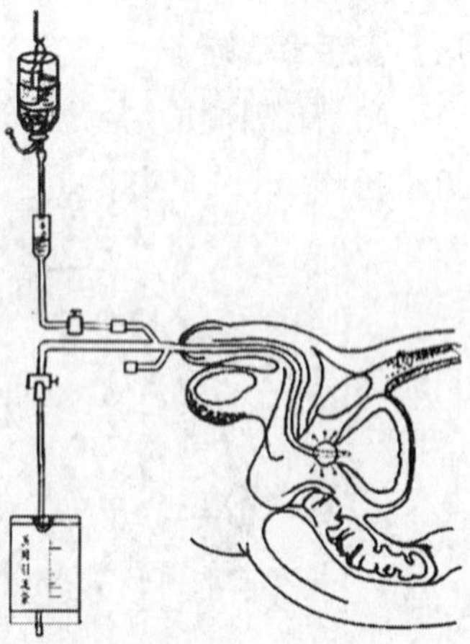

图18－2　密闭式膀胱冲洗法

**3. 膀胱持续冲洗**　选用三腔导尿管，将膀胱冲洗液悬挂在输液架上，将冲洗管与冲洗液连接，Y形管一头连接冲洗管，另外两端分别连接导尿管和尿袋。连接前对各个连接部进行消毒。注意冲洗液的量及颜色、入量和出量、患者膀胱有无憋胀感。

膀胱冲洗时应严格执行无菌操作。冲洗过程中观察病人的反应。如有鲜血、剧痛或者回流量少于注入量等异常情况时暂停冲洗及时与医生联系。

## 第二节　泌尿系统损伤病人的护理

扫码“学一学”

肾、输尿管、膀胱及后尿道受到周围组织和器官的良好保护，通常不易受损。一旦损伤往往以合并伤出现，合并于胸、腹、腰部或者骨盆受到严重暴力打击、挤压以及穿通伤等情况。因此上述部位严重损伤时（例如骨盆骨折）要注意有无泌尿系统损伤；反过来确诊了泌尿系统损伤也要注意有无其他脏器的损伤。泌尿系统损伤中以男性尿道损伤最常见。其次是肾和膀胱损伤，输尿管损伤最少见。

泌尿系统损伤的主要表现是出血和尿外渗。大出血可引起休克，血肿和尿外渗可继发感染，严重时导致脓毒症、周围脓肿亦或尿瘘、尿道狭窄。所以对于泌尿系统损伤尽早诊断，正确合理的初期处理，显得尤为重要。

**【护理评估】**

**（一）健康史**

**1. 肾损伤**　肾脏属于腹膜外位器官，解剖位置比较深，受到腰肌、脊柱等保护，加之本身又具有一定的活动度，故一般不易受损。但是肾实质脆弱，包膜薄，一旦受到暴力打击也可以引起肾损伤。多见于成年男子。

（1）开放性损伤　刀刃、弹片等锐器直接贯穿累及肾脏，伤情复杂且严重。

（2）闭合性损伤　在肾损伤中最多见。通常由腰腹部撞击、挤压或肋骨骨折片刺伤肾脏等直接暴力或者高处跌下等间接暴力所引起。根据损伤程度分为四种情况（图18－3）。

1）肾挫伤　最多见。肾被膜及肾盂黏膜完整，血尿轻，多可自愈。

2）肾部分裂伤　肾实质部分裂伤伴肾被膜破裂或肾盂、肾盏黏膜破裂。前者形成肾周围血肿和尿外渗，后者以血尿为主。亦可自愈。

3）肾全层裂伤　肾被膜、肾实质、肾盂肾盏黏膜均破裂，有大量血、尿外渗及明显血尿。需手术治疗。

4）肾蒂损伤　肾蒂血管破裂，血尿不明显，但可因大出血、休克而迅速致死。需立即手术治疗。

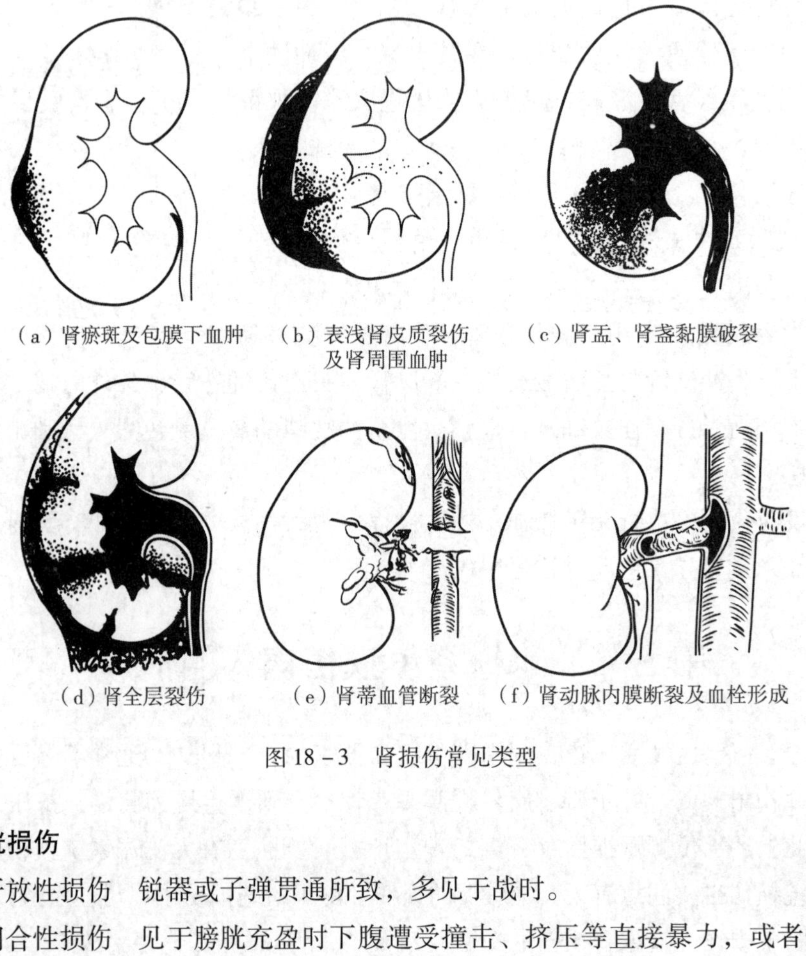

（a）肾瘀斑及包膜下血肿　（b）表浅肾皮质裂伤及肾周围血肿　（c）肾盂、肾盏黏膜破裂

（d）肾全层裂伤　（e）肾蒂血管断裂　（f）肾动脉内膜断裂及血栓形成

图 18－3　肾损伤常见类型

**2. 膀胱损伤**

（1）开放性损伤　锐器或子弹贯通所致，多见于战时。

（2）闭合性损伤　见于膀胱充盈时下腹遭受撞击、挤压等直接暴力，或者骨盆骨折骨片刺破膀胱壁等情况。

（3）医源性损伤　见于膀胱镜检查或治疗。

**3. 尿道损伤**　男性尿道以尿生殖膈为界分为前、后两部分。前尿道含球部和阴茎部；后尿道含前列腺部和膜部。尿道损伤中以球部和膜部损伤多见。当骑跨伤或者会阴部受暴力打击时，尿道球部被挤压于硬物与耻骨弓之间而受损。外伤致耻骨或坐骨骨折时，尿道膜部可随尿生殖膈同时撕裂。此外金属器械检查不当亦可造成医源性损伤。

**（二）身体状况**

**1. 肾损伤**

（1）疼痛　肾包膜下损伤、肾周围组织损伤时可有患侧腰、腹部疼痛；输尿管内有血块通过时可出现肾绞痛；尿液、血液渗入腹腔或伴有腹部器官损伤时，可有全腹痛和腹膜刺激征。

（2）血尿　与损伤程度不一定成比例。当肾挫伤时血尿轻微；肾部分裂伤或全层裂伤时呈肉眼血尿；当肾蒂血管断裂时，血尿可不明显，甚至无血尿。

（3）腰腹部肿块　出血、尿外渗积聚于肾周围而形成肿块，可有触压痛和肌强直。

（4）休克　其严重程度与肾损伤的程度及是否合并其他脏器损伤有关。

**2. 膀胱损伤**

（1）疼痛　由于膀胱经历了腹膜反折，所以疼痛表现不一。腹膜反折以上膀胱破裂（即腹膜内型膀胱破裂）时尿液流入腹膜腔而引起急性腹膜炎症状，疼痛由下腹部扩散至全腹；腹膜反折以下膀胱破裂（即腹膜外型膀胱破裂）尿外渗到膀胱周围组织及耻骨后间隙，引起急性蜂窝织炎，疼痛局限于下腹部（图 18－4）。

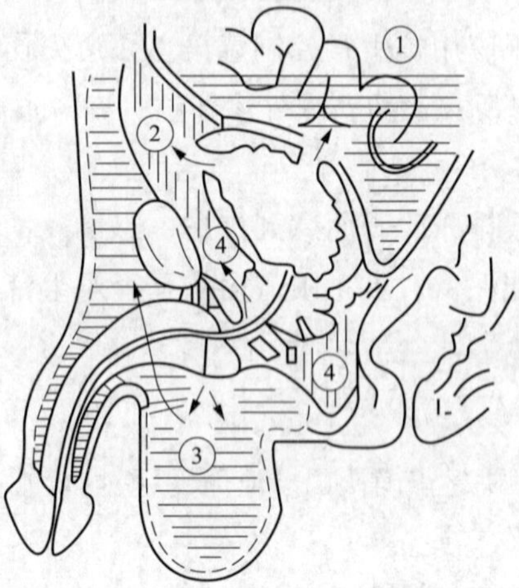


图 18－4　下尿路损伤尿外渗范围

①腹膜内垂膀胱损伤；②腹膜外型膀胱损伤；③前尿道损伤；④后尿道损伤

（2）排尿障碍　膀胱破裂后，尿液流入腹腔或膀胱周围，病人有尿意但不能排尿，或仅排少量血尿。

（3）休克　尿外渗、腹膜炎长时间未处理并发感染，可引起感染性休克；骨盆骨折大出血等可导致出血性休克。

**3. 尿道损伤**

（1）疼痛　尿道球部损伤，会阴部肿胀、疼痛，排尿时加重；后尿道损伤伴骨盆骨折，活动时疼痛，以下腹部为重。

（2）尿道口滴血或血尿　前尿道损伤，即使不排尿也有尿道口滴血；后尿道损伤，可无尿道口滴血或排尿终末滴血；尿道完全断裂时，因尿潴留、尿道断端收缩，血尿不明显。

（3）排尿困难与尿潴留　尿道损伤后由于局部水肿，尿道括约肌痉挛，以及尿道的完整性破坏均可引起排尿困难与尿潴留。

（4）尿外渗　损伤部位及程度的不同可以引起不同范围的尿外渗。前尿道损伤渗入会阴、阴囊及阴茎周围；后尿道损伤同腹膜外型膀胱破裂一样，也渗入膀胱周围组织及耻骨后间隙（图 18－4）。

**（三）辅助检查**

**1. 实验室检查**　尿中含多量红细胞。血红蛋白、血细胞比容持续降低提示活动性出血，血白细胞计数增多提示感染。

**2. B 超检查**　提示肾、膀胱、尿道损伤部位及程度，血肿、尿外渗等情况。

**3. CT 检查** 显示肾实质裂伤、尿外渗和血肿范围及无活力肾组织。

**4. X 线检查** 可以发现骨盆或其他部位骨折。

**5. 静脉肾盂造影** 观察肾盂、输尿管及膀胱的形态和肾功能，评价其损伤范围、程度。

**6. 导尿** 导尿管不能置入膀胱说明尿道破裂或断裂。膀胱破裂时导尿管进入膀胱，但仅流出少量血尿，注入 200ml 生理盐水片刻后吸出，若吸出量明显减少，说明膀胱破裂。

**（四）治疗评估**

轻度肾损伤多数采用保守疗法。绝对卧床休息 2～4 周，镇静、止痛。应用抗生素及止血药物。对于非手术治疗无效或开放性肾损伤的病人，宜采用手术治疗。酌情做肾切除、部分切除或修补术。膀胱损伤者手术修复膀胱破裂处，同时做膀胱造瘘引流尿液。于尿外渗部位做多个切口引流，常规应用抗生素控制感染。尿道损伤者恢复尿道连续性，尿道扩张防止尿道狭窄。引流膀胱解除尿潴留，尿外渗部位引流，防止继发感染。

**（五）社会心理状态评估**

病人常因创伤出现血尿或排尿障碍而感到焦虑、恐惧及情绪状态改变。对手术及预后存在顾虑，例如肾损伤是否能保留肾脏，尿道损伤是否对生育有所影响等而使其悲观或情绪低沉。

**【护理问题】**

**1. 焦虑/恐惧** 与对疾病缺乏正确认识，血尿的视觉刺激等有关。

**2. 不舒适：疼痛** 与损伤有关。

**3. 排尿异常：血尿、排尿困难或尿潴留** 与损伤有关。

**4. 潜在并发症** 感染、休克、尿外渗及大失血等。

**【护理目标】**

（1）病人情绪稳定。

（2）疼痛缓解。

（3）各种引流管引流通畅。

（4）避免发生感染，血容量得到及时补给。

**【护理措施】**

**（一）心理护理**

关心体贴病人，做好思想解释工作，消除病人紧张情绪，树立战胜疾病的信心。

**（二）休息**

肾损伤者绝对卧床 2～4 周，过早或过多起床活动有可能造成继发出血。

**（三）解除尿潴留**

尿道损伤病人，试行导尿管排出尿液，妥善固定保留尿管 2 周。无法插入导尿管者行耻骨上膀胱穿刺排出尿液，做好术前准备。

**（四）防治感染**

常规应用抗生素。对于尿道断裂病人定期清洁和消毒尿道外口。尿外渗部位软组织切开引流创口。

**（五）防治休克**

积极主动做好补液、输血、止痛及应用止血药物等抢救措施的配合工作。

**（六）各种导尿管的护理**

**1. 妥善固定**　固定好各种导尿管及集尿袋，防止牵拉和滑脱。

**2. 定时观察**　观察尿的颜色、性质、量，用以判断双肾功能。

**3. 保持引流通畅**　避免引流管折曲或阻塞。一旦阻塞，应在无菌操作下生理盐水冲洗。

**4. 防止逆行感染**　①防止尿液倒流。②保持瘘口周围清洁干燥，及时更换渗湿敷料。留置导尿管者，每日消毒尿道口及外阴 2 次，除去分泌物及血痂。③定时放出集尿袋内的尿液，每周更换 1 次连接管及集尿袋。④长期置管者应定时更换。⑤尽量不拆卸接口处，以减少感染机会。⑥鼓励病人多饮水，起内冲洗作用。

**5. 拔管**　①肾造瘘管需在手术 12 天以后拔管，拔管前先闭管 2～3 天，若病人无患侧腰痛、漏尿、发热等不良反应，或经造瘘管注入造影剂，证明排出通畅，即可拔除。②膀胱造瘘管应在手术 10 天以后拔除，拔除前应先行夹管试验，待试行排尿通畅 2～3 天后才可拔除。③留置导尿管拔除时间根据病种而定。

**（七）健康指导**

肾损伤病人恢复后 2～3 个月不宜参加体力劳动。避免服用对肾功能有害的药物。定期复查，了解有无肾功能减退、输尿管狭窄等并发症。尿道损伤病人，嘱其坚持定期尿道扩张，防止尿道狭窄。

## 第三节　泌尿系统结石病人的护理

扫码"学一学"

泌尿系统结石又称尿石症，是泌尿外科常见疾病。好发于 25～40 岁人群，男女比例为（2～3）:1。根据结石发生部位可分为上尿路结石（含肾结石、输尿管结石）和下尿路结石（含膀胱结石、尿道结石）。在我国，上尿路结石男女比例相近，下尿路结石男性明显多于女性。

**【护理评估】**

**（一）健康史**

泌尿系统结石病因复杂，形成机制尚未完全清楚，可能是多种因素共同影响所致。

泌尿系统结石的形成和尿中盐类代谢紊乱密切相关。尿液浓缩，尿路感染，尿路梗阻，长期卧床尿钙增加，尿酸盐、磷酸盐或草酸盐等析出沉淀附着于细菌、感染产物或坏死物质的核心最终形成结石。

**（二）身体状况**

**1. 上尿路结石**　好发于青壮年男性，肾是形成结石最主要的部位。肾结石主要位于肾盏肾盂内；输尿管结石 90% 以上来于肾结石并停留、嵌顿于三个生理狭窄处。但实际上结石最易停留或嵌顿的部位是上输尿管的第三腰推水平及附近。

（1）疼痛　是最突出症状，多为突发的阵发性绞痛。由患侧腰部开始，并可向同侧下腹部、外生殖器及大腿内侧放散。持续时间数分至数十分钟不等，伴面色苍白、冷汗、恶心、呕吐等。发作时肾区叩击痛明显，沿输尿管走行部位有深压痛。疼痛原因为较小而活动的结石引起肾盂、输尿管平滑肌强烈蠕动及痉挛导致肾盂内高压。结石较大者反而因其不易活动疼痛表现不明显，仅有患侧腰部隐痛。

（2）血尿　活动或绞痛后结石物理刺激使黏膜受损而出现血尿，以镜下血尿多见。

（3）感染　合并急性感染时腰痛加剧，出现寒战、高热、脓尿等。

**2. 下尿路结石**　原发性膀胱结石多发于男性儿童，与营养不良及低蛋白血症等有关，发生较少。继发性膀胱结石可来源于肾、输尿管结石或因膀胱出口梗阻，如前列腺增生、异物、长期留置导尿等情况引起，男性为多。尿道结石绝大多数来于肾和膀胱。

（1）排尿困难　呈滴状排尿，伴尿痛。膀胱结石时可表现典型的排尿突然中断，于跑跳或改变排尿姿势后缓解而继续排尿。

（2）血尿　膀胱结石常有终末血尿。

（3）膀胱刺激征　于继发感染时加重，并有脓尿。

**（三）辅助检查**

**1. 实验室检查**　尿常规检查能见到肉眼或镜下血尿，伴感染时有脓尿。尿中钙、磷、尿酸、草酸的测定有助于判定代谢相关因素，并针对性指导病人饮食。

**2. X 线检查**　可以发现 90% X 线阳性结石。是确定结石存在、解剖形态、特点及确定是否需要治疗、如何治疗的重要手段。

**3. B 超检查**　结石显示特殊声影，可发现 X 线检查不能显示的小结石和透 X 线结石。

**4. CT 检查**　对于输尿管结石检出率达 95% 以上。

**5. 内镜检查**　包括肾镜、输尿管镜及膀胱镜，有助于明确诊断。

**6. 直肠指诊**　可触及后尿道结石。另外前尿道结石可沿尿道扪及。

**（四）治疗评估**

**1. 上尿路结石**

（1）非手术治疗　大量饮水，调节饮食，镇痛，应用抗生素，调节尿 pH 值，中医排石等。适用于结石直径小于 0.6cm，无尿路梗阻、感染的病人。特殊成分结石：对纯尿酸结石、胱氨酸结石推荐采用排石疗法。

（2）体外冲击波碎石（ESWL）　在 X 线或 B 型超声定位下，将冲击波聚焦作用于结石，使之粉碎后随尿液排出。适用于大多数上尿路结石，安全有效 。

（3）手术治疗　①非开放手术：例如输尿管肾镜取石或碎石术，腹腔镜输尿管取石等。②开放手术：仅用于少数严重病人。手术方式有肾盂、输尿管切开取石，肾部分切除、肾切除术等。

**2. 下尿路结石**　大多数膀胱结石小于 2～3cm 者可经膀胱镜取石或碎石，较大的结石需用液电、超声、激光或气压弹道碎石。结石过大、过硬者行耻骨上膀胱切开取石。尿道结石发生于后尿道者可在麻醉下用尿道探条将结石轻柔地推回膀胱，按膀胱结石处理；发生于前尿道者可向尿道内注入无菌液状石蜡，用力排尿或用手轻轻挤出。

**（五）社会心理状态评估**

病人的心理状态随着病情的变化而呈现不同特点。急性期绞痛发作使病人痛苦难耐、烦躁，有血尿排出者病人恐惧不安。病情严重引起肾功能障碍或肾衰竭者，常感到焦虑、无助。

**【护理问题】**

**1. 焦虑、恐惧**　与对疾病缺乏认识有关。

**2. 不舒适：疼痛**　与结石及并发感染有关。

**3. 排尿异常**　与下尿路梗阻有关。

**4. 潜在并发症**　感染、尿路梗阻、黏膜损伤等。

**【护理目标】**

（1）病人情绪稳定。

（2）病人疼痛缓解。

（3）尿路梗阻及时解除，排尿正常。

（4）积极避免感染等并发症发生。

**【护理措施】**

**（一）非手术疗法病人的护理**

**1. 心理护理**　向病人解释相关健康知识，说明保持心情愉悦对疾病治疗的积极意义。

**2. 解痉止痛**　遵医嘱给予阿托品加哌替啶（注：阿卡星药物在肾绞痛时不应单独使用，一般配合阿托品或654－2等解痉药物），或吲哚美辛、黄体酮等止痛。

**3. 促进排石**　鼓励大量饮水，保持成人24小时尿量2000ml以上，可以减少晶体沉积并能促进结石。适当运动，以不引起疼痛为原则。内服利尿、排石的中草药和溶石药物等。

**4. 观察尿液**　将尿液收集于容器内，必要时用纱布过滤，观察结石排出情况；检查尿液pH值，遵医嘱酸化或碱化尿液。

**5. 控制感染**　遵医嘱给予抗生素。

**6. 饮食护理**　根据结石的性质指导病人合理调节饮食（具体见下文健康指导）。

**（二）体外冲击波碎石术护理**

**1. 心理护理**　向病人讲明该方法简单、安全有效、可重复治疗，消除病人的顾虑，取得配合。

**2. 肠道准备**　术前3天禁食豆制品、牛奶等，避免肠胀气。术前1天服缓泻剂排除肠内粪便及积气，术晨禁食水。

**3. 术中观察**　包括精神状态、脉搏、血压等情况。

**4. 术后观察**　包括初次排尿时间、排尿的间隔时间及排尿通畅情况；尿液的性状、尿量及排石情况；有无肾绞痛、血尿及尿路梗阻等并发症。血尿重者可以应用止血药物。

**5. 促进碎石排出**　鼓励多饮水，适当增加活动量，根据结石位置变换体位。

**（三）手术治疗的护理**

**1. 术前护理**　遵医嘱给予抗生素，做好术前检查，鼓励多饮水。

**2. 术后护理**

（1）体位　患侧卧位或半卧位，以利引流。下盏结石要求倒立或臂膝位；中盏结石侧卧位。

（2）输液饮食　输液并鼓励饮水，以冲洗尿路改善肾功能。

（3）密切观察　尿液颜色及量的变化。

（4）引流管护理　妥善固定，保持引流通畅，高度不高于肾脏。

**（四）健康指导**

嘱病人多饮水、多运动，长期卧床病人协助其多做床上活动。根据排出结石成分适当调整饮食并辅以药物治疗，防止结石再生。例如草酸盐结石，宜低草酸饮食，不宜食用马铃薯、菠菜、甜菜等；尿酸盐结石，少食含嘌呤丰富的食物，如动物内脏、豆类，同时口服碳酸氢钠以碱化尿液，有利于尿酸盐溶解；磷酸盐结石宜低磷、低钙饮食，少食蛋黄或牛奶等，同时口服氯化铵以酸化尿液，有利于磷酸盐的溶解。

扫码“学一学”

## 第四节　前列腺增生病人的护理

前列腺位于男性膀胱颈下方，包绕着后尿道。其横径4cm、垂直径3cm、前后径2cm，呈前后稍扁的栗子形。随着年龄的逐渐增大，前列腺也随之增长，男性在35岁以后前列腺可有不同程度的增生，多在50岁以后出现临床表现。故而前列腺增生是老年男性常见的疾病。

**【护理评估】**

**（一）健康史**

病因尚不完全清楚，目前认为老龄和有功能的睾丸是其发病的两个重要因素，缺一不可。

**（二）身体状况**

**1. 尿频**　是最早出现的症状，夜间更为明显。尿频的原因与增生的前列腺充血刺激有关。随着疾病的发展，梗阻加重，残余尿增多，膀胱有效容量减少，尿频更为明显。

**2. 进行性排尿困难**　是最主要症状。开始时不能立即排尿，需等待一段时间，射程短，尿流缓慢无力，继而尿线变细，甚至呈滴沥状。

**3. 尿潴留**　梗阻达到一定程度，膀胱内出现残余尿，逐渐发生尿潴留，并可出现充盈性尿失禁（膀胱过度充盈致使少量尿液从尿道口溢出）。前列腺增生症的任何阶段，都可能因饮酒、寒冷、劳累或憋尿等而诱发急性尿潴留。

**4. 其他**　并发泌尿系感染时可有血尿，亦可并发膀胱结石。

**（三）辅助检查**

**1. 直肠指诊**　是重要的检查方法，每位前列腺增生病人均需做此项检查。指诊可以触及增大的前列腺，表面光滑，质韧、有弹性，边缘清楚，中央沟变浅或消失，即可做出初步诊断。

**2. B超检查**　显示前列腺体积大小，增生腺体是否突入膀胱，亦可测定膀胱残余尿量。

**3. 尿动力学检查**　可明确有无下尿路梗阻及评估逼尿肌功能。尿流率检查：最大尿流率 <15ml/s，说明排尿不畅；低于10ml/s，说明梗阻严重。

**（四）治疗评估**

**1. 等待观察**　长期症状很轻，不影响生活及睡眠者，无需治疗。但需密切随访，症状加重者按下面方法处理。

**2. 药物治疗**　适用于轻度梗阻或不能耐受手术者。常用的药物有α受体阻断剂用来降低平滑肌张力，减少尿道阻力；或者5α-还原酶抑制剂降低体内双氢睾酮含量，使前列腺体积变小，3~6个月起效。

**3. 手术治疗**　适用于梗阻严重，反复发生尿路感染或有肾功能损害、膀胱残余尿超过50ml的病人。①开放手术：耻骨上经膀胱前列腺切除术或耻骨后前列腺切除术。②经尿道前列腺切除术（TURP）：需要电切镜设备。

**（五）社会心理状态评估**

病人长期排尿困难或反复出尿潴留，常有不同程度的焦虑。高龄病人对手术缺乏信心，对术后缺乏心理准备而产生恐惧。亦有顾虑术后出现性功能障碍而不愿手术治疗。

**【护理问题】**

**1. 焦虑**　与排尿困难或术后出血有关。

**2. 疼痛**　与导管刺激引起膀胱痉挛或手术切口有关。

**3. 排尿异常：排尿困难、尿潴留或者充盈性尿失禁**　与尿路梗阻有关。

**4. 潜在并发症**　术后感染、术后出血、便秘等。

**【护理目标】**

（1）病人焦虑解除。

（2）病人痛苦减轻。

（3）病人排尿异常解除。

（4）减少或避免并发症的发生。

**【护理措施】**

**（一）术前护理**

**1. 心理护理**　耐心向病人解释手术的必要性，术前准备的重要性，取得病人配合。

**2. 饮食**　告知病人进食粗纤维食物，保持大便通畅，勿饮酒，忌辛辣，防止急性尿潴留的发生；鼓励多饮水，勤排尿，冲洗尿路来预防感染。

**3. 合并症的护理**　患有脑血栓、冠心病、高血压等疾病者，术前应做好全面检查，进行必要的治疗，以保证术后如期康复。

**4. 引流尿液**　尿量多或有尿潴留致肾功能不良者，应留置导尿，以控制感染和改善肾功能。

**5. 常规准备**　备皮、配血及抗生素皮试等。

**（二）术后护理**

**1. 病情观察**　老年人多有心脑血管疾病，加上手术、麻醉刺激可引起血压下降或诱发心脑并发症，应严密观察病人意识状态、生命体征及尿量等，以判断有无血容量不足或肾功能不全。

**2. 饮食**　连续硬膜外麻醉术后6小时无恶心、呕吐者，可进流食，鼓励多饮水。

**3. 膀胱冲洗**　术后生理盐水持续冲洗膀胱3~7天。通过耻骨上膀胱造口管和尿道内的气囊导尿管连接成密闭式冲洗装置（图18-5）。①冲洗速度由尿色决定。色浅则慢，色深则快。正常血尿颜色由深变浅，渐至正常；若血尿颜色逐渐加深，说明活动性出血，应加快冲洗速度，并及时处理（例如检查气囊导尿管充液情况）。②保持冲洗管道引流通畅，有血块堵塞时，应及时抽吸血块。③准确记录液体量，排出量=冲洗量+尿量。④拔管：耻骨上膀胱造口管一般于术后2周左右拔出；尿道内气囊导尿管可于术后10天左右尿色变浅时拔出，注意拔管前先抽吸完气囊内盐水（注：气囊导尿管应用的目的是通过向其气囊内缓慢注入一定量的灭菌注射用水，来保证气囊有效地压迫前列腺窝防止其术后出血）。

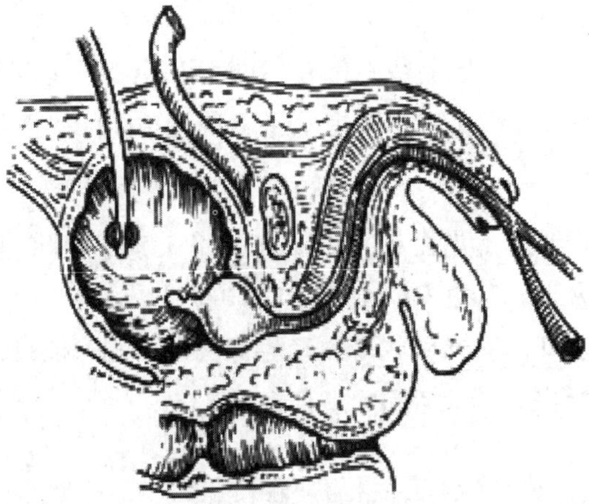

图 18－5　膀胱冲洗（前列腺术后）

**4. 预防感染**　定时清洁尿道外口分泌物，及时应用抗生素，预防感染。

**5. 预防血栓形成**　注意下肢深静脉血栓的形成及护理措施。

**（三）健康指导**

嘱病人术后多饮水，合理饮食，避免受凉、劳累，禁烟酒。如导尿管拔出后有暂时性尿失禁现象，应指导病人有意识地经常锻炼肛提肌，以恢复尿道括约肌功能。具体方法是：吸气时缩肛，呼气时放松肛门括约肌。出院后定期复查，如有异常回院治疗。

## 第五节　泌尿系统结核病人的护理

扫码“学一学”

泌尿系统结核是全身结核病的一部分，往往在肺结核发生或愈合后 3～10 年或更长时间才出现症状。其中以肾结核最为常见，最主要。本节仅就肾结核加以阐述。肾结核常发生于 20～40 岁男性青壮年，约 90% 为单侧性。

**【护理评估】**

**（一）健康史**

肾结核绝大多数继发于肺结核，少数来源于骨、关节结核或者消化道结核。它是由结核杆菌引起的慢性、进行性、破坏性病变。结核杆菌自原发病灶经血行感染肾脏，若没有得到及时救治，细菌沿尿流而下则引发输尿管、膀胱或尿道结核。

**（二）身体状况**

**1. 尿频、尿急、尿痛**　是肾结核典型症状之一。尿频出现最早，继而出现尿急和尿痛。系含有结核杆菌的尿液感染了膀胱黏膜，引起了结核性膀胱炎。晚期膀胱痉挛，尿频更严重，甚至出现尿失禁。

**2. 血尿和脓尿**　结核性膀胱炎、结核溃疡出血，可出现肉眼或镜下血尿，多为终末血尿，少数可有全程血尿。病肾排出干酪样物，可引起脓尿，呈淘米水样，镜检见大量脓细胞。

**3. 肾区疼痛和肿块**　一般无明显腰痛，仅少数病变严重者有腰部钝痛或绞痛。较大肾积脓时可触及肿块。

**4. 全身症状**　晚期可有结核中毒症状。严重双肾结核或单侧肾结核伴对侧肾积水时，可出现慢性肾衰竭症状。

**（三）辅助检查**

**1. 尿检查**　尿沉淀涂片抗酸染色查抗酸杆菌，至少连续三次晨尿阳性，对诊断有一定意义。尿结核杆菌培养耗时长（4～8 周），但对肾结核诊断有决定性意义。

**2. 影像学检查**　泌尿系平片、排泄性尿路造影均有特征性异常表现。CT 与 IVU 互补，侧重于肾实质检查。

**3. B 超检查**　简单易行，可明确病变部位、对侧肾有无积水及膀胱有无挛缩。

**4. 膀胱镜检查**　可见黏膜充血、水肿、结核结节甚至溃疡，必要时可做活检。

**（四）治疗评估**

**1. 全身支持疗法**　包括注意营养、休息及避免劳累等。

**2. 抗结核药物治疗**　用于早期肾结核或有手术禁忌的病人。常用的药物有异烟肼、利福平、吡嗪酰胺及乙胺丁醇等，治疗需半年以上，注意有无肝损害。

**3. 手术治疗**　用于肾广泛破坏，功能受损严重且对侧肾功能正常，全身耐受者。手术方式有肾切除术、肾部分切除术或肾病灶清除术等。手术前后都应该配合药物治疗。

**（五）社会心理状态评估**

肾结核是进行性疾病，不能自愈，病程长，需长期坚持服药，病人易出现焦虑，烦躁情绪。需手术治疗者对手术有恐惧心理。

**【护理问题】**

**1. 焦虑/恐惧**　与病程长或对手术缺乏认识有关。

**2. 排尿异常**　与结核性膀胱炎等有关。

**3. 知识缺乏**　缺乏术后继续抗结核治疗等相关知识。

**4. 潜在并发症**　感染、肾功能不全或术后出血等。

**【护理目标】**

（1）病人对疾病有正确认识，情绪稳定。

（2）排尿异常得以解除。

（3）病人了解结核病相关知识。

（4）潜在并发症的发生减少或避免。

**【护理措施】**

**（一）心理护理**

向病人解释合理药物治疗及必要的手术治疗的重要性，亦要说明治疗的长期性，取得病人的配合。

**（二）一般护理**

多饮水，以减轻结核性脓尿对膀胱的刺激。注意营养、休息及适当锻炼，增强机体抵抗力。

**（三）药物治疗的护理**

定期观察抗结核药物的疗效，及早发现药物的副作用。例如肝肾损害；听神经损害致耳鸣或听力下降等并及时处理。

**（四）手术后护理**

**1. 病情观察**　术后 24～48 小时定时测量血压脉搏，注意伤口引流物的量、性状及有无出血等。肾切除后若肾蒂血管扎线松脱可有致命的大出血应及时发现报告医师处理。再有留置导尿者，准确记录24小时尿量。尤其第一次排尿时间、尿量、颜色。若术后6小时无排尿或24小时尿量减少，说明肾功能障碍。

**2. 饮食** 术后24小时禁食，待肠蠕动恢复肛门排气后开始进易消化、营养丰富的食物。

**3. 体位** 肾切除后半卧位卧床24小时，如无异常鼓励早期活动。肾部分切除病人绝对卧床1～2周，减少活动，防止继发性出血。

**4. 引流管护理** 有肾盂、输尿管等引流管者按照泌尿系引流管进行常规护理。

**（五）健康指导**

加强营养、注意休息、避免劳累。术后继续遵医嘱坚持药物治疗，定期复查。每月查尿常规1～2次，每3～6个月做泌尿系造影检查1次。药物治疗5年内不复发者可认为治愈。

## 第六节　泌尿系统肿瘤病人的护理

扫码“学一学”

泌尿系统各个部位均可发生肿瘤，最常见的是膀胱癌，其次是肾肿瘤。其中膀胱癌高发年龄为50～70岁，男性明显高于女性，大约4:1。肾肿瘤多为恶性，成人主要是肾癌，占原发性肾恶性肿瘤的85%左右，高发年龄亦为50～60岁，男:女为2:1。婴幼儿的肾恶性肿瘤中则以肾母细胞瘤最多见。

**【护理评估】**

**（一）健康史**

病因上不完全清楚，一般认为与下列危险因素相关。

**1. 肾癌** 遗传和环境因素等有关。

**2. 膀胱癌** ①环境和职业：染料、橡胶塑料油漆等工业中长期接触苯胺类化学物质，但个体差异极大；②吸烟：是最常见的致癌因素，与膀胱癌的发生成正比；③膀胱慢性感染及异物长期刺激。

**（二）身体状况**

**1. 肾癌**

（1）血尿　间歇性、无痛性、全程肉眼血尿，表明肿瘤已经侵入肾盂肾盏。

（2）腰部钝痛或隐痛　系肿瘤生长牵张肾包膜或侵犯腰肌所致。

（3）肿块　肿瘤较大时可在腹部或腰部触及肿块。肾癌缺乏早期临床表现，以上三点多数病人仅出现一项或二项，且一旦出现则病变已经发展到较晚期。

（4）肾外表现　低热、高血压、红细胞增多症及血沉增快等。

**2. 膀胱癌**

（1）血尿　间歇性、无痛性、全程肉眼血尿，是其最早、最常见的症状。但严重程度与肿瘤大小、数目、恶性度不一致。血尿可自行停止，造成“好转”的假象。

（2）尿频、尿急、尿痛　由肿瘤坏死或合并感染所致，是膀胱肿瘤晚期表现。

（3）排尿困难　于肿瘤位于膀胱颈部或膀胱内有血块堵塞时出现。

（4）其他　晚期可有下腹部肿块、贫血水肿等。

**（三）辅助检查**

**1. B超检查**　简便易行，可以了解肿瘤部位、大小、数目及浸润程度。

**2. CT、MRI检查**　对肾癌的确诊率高，膀胱肿瘤多用于浸润性癌。

**3. X线检查**　泌尿系统平片、静脉尿路造影或逆行肾盂造影等有助于肾癌的诊断。

**4. 膀胱镜检查**　可以直接观察到膀胱癌发生部位、大小、数目、形态，并可取活组织做病理检查。是膀胱癌最重要的检查方法。

**（四）治疗评估**

**1. 肾癌**　根治性肾切除术及保留肾单位肾部分切除术是肾癌最主要的治疗方法。肾癌具有多药物耐药基因，对放射治疗及化疗不敏感。

**2. 膀胱癌**

（1）手术治疗　根据病变情况，采用诊断性经尿道电切术、膀胱部分切除、全切除术或根治性膀胱切除术。

（2）放疗及化疗　用以配合手术治疗。使用噻替哌或丝裂霉素行膀胱内灌注或静注。膀胱癌对放疗中度敏感，对于不能耐受手术或手术不能切除，可行局部放射治疗。

**（五）社会心理状态评估**

肾癌起病隐匿，病人多于无准备之下被确诊，思想负担重，有情绪低落、焦虑、悲观甚至轻生的念头。膀胱癌又往往需要行尿流改道，病人难以适应自我形象的紊乱。另外病人在经济上能否承担相应的医疗费用也是评估的方面。

**【护理问题】**

**1. 焦虑/悲观**　与对癌症恐惧，担心术后排尿方式的改变、如厕自理缺陷有关。

**2. 自我形象紊乱**　与膀胱全切除术尿流改道、引流管或瘘管的存在不能自动排尿有关。

**3. 营养失调**　与癌症慢性消耗、长期血尿及手术创伤有关。

**4. 潜在并发症**　术后出血、感染、尿外渗、尿瘘及排尿困难等。

**【护理目标】**

（1）病人焦虑/悲观有所缓解，增强战胜疾病的信心。

（2）能够及早适应尿流改道后的日常生活。

（3）营养失调得到纠正。

（4）较少或避免并发症的发生。

**【护理措施】**

**1. 心理护理**　对病人有高度的同情心，做耐心的心理疏导，以消除焦虑恐惧心理，以乐观的心态面对疾病。讲明膀胱癌根治后虽然改变了正常的排尿路径，但目的是减少复发，延长寿命。

**2. 饮食**　鼓励病人进食高热量、高蛋白、高维生素、易消化食品。必要时补给白蛋白或输新鲜血。

**3. 手术前后护理**　根据具体手术方式做好围术期护理。另外泌尿系肿瘤根治术后创伤大，可能出现术后出血、肺部或尿路感染、急性肾衰等多种并发症，应密切观察病情变化。准确记录24小时尿量，注意有无内出血，做好引流管常规护理。对于膀胱癌根治后尿流改道者做好膀胱造瘘口的护理，包括观察造瘘口血运情况（正常呈粉红色、湿润，血运障碍时颜色变紫）；保持造瘘口周围皮肤干燥，及时更换敷料；选择合适的尿袋，牢固固定，更换时动作轻柔缓慢。

**4. 放、化疗的护理** 参见肿瘤护理相关内容。

**5. 健康指导** 保持乐观的情绪，树立战胜疾病的信心。增强营养，劳逸结合。禁止吸烟，对因职业密切接触致癌物者加强劳动保护。掌握尿流改道术后造口尿袋的使用方法。术后 2 ~ 3 年内每 3 个月复查 1 次，发现问题及时解决。

## 目标检测

1. 排泄性尿路造影检查前的准备有哪些?

2. 何为尿三杯试验？其检查的意义是什么?

3. 男性，28 岁，不慎从 3 米高处坠落，左腰部着地，自觉左腰部疼痛。查体：Bp 100 / 75mmHg，P 90 次 / 分。神志清楚，腹肌软，无压痛及反跳痛。左肾区无隆起，左肾区有压痛及叩痛。尿常规示：红细胞 5 个 / HP。

请问：

（1）该病人目前出现何种问题?

（2）该病人目前存在哪些主要的护理问题?

（3）该病人如何治疗和护理?

4. 男性，22 岁，踢球过程中突发左腰部刀割样疼痛，向左下腹和外阴部放射，伴恶心、呕吐。查体：Bp 120/80mmHg，P 90 次 / 分。神志清楚，左肾区无压痛，有叩击痛，尿常规示：红细胞 10 个/HP。

请问：

（1）该病人目前出现何种问题?

（2）该病人目前存在哪些主要的护理诊断?

（3）该病人如何治疗和护理?

5. 男性，65 岁。两年来无任何原因尿频，夜尿达 7 ~ 8 次，排尿逐渐感费力、迟缓、尿线细而无力，尿后淋漓。

请问：

（1）该病人目前考虑的诊断是什么?

（2）目前存在的护理诊断是什么?

（3）病人如行手术治疗后出院，应如何对其进行健康指导?

6. 病人，女性，56 岁。经常出现高热、腰痛伴尿路刺激症状，尿常规发现脓细胞满视野，中段尿培养发现有大肠埃希菌生长，应用抗菌药物治疗后症状消失，但当身体抵抗力下降时上述症状再度出现。

请问：

（1）该病人目前考虑的主要诊断是什么?

（2）如何为病人制定护理方案?

7. 病人，男性，64 岁。间歇性无痛性肉眼血尿 6 个月，近期常有尿频、尿急。询问病史得知病人做油漆工 30 余年。

请问：

（1）该病人目前考虑的主要诊断是什么？

（2）目前存在的护理诊断是什么？

（3）病人如行手术治疗后出院，应如何对其进行健康指导？

（王宏臻）

扫码“练一练”

## 模块六

# 骨与关节外科疾病病人的护理

# 第十九章

# 骨与关节疾病病人的护理

## 学习目标

1. 简述骨折、关节脱位、化脓性骨髓炎、骨与关节结核、颈椎病、腰椎间盘突出症、截瘫、骨肿瘤的概念、分类与病理生理要点；牵引、石膏绷带固定、小夹板固定的概念。
2. 归纳骨折、关节脱位、化脓性骨髓炎、骨与关节结核、颈椎病、腰椎间盘突出症、截瘫、骨肿瘤病人的护理评估内容；牵引、石膏绷带固定、小夹板固定的适应证、禁忌证和操作后护理。
3. 运用护理程序对骨折、关节脱位、化脓性骨髓炎、骨与关节结核、颈椎病、腰椎间盘突出症、截瘫、骨肿瘤病人实施整体护理。

扫码“学一学”

## 第一节　骨　折

骨的完整性和连续性中断称为骨折（fracture）。多数因外伤所致，称为创伤性骨折；少数由于骨病所致，称为病理性骨折。

**【分类】**

根据骨折处皮肤、黏膜是否完整和骨折端是否与外界相通分为闭合性骨折和开放性骨折。根据骨折的程度和形态分为：①不完全性骨折，骨的完整性和连续性部分中断，如裂缝骨折、青枝骨折。②完全性骨折，骨的完整性和连续性全部中断，如横行骨折、斜行骨折、螺旋形骨折、粉碎性骨折、嵌插骨折、压缩性骨折、凹陷性骨折、骨骺分离（图19－1）。根据骨折端稳定程度分为：①稳定性骨折，骨折端不易移位或复位后在适当外固定下不易发生移位的骨折。如裂缝骨折、青枝骨折、横行骨折、压缩骨折、嵌插骨折等。②不稳定性骨折，指骨折端易移位或复位后易再移位的骨折。如斜行骨折、螺旋形骨折、粉碎性骨折等。根据骨折的移位情况分为成角移位、侧方移位、缩短移位、分离移位及旋转移位（图19－2）。临床上常常几种移位同时存在。

**【病理生理】**

骨折的愈合。骨折愈合是一个复杂的、连续进行的过程。从组织学和生物学的变化，可将其分为三个阶段。①血肿机化演进期：骨折后血肿形成并逐渐机化，骨内膜、骨外膜处开始形成骨样组织，时间为2～3周。②原始骨痂形成期：膜内化骨及软骨内化骨过程逐渐完成，至骨折达到临床愈合，时间为12～24周。③骨痂改造塑形期：外骨痂、内骨痂、环状骨痂及腔内骨痂形成，并改造塑形，最后形成适应生理需要的永久骨痂，时间为1～2年。

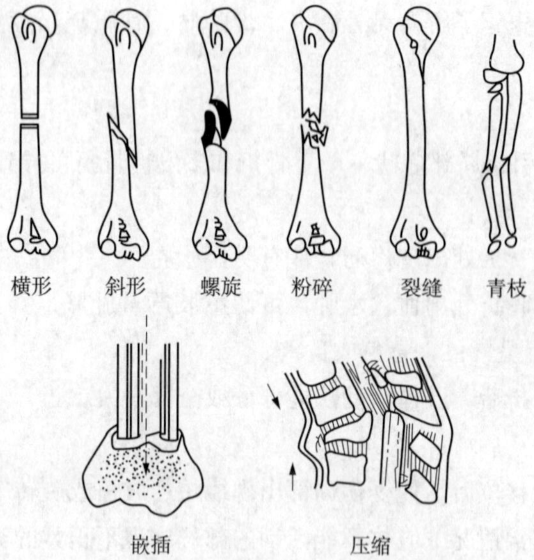


图19－1　骨折的形态分类

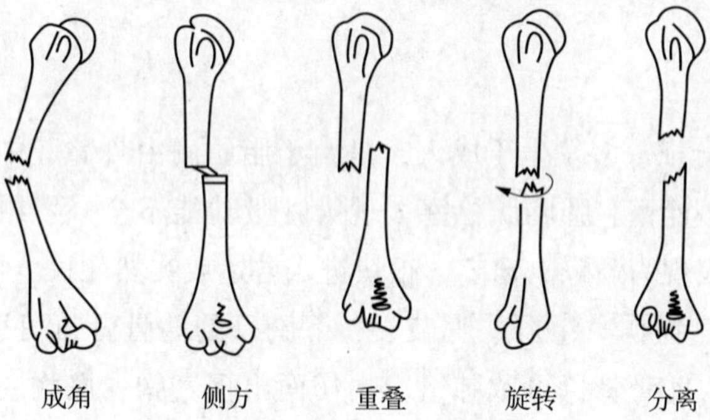


图19－2　完全性骨折的移位

**【影响骨折愈合的因素】**

骨折的愈合受多种因素影响，影响骨折愈合的因素主要包括：①全身因素。儿童骨折愈合快，老年人愈合慢；患有营养不良、糖尿病、钙磷代谢紊乱及恶性肿瘤等疾病时，愈合较慢。②局部因素。骨折断端成角大、错位及分离，骨缺损过多，骨折局部的血液供应差，周围软组织损伤严重，有软组织嵌入骨折段间，局部感染等均可引起骨折延迟愈合或不愈合。③治疗方法的影响。反复多次的手法复位，清创及手术不当，固定不牢固，过度牵引，过早或不恰当的功能锻炼等，都会影响骨折的愈合。

**【护理评估】**

**（一）健康史**

（1）评估外力作用的时间、方式、性质和程度。引起骨折的外力有：①直接暴力。暴力直接作用使受伤部位发生骨折，常伴有不同程度软组织损伤。如车轮撞击小腿，于撞击处发生胫腓骨骨折。②间接暴力。暴力通过传导、杠杆、旋转和肌收缩使肢体远处发生骨折。如跌倒时以手掌撑地，可致桡骨远端骨折或肱骨髁上骨折。③积累性劳损。长期、反复、轻微的直接或间接损伤可使肢体某一特定部位骨折，如远距离行军易致第 2、3 跖骨及腓骨下 1/3 骨折，称为疲劳性骨折。

（2）评估骨骼疾病史，了解有无骨髓炎、骨肿瘤、骨质疏松症等病史，如骨质疏松引起股骨颈骨折。

**（二）身体状况**

大多数骨折一般只引起局部症状，严重骨折和多发性骨折可导致全身反应。

**1. 骨折的一般表现**

（1）疼痛与压痛　骨折处出现疼痛，伴有明显压痛。

（2）肿胀与瘀斑　骨折处出血、水肿，可使患肢严重肿胀，甚至出现张力性水疱。伤后 1 ~2 天，皮下瘀斑可呈紫色、青色或黄色。

（3）功能障碍　骨折后，肢体活动功能部分或全部丧失。

**2. 骨折特有体征**

（1）畸形　骨折段移位后，使受伤局部出现缩短、成角或旋转等特殊外形改变。

（2）异常活动　正常情况下肢体不能活动的部位出现不正常的类似关节样活动。

（3）骨擦音与骨擦感　两骨折端相互摩擦时所产生的声音或感觉。

具有以上三个骨折特有体征之一者，即可诊断为骨折。三个骨折特有体征阴性不能排除骨折。

**2. 骨折并发症**

（1）脂肪栓塞综合征　多发生于成人，是由于脂肪滴由骨髓腔中释出进入破裂的静脉窦内，引起肺、脑脂肪栓塞。肺脂肪栓塞表现为呼吸功能不全、发绀，胸部摄片有广泛性肺实变。脑脂肪栓塞表现为烦躁、谵妄，很快进入昏迷或突然死亡。

（2）重要内脏器官损伤　①肝、脾破裂：下胸壁的肋骨骨折可引起肝、脾破裂出血，导致休克。②肺损伤：肋骨骨折可致肺组织损伤而出现气胸、血胸或血气胸，引起严重的呼吸困难。③膀胱和尿道损伤：骨盆骨折可致膀胱和尿道损伤。④直肠损伤：骶尾骨骨折可损伤直肠而出现下腹部疼痛和便血。

（3）重要血管损伤　如肱骨髁上骨折损伤肱动脉。

（4）神经损伤　①周围神经损伤：肱骨中、下 1/3 交界处骨折易损伤桡神经。腓骨颈骨折易损伤腓总神经。②脊髓损伤：脊柱骨折损伤脊髓出现损伤平面以下的截瘫。

（5）骨筋膜室综合征　骨筋膜室是由深筋膜与骨、骨间膜、肌间隔所围成的容量有限的软组织间室。骨筋膜室综合征是由于骨折部位骨筋膜室内压力增加致其内肌肉和神经缺血而产生的一系列症候群。前臂掌侧和小腿，常由创伤骨折的血肿和组织水肿使室内容物体积增加或外包扎过紧、局部压迫使骨筋膜室容积减小而导致骨筋膜室内压力增高所致。表现为濒临缺血性肌挛缩、缺血性肌挛缩、坏疽，如有大量毒素进入血循环，还可致休克、心律不齐和急性肾衰竭。

（6）休克　骨折所致的休克主要原因是出血。骨盆骨折、股骨骨折和多发性骨折，可引起大出血，导致休克。严重的开放性骨折或并发重要内脏器官损伤时亦可导致休克。

常见的并发症还有坠积性肺炎、压疮、下肢深静脉血栓形成、感染、损伤性骨化、创伤性关节炎、关节僵硬、急性骨萎缩、骨化性肌炎、缺血性骨坏死等。

**（三）辅助检查**

**X 线检查**　对骨折的诊断和治疗具有重要价值。X 线片可显示骨折的部位、类型及骨折端移位情况等，还能显示不完全性骨折、关节内的骨折、深部的骨折和小的撕脱性骨折等。

**（四）治疗评估**

骨折的治疗原则是：复位、固定和功能锻炼。

**1. 复位**　是将移位的骨折段恢复正常或接近正常的解剖关系，重建骨的支架作用。骨折复位方法有手法复位、切开复位和牵引复位等。复位的标准包括解剖复位和功能复位。

**2. 固定**　使骨折部位稳定在复位后的位置，达到良好的对位对线关系，以免畸形愈合或不愈合。骨折的固定方法有：外固定（用于在身体外部的固定）、内固定（用于在身体内部的固定）和牵引固定。

**3. 功能锻炼**　是在不影响固定情况下，尽快地恢复肌肉、肌腱、韧带等软组织的舒缩活动，促进骨折愈合，防止肌肉萎缩、关节僵硬等并发症。

**（五）社会心理状态评估**

骨折早期，急性创伤的痛苦，会使病人情绪剧烈变化，出现烦躁、焦虑、易怒等心理。骨折中后期，由于长时间的治疗会使病人疑虑、萎靡，对治疗失去信心。当肢体发生暂时性或永久性功能丧失时，病人容易有悲观失望甚至轻生的心理。

**【护理问题】**

**1. 疼痛**　与骨折周围软组织损伤、肿胀、血肿压迫、固定或牵引不当、感染等因素有关。

**2. 有外周神经血管功能障碍的危险**　与骨折或骨折未及时处理损伤末梢神经血管有关。

**3. 有感染的危险**　与皮肤受损、开放性骨折及内、外固定有关。

**4. 躯体活动障碍**　与肢体骨折、制动或石膏固定、牵引等有关。

**5. 焦虑**　与害怕肢体残废、丧失劳动及生活不能自理等有关。

**6. 潜在并发症**　休克、脂肪栓塞综合征、骨筋膜室综合征、缺血性肌挛缩、创伤性关节炎、关节僵硬、缺血性骨坏死、骨折延迟愈合或不愈合等。

**【护理目标】**

（1）病人疼痛减轻。

（2）肢体感觉、运动良好。

（3）病人焦虑程度减轻。

（4）感染等并发症得到预防或及时处理。

**【护理措施】**

**（一）急救护理**

骨折急救的目的是用最简单而有效的方法，抢救生命，保护患肢，固定骨折，迅速转运，以便尽快得到妥善处理。

**1. 迅速判断病情**　询问受伤时间、原因、受伤部位及伤后情况。注意有无昏迷、呼吸困难、窒息、大出血及休克等。

**2. 抢救生命** 对休克病人，应注意保温，尽量减少搬动，有条件时应立即输液、输血。对合并颅脑损伤处于昏迷者，取仰卧位，头偏向一侧，以防呼吸道阻塞。心搏、呼吸停止者，应立即行胸外心脏按压和人工呼吸。

**3. 包扎伤口** 伤口出血可采用有效止血措施。伤口用无菌敷料或清洁布类进行包扎以免加重污染。若骨折端戳出伤口并已污染而未压迫重要血管、神经，不应将其复位，以免将污染物带至伤口深处。若在包扎时，骨折端自行滑入伤口内，应做记录，以便在清创时进一步处理。

**4. 妥善固定** 凡骨折或疑有骨折者，均应妥善固定，以减轻疼痛，避免并发症的发生及便于运送。对肢体畸形明显或有血管神经受压者，可先行手法牵引后再固定。一般选用夹板或就地选用木棍、树枝等进行固定。若无固定材料可用时，也可将骨折上肢固定于胸部，骨折下肢固定于健侧下肢。

**5. 迅速转运** 经初步处理、妥善固定后，尽快地将病人转运到就近医院治疗。

**（二）非手术疗法**

**1. 心理护理** 及时了解病人的心理状况，多关心病人，鼓励病人从事力所能及的活动，尽可能早期恢复功能锻炼及康复治疗，使他们树立生活的信心和勇气。对于遗留残疾的病人，要注意保护他们的自尊心，树立战胜伤残的勇气。

**2. 减轻疼痛**

（1）根据疼痛的原因对症处理 由肿胀引起的疼痛可通过抬高患肢及消肿处理来缓解；严重肿胀或外固定包扎过紧压迫局部血管神经可出现剧烈疼痛，并伴有伤肢远端皮肤苍白、麻木、温度降低，可通过调节包扎松紧度，解除压迫、缓解疼痛。

（2）通过视觉或触觉分散法转移病人的注意力，提高病人对疼痛的耐受能力。

（3）在护理操作时，动作要轻柔、准确，以免引起或加重病人的疼痛。

（4）对以上处理疼痛不能缓解者，遵医嘱使用镇痛药物。

**3. 观察末梢循环**

（1）骨折固定包扎后，肢体远端感觉、运动和末梢循环应视为观察重点。严密观察肢端的颜色、温度、毛细血管回流试验和血管搏动，判断肢体血液循环状况。如皮肤苍白、皮温降低、指（趾）腹瘪陷、毛细血管回流缓慢或消失，动脉搏动消失，提示动脉血供障碍；如皮色青紫、肿胀、毛细血管回流加快、动脉搏动良好，提示静脉回流障碍。

（2）发生以上情况，须立即查明原因，对症治疗，并将肢体抬高略高于心脏水平。严禁热敷、按摩、理疗，以免加重组织缺血、损伤。

**4. 预防感染** 现场急救时妥善处理伤口，争取时间，早期实施清创术。伤口疼痛性质的改变应注意观察伤口有无红肿、波动感，一旦发生感染，应及时报告，并协助医师进行伤口处理。对伤口污染或感染严重者，应拆除缝线敞开伤口，并进行引流。遵医嘱，使用有效抗生素积极控制感染。对开放性伤口，未进行过破伤风自动免疫者，注射 TAT 1500U，伤口污染严重者剂量加倍。

**5. 并发症的护理**

（1）脂肪栓塞综合征的护理 脂肪栓塞综合征是骨折引起的严重并发症，危及生命。要注意预防，及时处理。

1）在骨折的搬运和复位过程中，操作轻柔，强调有效的制动，抬高肿胀的肢体，以防止局部脂肪滴不断和再次入血的机会。

2）一经确诊，应及时转入ICU监护。置病人于半坐位，以利呼吸。尽早使用呼吸机辅助呼吸，以减轻和抑制肺水肿发生。

3）在纠正休克的基础上严格控制液体输入量，并适当应用利尿剂消除体内过多的水分，以减轻肺间质水肿。

4）遵医嘱应用肾上腺皮质激素，减轻肺水肿。早期应用抗生素防治感染。

（2）骨筋膜室综合征的护理　要及时处理，否则可迅速发展为坏死或坏疽，造成肢体残废，甚至危及生命。

1）处理骨折时避免粗暴和反复多次的整复，以免加重软组织损伤。

2）使用各种外固定时，因肢体肿胀而致固定物过紧。要注意观察，及时调整外固定的松紧度。

3）对前臂和小腿骨折病人，要密切注意局部情况，如患肢呈持续性剧烈疼痛，指或趾呈屈曲状态，被动伸指或趾时引起剧烈疼痛，患肢皮肤发红、温度升高，患肢肿胀压痛明显等情况，立即报告医师，及时行切开减压。

**（二）术前护理**

除按围术期病人的一般术前准备外，还应注意以下几点。

（1）皮肤准备　骨科手术术前3天，每天用温水清洗备皮范围内的皮肤、甲缝，然后用70%乙醇消毒，并用无菌巾包扎；术前2小时内剃除备皮范围内的毛发。

（2）搬运时注意保护患肢。对脊柱损伤者，应采用三人平托法，以保持病人身体轴线平直。

**（三）术后护理**

（1）四肢手术后，抬高患肢，以利于血液回流，减轻或预防肿胀。对有石膏外固定者，应用枕头、沙袋衬垫妥当。

（2）给予高蛋白、高热量、高钙、高维生素和粗纤维饮食。增加饮水量，防止泌尿系结石形成。长期卧床病人，应加强基础护理，协助定时翻身、按摩，以防压疮发生。

（3）注意伤口有无渗血，观察患肢血液循环。随时观察患肢有无疼痛、肿胀、肢端麻木，检查局部皮肤的颜色、温度、活动度及感觉。

（4）指导病人按计划进行功能锻炼，以预防长期固定带来的并发症。

1）向病人宣传锻炼的意义，使病人充分认识到功能锻炼可以改善患肢的血液循环，预防肌肉萎缩、关节僵硬及骨质脱钙等并发症，消除病人思想顾虑，主动地进行功能锻炼。

2）功能锻炼均须在医护人员指导下进行。根据骨折愈合的不同阶段，有针对性地进行功能锻炼。

骨折早期：1~2周内，伤肢肿胀较重，骨折端连接不牢固，容易再移位。功能锻炼的主要目的是促进患肢血液循环，以利消肿和稳定骨折。功能锻炼以患肢肌肉等长舒缩运动为主。注意骨折部上、下关节不活动，身体其他部位均应进行正常活动。

骨折中期：2 ~3周后，即手术切口愈合、拆线到解除，牵引或外固定支具之间的时间，伤肢肿胀消退，疼痛减轻，骨折部趋于稳定。在原功能锻炼基础上，逐步恢复骨折部上、下关节的活动，并逐渐由被动活动转为主动活动。

骨折后期：6~8周后，骨折愈合较牢固，外固定支具已拆除应加强患肢关节主动锻炼和负重锻炼，使各关节迅速恢复正常活动范围和肢体正常力量。

3）功能锻炼按动静结合、主动与被动运动相结合、循序渐进的原则进行。以病人不感到疲劳、骨折部位不发生疼痛为度。

4）功能锻炼以恢复肢体的固有生理功能为中心。上肢要围绕增强手的握力进行锻炼；下肢重点在训练负重行走能力。

5）功能锻炼应在不影响骨折固定的前提下进行，如外展型肱骨外科颈骨折不能做上肢外展运动；前臂骨折早期不能做旋转活动；胫腓骨骨折不能做足的内外旋转运动。

**（四）健康指导**

（1）向病人及家属讲解有关骨折的知识，教育病人在开车、骑车、工作、运动、行走中应注意安全。

（2）教育病人保持健康良好的心态，告知病人出院后要坚持按计划进行肢体功能锻炼，预防骨折后期并发症。

（3）鼓励病人最大限度的自理，合理利用健侧肢体完成日常生活活动的方法。

（4）向病人交代清楚出院后有关注意事项、内固定取出时间及来院复诊的指征和时间等。

扫码“学一学”

## 第二节　常见四肢骨折病人的护理

### 一、肱骨髁上骨折病人的护理

肱骨髁上骨折是指肱骨髁上约2cm以内的骨折。常发生于10岁以下儿童。根据暴力来源和移位可分为伸直型骨折和屈曲型骨折，以前者为多见。由于在肱骨髁内、前方，有肱动脉、正中神经经过，在肱骨髁的内侧有尺神经、外侧有桡神经，这些均可因其骨折、移位而受到损伤。

**【护理评估】**

**（一）健康史**

肱骨髁上骨折多由间接暴力引起。多有手着地受伤史，应仔细了解受伤时的情况：跌倒时肘关节呈半屈或全伸位，手掌着地，造成伸直型肱骨髁上骨折；跌倒时肘关节屈曲，肘后着地，造成屈曲型肱骨髁上骨折（图19－3）。

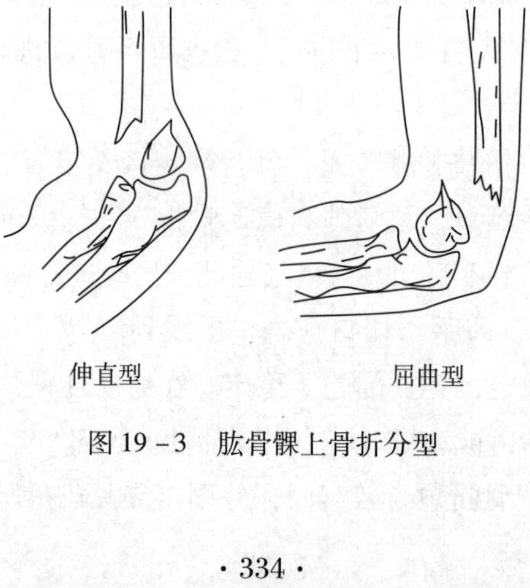

伸直型　　屈曲型

图19－3　肱骨髁上骨折分型

**（二）身体状况**

外伤后肘部出现疼痛、肿胀、皮下瘀斑，肘部向后突出并处于半屈位；局部明显压痛，有骨摩擦音及假关节活动，肘前方可扪到骨折断端，肘后三角关系正常。若伴有血管神经损伤，则出现相应症状，如桡动脉无搏动、手的感觉功能障碍。

**（三）辅助检查**

**X线检查**　肘关节正、侧位片，明确骨折的类型。

**（四）治疗评估**

手法复位外固定，必要时先行尺骨鹰嘴悬吊牵引。切开复位、加压螺钉或交叉钢针内固定，必要时行神经、血管探查，松解或修复术。

**（五）社会心理状态评估**

小儿发生恐惧，家长当心孩子出现意外。

**【护理问题】**

**1. 恐惧**　与小儿惧怕治疗操作有关。

**2. 疼痛**　与外伤有关。

**3. 潜在并发症**　骨筋膜室综合征、创伤性骨化、骨折畸形愈合。

**【护理目标】**

（1）病儿恐惧消失。

（2）病儿疼痛减轻或消失。

（3）病儿未发生并发症或发生时被及时发现并处理。

**【护理措施】**

**（一）术前护理**

（1）因儿童不能准确叙述自己的不适，应关心爱护患儿，及时解决他们的痛苦。对骨折线穿过骺板的儿童骨折，告知有可能影响骨骺的发育，出现肘内翻或外翻畸形。

（2）由于肱动脉受压或损伤，或严重的软组织肿胀可引起前臂骨筋膜室综合征。因此，要密切观察是否有骨筋膜室综合征发生。一旦出现，立即报告医师，及时处理。

**（二）术后护理**

（1）石膏托固定后，卧床时，在患肢下垫枕，使其高于心脏水平，减轻肿胀；离床活动时，用三角巾或前臂吊带悬吊于胸前。行尺骨鹰嘴持续骨牵引治疗时，取平卧位。

（2）维持有效固定，观察固定位置有无变动，有无局部压迫症状，保持患肢功能位。

（3）加强功能锻炼　向患儿及家长说明功能锻炼的重要性，取得家长的重视、理解和合作。早期进行手指及腕关节屈伸活动；4～6周后进行肘关节屈伸活动。伸直型骨折着重恢复屈曲活动度，屈曲型骨折则增加伸展活动度。

**（三）健康指导**

（1）注意观察患肢情况，如出现皮肤发绀、发凉、剧烈疼痛或感觉异常，应立即就诊。

（2）定期复查，一般于骨折固定后2周、1个月、3个月、6个月复查，了解骨折的愈合情况，以便及时调整固定，防止畸形愈合。

## 二、桡骨下端骨折病人的护理

桡骨下端骨折是指距桡骨下端关节面3cm以内的骨折，以中年和老年人多见。以伸直型骨折多见。

**【护理评估】**

**（一）健康史**

多由间接暴力所致，应询问是否有跌倒摔伤史，了解受伤的姿势，跌倒时是手掌撑地还是手背着地，以便估计骨折的类型。

**（二）身体状况**

**1. 伸直型骨折（Colles 骨折）** 伤后局部疼痛、肿胀，可出现典型“银叉样”畸形和“枪刺刀样”畸形（图 19－4）。局部压痛明显，腕关节活动障碍。

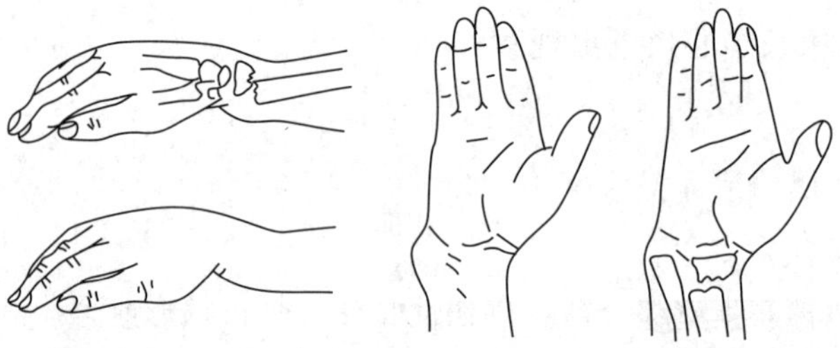

“银叉样”畸形　　“枪刺刀样”畸形

图 19－4　Colles 骨折

**2. 屈曲型骨折（Smith 骨折）** 伤后腕部下垂，局部肿胀，腕背侧皮下瘀斑，腕部活动受限；局部压痛明显。

**（三）辅助检查**

**X 线检查** 包括腕关节在内的正、侧位片，判断骨折移位的情况。

**（四）治疗评估**

手法复位，石膏或夹板外固定。

**（五）社会心理状态评估**

家人与病人当心出现意外。表现为焦虑等。

**【护理问题】**

**1. 有周围神经血管功能障碍的危险** 与骨折或骨折未及时处理损伤周围神经血管有关。

**2. 焦虑** 与担心预后有关。

**【护理目标】**

（1）病人未发生周围神经血管功能障碍等并发症或发生时被及时发现并处理。

（2）病人焦虑减轻或消失。

**【护理措施】**

**（一）术前护理**

（1）由于手活动受限，给生活带来不便，护士应主动关心，协助完成部分自理活动。

（2）预防急性骨萎缩，以预防为主。早期应抬高患肢，加强功能锻炼。

**（二）术后护理**

（1）固定后，注意抬高患肢，以利水肿消退。石膏或夹板固定松紧应适宜，特别是肿胀高峰期和消退后，应随时加以调整。

（2）离床活动时，患肢要悬吊于胸前，以防复位的骨折再移位。

（3）复位固定早期即应进行手指屈伸和握拳活动及肩、肘关节活动。2～3 周后进行腕关节背伸和桡侧偏斜活动及前臂旋转活动。4～6 周可做腕关节屈、伸、旋转及尺、桡侧偏斜活动。注意，由于桡骨下端骨折常向背侧和桡侧移位，因此，2 周内禁忌做腕背伸和桡侧偏斜活动，以防复位的骨折端再移位。

**（三）健康指导**

（1）固定肢体出现皮肤发绀或苍白、剧烈疼痛、肿胀、麻木等应立即就诊。

（2）告知病人，要定期随诊。

## 三、股骨颈骨折病人的护理

股骨颈骨折是指由股骨头下至股骨颈基部之间的骨折。多发生在中、老年人，股骨颈骨折与骨质疏松导致的骨质量下降有关。可分为头下型骨折、经颈型骨折和基底部骨折（图 19－5）。

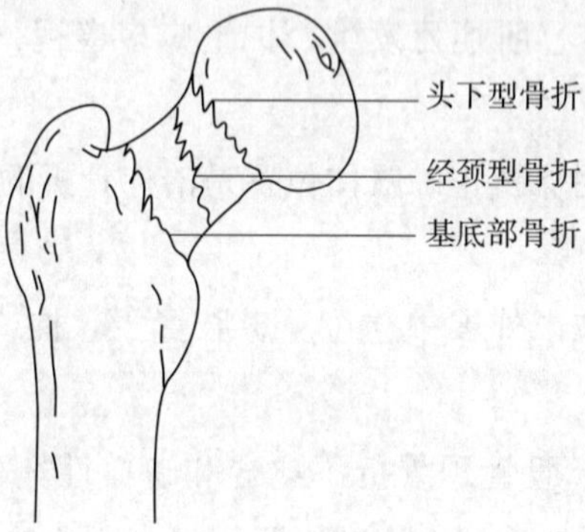


图 19－5　股骨颈骨折分型

**【护理评估】**

**（一）健康史**

中老年人有摔倒受伤史，应了解受伤时的体位和环境，伤后立即发生的功能障碍及其发展情况，以明确外力的方式、性质，推断骨折的类型及伤情。询问既往有无高血压、心脏病、糖尿病等病史。

**（二）身体状况**

（1）伤后感髋部疼痛，下肢活动受限，不能站立和行走。

（2）患肢呈缩短、外旋、屈曲畸形。

（3）髋部可有局部压痛及轴向叩击痛。

**（三）辅助检查**

**X 线检查**　明确骨折的部位、类型、移位情况。

**（四）治疗评估**

皮肤牵引或穿防旋鞋；骨牵引逐渐整复法。除无移位的不完全骨折外，其他各型骨折可采用闭合复位内固定、切开复位内固定、人工关节置换术等手术治疗。

**（五）社会心理状态评估**

股骨颈骨折多发生在中、老年人，家属及病人担心意外情况发生，出现焦虑等。

**【护理问题】**

**1. 躯体移动障碍** 与骨折、牵引、手术有关。

**2. 焦虑** 与病程较长，预后难以估计有关。

**3. 潜在并发症** 股骨头缺血坏死、骨折不愈合、心脑血管意外等。

**【护理目标】**

（1）病人躯体移动功能改善。

（2）病人焦虑减轻或消失。

（3）病人未发生并发症或发生时被及时发现并处理。

**【护理措施】**

**（一）术前护理**

（1）股骨颈骨折多发生在中、老年人，常合并心、脑血管疾病，骨折后刺激可诱发或加重原发病导致脑血管意外、心肌梗死发生，护士应多巡视，及时发现问题，立即处理和报告医师。

（2）向病人及其家属说明保持正确肢体位置是治疗骨折的重要措施之一，以取得配合。

**（二）术后护理**

（1）指导与协助维持患肢于外展中立位。患肢置于软枕或布朗架上，行牵引维持，并穿防旋鞋；忌外旋、内收。

（2）提高自护能力 由于股骨颈骨折不愈合和缺血性坏死发生率较高，治疗周期长，指导病人提高自护能力及身体的协调性，减少卧床过久所致的并发症。

（3）人工关节置换术后 手术当天，即可进行股四头肌收缩和踝关节屈伸等功能锻炼。之后可在床上逐渐练习髋、膝关节屈伸活动。术后1周开始使用助行器、拐杖等做行走练习。

（4）人工关节置换术后并发症的护理 ①关节脱位：人工关节置换术后，因体位摆放不当或锻炼方法不当等均可引起关节脱位。主要表现为髋部不能活动，伴有疼痛双下肢不等长。预防关键为应避免屈髋大于90°，避免下肢内收超过身体中线。嘱患者避免坐矮凳、坐软沙发、盘腿、跷二郎腿等作用；侧卧时应健肢在上，患肢在下，两腿间夹枕头；排便时使用坐便器，上楼梯时健肢先上，下楼时患肢下。②关节感染：虽少见，但是最严重的并发症。若术后关节持续肿痛，伤口有异常渗出，皮温较高，应警惕关节感染。轻者抗感染治愈，重者需取出假肢二次手术。

**（三）健康指导**

（1）行牵引术病人一般在8周后可逐渐在床上起坐，3个月后逐渐扶双拐下地不负重行走。6个月后逐渐弃拐行走。

（2）行内固定术病人2~3周后，即可逐渐在床上起坐，6周后逐渐扶双拐下地不负重行走。骨折愈合后可弃拐行走。

（3）人工关节置换术后1周，可开始下地活动。

## 四、脊柱骨折病人的护理

脊柱骨折是临床中一种较严重且复杂的创伤，占全身骨折的5%～6%，以胸腰段骨折多见。严重时可合并脊髓损伤。其中颈椎骨折—脱位合并有脊髓损伤，能严重致残甚至危及生命。

**【护理评估】**

**（一）健康史**

评估病人受伤的时间、暴力性质、方向和大小，作用部位，受伤的体位，抢救措施等。

**1. 间接暴力**　绝大多数脊柱骨折由间接暴力引起，如从高空坠落，头、肩、臀部或足跟着地，地面对身体的阻挡使脊柱猛烈过度屈曲，发生颈、胸、腰椎体压缩骨折；弯腰工作时，重物下落打击头、肩、背部，脊柱屈曲，造成椎体压缩骨折；跳水时，头部撞击硬物，也可造成同样损伤。

**2. 直接暴力**　少数脊柱骨折由直接暴力引起，如战伤、爆炸伤、直接撞击伤等。

**（二）身体状况**

**1. 局部表现**　胸腰椎损伤后，可有局部疼痛，站立及翻身困难。如形成腹膜后血肿，可刺激腹腔神经节，使肠蠕动减慢，出现腹痛、腹胀，甚至出现肠麻痹症状。损伤部位可有肿胀、血肿、畸形、棘突间隙加宽及局部触痛、压痛和叩击痛。

**2. 合并伤**　当合并脊髓损伤时，有脊髓损伤的症状和体征。应检查四肢的感觉、运动、肌张力和腱反射有无异常，询问病人大小便能否自行控制等。

**3. 多发伤**　病人往往伴颅脑、胸腹腔脏器及四肢损伤，可出现神志及生命体征改变。

**（三）辅助检查**

**1. X线检查**　包括脊柱受伤部位的正侧位片，能显示椎体损伤情况，如压缩、粉碎及移位骨折等。

**2. CT检查**　还可清楚地显示小关节的骨折及椎管内受压情况。

**3. MRI**　可显示脊髓受损情况。

**（四）治疗评估**

对稳定性骨折，脊髓无损伤或无受压者，采用卧床休息，持续牵引，腰背肌锻炼。对不稳定性骨折及脱位严重，伴脊髓受压及损伤者，采用开放复位内固定术。

**（五）社会心理状态评估**

突如其来的创伤、疼痛、活动障碍以及担心致残，可使病人产生焦虑、恐惧、紧张不安等不良的心理反应。

**【护理问题】**

**1. 躯体移动障碍**　与疼痛及神经损伤有关。

**2. 急性疼痛**　与脊柱骨折、软组织损伤及手术有关。

**3. 恐惧**　与担心疾病的预后可能致残有关。

**4. 潜在并发症**　脊髓损伤、压疮、肺部感染、泌尿系感染、下肢静脉血栓形成。

**【护理目标】**

（1）病人躯体移动功能得以改善。

（2）病人疼痛减轻或消失。

（3）病人恐惧减轻或消失。

（4）未发生并发症，或发生时得到及时发现并处理。

**【护理措施】**

**（一）术前护理**

**1. 急救搬运**

（1）脊柱骨折伴有休克的病人不宜立即搬动，应就地抢救，待休克纠正后再搬动。

（2）搬运工具最好选用硬板担架或木板。搬动中必须保持脊柱伸直位（图19－6）。

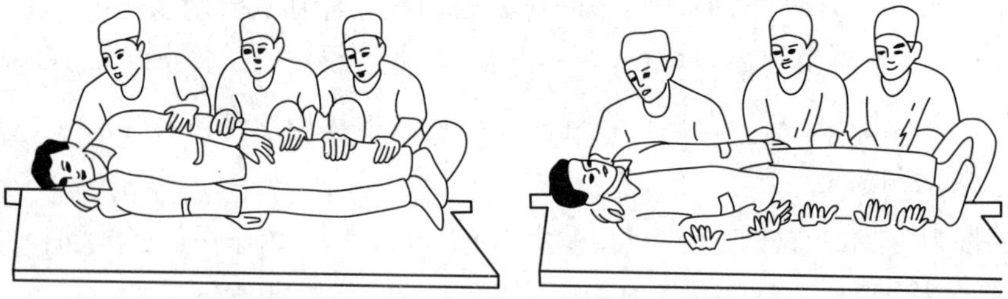

滚动法　　平托法

图19－6　脊柱骨折病人的正确搬运

（3）对疑有颈椎损伤的病人，搬运时需有一人固定头部，沿纵轴向上略加牵引，使头、颈随躯干一起缓慢搬动。移至木板上后，头部应用沙袋或衣物加以固定。切记勿扭曲或旋转病人的头颈，以免加重神经损伤引起呼吸肌麻痹而死亡。

**2. 观察生命体征**　注意肢体活动及躯体麻痹平面的变化。

**3. 指导或协助病人床上翻身**

（1）对能自行翻身的病人，可告知病人及家属翻身的方法和注意事项。注意翻身时必须使肩部和骨盆一起翻，不可扭曲脊柱。

（2）对不能自行翻身的病人，护士要协助完成。具体方法为：一手托肩，一手托臀，双手向上向外用力，将病人由仰卧位变为侧卧位，或由侧卧位变为仰卧位。

**4. 急救准备**　备好各种急救药品和器械，如呼吸兴奋药、强心药、吸引器、气管切口包、人工呼吸器、心电监护仪等。

**（二）术后护理**

（1）颈椎手术后的病人搬动时，应保护颈部，防止旋转及屈伸，减少搬动对内固定的影响；翻身时要保持头颅、躯干在同一平面上，如要侧卧位，一般侧卧30°～40°即可。腰椎术后的病人翻身时，应保持肩、髋在同一平面上。

（2）颈椎手术后，颈部保持中立位，平卧2小时以压迫止血。腰椎术后的病人，需平卧8小时以压迫止血。对伤口引流管要注意观察引流量与引流液颜色，并保持引流管通畅，以防积血压迫脊髓。及时观察有无脑脊液漏。

（3）颈椎手术后，要保证有效的气体交换，警惕窒息发生。出现声音嘶哑，呼吸表浅，提示有喉头水肿的可能，易并发窒息，需严密观察并妥善处理。出现呼吸困难、口唇发绀及鼻翼翕动，伴颈部肿胀，提示血肿压迫气管，应立即配合医师剪开缝线，清除积血。

（4）手术后可出现血肿压迫，肢体感觉、运动及括约肌功能障碍，要密切观察。当出现瘫痪平面上升、肢体麻木、肌力减退或不能活动时，应立即报告医师及时处理。

（5）正确指导和督促病人早期进行腰背肌功能锻炼。方法有仰卧位锻炼法和俯卧位锻炼法。

1）仰卧位锻炼法　①五点支撑法：病人用头、双肘及双足作为支撑点，使背部、腰臀部向上抬起，悬空后伸。②三点支撑法：病人双臂放于胸前，用头及双足支撑，使全身呈弓形撑起。③四点支撑法：病人用双手及双足支撑，使全身腾空后伸呈拱桥形。

2）俯卧位锻炼法　第一步：病人俯卧于床上，两上肢向背后伸，抬头挺胸，使头、胸及两上肢离开床面。第二步：两腿伸直向上抬起，离开床面，可交替进行抬起，然后同时后伸抬起。第三步：头、颈、胸及双下肢同时抬起，两上肢后伸，仅使腹部着床，身体呈弓形。

**（三）健康指导**

（1）继续功能锻炼。第一个月主要在床上进行四肢活动和腰背肌锻炼，2～3个月后逐渐下床进行步行及适度的活动。

（2）定期复查，了解内固定有无移位及骨折愈合情况。

## 第三节　关节脱位病人的护理

扫码“学一学”

关节脱位（articular dislocation）指构成关节的关节面失去正常的对合关系。部分失去正常的对合关系，称关节半脱位。

关节脱位按发生原因可分为：①损伤性脱位，由外来暴力作用于正常关节引起的脱位。②先天性脱位，胚胎发育异常或胎儿在母体内受到外界因素影响引起的脱位，如先天性髋关节脱位。③病理性脱位，关节结构遭受病变破坏引起的脱位，如关节结核或类风湿性关节炎所致的脱位。④习惯性脱位，创伤性脱位后，关节囊及韧带松弛，或在骨附着处被撕脱，使关节结构不稳定，轻微外力即可反复发生再脱位，如习惯性肩关节脱位。

关节脱位按脱位后的时间分为：①新鲜脱位，脱位时间少于3周；②陈旧性脱位，脱位时间超过3周。

**【护理评估】**

**（一）健康史**

**1. 外伤史**　关节脱位多由间接暴力所致，要询问受伤当时的情况，了解受伤机制。

**2. 骨关节疾病史**　关节结核或类风湿性关节炎所致的关节结构破坏，易导致关节病理性脱位。

**（二）身体状况**

**1. 关节疼痛、肿胀、功能丧失。**

**2. 关节脱位的特征表现**

（1）畸形　关节脱位后，关节处明显畸形，移位的骨端可在异常位置摸到。

（2）弹性固定　脱位后，由于关节周围韧带及肌肉牵拉，使患肢固定在异常的位置，被动活动时感到弹性阻力。

（3）关节盂空虚　脱位后，可在体表扪到原关节所在部位有空虚感。

**3. 常见关节脱位**

（1）肩关节脱位　以前脱位多见（图19－7）。患肩疼痛、肿胀，病人不敢活动肩关节，以健手托住患侧前臂就诊。“方肩”畸形，腋窝、喙突下或锁骨下可触及肱骨头，关节盂空虚。Dugas 征阳性（患侧肘部紧贴胸壁时，手掌搭不到健肩；或患侧手掌搭到健肩时，肘部不能贴近胸壁）。

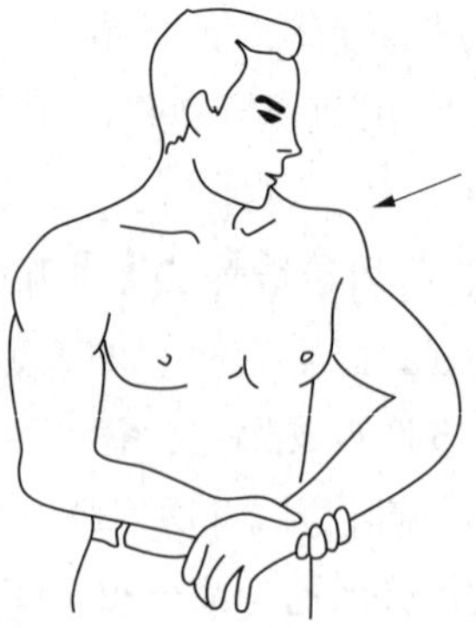

图 19－7　肩关节前脱位方肩畸形

（2）肘关节脱位　以后脱位常见（图 19－8）。患肘肿痛，活动受限，肘半伸位弹性固定。肘后突畸形，肘后三点关系失常，肘前方可触及脱位的肱骨远端，肘后可摸到凹陷处。

（3）髋关节脱位　以后脱位常见（图 19－9）。患髋疼痛，关节活动障碍。患肢缩短，髋关节屈曲、内收、内旋畸形。臀部可触及脱出的股骨头，大粗隆明显上移。

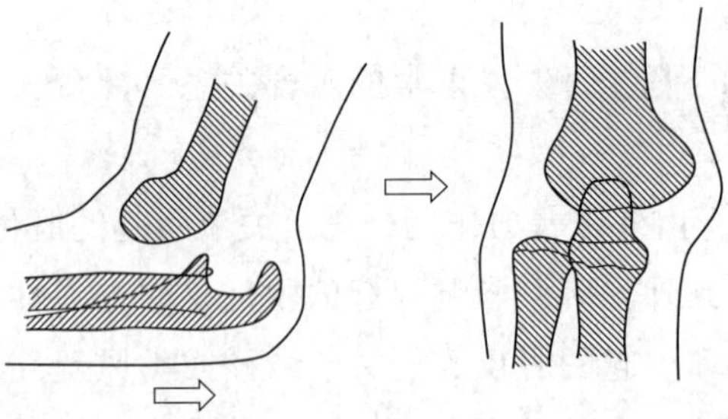

图 19－8　肘关节后脱位

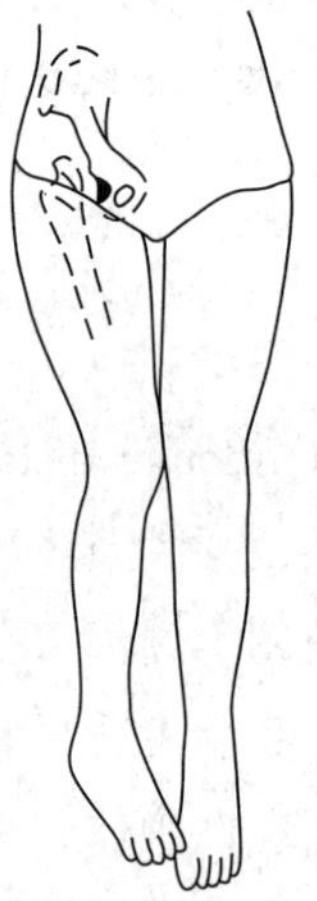

图 19－9　髋关节后脱位

**（三）辅助检查**

**X 线检查**　可确定脱位的类型、方向、程度及有无合并骨折等。对于陈旧性关节脱位，能明确有无骨化性肌炎或缺血性骨坏死。

**（四）治疗评估**

**1. 复位**　以手法复位为主，时间越早，复位越容易，效果也越好。对合并关节内骨折、有组织嵌入及陈旧性脱位经手法复位失败者，行手术切开复位。

**2. 固定**　复位后将关节固定于稳定位置 2～3 周，使损伤的关节囊、韧带、肌肉等组织得以修复愈合。陈旧性脱位应适当延长固定时间。

**3. 功能锻炼**　在固定期间要经常进行关节周围肌肉的舒缩活动和患肢其他关节的主动活动。固定解除后，逐步进行患肢关节的主动功能锻炼。

**（五）社会心理状态评估**

病人往往担心是否能完全恢复，有无后遗症发生；担心家庭生活和工作是否会受到影响等，会产生不同程度的焦虑、不安、恐惧等不良心理反应。

**【护理问题】**

**1. 急性疼痛**　与局部损伤及神经受压有关。

**2. 躯体移动障碍**　与疼痛、制动有关。

**3. 有周围神经血管功能障碍的危险**　与关节移位压迫周围神经血管有关。

**4. 焦虑**　与害怕肢体残废、丧失劳动及生活不能自理等有关。

**【护理目标】**

（1）病人自述疼痛感明显减轻。

（2）病人得到良好的护理照顾，生活自理能力提高。

（3）病人保持肢体感觉、运动、血液循环情况良好。

（4）病人情绪稳定。

**【护理措施】**

**（一）术前护理**

**1. 心理护理**　对病人表示理解和同情，给予安慰和鼓励，耐心做好解释工作，以减轻紧张心理，配合治疗和护理。

**2. 减轻肿胀**

（1）早期局部冷敷，减轻损伤部位的出血和水肿。24 小时后热敷，促进血肿水肿的吸收。

（2）改善血液循环，促进渗出液的吸收。常用的方法有超声波疗法、电疗法、激光疗法、蜡疗等。

**3. 局部病情观察**

（1）注意观察患肢的血液循环状况，若发现患肢苍白、冰冷、大动脉搏动消失，提示有大动脉损伤可能，应及时通知医师处理。

（2）观察患肢的感觉、运动，了解神经的损伤和恢复情况。

**4. 协助医师尽早复位**　肩关节脱位手法复位常用 Hippocrates 法（图 19－10）。肘关节脱位，复位时置肘关节于半屈曲位，操作者一手握患臂腕部，沿前臂纵轴方向牵引，另一手拇指压在尺骨鹰嘴突上，沿前臂纵轴方向做持续推挤，即可复位。髋关节脱位，常用的复位方法有 Allis 法（提拉法）和 Bigelow 法（问号法）（图 19－11）。复位成功的标志是被动活动恢复正常，骨性标志恢复，X 线检查提示已复位。

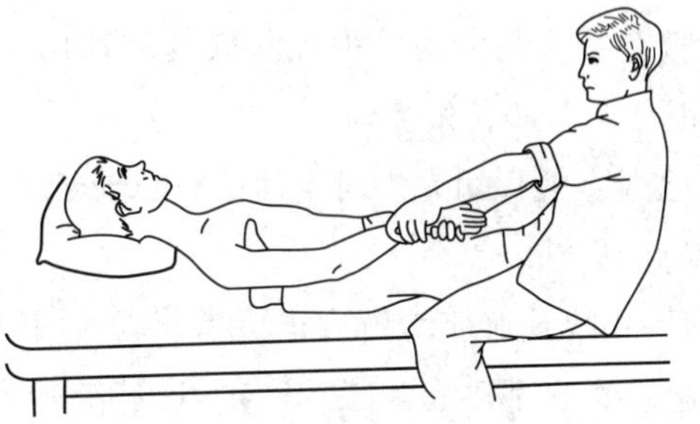

图 19－10　Hippocrates 法

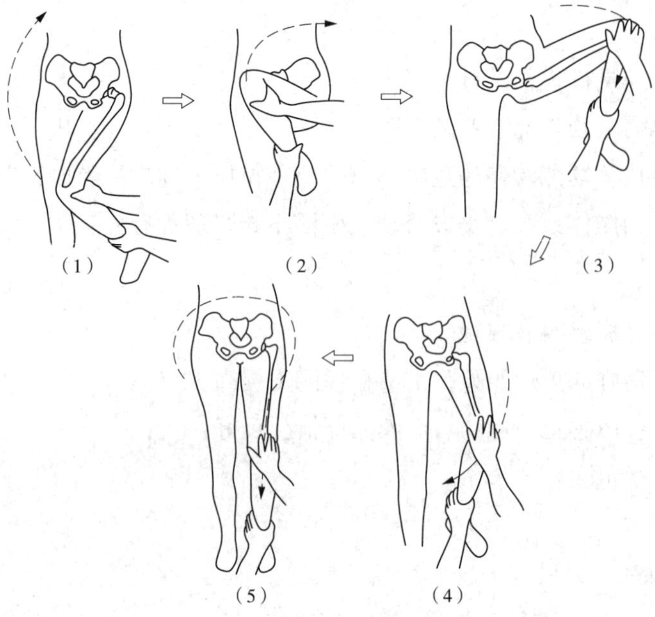


图 19－11　Bigelow 法

**（二）术后护理**

**1. 维持有效的固定**

（1）向病人及家属说明复位后固定的目的、方法和重要意义及注意事项。

（2）注意观察患肢的血液循环。

（3）维持固定的姿势和时间。①肩关节脱位：单纯脱位，复位后用三角巾悬吊上肢，肘关节屈曲 90°，腋窝处垫棉垫。一般固定 3 周。关节囊破损明显或仍有肩关节半脱位者，应将患侧手置于对侧肩部，肘部贴靠胸壁，腋下垫棉垫，用绷带将患肢固定在胸壁，并托住肘部。②肘关节脱位：复位后，用长臂石膏托或超关节夹板固定肘关节于屈肘 90°位，再用三角巾悬吊胸前 2～3 周。③髋关节脱位：复位后，患肢皮肤牵引或穿丁字鞋 2～3 周。

**2. 加强功能锻炼**

（1）向病人及家属说明功能锻炼的重要性和必要性，消除病人关节复位就是治疗结束的错误认识，使病人能自觉地按计划进行功能锻炼。

（2）功能锻炼时，应注意以主动锻炼为主，切忌被动强力拉伸关节，以防加重关节损伤。

**（三）健康指导**

（1）向病人及家属宣教有关疾病治疗、护理和康复的知识，尤其要注意保持有效固定和坚持功能锻炼，预防习惯性关节脱位发生。

（2）根据发生脱位的原因，教育病人平时生活中注意安全，减少或避免事故发生。

（3）教会病人功能锻炼的方法。

1）肩关节脱位功能锻炼　疼痛肿胀缓解后，可指导病人用健侧缓慢推动患肢外展与内收活动，活动范围以不引起患侧肩部疼痛为限。3 周后，指导病人进行弯腰、垂臂、甩肩锻炼。具体方法：病人弯腰 90°，患肢自然下垂，以肩为顶点做圆锥形环转，范围由小到大。4 周后，指导病人做手指爬墙外展、爬墙上举、滑车带臂上举、举手摸顶锻炼，使肩关节功能完全恢复。

2）肘关节脱位功能锻炼　复位后固定期间，可做伸指、握拳等锻炼，同时在外固定保护下做肩、腕关节活动。外固定去除后，练习肘关节的屈伸、前臂旋转活动及锻炼肘关节周围肌肉的肌力。锻炼时应注意主动锻炼为主，被动活动时应轻柔，禁忌粗暴，以免引起骨化性肌炎而加重肘关节僵硬。

3）髋关节脱位功能锻炼　固定期间可进行患肢踝关节的活动及其余未固定关节的活动。去除皮牵引后，指导病人扶双拐下地活动。3 个月内，患肢不负重，以免发生股骨头缺血性坏死或因受压而变形。3 个月后，经 X 线检查证实股骨头血液循环良好后方可弃拐步行。

扫码“学一学”

## 第四节　化脓性骨髓炎病人的护理

化脓性骨髓炎（suppurative osteomyelitis）是由化脓性细菌引起的骨髓、骨膜和骨质的感染。身体其他部位的化脓性病灶中的细菌经血液循环播散致骨骼，称血源性骨髓炎；开放性骨折发生了感染，或骨折手术后出现了感染，称创伤后骨髓炎；邻近软组织感染直接蔓延至骨骼，称外源性骨髓炎。临床上以急性血源性骨髓炎多见。

### 一、急性血源性骨髓炎病人的护理

急性血源性骨髓炎（acute hematogenous osteomyelitis）是指身体其他部位的化脓性病灶中的细菌经血液循环播散至骨骼而引起的化脓性细菌感染。好发于干骺端，以胫骨上段和股骨下段多见。最常见的致病菌是金黄色葡萄球菌，其次是化脓性链球菌。

**【护理评估】**

**（一）健康史**

急性骨髓炎发病前大多有原发性感染病灶，如软组织常见的化脓性感染，开放性损伤的伤口感染等，当原发病灶处理不及时或不当，加上机体抵抗力下降，化脓性致病菌即由病灶进入血流而引起本病。多见于儿童，发病与生活条件及卫生状况有关。

**（二）身体状况**

**1. 全身感染中毒症状**　起病急骤，寒战，高热，体温可达到 39℃以上，脉搏加快，头痛、烦躁不安，嗜睡，严重者出现感染性休克。

**2. 局部症状**　患肢持续性、进行性加重的疼痛，活动受限，局部皮肤温度增高，干骺处有局限性深压痛。数天后，局部肿胀，压痛明显，此时骨膜下脓肿形成。当脓肿穿破骨膜形成感染时，则出现红、肿、热、痛局部感染症状，或有波动感。脓肿穿破皮肤时，疼痛反而减轻，体温随之下降，但局部经久不愈形成窦道。由于骨髓受到炎症破坏，1～2 周后可发生病理性骨折。

**（三）辅助检查**

**1. 实验室检查**

（1）血常规　白细胞计数增高，中性粒细胞计数增高，核左移。

（2）血培养　血细菌培养可能阳性。但已用过抗生素治疗者血培养阳性率低。

（3）局部脓肿分层穿刺　抽出脓液即可确诊。

**2. 影像学检查**

（1）X 线检查　早期无骨质改变，对诊断意义不大。发病 2 周后，X 线片上出现干骺端模糊，呈散在虫蛀样骨破坏，有骨膜反应。3 周后骨膜增厚，骨密质变薄，以后出现骨质破坏，死骨形成。

（2）CT 检查　可提前发现骨膜下脓肿。

（3）核素骨显像　48 小时可获阳性结果。

**（四）治疗评估**

早期诊断、早期治疗非常重要，否则极易形成慢性骨髓炎。及早、足量、联合且根据药物敏感试验使用抗生素；全身支持疗法；肢体制动。手术有：钻孔引流或开窗减压；伤口闭式灌洗引流或单纯闭式引流。

**（五）社会心理状态评估**

病人往往担心是否能完全恢复，有无后遗症发生，会产生不同程度的焦虑、不安、恐惧等不良心理反应。

**【护理问题】**

**1. 急性疼痛**　与炎性刺激及骨髓腔内压力增高有关。

**2. 体温过高**　与急性感染有关。

**3. 有外伤的危险**　与病理性骨折有关。

**【护理目标】**

（1）病人疼痛减轻。

（2）体温维持在正常范围。

（3）病人未发生病理性骨折。

**【护理措施】**

**（一）术前护理**

（1）卧床休息，给予高热量、高蛋白、富含维生素食物。并发心肌炎时宜低盐饮食，限制水的摄入，以免加重心脏负担。

（2）注意口腔护理，保持口腔清洁、湿润，防止继发霉菌感染。做好皮肤护理，预防压疮发生。

（3）观察生命体征的变化。高热患儿要及时降温，严密观察意识变化。注意观察局部及邻近关节有无红、肿、热、痛或积液出现。

（4）注意大剂量使用抗生素的毒副作用，警惕二重感染。使用对肾脏有损害的抗生素时，应密切注意观察尿的颜色和尿量，一般在体温、白细胞正常后继续用药 2～3 周。

（5）抬高患肢以利静脉血回流，减轻肿胀或疼痛。限制患肢活动，缓解肌痉挛，解除疼痛，预防病理性骨折。

（6）有窦道形成时，加强局部皮肤的护理，预防窦道周围皮肤糜烂。

**（二）术后护理**

（1）卧床休息，抬高患肢；加强营养，多饮水。

（2）预防病理性骨折：骨组织感染后，因骨质疏松和破坏，易发生病理性骨折。要保护患肢，移动时稳、准、轻。限制患肢活动，必要时用石膏托或牵引固定于功能位。

（3）保持伤口灌洗引流有效

1）输液瓶应距床 60～70cm，引流袋位置低于患肢 50cm。引流管宜与一次性负压引流袋相连，并保持负压状态。

2）保持引流通畅，避免引流管堵塞、扭曲、受压。严格无菌操作，保证引流灌洗有效。连接处用酒精消毒，每日更换引流袋，避免逆行感染。

3）进行开窗引流冲洗时密切观察引流液的颜色、性质和量，及时准确记录。

4）冲洗液中抗生素可根据细菌培养和药敏试验选用。一般情况下，每天使用庆大霉素16万U加入生理盐水1500~2000ml冲洗伤口。要合理调节滴速，维持24小时持续冲洗。

5）引流管一般要留置3周，待体温下降、引流液连续3次培养阴性方可拔管。

**（三）健康指导**

（1）向病人和家属告知急性血源性骨髓炎治疗不彻底或机体抵抗力低下时，易转为慢性骨髓炎，因此必须坚持使用抗生素至体温正常后2周。

（2）保持患肢功能位，防止过早负重而致病理性骨折。

（3）改善卫生条件，加强营养，增强机体抵抗力。

（4）若伤口愈合后又出现红、肿、热、痛、流脓等，需及时复诊。

## 二、慢性血源性骨髓炎病人的护理

慢性血源性骨髓炎（chronic hematogenous osteomyelitis）是指急性血源性骨髓炎未能彻底控制，反复发作演变而成；或在发病时即表现为慢性骨髓炎。病理表现为：骨壳、死骨、无效腔和窦道。由于有窦道形成，病灶与外界相通，造成多种细菌混合、反复的感染，根治困难。

**【护理评估】**

**（一）健康史**

询问有无急性血源性骨髓炎或外伤史、手术史。了解有无反复发作的局部红肿、疼痛及窦道流脓，了解有无死骨从窦道流出。

**（二）身体状况**

（1）病变静止时，仅见肢体增粗及变形，邻近关节挛缩，皮肤薄色泽暗，有多处瘢痕。破损时引起经久不愈的溃疡；或有长期不愈合的窦道。

（2）机体抵抗力低下或体质差时，引起急性发作。表现为表面皮肤红、肿、热及压痛；原已闭塞的窦道口开放，排出大量脓液，有时排出死骨。在死骨排出后窦道口自动封闭，炎症逐渐消退。

（3）全身衰弱、消瘦、贫血等。

**（三）辅助检查**

**X线检查**　可以证实有无死骨，并能了解死骨形状、数量、大小和部位，以及附近包壳情况。

**（四）治疗评估**

手术治疗为主，清除死骨及炎性肉芽组织，消灭无效腔。小儿可采用闭式灌洗的方法来达到消灭无效腔的目的，还可采用庆大霉素—骨水泥珠链填塞和二期植骨来消灭无效腔。

**（五）社会心理状态评估**

慢性炎症，反复发作，导致肌肉萎缩，患肢功能障碍等，病人和家人出现焦虑恐惧心理。

【护理问题】

**1. 营养失调：低于机体需要量** 与感染中毒、体温过高至分解代谢增强有关。

**2. 有皮肤完整性受损的危险** 与脓肿穿破皮肤形成窦道有关。

**3. 有失用综合征的危险** 与慢性炎症，反复发作，导致肌肉萎缩，患肢功能障碍有关。

【护理目标】

（1）病人营养状况改善。

（2）病人皮肤完整。

（3）病人未发生失用综合征。

【护理措施】

**（一）术前护理**

（1）改善营养状况，鼓励病人进食高蛋白、高糖、多维生素饮食，必要时给予少量多次输血。

（2）病情重者，尤其是儿童，应记出入量，密切观察生命体征及神态的变化。

（3）合理应用抗生素，注意观察药物的副作用和毒性反应。

（4）窦道口周围皮肤要保持清洁。

**（二）术后护理**

（1）抬高患肢，置于功能位，限制活动。注意伤口护理，及时更换敷料。

（2）保持伤口灌洗引流有效。

（3）加强功能锻炼，预防肌肉萎缩和关节挛缩。当肢体不能进行活动时，给予按摩，并练习肌肉的等长收缩。

**（三）健康指导**

（1）向病人及家属说明本病特点。

（2）对未闭合的伤口，定期换药，预防复发。

（3）加强营养，提高机体抵抗力。

扫码“学一学”

## 第五节 骨与关节结核病人的护理

骨与关节结核（bone and joint tuberculosis）的好发部位是脊柱，其次是膝关节、髋关节及肘关节。

骨与关节结核约 90% 的病人继发于肺结核。结核杆菌经血循环到达骨与关节部位，当外伤、营养不良、过度劳累后，机体抵抗力下降，可使潜伏的结核杆菌活跃而出现临床症状。

骨与关节结核的最初病理变化是单纯性滑膜结核或单纯性骨结核，病变进一步发展，形成全关节结核；受累骨与关节出现结核性浸润、肉芽增生、干酪样坏死及寒性脓肿形成，滑膜、关节软骨被破坏。晚期导致病理性关节脱位、骨折、肢体畸形或残疾。

【护理评估】

**（一）健康史**

**1. 年龄因素** 好发于儿童和青少年。

**2. 结核病史**　病人及家族成员是否有肺结核病史，或结核病接触史。

**（二）身体状况**

**1. 全身结核中毒症状**　多有低热、盗汗、乏力、食欲减退、消瘦、贫血等慢性结核中毒症状。

**2. 疼痛**　早期病变部位即有轻度疼痛，于活动后加剧。儿童的髋关节和膝关节结核常有“夜哭”。

**3. 局部体征**

（1）脊柱结核　脊柱生理弯曲改变，以胸段后突畸形明显。可出现肢体感觉，运动和括约肌功能障碍，甚至完全性截瘫。

（2）髋关节结核　早期患肢外旋、外展、屈曲、相对变长。后期出现内旋、内收、屈曲畸形，相对变短。髋关节前后方有压痛，关节运动障碍。

（3）膝关节结核　局部肿胀，膝关节上下肌肉因失用而萎缩，可呈梭形。晚期全关节结核时，膝关节处于屈曲位。

**4. 寒性脓肿和窦道**　全关节结核时，在病灶部位积聚了大量脓液、结核性肉芽组织、死骨和干酪样坏死物，由于缺乏红、热等反应，称为“寒性脓肿”或“冷脓肿”。寒性脓肿破溃后形成经久不愈的窦道，常易并发混合性感染。

**5. 功能障碍**　骨与关节结核由于病变部位疼痛及周围肌肉的保护性痉挛，常有活动受限或者姿势异常。如腰椎结核的病人，腰椎活动度受到限制，当捡拾地上物品时，常需要挺腰屈膝下蹲，此征称为拾物试验阳性。髋关节结核早期就有跛行，让病人双手抱紧健侧屈曲的膝下蹲时，骨盆平置，则患侧髋与膝关节呈屈曲状态，此为托马斯征阳性。

**（三）辅助检查**

**1. 实验室检查**

（1）红细胞沉降率　为检测病变是否静止和有无复发的重要指标。

（2）血常规　血红蛋白减少等贫血表现；有混合感染时，白细胞计数增高。

（3）结核杆菌培养　从单纯性冷脓肿获得脓液，其培养阳性率为70%。

**2. 影像学检查**

（1）X线检查　在起病2个月后才会有改变：骨质破坏、椎间隙或关节间隙变窄。

（2）CT检查　显示病灶周围的冷脓肿有独特的价值，死骨与病骨显示清晰。

（3）MRI检查　主要用于观察脊髓有无受压与变性。另外，MRI具有早期诊断价值，在炎性浸润阶段时显示出异常信号。

（4）B超检查　探查冷脓肿的位置和大小。

**（四）治疗评估**

**1. 非手术治疗**　支持疗法；抗结核药物疗法；制动；局部注射抗结核药物。

**2. 手术治疗**　切开排脓，病灶清除术；关节融合术；截骨术；关节成形术。

**（五）社会心理状态评估**

骨与关节结核病程长，抗结核药物应用时间长，加之病人体质虚弱、生活自理能力下降，大部分病人处于贫困状态，容易产生悲观厌世情绪。

**【护理问题】**

**1. 营养失调：低于机体需要量**　与结核病慢性消耗有关。

**2. 疼痛** 与局部病灶有关。

**3. 躯体移动障碍** 与结核、固定、手术或截瘫有关。

**【护理目标】**

（1）病人营养状况改善。

（2）疼痛缓解。

（3）患肢功能得到最大程度的保留与恢复。

**【护理措施】**

**（一）术前护理**

（1）注意卧床休息，保持肢体于功能位，防止关节畸形。脊柱结核病人需卧硬板床休息。

（2）给予高蛋白、高热量、富含维生素易消化的饮食，改善营养状况，提高抵抗力。

（3）适当限制活动，常采用石膏托或石膏管型及皮肤牵引做患肢制动，有利于缓解疼痛，以免感染扩散蔓延，预防病理性脱位或骨折。

（4）遵医嘱合理使用抗结核药物，注意药物毒性反应及副作用的发生，定时监测肝、肾功能。骨与关节结核手术前，抗结核治疗至少2周，以改善全身症状，避免手术后病变复发或扩散。

**（二）术后护理**

**1. 体位** 根据麻醉及手术方式选择体位。颈椎结核术后，需用颈托或沙袋固定颈部，以防颈部扭曲致内置物松动与断裂。而腰椎结核前路术后，需用沙袋压迫伤口，以防止病灶处渗血及无效腔形成。

**2. 严密观察病情** 注意观察肢端的颜色、温度、感觉及毛细血管充盈反应等。

**3. 术后** 脊柱结核术后脊柱不稳定或脊柱融合术后，必须局部制动，避免继发损伤及植骨块脱落等。

**4. 关节结核行滑膜切除术的病人** 术后多采用皮肤牵引，注意保证牵引有效；关节融合术后，多用石膏固定，注意石膏固定的护理。

**（三）健康指导**

结核病疗程长、易复发，告诉病人要坚持用药，并讲明应用抗结核药物的剂量、用法，注意观察药物的毒副作用。如出现耳鸣、听力异常应立即停药，同时注意肝、肾功能受损及多发性神经炎的发生。

## 第六节　颈椎病病人的护理

扫码“学一学”

颈椎病（cervical spondylosis）是指颈椎间盘退行性变及其继发性椎间关节退行性变所致脊髓、神经、血管损害而表现的相应症状和体征。引起颈椎病最常见的原因是颈椎间盘退行性变，颈椎先天性椎管狭窄也可引起，损伤为颈椎病的主要诱因。好发部位依次为颈$_{5\sim6}$、颈$_{4\sim5}$、颈$_{6\sim7}$。

**【护理评估】**

**（一）健康史**

**1. 好发年龄** 该病多为中老年人，要询问既往健康状况，有无高血压、心脏病、糖尿病等病史。

**2. 工作外伤史**　询问是否有颈椎慢性劳损或外伤病史；是否长时间低头伏案工作。

**（二）身体状况**

由于颈椎退行性变的程度、部位不同，压迫或刺激脊髓、神经、血管的表现也不同，临床上将颈椎病分为以下几种类型：

**1. 神经根型颈椎病**　此型的发病率最高，占50%～60%。表现为颈肩痛，当用力咳嗽、打喷嚏、颈部活动时疼痛加重，并向上肢放射。当头部或上肢姿势不当，或突然牵撞患肢即可发生剧烈的闪电样锐痛；皮肤可有麻木、过敏等感觉异常；上肢肌力可下降，手指动作不灵活。患侧颈部肌肉痉挛，头部歪向患侧，且患侧肩部上耸，以减轻疼痛不适；肩部有局限性压痛；颈部、肩关节可有不同程度的活动受限；上肢牵拉试验及压头试验阳性。

**2. 脊髓型颈椎病**　占10%～15%。侧束、锥体束损害表现突出，以四肢乏力、行走、持物不稳为最先症状；随病情加重发生自下而上的运动神经源性瘫痪；有时也有其他不同类型的脊髓损害。

**3. 交感神经型颈椎病**　表现一系列的交感神经症状。①兴奋性症状：头痛、头晕，可伴有恶心、呕吐等消化道反应；眼部胀痛，视力下降，瞳孔扩大或缩小；耳鸣，听力减退、发音障碍；心率加快，心律不齐，血压高，有时感心前区疼痛不适；头颈及四肢异常出汗等。②抑制性症状：头晕、眼花、流泪、鼻塞、心率过缓、血压下降、胃肠道胀气等。

**4. 椎动脉型颈椎病**　要表现为椎动脉供血不足的症状。①眩晕：是本型的主要症状，表现为旋转性或摇晃性，当头部活动时可诱发或加重。②头痛：多为发作性胀痛。③视觉改变：可发生突发性弱视、复视、失明。④猝倒：多在头部突然旋转或伸屈时发生，倒地后再站立可恢复正常活动。

**（三）辅助检查**

**1. X线检查**　正位、侧位、斜位、过伸及过屈位片，可见退行性改变征象。

**2. CT或MRI**　可见椎间盘突出、椎管及神经管狭窄、脊神经受压、脊髓受压。

**3. 脑脊液动力学测定**　反映椎管通畅程度。

**（四）治疗评估**

早期均采用非手术疗法，颌枕带牵引是治疗颈椎病常用的方法；推拿按摩疗法，但脊髓型颈椎病不宜采用此法，以免加重脊髓的损伤；还可采用理疗、药物治疗等方法治疗。诊断明确的颈椎病经非手术疗法无效，尤其是脊髓型颈椎病，考虑手术治疗。根据手术的入路途径不同，可分为前路手术、前外侧手术及后路手术。

**（五）社会心理状态评估**

颈椎病多发生于中老年人，症状复杂多样，病人心理负担加重。症状严重者影响工作、生活。颈椎病手术风险较大，病人及家属担心预后，恐惧手术。

**【护理问题】**

**1. 急性疼痛**　与神经根受刺激或压迫，椎基底动脉供血不足而侧支循环血管代偿性扩张有关。

**2. 有受伤的危险**　与上肢肌力下降、手指运动不灵活，持物不稳或椎动脉受到刺激突然痉挛致猝倒有关。

**3. 潜在并发症**　肢体运动感觉障碍、原有内脏疾病恶化。

**【护理目标】**

（1）病人的疼痛减轻。

（2）病人未发生意外损伤。

（3）并发症发生时能及时发现并正确处理。

**【护理措施】**

**（一）术前护理**

**1. 心理护理** 多与病人交流，向病人讲解手术目的、注意事项，稳定病人情绪。

**2. 保持地面干燥，嘱病人穿平跟软底鞋** 过道、浴室、厕所等公共与日常生活场所置有扶手，以防步态不稳而摔倒。椎动脉型颈椎病病人，应避免头部过快转动或屈伸，以防猝倒。

**3. 做好手术前常规准备工作** 需植骨者，备皮时注意供骨部位的皮肤准备。对决定行前路手术的病人手术前 2～3 天进行推移气管训练。颈椎后路手术者，术前应俯卧位练习，以适应术中体位。

**（二）术后护理**

**1. 颈部制动，防止植骨块松动、移动、脱落** 术后返回病房时应保持稳定的头颈部体位。勿使头部旋转且轻搬轻放，以减少对内固定的影响；颈部两侧置沙袋或配戴颈围制动，但颈围松紧要适宜，过松不能固定，过紧则致呼吸不畅，还可形成压疮；翻身时，也不能扭曲颈部。

**2. 根据手术方式决定卧床时间** ①颈椎内固定术：只要固定牢固、稳定，术后第 2 天采取半卧位并逐渐下床活动。②上颈椎单纯植骨融合术，则卧石膏床 3 个月。③下颈椎前路减压植骨术：未给予内固定或内固定不牢固时，必须卧床，且尽可能减少颈部活动。

**3. 注意伤口渗血及引流通畅** 经前路手术常因骨创面渗血，或因术中止血不彻底而发生伤口出血。注意观察敷料有无被渗血湿透，一旦湿透及时更换敷料；保持引流通畅，记录引流液量、性质；病人一旦出现呼吸困难、发绀，应立即通知医生，揭开敷料，剪开切口缝线，排出积血，解除气管压迫；床边要常规备气管切开包。

**4. 观察肢体感觉、运动功能** 由于手术创伤刺激脊髓易出现水肿而致肢体感觉、运动功能障碍。术后 48 小时内为水肿高峰期，应严密观察四肢感觉、运动每小时 1 次。当出现肢体麻木、肌力减弱时，应立即报告医师并给予脱水、营养神经等治疗，必要时行手术探查。

**（三）健康指导**

（1）选择正确的睡眠体位和适宜的枕头睡眠时，以保持颈、胸、腰部自然屈度，髋、膝部以略屈曲为佳。

（2）工作、休息时保持颈部平直；长期伏案工作时应定期远视以缓解颈部肌肉的慢性劳损。

（3）鼓励病人增加自信心、学会自我照顾。一旦出现头痛、头晕等病情变化及时就诊。

扫码“学一学”

## 第七节 腰椎间盘突出症病人的护理

腰椎间盘突出症（hernia of intervertebral discs）是指腰椎间盘变性后纤维环破裂、髓核组织突出、刺激和压迫神经根或马尾神经根所引起的一种综合征。

**【护理评估】**

**（一）健康史**

以 20 ~ 50 岁为多发年龄，男性多于女性。腰椎间盘突出症多发生在脊柱活动度大、承重较大或活动较多的腰$_{4\sim5}$和腰$_5$骶$_1$椎间盘，发生率占 90% ~96%。椎间盘退行性变是基本因素；积累损伤，如反复弯腰、扭腰等是椎间盘变性的主要原因，也是椎间盘突出的诱因；另外，与遗传因素、妊娠等因素有关。

询问病人是否有腰椎慢性劳损或外伤病史及病程长短；询问发作及治疗情况，包括疼痛性质、部位以及加重和减轻的因素，经过及其效果等。

**（二）身体状况**

**1. 腰痛**　腰痛是最常见的症状。早期仅有腰痛，常表现为急性剧痛或慢性隐痛；病人在弯腰、咳嗽、排便等用力时均可使疼痛加剧。

**2. 坐骨神经痛**　绝大多数病人表现为从下腰部向臀部、大腿后方、小腿外侧到足部的放射痛。在打喷嚏或咳嗽时疼痛加剧。早期为痛觉过敏，病情较重者出现感觉迟钝或麻木。

**3. 马尾神经受压表现**　出现大、小便障碍，鞍区感觉异常。

**4. 直腿抬高试验及加强试验阳性**　病人取平卧位，膝关节伸直，被动直腿抬高下肢，抬高在 60°以内即出现疼痛，称为直腿抬高试验阳性。在直腿抬高试验阳性的基础上，缓慢降低患肢高度，待放射痛消失，再被动强力背屈踝关节，如坐骨神经受牵拉引起疼痛，则称为加强试验阳性。

**（三）辅助检查**

**1. X 线检查**　提示椎体边缘增生及椎间隙变窄等退行性变，但不能直接反映椎间盘突出。

**2. CT 和 MRI**　显示椎管形态、椎间盘突出的大小和方向等。

**（四）治疗评估**

**1. 非手术治疗**　年轻、初次发作或病程较短、休息后症状可自行缓解和 X 线检查无椎管狭窄者采用非手术疗法，80% 的病人可获缓解或治愈。其方法有：绝对卧床休息；持续牵引；理疗和按摩、推拿；皮质激素硬膜外注射；髓核化学溶解法。

**2. 手术治疗**　经严格非手术治疗无效，或马尾神经受压者可考虑髓核摘除术。近年来采用微创外科技术使手术损伤减少，取得良好效果。

**（五）社会心理状态评估**

急慢性腰腿疼痛时间长，下肢感觉异常，给病人带来很大的痛苦。严重时，影响病人正常生活与工作，可出现抑郁、焦虑等心理情绪。

**【护理问题】**

**1. 急性疼痛**　与椎间盘突出、肌肉痉挛、不舒适的体位有关。

**2. 焦虑**　与担心预后及害怕手术有关。

**3. 潜在并发症**　血管或神经根损伤、神经根粘连、椎间盘感染。

**【护理目标】**

（1）病人的疼痛减轻，生活得到良好的照顾。

（2）病人情绪稳定。

（3）并发症未发生或及时发现并正确处理。

**【护理措施】**

**（一）术前护理**

**1. 心理护理**　多与病人交流，倾听病人的意见，了解病人的心理状况。介绍病人与治疗成功的病友进行交流，增强信心，减少顾虑及担忧，坚持治疗。

**2. 卧硬板床休息**　初次发作时，绝对卧硬板床休息3周，以减轻负重和体重对椎间盘的压力。3周后带腰围起床活动。3个月内不做弯腰持物动作。应协助或指导家属帮助病人进行床上翻身，同时鼓励做张口呼吸，以便肌肉放松。卧床期间，协助病人在床上排大小便，加强皮肤护理，预防压疮。指导病人采用正确的起床方法。

**3. 减轻疼痛护理**

（1）评估疼痛的部位、性质、严重程度、诱发因素及其缓解方法等，以利于制定合理有效的护理措施

（2）绝对卧硬板床休息。持续正确的骨盆牵引，可使椎间隙增宽，减少椎间盘内压，同时减轻肌肉痉挛所引起的疼痛。

（3）遵医嘱适当给予镇痛剂等药物。观察并记录用药的效果。对应用皮质类固醇及麻醉类药行硬膜外注射者，注意观察疗效。

（4）理疗、推拿和按摩可减轻肌肉痉挛及疼痛。

（5）术前应平卧硬板床，训练在床上使用便盆，以适应术后需要。

**（二）术后护理**

（1）术后24小时平卧，以压迫伤口，利于止血。观察切口敷料有无渗出，渗出液的量、颜色、性质。渗湿后应及时更换敷料，以防感染。

（2）注意观察下肢的运动、感觉、反射情况。

（3）术后恢复期不宜久坐，腰部不能负重。保持大便通畅。

（4）指导病人功能锻炼　术后1天开始协助病人做直腿抬高运动，每次活动2~3分钟，活动3~5次，预防神经根粘连。7~10天开始帮助病人锻炼腰背肌，以防止肌肉萎缩，增强脊柱稳定性。

（5）预防椎间隙感染　是椎间盘术后较严重的并发症之一。保持手术切口有效引流，防止积血；保持切口敷料干燥；合理使用抗生素；预防身体其他部位感染。一旦出现椎间隙感染，应绝对卧床休息，腰部制动，加强抗感染治疗，配戴腰围3~4个月，至血沉恢复正常。

**（三）健康指导**

（1）督促病人使用硬床垫或木板床，防止加重椎间盘的突出。指导病人进行腰背肌的锻炼，以增加腰背肌的支撑能力。

（2）指导病人平时坐、卧、立、行和劳动时采取正确的姿势，以减少急慢性损伤发生的机会。经常改变体位，避免用同一姿势过长站立或坐。如长时间伏案工作者，应起立活动，以避免慢性肌肉劳损。勿长时间穿高跟鞋站立或行走。

（3）积极参加适当体育锻炼，以增加脊柱的稳定性。

# 第八节　截瘫病人的护理

扫码“学一学”

脊髓损伤后，受伤平面以下感觉（痛觉、触觉和温度觉等）、运动、反射完全消失，膀胱、肛门括约肌功能丧失称截瘫（paraplegia）。功能完全丧失称完全性截瘫，部分功能丧失称不完全性截瘫。脊髓颈段损伤后，可造成高位截瘫，双上肢也有神经功能障碍，称为四肢瘫。还可能出现呼吸困难，甚至呼吸停止，危险性大。

根据脊髓损伤的程度，可分为脊髓震荡（spinal shock）（脊髓休克）、脊髓挫伤和出血、脊髓断裂、脊髓受压以及马尾损伤。

**【护理评估】**

**（一）健康史**

询问脊柱损伤的情况，包括受伤原因、时间、部位、受伤时体位、急救情况、搬运方式等。询问感觉、运动功能丧失是伤后立即出现还是随后逐渐出现。

**（二）身体状况**

**1. 脊髓损伤**　胸段脊髓损伤表现为截瘫，颈段脊髓损伤则表现为四肢瘫，呼吸衰竭。受损平面以下出现弛缓性瘫痪，感觉丧失，运动、反射及括约肌功能丧失，大小便失禁。逐渐演变成痉挛性瘫痪。脊髓震荡是最轻微的脊髓损伤，是脊髓遭受强烈震荡后出现弛缓性瘫痪，损伤平面以下的感觉、运动、反射及括约肌功能全部丧失，在数分钟或数小时内即可完全恢复。

**2. 脊髓圆锥损伤**　表现为会阴部皮肤呈鞍状感觉缺失，括约肌功能丧失致大小便失禁和性功能障碍，两下肢的感觉和运动仍保留正常。

**3. 马尾神经损伤**　表现为损伤平面以下弛缓性瘫痪，有感觉及运动功能障碍及括约肌功能丧失，肌张力降低，腱反射消失，没有病理性锥体束征。

**（三）辅助检查**

**CT 和 MRI 检查**　可清楚地显示骨折情况、椎管的变化及脊髓、神经受损的情况。

**（四）治疗评估**

脊髓损伤的治疗原则是合适的固定；减轻脊髓水肿和继发性损害；对骨折严重移位、碎骨片压迫脊髓或椎管内有活动性出血者，采用手术解除脊髓的压迫，恢复脊柱的稳定性。

**（五）社会心理状态评估**

由于脊髓损伤后，病情重，并发症多，可出现截瘫，病人可有焦虑、紧张、易怒、烦躁、悲伤、沮丧等不良心理反应。

**【护理问题】**

**1. 低效型呼吸型态**　与呼吸肌神经损伤及活动受限有关。

**2. 躯体移动障碍**　与神经肌肉损伤、肌无力及制动等有关。

**3. 便秘**　与脊髓损伤有关。

**4. 焦虑**　与对疾病治疗缺乏信心，对预后的担忧有关。

**5. 潜在并发症**　呼吸道感染、压疮、泌尿系感染。

**【护理目标】**

（1）病人呼吸功能维持正常。

（2）病人生活基本能自理。

（3）病人能保持大小便通畅。

（4）病人焦虑程度减轻。

（5）并发症得到预防或及时处理。

**【护理措施】**

**（一）术前护理**

（1）损伤早期生命体征变化较大，要密切观察体温、脉搏、呼吸、血压。颈部脊髓损伤时，由于自主神经系统功能紊乱，病人常出现高热或低温。

（2）详细观察肢体感觉、运动及反射等功能的恢复情况，肢体有无抽搐和麻痹平面的变化。留置导尿管，准确记录24小时出入量。

（3）维持呼吸平稳

1）观察病人的频率、幅度和呼吸型态，判断有无呼吸困难及呼吸道梗阻存在。

2）鼓励病人定时进行深呼吸及有效咳嗽训练，以利于肺部膨胀和排痰。

对于痰液黏稠者，可给予雾化吸入。必要时，用吸引器吸痰，或经气管镜吸痰，以保持呼吸道通畅，防止感染。

3）病人床旁应备好各种急救药品和器械，如呼吸兴奋药、氧气、气管切开包、电动吸引器、人工呼吸机等。

4）高位颈脊髓损伤的病人，应早期实行气管切开，减少呼吸道梗阻和防止肺部感染。

（4）用药护理　常用甲泼尼龙、地塞米松等药物减轻水肿。要准确执行医嘱，注意观察药物的疗效以及不良反应。

（5）做好手术前一切准备工作。

**（二）术后护理**

**1. 动态评估瘫痪程度，判断疗效**　常以截瘫指数作为评定指标，截瘫指数是用“0，1，2”来表示肢体运动、感觉与括约肌功能丧失情况。“0”表示功能正常；“1”表示功能部分丧失；“2”表示功能完全丧失。

**2. 教会病人如何独立地完成某些日常生活活动**　护士应与专业治疗师合作，教会病人如何自行完成从床上移至轮椅、进食、穿衣、沐浴等基本活动，提高病人独立生活的能力。

**3. 常见并发症及护理**

（1）压疮　脊髓损伤的病人，因长期卧床，皮肤感觉减弱或消失，自主神经功能紊乱导致局部缺血，容易发生压疮。最常发生的部位为骶部、股骨大粗隆、髂嵴和足跟等处。预防压疮是脊髓损伤病人护理的主要工作。

（2）肺部感染　因长期卧床，使呼吸道引流不畅，痰液、分泌物沉积引起坠积性肺炎。护士应鼓励病人定时进行深呼吸及有效咳嗽训练，叩击背部，定时翻身，以利于痰液排出。痰液黏稠时，给予超声雾化吸入。对于年龄较大，分泌物多，且不易排出者，应早期行气管切开术，以预防肺部感染。

（3）泌尿系感染　脊髓损伤的病人因膀胱功能障碍、尿潴留、长期留置尿管，易发生泌尿系感染。鼓励病人多饮水，注意保持会阴部和尿道口的清洁卫生，定时进行膀胱冲洗，预防泌尿系感染。

**4. 功能锻炼**

（1）指导病人利用床上拉手，定期引体上升，以锻炼上肢及上身肌肉力量。对瘫痪肢体，做关节的被动活动和肌肉按摩，每日2～3次，每次30～60分钟。

（2）活动度从小到大，动作轻柔，力度适中，不可过急过猛以防加重损伤。

（3）根据病人病情，制定合理的功能锻炼计划，争取早日恢复腋拐、轮椅的训练，以便早日离床活动。

**5. 训练规律排便**

（1）评估病人神经功能和括约肌功能损伤情况，制定训练计划。

（2）摄入足够的液体，多吃高纤维食物以利于排便。每天固定排便时间。

（3）对于便秘者，可沿结肠方向从右向左做腹部按摩，每日2～3次，以促进肠蠕动和肠内容物移动。必要时灌肠。对粪便不易排出者，可用戴手套的手指涂以润滑剂将干粪块掏出。

**6. 促进规律排尿**

（1）评估病人膀胱功能受损情况制定训练计划。

（2）应用诱导方法刺激排尿，听流水声，阴部热敷，腹部按摩膀胱等。

（3）留置尿管者，每3～4小时开放一次。维持膀胱功能。对长期留置尿管的病人，定时做尿道口周围清拭及膀胱冲洗。

（4）在可能的情况下，进行膀胱反射性动作训练。当膀胱胀满时，可用手由外向内，由轻至重，均匀按摩下腹部，待膀胱收缩为球状，紧按膀胱底，向前下方挤压，使膀胱排尿。

**（三）健康指导**

（1）指导病人、家属及亲友注意病人的安全，满足病人的特殊需要。

（2）鼓励病人继续功能锻炼，利用辅助器械移动身体及行走，如使用拐杖、轮椅等。

（3）指导病人如何移动、进食、沐浴、更衣、如厕等。

（4）教会病人及家属皮肤护理及预防压疮的方法。

## 第九节　骨肿瘤病人的护理

扫码“学一学”

骨肿瘤（bone tumor）是指骨组织（骨膜、骨和软骨）及骨附属组织（骨的血管、神经、脂肪、纤维组织等）发生的肿瘤。

**1. 根据发生情况分**　原发性和继发性两大类。原发性骨肿瘤是由骨组织及其附属组织本身所发生的肿瘤；继发性骨肿瘤是由其他器官或组织发生的恶性肿瘤通过血液循环、淋巴转移或直接浸润到骨组织及其附属组织所发生的肿瘤。

**2. 根据肿瘤组织的形态、肿瘤细胞的分化程度以及细胞间物质的类型分**　良性、恶性和中间性3类。

【护理评估】

（一）健康史

评估职业、工作环境、生活习惯、家族史。年龄在骨肿瘤的发病也很有意义，一般10～20岁者好发骨的恶性肿瘤，如骨肉瘤；而骨巨细胞瘤主要发生于20～40岁的成年人；40岁以上的病人一般多为转移性骨肿瘤。

（二）身体状况

**1. 骨良性肿瘤** 一般发展缓慢，多无疼痛，肿块质硬而无压痛，边界清楚。

**2. 骨恶性肿瘤** 一般生长迅速，疼痛显著，肿块质硬而压痛明显，边界不清楚，表面皮肤发热，浅静脉扩张，易向周围软组织浸润粘连，晚期出现发热、贫血等恶病质表现或远处转移表现，如骨肉瘤，早期即可经血液发生远处转移，如肺转移，出现咳嗽、胸闷、气短等症状。

**3. 压迫症状和功能障碍** 脊髓肿瘤不论是良、恶性都可引起截瘫。邻近关节的肿瘤，由于疼痛和肿胀使关节功能障碍。

**4. 病理性骨折和脱位** 发生于骨干部位的肿瘤因骨质破坏，骨密质变薄，在稍有外力作用或无明显外力作用下即可发生病理性骨折。发生于骨干骺端的肿瘤因破坏了构成关节骨的完整性，可发生病理性关节脱位。

**5. 常见骨肿瘤**

（1）骨软骨瘤 又称骨疣，是一种比较常见的良性肿瘤。常见于股骨下端、胫骨上端和肱骨上端。有1%左右的单纯骨软骨瘤可恶变。骨软骨瘤单发多见。

（2）骨巨细胞瘤 是一种潜在恶性或介于良恶性之间的溶骨性肿瘤，好发年龄为20～40岁，好发部位为股骨下端和胫骨上端。其主要细胞为巨细胞（破骨细胞）和基质细胞。主要症状为局部疼痛，随肿瘤的生长而疼痛加重。若侵及关节软骨，将影响关节功能。X线平片显示骨端病灶呈偏心性溶骨性破坏而无骨膜反应，骨端呈肥皂泡样膨胀，骨密质变薄，当破溃后肿瘤可侵入软组织。

（3）骨肉瘤 是一种最常见的恶性骨肿瘤，恶性程度很高。好发于青少年，好发部位为股骨远端、胫骨近端和股骨近端的干骺端。主要症状是进行性加重的疼痛，患肢关节有不同程度的功能障碍。病变局部肿胀，很快形成肿块，局部皮温增高，静脉怒张。X线片显示病变部位骨质浸润性破坏，边界不清，病变区可有排列不齐结构紊乱的肿瘤骨。骨膜反应可见Codman三角或呈“日光射线”现象。实验室检查可有贫血、血沉加快、碱性磷酸酶增高。

（4）转移性骨肿瘤 骨恶性肿瘤大多数是转移性骨肿瘤，尤其是在老年人，骨肿瘤多从其他部位的癌症转移而来。

（三）辅助检查

**1. 实验室检查** 常用的检查项目：血常规、血沉、血钙、血磷、碱性磷酸酶、酸性磷酸酶、尿Bence－Jones蛋白等。

**2. 影像学检查**

（1）X线检查 是骨肿瘤疾病诊断程序中应用最广泛、最有意义的方法。

（2）CT、MRI检查 显示病变部位、大小、范围及其与周围组织的关系。

（3）病理检查 确认肿瘤唯一可靠的检查，标本来自切开活检和穿刺活检。

**（四）治疗评估**

良性骨肿瘤以手术治疗为主；恶性骨肿瘤采取以手术为主，结合术前与术后的化疗、放疗、免疫疗法、中药等的综合治疗。

**（五）常见心理状态评估**

骨肿瘤病人，焦虑不安，一旦确诊为恶性骨肿瘤，如大祸降临，对生活失去信心，精神萎靡。担心医治无效，甚至对死亡产生预感性悲哀。

**【护理问题】**

**1. 恐惧**　与担心肢体功能丧失及预后有关。

**2. 急性疼痛**　与肿瘤浸润压迫周围组织、截肢术后幻肢痛等有关。

**3. 躯体移动障碍**　与疼痛、病理性骨折、脱位有关。

**4. 营养失调：低于机体需要量**　与肿瘤机体消耗增加有关。

**【护理目标】**

（1）病人的情绪稳定。

（2）病人的疼痛减轻。

（3）病人生活基本能自理。

（4）病人的营养状况改善，减少并发症的发生。

**【护理措施】**

**（一）术前护理**

（1）下肢肿瘤病人，应嘱咐下地时患肢不要负重，以免发生病理性骨折和关节脱位等意外损伤。

（2）鼓励病人定时进餐，多食高蛋白、高热量、高维生素、易消化的食物，增加纤维素的摄入，多饮水，预防便秘。必要时静脉营养支持。

（3）对无法休息和睡眠的病人，应注意改善环境，必要时睡前给予适量的镇静止痛药物，以保证病人休息。

（4）疼痛护理　疼痛可影响机体正常生理活动，可按照“三级止痛”方案用药。

（5）做好手术前一切准备工作。

**（二）术后护理**

（1）抬高患肢，注意患肢血运情况。

（2）注意手术切口的护理，及时更换敷料。观察残肢端创口情况，注意有无出血、水肿、水疱、皮肤坏死及感染。

（3）根据术后医嘱，及时应用抗生素，预防感染。

（4）防止关节挛缩，指导病人进行残肢锻炼，以增强肌力，保持关节活动的正常功能，鼓励病人使用辅助工具（拐杖），早期下床活动。

（5）放疗和化疗护理　参见第九章肿瘤病人的护理。

**（三）健康指导**

（1）向病人讲解骨肿瘤综合性治疗的发展情况，树立战胜疾病的信心，稳定情绪，促进身心健康。

（2）指导病人进行各种形式的功能锻炼，最大限度地提高病人的生活自理能力。

（3）坚持按疾病治疗方案连续治疗，按时复查。告诉病人，出现异常情况如局部肿胀、疼痛等应及时就诊。

扫码"学一学"

## 第十节　骨关节系统常用诊疗技术及护理

骨关节系统常用诊疗技术有外固定、关节镜检查、仪器治疗等。外固定包括石膏固定、小夹板固定、牵引及支具固定等，具有固定效果好、避免手术治疗、治疗费用低等优点。

### 一、牵引术及护理

牵引（traction）是利用适当的持续牵引力和对抗牵引力，以达到复位和固定的目的。可分为皮肤牵引和骨牵引。

**（一）适应证**

**1. 皮肤牵引**　是借助胶布或皮套贴于患肢皮肤上，利用肌肉在骨骼的附着点，使牵引力传递到骨骼上，远端悬吊适当重量通过滑轮装置悬挂于牵引架上进行牵引，适用于小儿、年老体弱及牵引时间不宜过久的病人。

**2. 骨牵引**　是利用不锈钢针或钉直接贯穿骨骼的某些特定部位，使牵引力直接作用于骨骼上进行牵引，具有牵引力大、持续时间长、能有效地进行调节等优点，适用于颈椎骨折、脱位，肢体开放性骨折及肌肉丰富处的骨折等病人。

**（二）禁忌证**

（1）皮肤有破损及肌肉力量强大有力者禁忌皮肤牵引。

（2）牵引处有炎症或开放性创伤污染严重者，以及局部骨骼有病变或严重骨质疏松者禁忌骨牵引。

**（三）操作前准备**

**1. 病人的准备**

（1）向病人及家属介绍实施牵引的重要性、目的、步骤及注意事项，以便配合治疗。

（2）牵引肢体局部皮肤必须清洗干净（去除油污，必要时剃毛）。骨牵引术前应询问药物过敏史。牵引前摆好病人体位，协助医师进行牵引。

**2. 用物的准备**　皮肤牵引应备胶布、纱布绷带、扩张板、苯甲酸酊或预制的肢体牵引带。骨牵引应备骨牵引器械包（内备骨圆针和克氏针、手摇钻、骨锤等）、切开包、牵引弓等器械。皮牵引和骨牵引都要准备牵引架、牵引绳、滑轮、重锤等。

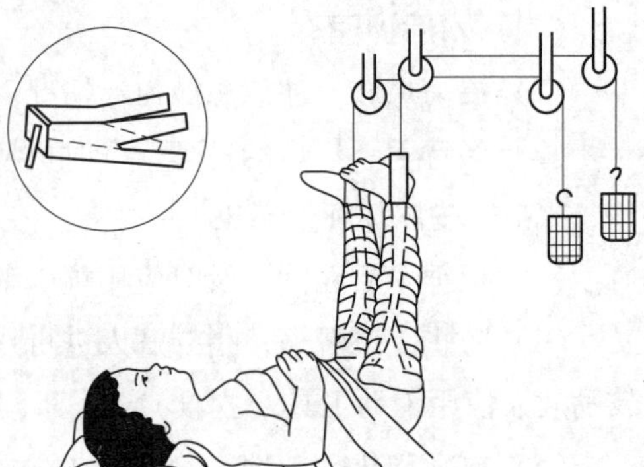

图 19－12　小儿股骨骨折皮牵引

**3. 皮牵引**　用皮牵引带牵引时，将其平铺于床上，需牵引的肢体用大毛巾包裹，骨隆突处垫以棉花或纱布，将肢体包好，扣上尼龙搭扣，拴好牵引绳。安装牵引架，挂上重锤，悬离地面。皮牵引重量一般为体重的1/10，并根据情况酌情增减。如用胶布，局部皮肤应涂以苯甲酸酊（婴幼儿除外），在与肢体纵轴一致的走向贴好胶布，外用绷带缠绕（图19－12）。

**4. 骨牵引**　常用部位：尺骨鹰嘴、股骨髁上、胫骨结节、跟骨、颅骨等。选择进针点并做标记，消毒皮肤，0.5%～1%利多卡因进行局麻，以手术刀尖或骨圆针刺破皮肤，用骨锤将骨圆针打穿骨质，从对侧皮肤穿出，装上相应的牵引弓、牵引绳、滑车，加上所需重量进行牵引。牵引针的两端套上有胶皮盖的小瓶，以免刺伤皮肤或划破被褥。

牵引重量依牵引的部位而定：颅骨牵引为3～4kg；尺骨牵引为2～4kg；股骨髁上牵引为病人体重的1/8～1/6；胫骨结节牵引为7～8kg；跟骨牵引为4～6kg（图19－13）。

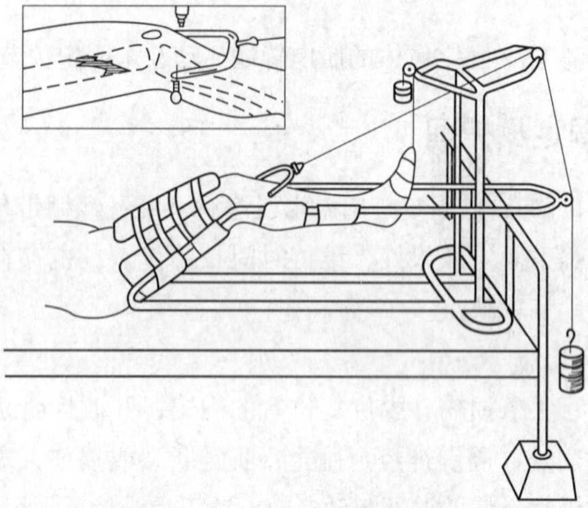

图19－13　股骨骨折持续骨牵引

**（四）操作后护理**

**1. 维持牵引的有效性**　牵引时将床头或床尾抬高15～30cm，利用体重形成对抗牵引。在牵引过程中，牵引绳与被牵引的肢体长轴应成直线，牵引绳不能脱离滑轮的滑槽。牵引的重量不可随意增减，以免影响骨折的愈合。不可随意中断牵引。

**2. 皮牵引**　注意胶布绷带有无松脱，扩张板是否位置正确，应随时予以调整。观察胶布边缘皮肤有无水疱或皮炎，如有水疱，应除去胶布，用注射器抽吸，并给予换药。要密切观察病人患肢血液循环，如出现青紫、肿胀、发冷、麻木、疼痛、运动障碍及脉搏细弱时，应报告医师及时处理。

**3. 骨牵引**　穿针处皮肤应保持清洁，预防感染。牵引针眼处用纱布条缠绕，术后1天去掉沾有血迹的纱布条，每日用75%乙醇滴注针眼处。针眼周围形成的血痂不能去除，以免感染。

**4. 并发症护理**

（1）窒息　表现为突然呼吸困难、面色发绀等。预防与处理：①颈椎骨折并脱位的病人行头部牵引时，绝对卧床休息，翻身时有专人保护颈部，使头、肩及牵引装置同向转动。②病人进食从流质开始，逐渐过渡到软食；进食速度缓慢，防止食物呛入气管。③避免颌枕带松脱下滑压迫气管：头部制动，必要时在颈部两侧放置沙袋，以防头颈部无意识地摆动。④一旦出现窒息，立即通知医师，去除导致窒息的因素，必要时行气管切开。

（2）神经和血管损伤　下肢皮肤牵引时可由于膝外侧处腓骨小头下方受压迫而致腓总神经受压，表现为足背伸无力，乃至足下垂畸形。预防与处理：①病人膝外侧垫棉垫，防止局部受压；同时观察有无足背伸无力，一旦出现，立即调整牵引。②应用足底托板或沙袋将足垫起，以保持踝关节于功能位。③病情许可，应主动伸屈踝关节，如因神经损伤而引起踝关节不能自主活动，则做被动足背伸活动，以防关节僵硬和跟腱挛缩。

**5. 健康指导**

（1）指导病人注意观察患肢末梢循环（特别是皮牵引者），若有肢端青紫、肿胀、发凉、麻木、疼痛、运动障碍及脉搏细弱等，应立即报告，立即处理，以免引起肢端缺血坏死。

（2）不随意移动牵引装置和变换体位，不能自行增减牵引重量或中断牵引，不能让儿童触碰牵引装置。

（3）主动进行功能锻炼，固定肢体的肌肉舒缩活动及未固定关节的运动。

## 二、石膏绷带固定及护理

石膏绷带（plaster bandage）固定是用温水浸泡后，用石膏绷带包在病人肢体上，以固定患肢。具有塑型能力强，固定效果好，维持时间长等优点。也存在固定范围大，关节活动受限，不能进行功能锻炼等缺点。

**（一）适应证**

骨折复位后的固定；关节损伤、脱位复位后的固定；开放性骨折清创缝合术后，创口愈合之前不宜用小夹板固定；周围神经、血管、肌腱断裂或损伤，皮肤缺损，手术修复后的制动；骨与关节急、慢性炎症的局部制动；畸形矫正后维持矫形位置的固定。

**（二）禁忌证**

（1）全身情况差，如心、肺、肾功能不全等。

（2）患部伤口发生或疑有厌氧菌感染。

（3）孕妇禁忌做躯干部大型石膏固定，如石膏背心等。

（4）年龄过大、过小或体力衰弱者禁忌做大型石膏。

**（三）操作前准备**

**1. 病人准备**

（1）向病人说明石膏固定的主要目的，解释操作过程及术中注意事项，以取得病人的配合。

（2）清洁拟行石膏固定的肢体皮肤，若有伤口应提前更换敷料；发现皮肤异常应记录并报告医师。

**2. 用物准备** 准备石膏固定所需物品：①石膏绷带，根据肢体的长度、周径，预定石膏的尺寸及数量；②棉垫；③油布；④普通绷带若干卷；⑤一桶40℃的水；⑥剪刀等辅助工具。

**（四）操作过程**

**1. 体位** 协助病人摆好体位，一般取关节功能位。

**2. 覆盖衬垫** 在石膏固定处皮肤表面覆盖一层衬垫，骨突出部位辅衬软垫。

**3. 浸泡石膏** 将石膏卷平放并完全浸没在盛有40℃左右温水的桶内。等石膏卷在水中浸透后，两手持石膏卷两头取出，并向石膏卷中间轻挤，挤出过多水分。

**4. 石膏包扎** 右手握住石膏卷，左手将石膏卷贴着躯体向前推动，从肢体近侧向远侧，边推边在绷带上以手掌抚摩使绷带各层贴合紧密，无缝隙且平滑无褶。每一圈绷带盖住上一圈绷带的下1/3，一般包5~7层，绷带边缘、关节部及骨折部要多包2~3层，注意松紧适宜。

**5. 捏塑整理**　石膏未定型前，须适当捏塑及整理，在石膏表面涂上石膏糊，加以抚摩，使表面平滑。四肢石膏绷带应露出手指或足趾，以便观察肢体末端血液循环、感觉和运动，同时可做功能锻炼。石膏整理后，将衬垫从内面向外拉出一些，包起石膏边，用石膏糊粘贴在石膏上，以免毛边摩擦皮肤。

**6. 标记**　包边完毕，用记号笔在石膏外侧注明打石膏的日期及预定拆石膏的日期。

**7. 干燥**　石膏一般自然风干，必要时可用灯烤或热风机吹以促其干固。

**8. 开窗**　石膏未干前，为便于局部检查、伤口引流或更换敷料等，可在相应部位开窗。开窗的方法是先划出范围，用石膏刀沿划线向内侧斜切，边切边将切开的石膏向上拉，直至切开。已经开窗的石膏须用棉花填塞后包好，或将石膏盖复原后，用绷带加压包紧，以防软组织向外突出。

石膏绷带的类型包括石膏托、石膏夹板、石膏管型、躯干石膏及特殊类型石膏等（图19-14），操作方法有差异，但基本步骤及手法相同。

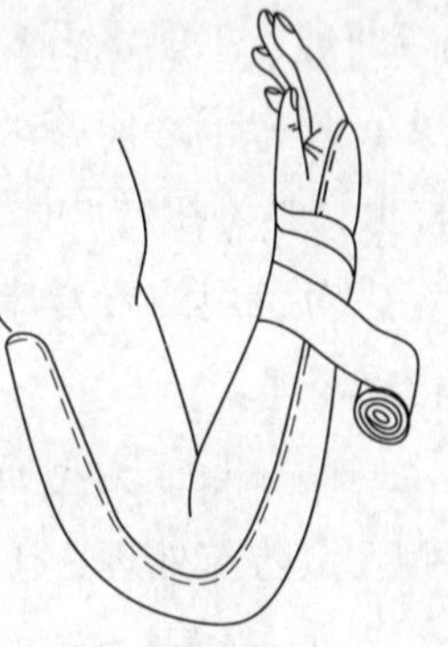

石膏托固定

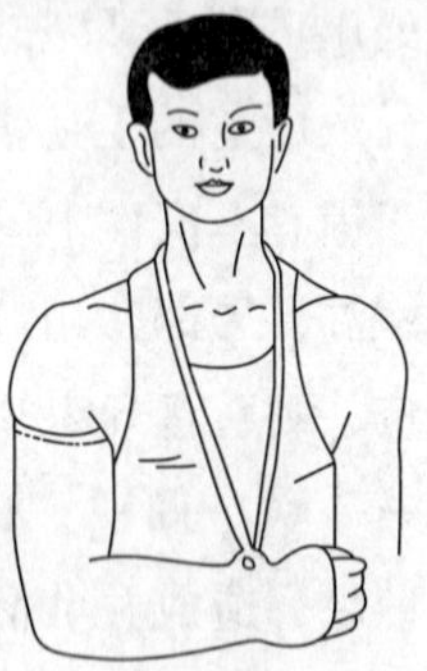

石膏管型固定

图19-14　常用石膏绷带固定类型

**（五）操作后护理**

**1. 注意保持石膏的清洁及干燥**　石膏未干时应用枕垫垫好，以防对骨隆突部位产生压迫。不可用手指压迫石膏表面，托起时应用手掌。石膏污染时可用布沾洗涤剂擦拭，清洁后立即擦干。

**2. 加快干固**　石膏从硬固到完全干固需24~72小时，可通过适当提高室温或用灯烤、红外线照射等方法加快干固。但应注意石膏可传热，温度不宜过高，以防灼伤。

**3. 体位**　为预防肢体肿胀及出血须将患肢抬高。石膏背心及人字型石膏病人勿在头及肩下垫枕，避免胸腹部受压。下肢石膏应防止足下垂及足外旋。

**4. 饮食**　增加食物中纤维素的含量，防止因活动减少而引起的便秘；石膏背心固定后的病人应少食易产气的食物，减少腹胀。

**5. 温度**　寒冷环境中注意石膏固定肢体的保暖，防止冻伤；气候炎热时做好防暑降温工作，尤其是躯体大型石膏，往往因散热不好病人发生中暑。

**6. 皮肤护理**　用乙醇或乳液擦抹石膏边缘受压部位的皮肤。保持石膏末端暴露的手指或足趾、指或趾甲清洁，以利于观察。对于臀部及会阴周围的石膏，应注意勿污染及弄湿。

告知病人大小便后应保持局部清洁。禁止病人将异物放入石膏内或搔抓石膏下皮肤。一旦石膏内有异物应立即取出，若不能取出时应立即报告医师。禁止病人将石膏内衬垫取出。每次在病人翻身时注意扫去床上的石膏渣，保持床面清洁平整。

**7. 并发症及护理**

（1）骨筋膜室综合征　石膏固定后，石膏与肢体间腔隙容量有限且无弛张余地，若包扎过紧或肢体进行性肿胀，可使骨筋膜室内压力增高，肌肉缺血、坏死。石膏固定术后应床头交接班，仔细观察患肢肿胀程度、皮肤颜色与温度、有无感觉异常和被动牵拉指（趾）痛等，以判断有无血运障碍。一旦出现血运障碍，立即通知医师，予以松解石膏等处理。

（2）石膏综合征　髋人字石膏、石膏背心、头颈胸石膏固定术后，由于上腹部包裹过紧影响进食后胃的容纳和扩张，可导致腹痛、呕吐；胸部包裹过紧可出现呼吸窘迫、发绀等。对上腹部石膏包裹过紧引起的，适当改变体位，持续胃肠减压，禁食，补液，防治水、电解质紊乱，必要时腹部石膏开窗。对胸部石膏包裹过紧的，首先给氧，必要时胸部石膏开窗。

（3）压疮　石膏绷带包扎时，若内衬不平整、压力不均匀使石膏凹凸不平或关节塑形不好均可使石膏对固定处压迫而致压疮。预防与处理：①熟练石膏绷带固定操作，避免石膏绷带固定过程中可能导致压疮的上述情况。②石膏未干透前移动石膏时，应用手掌支托并将石膏固定的肢体置于铺有一次性中单的软枕上，不可扭转肢体而改变固定关节的角度。③加速石膏干固：提高室温，局部使用灯泡烤箱，对备用的石膏床也可借助日光晒干或凉风吹干。④一旦出现压疮，则石膏开窗并进行相应处理。

（4）失用性骨质疏松、关节僵硬　石膏固定时间较长或大型石膏固定范围较大可发生失用性骨质疏松、关节僵硬，造成关节活动障碍。预防与处理：①及早行固定肢体的肌肉舒缩活动。②加强固定肢体邻近关节部位的主动活动。③积极进行未固定部位的主动活动。

**8. 拆石膏时的护理**　理解病人拆石膏时的心情，拆石膏前需向病人解释，石膏锯不会切到皮肤，使用时可有振动、压迫及热感，不会有痛感。拆除石膏时，一般用石膏剪、石膏刀或石膏锯将石膏全层剖开，然后用撑开器将石膏撑开，即可拆除。石膏拆除后，病人可能产生一种变轻的感觉。石膏下的皮肤一般有一层黄褐色的痂皮或死皮、油脂等，其下新生皮肤较敏感，不要搔抓，可用温水清洗后，涂一些润肤霜等保护皮肤。

**9. 健康指导**

（1）石膏固定后若局部疼痛剧烈，损伤皮肤有腐臭气味时，须及时告诉医护人员。

（2）石膏固定期间，进行主动功能活动。

## 三、小夹板固定及护理

小夹板固定（small splint fixation）是利用具有一定弹性的柳木板、竹板或塑料板制成的长、宽合适的夹板，在适当部位加固定垫绑在骨折部肢体的外面，外扎绷带，以固定骨折。具有固定可靠、骨折愈合快、功能恢复好、治疗费用低等优点。

### （一）适应证

（1）四肢闭合性管状骨骨折。

（2）四肢开放性骨折，创口小，经处理创口已愈合者。

**（二）禁忌证**

（1）创口较大的开放性骨折；皮肤广泛性擦伤。

（2）伤肢严重肿胀，肢端已有血液循环障碍；伤肢有神经损伤症状。

**（三）操作前准备**

**1. 病人准备** 向病人说明小夹板固定的目的及术中注意事项，以取得病人的配合。做好局部皮肤准备工作，并清洁皮肤。

**2. 用物准备** 合适的夹板数块、衬垫物、绷带等。

**（四）操作过程**

（1）按固定位置选择合适的夹板。

（2）复位后，将患肢置固定位置。

（3）放好衬垫物后，根据需要安置数块夹板。

4. 用绷带将夹板绑扎好。

**（五）操作后护理**

**1. 体位** 上肢固定后，立位时将肘关节屈曲 90°，三角巾或前臂吊带悬吊于胸前；卧位时自然伸肘并将前臂垫枕高于心脏水平位。下肢固定后，患肢略高于心脏水平，膝关节屈曲 10°，跟腱部垫一小枕将足跟悬空。

**2. 固定松紧适度** 夹板扎带的松紧度以扎带结头能在夹板上、下移动 1cm 为宜。需每日调松固定带；待肿胀消退，再逐日系紧。调整时，不可一次性全部松开固定带，应逐根松开系牢，以免固定失效。

**3. 观察患肢血液循环** 夹板固定后，患肢肿胀、疼痛、皮温略高于健肢均属正常，1 周后能逐渐消退。出现下述情况表示血液循环障碍，要及时通知医师并妥善处理。

**4. 健康指导**

（1）保持夹板清洁：避免夹板被食物、排泄物等污染。

（2）进行功能锻炼：主要以患肢肌肉主动舒缩活动为主，以便发挥肌肉对血液循环的“水泵”作用，减轻或消除肿胀，预防关节粘连，促进骨痂形成。

## 目标检测

### 一、选择题

**A1/A2 型题**

1. 女性，22 岁，小腿行石膏绷带包扎后 1 小时，出现脚趾剧痛，苍白发凉，足背动脉搏动减弱，应首先采取的措施是

   A. 注意保暖　　B. 抬高患肢

   C. 给予止痛药　　D. 做下肢被动活动

   E. 适当松解石膏绷带

2. 出现方肩畸形的原因是

   A. 锁骨骨折　　B. 上臂明显肿胀

   C. 肩关节盂空虚　　D. 肱三头肌撕裂伤

E. 肱骨外科颈骨折

3. 关于骨结核，下列叙述正确的是

A. 90%继发于肺外结核

B. 以髋关节结核最多见

C. 病人常出现高热寒战

D. 患儿因突发疼痛出现夜啼

E. 必要时外固定患肢于休息位

4. 石膏绷带固定病人正确的护理措施是

A. 有伤口者应在石膏干燥后开窗

B. 手指、脚趾端应包裹在石膏内

C. 患肢平放并停止一切肢体活动

D. 石膏未干前用手掌托扶，不可留下手指压痕

E. 石膏内肢体局部疼痛时，应填塞物品衬垫

## 二、思考题

1. 男性病人，20 岁，右前臂 Colles 骨折在门诊行手法复位并行石膏托固定后准备回家。

请问：

你应该做好哪些护理工作？

2. 患儿男性，8 岁，左上肢持续性、进行性加重疼痛 20 天，查体：左上肢活动受限，局部皮肤温度增高，干骺处有局限性深压痛，初诊急性血源性骨髓炎。

请问：

正确的护理措施是什么？

（韩贤明）

扫码“练一练”

模块七

# 皮肤病、 性病病人的护理

# 第二十章

# 皮肤病、性病病人的护理

## 学习目标

1. 简述皮肤的结构、功能及病因分类。
2. 归纳常见皮肤病、性病病人的护理评估、常见护理问题、护理措施。

扫码“学一学”

## 第一节 概 述

**【皮肤的结构】**

皮肤（skin）被覆于体表，是人体最大的器官，在口、鼻、尿道口、阴道口、肛门等处与体内各种管腔表面的黏膜互相移行，对维持人体内环境稳定极其重要。成人皮肤总面积约为 $1.5m^2$，重量约占体重的 16%，厚度为 0.5～4mm（不包括皮下组织）。

皮肤除表皮、真皮和皮下组织外，还包含皮肤附属器（如毛发、皮脂腺、汗腺和指或趾甲）以及血管、淋巴管、神经和肌肉。

**1. 表皮** 为皮肤的最外层，属复层鳞状上皮，主要由角朊细胞、黑素细胞、朗格汉斯细胞和麦克尔细胞等构成。角朊细胞占表皮细胞的 80% 以上。自表皮基底逐渐向上分化，可依次分为基底层、棘细胞层、颗粒层、透明层和角质层。正常的表皮细胞约 4 周更替一次。

（1）基底层 是表皮最深的一层细胞。有分裂再生的能力，也称生发层。正常情况下该层细胞不断增殖、产生新细胞。

（2）棘细胞层 位于基底层之上，由 4～10 层细胞构成。细胞为多角形，细胞核较大呈圆形，细胞间的桥粒突出，像棘突一样，故称棘细胞层。

（3）颗粒层 位于棘层之上，由 2～4 层梭形细胞组成。在胞质中可见大量形态不规则嗜碱性透明角质颗粒。

（4）透明层 仅见于掌跖表皮，由 2～3 层扁平无核细胞组成。此层是防止水及电解质的透入的屏障。

（5）角质层 位于表皮的最外层，由 5～10 层已经死亡的扁平无核细胞相互重叠成板状，是角朊细胞分化的最终阶段。此层对一些物理、化学因素和微生物入侵均有一定的防护作用，其厚薄因部位而异。

**2. 真皮** 位于表皮和皮下组织之间，由中胚层分化而来。真皮的主要成分为纤维、基质和细胞。纤维有胶原纤维、网状纤维和弹力纤维三种。基质为填充于纤维间隙和细胞间的无定形物质，是水、电解质、营养物质和代谢产物进行交换的场所。细胞主要有成纤维细胞、肥大细胞、巨噬细胞、真皮树状细胞等。真皮按部位深浅分为两部分，浅层为乳头层，它与表皮呈乳头状相嵌连，深层为网状层，含有血管、淋巴管、神经及皮肤附属器，如毛发、皮脂腺、大小汗腺及肌肉等。

**3. 皮下组织**　位于真皮下方，由疏松结缔组织及脂肪小叶组成，含有汗腺、毛根、血管、淋巴管及神经等。皮下组织的厚薄因营养状况及身体部位的不同而异。有缓冲外力撞击、防止散热、储备能量等作用。

**4. 皮肤的血管、淋巴管、肌肉和神经**　表皮内无血管。真皮乳头层与网状层交界处有浅血管丛，皮下组织浅部与深部各有一深血管丛。这些血管起着营养皮肤和调节体温作用。皮肤的淋巴管与血管相伴行，并汇入淋巴结，从而沟成淋巴系统。皮肤的肌肉有平滑肌和横纹肌两种。皮肤的神经有来自脑脊神经的感觉纤维，感觉皮肤的触、温、冷、痛及压觉；又有来自自主神经的运动纤维，有调节血管、汗腺和立毛肌的功能。

**5. 皮肤附属器**　包括毛发、毛囊、皮脂腺、汗腺和指（趾）甲等，由外胚层分化而来。

（1）毛发　分为长毛、短毛和毳毛。位于皮肤表面的部分称毛干，在毛囊内的部分称毛根，后者末端膨大的部分称毛球，在毛球末端向内凹陷部分称毛乳头，毛球下层靠近乳头处称毛基质，是毛发和毛囊的生长区。除掌跖、唇、龟头、阴蒂、小阴唇等处外，毛发遍及全身。

（2）皮脂腺　开口于毛囊上部，排泄皮脂润泽毛发和皮肤。

（3）汗腺　分为小汗腺及大汗腺。前者除唇红缘、龟头、包皮内侧、小阴唇及阴蒂外，遍及全身，分泌汗液。后者仅限于腋窝、肛门及外阴等处，分泌物为乳状液，被细菌分解后产生臭味。

（4）甲分　为露出部分的甲板，被皮肤覆盖的甲根，甲板下的皮肤为甲床，甲根近端为甲母，为甲的生长区。指甲每日生长约0.1mm。

**【皮肤的功能】**

**1. 屏障功能**　一方面保护体内各种器官和组织免受外界有害因素（物理性、化学性、微生物等）的损伤，另一方面防止体内水分、电解质及营养物质的丢失。

**2. 吸收功能**　这是外用药物治疗皮肤病的理论基础。完整的皮肤吸收作用较差，吸收途径主要通过角质层细胞、毛囊、皮脂腺及汗管等。薄嫩、潮湿或损伤的皮肤吸收性强；水溶性物质吸收较差，脂溶性物质易被吸收。

**3. 感觉功能**　皮肤的感觉分为两类：①单一感觉，皮肤内有丰富的神经末梢及感受器，可接受体内和外界的单一性刺激，并将其传导到中枢神经系统，使大脑皮质产生冷、热、触、压、痛、痒等感觉。②复合感觉，皮肤中的神经末梢及感受器共同接受刺激后，将其传入中枢，经大脑综合分析后产生感觉，如干、湿、糙、硬、软和光滑等。

**4. 分泌和排泄功能**　小汗腺的分泌受到体内外温度、精神因素和饮食的影响，出汗的作用在于调节体温，并柔化角质层。皮脂腺的分泌受各种激素的调节，雄激素使皮脂合成增加，雌激素使皮脂分泌减少；排泄的皮脂有润泽毛发和防止皮肤干裂的作用。

**5. 调节体温功能**　在体温中枢的控制下，皮肤通过辐射、对流、传导和汗液的蒸发等方式散热。

**6. 代谢功能** 皮肤内含有大量水、电解质、蛋白质、糖和脂肪，这些物质参与机体的代谢活动。如皮肤经日光照射可合成维生素。

**7. 免疫功能** 皮肤免疫系统是人体免疫系统的重要组成部分，该系统主要作用是识别新的皮肤抗原并做出反应；对原已接触的抗原做出反应并加以清除。

**【护理评估】**

**（一）健康史**

引起皮肤病的原因很多，如感染（包括细菌、病毒、真菌、寄生虫等感染）和变态反应（包括动物性、植物性、化学性等物质所引起的变态反应），某些皮肤病与职业、遗传等因素也有一定的关系。因此，必须详细了解皮肤病病人患病的时间、地点、部位，疾病的发生发展及治疗情况，各种因素如精神、饮食、药物、生活环境、职业、接触生物和化学物质等对疾病的影响。还应注意既往有无类似病史、药物过敏史、传染病的接触史、家族中有无类似疾病史等。

**（二）身体状况**

各种皮肤病有其自身特点，但不同的皮肤病也常有一些共同的表现。皮肤病的症状一般分为自觉（主观）症状和他觉（客观）症状。

**1. 自觉症状** 指病人主观感觉到的症状。分局部症状和全身症状。局部症状主要有瘙痒、疼痛、烧灼感及麻木等，其中瘙痒是皮肤病最常见的自觉症状。自觉症状轻重与皮肤病的性质、严重程度和病人的感受能力有关。此外，某些皮肤病可伴发热、畏寒、头痛、乏力、食欲不振及关节疼痛等全身症状。

**2. 他觉症状** 是指可以看到或摸到的皮肤、黏膜病变，通常称皮肤损害，亦称皮疹。皮肤损害分为原发性损害和继发性损害两大类。原发性损害是指皮肤病理变化直接产生的最早损害；继发性损害是由原发性损害转变而来，是原发性损害经搔抓、感染、治疗和损害修复过程所产生的病变。

（1）原发性损害

1）斑疹　是局限性皮肤颜色的改变，触之既不高出周围皮肤，也不凹下，一般直径小于1～2cm。大于3cm者称斑片，小于0.2cm者称斑点。根据颜色的不同，可分为红斑、出血斑、色素沉着斑、色素减退（脱失）斑四种。

2）丘疹　是指局限性、实质性隆起的皮肤损害，直径小于1cm，其病变位于表皮或真皮浅层。丘疹可有不同的大小、形态、颜色和硬度。如扁平而稍隆起的，介于斑和丘疹之间者称斑丘疹；丘疹顶端伴有小疱时称丘脓疱疹。

3）斑块　为较大的或多数丘疹融合而成，直径大于1cm。

4）风团　为局限性水肿性隆起的皮肤损害。由真皮浅层急性水肿引起，骤然出现，迅速消退，退后不留痕迹。风团大小不一，边缘不规则，呈淡红或苍白色。

5）水疱　为高出皮肤的、内含液体的局限性、腔隙性损害。根据水疱内液体的性质可分为浆液性、血性及脓性。水疱直径大于1cm者称为大疱。

6）脓疱　是含有脓液的疱。疱液混浊，周围可有红晕，可原发，亦可继发于水疱。

7）结节　是圆形或类圆形、局限性、实性、深在性损害，病变常深达真皮或皮下组织，需触诊方可查出。可由真皮下或皮下组织的炎症浸润（如瘤型麻风），代谢产物沉积

（如结节性黄色瘤）或肿瘤等引起。直径超过2～3cm的结节，称为肿块。

8）囊肿 为内含液体或黏稠物质和细胞成分的囊样损害。呈圆形或类圆形，触之有弹性感。一般位于真皮或皮下组织。

（2）继发性损害

1）鳞屑 为脱落或即将脱落的角质层，由于角化过度或角化不全而引起。鳞屑的大小、厚薄及形态不一，可呈糠秕状、大片状。

2）痂 是由皮损表面的浆液、脓液、血液、脱落组织及细菌等混合干涸而成附着物。主要由浆液形成的痂呈黄色，称浆液痂；由脓性渗出物形成的呈绿色或黄色，称脓痂；主要由血液形成的痂成棕色或暗红色，称血痂。

3）浸渍 为皮肤长期浸水或受潮所致的表皮松软变白、起皱的损害。常发生在指（趾）缝等处，浸渍处表皮容易脱落露出红色糜烂面。

4）糜烂 为表皮或黏膜上皮的缺损，露出红色湿润面，愈合后不留瘢痕。

5）溃疡 为皮肤或黏膜的局部性缺损，病变深达真皮以下，愈合后可留瘢痕。

6）抓痕 为搔抓或摩擦所致的表皮或真皮浅层的缺损。呈线状或点状。可有血痂，愈合后不留瘢痕。

7）皲裂 为皮肤的线条状裂口。常见于掌、跖、指（趾）、关节、口角、肛周等处。因局部皮肤干燥或慢性炎症等引起皮肤弹性减弱，加上外力牵拉而形成。

8）苔藓样变 也称苔藓化，为皮肤局限性浸润肥厚，皮沟加深，皮嵴隆起，表面粗糙，硬如皮革，境界清楚。常因长期搔抓或摩擦所致。

9）萎缩 是皮肤组织的一种退行性变所引起的皮肤变薄。可分为表皮萎缩、真皮萎缩和皮下组织萎缩等，表皮萎缩时表皮变薄，呈半透明状、易发皱，正常皮沟多消失；真皮萎缩时皮肤凹陷，表面纹理正常，常伴有皮肤附属器的萎缩。

10）瘢痕 为真皮或皮下组织的缺损或破坏后，由新生结缔组织修复而成。表皮光滑，无皮纹，无毛发等皮肤附属器。高出皮肤表面者称增生性瘢痕；较正常皮肤表面低凹者称萎缩性瘢痕。

此外，许多皮肤病是全身疾病的局部表现，故常须注意全身各系统的症状，尤其是重要器官的功能。

**（三）辅助检查**

**1. 病原体检查** 对皮肤真菌病可取标本置于镜下观察到真菌菌丝和孢子。对细菌感染引起的皮肤病可取渗出物做革兰染色检出相应病菌，同时可做细菌培养和药物敏感试验。对疥可做疥虫检查。

**2. 皮肤组织病理学检查** 某些皮肤病如皮肤肿瘤、银屑病等可取病变组织做活组织检查。

**3. 免疫学检查** 如梅毒血清检查、免疫荧光检查、抗核抗体试验、免疫球蛋白测定等。

**4. 其他检查** X线检查，对皮肤结核和骨梅毒的诊断有一定的帮助。必要时还需做血液生化检查等。

**5. 皮肤试验**

（1）斑贴试验

1）方法 ①受试物准备：根据受试物性质的不同，选用相应稀释剂稀释至一定浓度备用。有的如纺织品、毛皮或皮革等，则剪成小片，以腋下汗或人工液浸湿即可。②操作步骤：将待试物置于1cm$^2$大小双层滤纸上，敷贴在前臂屈面或后背部正常皮肤上，覆盖1.5～2.0 cm$^2$不通气的玻璃纸，然后用大一点的胶布固定。须同时做对照试验。

2）结果　通常在敷贴后48小时观察结果。①阴性反应：敷贴部位无任何变化；②阳性反应：根据局部反应的不同强度，用下列标志记录。

“+”可疑：轻微发红或瘙痒。

“+”弱阳性：明星红斑。

“++”中阳性：水肿性红斑、丘疹。

“+++”强阳性：红斑、丘疹及疱疹，直径超出1cm。

3）临床意义　协助寻找因接触引起的一些过敏性皮肤病的病因，人接触性皮炎，阳性反应通常表示病人对被试物过敏。

（2）划痕试验

1）方法　①试物准备：保证无菌。②操作步骤：先用酒精消毒前臂内侧试验区皮肤，再用蒸馏水或生理盐水洗净。干后用针头或类似器械划2～3条长0.5～1cm的痕，应不使其出血为度。然后将试物滴在划痕上轻擦之，以观反应。同时还须用生理盐水做一对照试验。

2）结果　通常在15～30分钟内观察结果。

“-”阴性：与对照试验同。

“+”可疑：水肿性红斑或风团，直径小于0.5cm。

“+”弱阳性：风团有和红晕及伪足，直径0.5cm。

“++”中阳性：风团有明显红晕及伪足，直径0.5～1cm。

“+++”强阳性：风团有明显红晕及伪足，直径大于1cm。

3）临床意义　一般用于协助寻找变态反应发生在真皮内的过敏性皮肤病的病因，如荨麻疹、遗传过敏性湿疹及对药物、食物过敏等。阳性反应表示病人对该试验物过敏。

**（四）治疗评估**

皮肤病主要治疗方法有全身疗法、局部疗法和物理疗法。本节主要介绍皮肤病的局部疗法。

全身疗法常用的内用药有抗组胺药、糖皮质激素、维生素、抗真菌药和免疫抑制剂等。物理疗法包括电疗法、光疗法、药浴、冷冻疗法及放射疗法等方法。

局部疗法在皮肤病的治疗护理中有着重要作用，通过局部的正确处理，可减轻病人的症状，促进皮疹迅速好转直至痊愈。因此，为了正确使用外用药物，必须掌握常用外用药物的性能和各种剂型的作用。常用外用药物的使用原则如下。

（1）正确选择药物　根据不同的病因、病理变化和自觉症状选择相应的药物。如变态反应性疾病可选用糖皮质激素，真菌性皮肤病选用抗真菌药物，细菌性皮肤病选用抗生素等。

（2）正确选择剂型　外用药物可配制成各种不同的剂型，以便充分发挥作用，治疗皮肤病应根据不同的病因和皮损特点，选择合适的剂型，如剂型选择不当，即使主药应用正确，也难以取得满意效果，还可引起不良反应。因此，必须根据临床症状及皮损特点选择不同的剂型。如急性期仅有红斑、丘疹和水疱时，可选用粉剂、洗剂；有大量渗出糜烂时，可用溶液湿敷。亚急性期渗出甚少时，用糊剂或油剂；皮损已干燥脱屑者宜用乳剂。慢性期皮炎可用软膏、硬膏、乳剂等。单纯瘙痒而无皮损者，选用酊剂、醑剂或乳剂。

**（五）社会心理状态评估**

皮肤病病人常因症状表现在体表、起病急、症状重，精神上常有不同程度的紧张。某些皮肤病病人如慢性湿疹、红斑狼疮等，因病程长、易于复发，且治疗又比较麻烦，又病人长期不能进行正常生活、工作、学习，往往背上沉重的思想包袱，有意志消沉、悲观失望等不良情绪，容易缺乏治疗信心。另外，诸如雀斑、色素痔、白癜风、痤疮等，尽管它们一般不影响健康，但如果发生在面部，往往给病人在精神上增添了无形的压力，从而采取回避或自我封闭的态度。

**【护理问题】**

**1. 焦虑**　与突然发病、皮损广泛、疾病顽固而缺乏治疗信心等因素有关。

**2. 睡眠型态紊乱**　与皮肤瘙痒有关。

**3. 自我形象紊乱**　与皮损在暴露部位，影响外观有关。

**4. 有感染的危险**　与搔抓、皮肤破损有关。

**5. 营养失调：低于机体需要量**　与高热、皮损广泛、进食减少有关。

**6. 皮肤完整性受损**　与皮疹发生有关。

**7. 知识缺乏**　不了解皮肤病的病因、预后、用药方法等知识。

**【护理目标】**

（1）病人焦虑减轻，树立信心，配合治疗和护理。

（2）病人睡眠良好。

（3）病人逐步接受自我形象。

（4）病人学会正确使用外用药，皮损逐步愈合，不发生感染。

（5）体内的水、电解质保持平衡，纠正营养失调。

（6）皮肤的瘙痒不适及局部炎症反应得到减轻；保持皮肤清洁，预防暴露部位的机械性损伤。

（7）病人能够掌握预防皮肤病的保健知识。

**【护理措施】**

**1. 心理护理**　皮肤病的症状表现在皮肤表面，看得见、摸得着，微小的变化直接影响病人的情绪和心理。容易产生焦虑、顾虑，甚至恐慌等异常心理，某些与精神因素有关的皮肤病，如瘙痒症、慢性单纯性苔藓、银屑病等，会因不良的心理刺激而诱发并加重病情。护士应该充分的关心和同情病人，主动介绍疾病的相关预防、保健知识，解释精神因素对治疗效果的影响，告诉病人身体出现的变化是暂时的，消除病人各种顾虑，鼓励病人树立战胜疾病的信心，以最佳身心状态接受治疗，通过身心两方面的护理，控制病情，缓解症状，进而达到康复目的。

**2. 饮食护理**　皮肤病病人在发病期间应忌辛、辣、酒等刺激性食物，对鱼、虾、蟹、海味等容易诱发过敏性及瘙痒性皮肤病的食物，要注意食用后及停用后的效果，不要盲目地忌口。为促进食欲和供给足够营养，可多吃些植物性蛋白，如豆制品及蔬菜水果等。

**3. 瘙痒的护理**　皮肤病的皮损常有不同程度的瘙痒，尤其在晚间或某个时间可发生剧烈的瘙痒。劝告病人不要搔抓、揉搓、摩擦和用热水洗烫，可以轻轻地拍打，配合应用外用止痒药物，必要时可应用抗组胺类药物及镇静剂，睡前适当加大剂量。

**4. 使用外用药物的护理** ①指导病人正确掌握外用药的使用方法，坚持耐心、按时用药；②不同浓度药物的作用不同，不同病人的皮肤对药物的敏感性也有差异，特别是有刺激性药物宜从低浓度开始，小面积开始；③用药要考虑病人性别、年龄及病损部位，刺激性强的药物不宜应用于婴幼儿、妇女以及面部口腔周围皮肤和黏膜；④随时注意观察药物不良反应，如有刺激、过敏或吸收中毒现象，应立即停药并遵医嘱做出相应处理。

**5. 创面的护理** 皮损表面作用药已干涸硬结时可用温开水浸泡，软化后清除；如为糊剂、软膏可用植物油或液状石蜡将药物软化后，轻轻抹除；如为橡皮膏，可揭去后先用松节油或汽油清洁，然后用酒精清洗干净。对有化脓感染、糜烂渗出时，可用0.1%依沙吖啶溶液或呋喃西林溶液清洗。大疱性皮损应消毒后用无菌注射针头刺入大疱下缘抽吸净疱液，保持疱皮完整不脱落，干燥的疱皮和脱落的表皮，用消毒剪刀轻轻剪除坏死及游离部分。

对口、鼻、眼的分泌物，可用生理盐水或2%硼酸溶液清洁，外耳道分泌物可用3%过氧化氢溶液清洁，会阴、肛门周围皮损可用1∶8000高锰酸钾溶液坐浴。

**6. 预防交叉感染** 传染性皮肤病如头癣、脓疱疮、疥疮等要隔离治疗。床单、用品等物注意消毒处理，用过的敷料要焚烧。

**7. 换药护理**

（1）涂药法 ①粉剂：用棉球或纱布包分撒布，每日数次。②洗剂：用排笔或棉签沾药外涂，每日数次。用药前先摇匀。③糊剂、软膏：将双层纱布铺于平板上，将药物均匀涂纱布上，以绷带包扎，每日1～2次。④乳剂：每日外涂2～3次，用干净手指将药物涂于患部，轻轻用力揉擦以利药物渗入。也可涂药后以塑料药膜盖上包扎，以增加药物吸收。注意毛发部位不宜用粉剂、洗剂和糊剂。

（2）湿敷法 常用开放性冷敷。患部先垫以塑料布或橡皮单，以4～6层纱布浸入药液中，取出挤至不滴水为度，按范围大小，平整地紧贴皮损。一般每天4～6次，每次持续1～2小时。湿敷药液温度一般与室温（18～22℃）相当，面积每次不得超过体表面积的1/3，以预防药物吸收中毒。

**8. 重症病人的护理** 对于重症药疹、重症多形性红斑、重症天疱疮等病人，应住院治疗。住院期间，应卧床休息，每日测量体温、脉搏、呼吸、血压、记录24小时液体出入量。密切观察病情，尤其是心、肝、肾、造血系统的功能。严格病房消毒、隔离措施。单人房间，注意保暖，保持一定的湿度，紫外线每日消毒一次，医护人员接触病人前应穿隔离衣，各项操作必须遵循无菌操作原则。加强全身支持，给予高蛋白、高热量、高维生素易消化饮食，维持体液平衡，促进皮损的修复。体温过高易加重皮损发生，可通过物理及配合药物降温法，使体温降至30℃左右即可。

**9. 健康指导**

（1）注意个人卫生，保持皮肤清洁，皮肤干燥者少洗澡，油性皮肤常洗澡，不要用碱性大的肥皂，内衣以松软棉织品为宜。

（2）用药期间应有耐心，坚持按时正确用药，直至痊愈。

（3）对过敏性、职业性和感染性疾病病人，应详细查找病因，积极消除病因，如避免食用致敏药物和食物等。

（4）对传染性皮肤病病人，应做好衣物、用品的消毒和隔离，以避免传染给他人。

扫码“学一学”

# 第二节　变态反应性皮肤病病人的护理

## 一、接触性皮炎病人的护理

接触性皮炎（contact dermatitis）是由于接触某些外源性物质后在皮肤黏膜接触部位发生的急性或慢性炎性反应。

**【护理评估】**

**（一）健康史**

发病的原因是接触强烈刺激性或毒性物质和Ⅳ型变态反应两大类。了解病人近期有无接触强烈刺激性（强酸、强碱等）或毒性（重金属及其盐类、有机溶剂等）物质；是否有皮毛和皮革、橡胶及化纤制品、化妆品、洗衣粉、染发剂、颜料、去垢剂、杀虫剂、工业污染物质等接触史。

**（二）身体状况**

**1. 急性接触性皮炎**　典型皮损为接触部位出现境界清楚的红斑、丘疹、丘疱疹，严重时红肿明显并出现水疱和大疱，自觉瘙痒或灼痛，搔抓后可将致病物质带到远隔部位并产生类似皮损。少数病情严重的病人可有全身症状。

**2. 亚急性和慢性接触性皮炎**　如接触物的刺激性较弱或浓度较低，皮损开始可呈亚急性，表现为轻度红斑、丘疹，境界不清楚。长期反复接触可导致局部皮损慢性化，表现为皮损轻度增生及苔藓样变。

**3. 化妆品皮炎**　是由接触化妆品或染发剂后所致的皮炎。病情轻重程度不等，轻者为接触处红肿、丘疹、丘疱疹，重者可泛发全身。

**4. 漆性皮炎**　油漆或其挥发性气体引起的皮肤过敏，多累及暴露部位。表现为潮红、水肿、丘疹、丘疱疹、水疱，重者可融合成大疱。自觉瘙痒及灼热感。

**（三）辅助检查**

**斑贴试验**　是诊断接触性皮炎最简单可靠的方法。

**（四）治疗评估**

寻找病因、迅速脱离接触物并积极对症处理。皮损早期用炉甘石洗剂、糖皮质激素糊剂或霜剂；有糜烂者用3%硼酸溶液湿敷；有感染时加用抗生素软膏。视病情轻重内服抗组胺药或糖皮质激素。

**（五）社会心理状态评估**

病人因瘙痒或灼痛可有烦躁不安、失眠等表现。

**【护理问题】**

**1. 皮肤完整性受损**　与接触刺激性、毒性及致敏性物质引起的皮炎有关。

**2. 睡眠型态紊乱**　与皮肤瘙痒、灼痛有关。

**3. 有感染的危险**　与皮损及搔抓有关。

**【护理目标】**

（1）病人皮肤瘙痒、灼痛减轻。

（2）睡眠得以改善。

（3）未发生感染，皮损得到修复。

**【护理措施】**

**（一）心理护理**

多与病人交流并告知病人接触性皮炎属于过敏反应，去除过敏源后，只要积极配合治疗，很快会痊愈，不留或留有少量暂时性色素沉着。

**（二）皮损部位的护理**

**1. 急性期** 病人自觉瘙痒，嘱其勿搔抓，避免热水、搔抓、摩擦等刺激。可通过局部冷敷以缓解症状，穿柔软的棉质内衣。保持会阴、臀部清洁、干燥，少用肥皂。

**2. 局部皮肤** 红肿明显处外用炉甘石洗剂，出现糜烂、渗出多时用3%硼酸溶液湿敷，亚急性期有少量渗出时外用糖皮质激素糊剂或氧化锌油，有感染时局部涂搽抗生素软膏。

**3. 健康指导**

（1）积极寻找病因，避免再次接触已知的致敏物质。

（2）给清淡易消化饮食，避免辛辣刺激性食物及鱼虾等海产品，禁忌饮酒。

（3）保持皮肤清洁、干燥，加强个人防护。

## 二、湿疹病人的护理

湿疹（eczema）病因复杂，是由多种内、外因素引起的真皮浅层及表皮炎症。与变态反应有关。

**【护理评估】**

**（一）健康史**

与内外多种因素互相作用有关。

询问病人有无过敏史，近期是否进食过鱼、虾、蛋及牛羊肉等异种蛋白质食物，是否接触过某些化学物品（如化妆品、染料、合成纤维、农药等）及动物皮毛，是否吸入过花粉、屋尘螨、微生物等，是否受到日光暴晒等。

**（二）身体状况**

**1. 急性湿疹** 好发于面、耳、手、足、前臂、小腿外露部位，严重者可弥漫全身，常对称分布。皮损多形性，常表现为红斑基础上的针头至粟粒大小丘疹、丘疱疹或小水疱，常融合成片，境界不清楚，水疱破后出现糜烂、渗出明显，干燥后形成痂屑，自觉剧烈瘙痒。

**2. 亚急性湿疹** 由急性期演变而来，表现为红、肿及渗出减轻，但仍可有丘疹及少量丘疱疹，皮损呈暗红色，可有少许鳞屑及轻度浸润。仍自觉有剧烈瘙痒。如经久不愈，则发展为慢性湿疹。

**3. 慢性湿疹** 由急性湿疹及亚急性湿疹迁延而来，好发于手、足、小腿、肘窝、乳房、外阴、肛门等处，表现为患部皮肤浸润性暗红斑上有丘疹、抓痕及鳞屑，局部皮肤肥厚，表面粗糙，呈苔藓样变，有色素沉着或色素减退。病情时轻时重，延续数月或更久。

**（三）辅助检查**

斑贴试验或真菌检查呈阴性，与接触性皮炎及浅部真菌病鉴别。

**（四）治疗评估**

急性期无渗液或渗出不多者可用氧化锌油，渗出多者用3%硼酸溶液冷湿敷，渗出减少后用糖皮质激素霜剂，可和油剂交替使用；亚急性期选用糖皮质激素乳剂或糊剂，慢性期可选用软膏、硬膏、涂膜剂；顽固性局限性皮损可用糖皮质激素行皮损内注射。内服药在于抗炎、止痒，可给抗组胺药、镇静安定剂。

**（五）社会心理状态评估**

病人因剧烈瘙痒、皮损反复发作、长期不愈而有失眠、焦虑、忧郁等表现。

**【护理问题】**

**1. 焦虑**　与皮疹反复发作、迁延不愈有关。

**2. 睡眠型态紊乱**　与皮肤瘙痒有关。

**3. 有皮肤完整性受损的危险**　与皮肤炎症及搔抓有关。

**【护理目标】**

（1）病人焦虑程度减轻，情绪稳定。

（2）病人睡眠得到改善。

（3）瘙痒得以减轻或控制。

**【护理措施】**

**（一）心理护理**

多与病人交谈，让病人了解湿疹的病因、愈合过程和防治方法，树立起治愈疾病的信心。

**（二）减轻瘙痒不适，改善睡眠**

（1）瘙痒时，避免用热水、碱性肥皂洗涤及过度搔抓，可局部涂搽止痒剂。

（2）按医嘱给予抗组胺药和镇静剂。

（3）健康指导

1）保持皮肤的清洁，穿柔软、宽松的棉质内衣。

2）饮食应清淡，多食新鲜蔬菜、水果，禁忌辛辣食品及海鲜。

3）消除刺激因素，正确和持续用药。

## 三、荨麻疹病人的护理

荨麻疹（urticaria）是由于皮肤、黏膜小血管扩张及通透性增加而产生的一种局限性水肿反应。

**【护理评估】**

**（一）健康史**

病因不清，常见的诱因有：①物理因素，如受到冷、热、日光或摩擦等刺激；②食物，询问病人近期是否进食过鱼、虾、蟹等食物；③药物，是否用过青霉素、血清制剂、各种疫苗、磺胺类、阿司匹林等药物；④吸入物，是否接触过花粉、动物皮屑、羽毛、灰尘或尘螨等；⑤是否被昆虫叮咬过；⑥有无精神紧张与情绪波动。

**（二）身体状况**

**1. 急性荨麻疹**　起病常较急，先有皮肤瘙痒，很快于瘙痒部位出现大小不等的风团，呈圆形、椭圆形或不规则形，开始时孤立或散在，逐渐扩大并融合成片，颜色淡红或苍白，皮肤凹凸不平。风团经数分钟至数小时后消退，不留痕迹，全身各处均可发生，若累及胃肠道黏膜，可出现恶心、呕吐和腹泻；累及呼吸道，可有喉头水肿、呼吸困难，甚至窒息。

**2. 慢性荨麻疹** 皮损反复发作超过6周以上。全身症状一般较急性者轻，风团时多时少，反复发生，常达数月或数年之久，偶可急性发作，部分病人皮损发作时间有一定规律性。

**3. 特殊类型的荨麻疹**

（1）皮肤划痕症 亦称人工荨麻疹。用手搔抓或用钝器划过皮肤后，沿划痕出现条状隆起，伴瘙痒，不久可自行消退。

（2）寒冷性荨麻疹 可分为两种：一种为家族性，为常染色体显性遗传，罕见，于出生后不久或早年发病，终身反复出现。另一种为获得性，较常见，表现为接触冷风、冷水或冷物后，暴露或接触部位产生风团或斑块状水肿，可伴有气促、心悸、腹痛、腹泻甚至休克。

**（三）辅助检查**

（1）血常规可见嗜酸性粒细胞增多。

（2）为寻找诱因可做冰块、运动、日光、热水试验和皮肤变应原检测。

**（四）治疗评估**

寻找和去除病因，给予抗过敏、对症治疗。

**（五）社会心理状态评估**

病人因瘙痒而产生明显的焦虑、烦躁不安和失眠等。

**【护理问题】**

**1. 睡眠型态紊乱** 与皮肤瘙痒有关。

**2. 潜在并发症** 窒息。

**【护理目标】**

（1）皮肤瘙痒、灼痛减轻，睡眠得以改善。

（2）及时发现和处理并发症。

**【护理措施】**

**（一）病情观察和护理**

应监测生命体征，一旦发现胸闷、喉头水肿、呼吸或血压异常应立即报告医生，配合抢救。对出现窒息者，皮下注射0.1%肾上腺素，静脉滴注地塞米松，给予吸氧，必要时配合医生行气管插管或气管切开。

**（二）健康指导**

（1）指导病人避免进食可疑致病的食物及药物，饮食应清淡，鼓励多饮水，促使致敏物排泄。

（2）应用抗组胺药期间注意药物的不良反应，应避免从事高空、驾驶及机床加工等工作，以免发生意外。

## 四、药疹病人的护理

药疹（drug eruption）又称药物性皮炎（drug dermatitis），是药物通过各种途径进入人体后引起的皮肤、黏膜的炎症反应。

**【护理评估】**

**（一）健康史**

了解病人是否是过敏性体质，详细询问病人是否用过易引起变态反应的药物，以及发病时间和特点等。

**（二）身体状况**

药疹的临床表现复杂，不同药物可引起同种类型药疹，而同一种药物对不同病人或同一病人在不同时期也可出现不同的临床类型。常见以下类型。

**1. 固定型药疹** 常由解热镇痛类、磺胺类或巴比妥类等引起。好发于口唇、口周、外生殖器，手足背及躯干亦可发生。典型皮疹为圆形或椭圆形、水肿性暗紫红色斑疹，直径1～4cm，单个或数个，境界清楚，严重者在红斑上可出现水疱或大疱、黏膜皱褶处易糜烂渗出。自觉轻度瘙痒，如继发感染可有疼痛。停药1周左右红斑可消退并遗留灰褐色色素沉着斑。若再次用药，在原处发生类似皮损，并向周围扩大，皮损数目亦可增多。

**2. 荨麻疹型药疹** 较常见，多由血清制品、呋喃唑酮、青霉素等引起。临床表现与急性荨麻疹相似，但持续时间较长，同时可伴有血清病样症状，如发热、关节疼痛、淋巴结肿大甚至蛋白尿等。

**3. 麻疹型或猩红热型药疹** 是最常见的药疹。多由青霉素、链霉素、磺胺类等药物引起。发病多突然，可伴发热等全身症状，但较麻疹或猩红热轻微。麻疹型药疹表现类似麻疹，猩红热型药疹表现类似猩红热的皮损。

**4. 湿疹型药疹** 病人多首先接触或外用青霉素、链霉素、磺胺类及奎宁等药物引起接触性皮炎，使皮肤敏感性增高，以后又使用了相同或相似药物导致。皮疹为大小不等红斑、丘疹、丘疱疹及水疱，常融合成片，泛发全身，可继发糜烂、渗出、脱屑等。病程相对较长。

**5. 多形红斑型药疹** 皮损为豌豆至蚕豆大小、圆形或椭圆形水肿性红斑、丘疹，境界清楚，中心呈紫红色，常出现水疱。自觉瘙痒，累及口腔及外生殖器黏膜时可疼痛。如皮疹泛发全身并在原有皮损基础上出现大疱、糜烂及渗出，出现疼痛剧烈、高热、外周血白细胞升高、肾功能损害及继发感染等，称为重症多形红斑型药疹，为重型药疹之一，病情重，可导致死亡。

**6. 大疱性表皮松解型药疹** 属重型药疹之一。皮损为弥漫性紫红色或暗红色斑片，继之在红斑处出现大小不等的松弛性水疱、糜烂面，或形成大面积表皮松解坏死。坏死表面呈灰红色，坏死的表皮稍经摩擦即可脱落，留下疼痛的剥露面，似浅二度烧伤。尼氏征（Nikolsky's sign）阳性（尼氏征是严重皮肤病的一个重要症状，其实质为棘细胞松解，主要发生于天疱疮和药疹等严重的皮肤病。皮损表现为松弛性大疱，且大疱极易和皮肤分离，如果挤压，水疱之间可游走）。口腔颊黏膜、眼结膜、呼吸道黏膜或胃肠道黏膜亦可糜烂、溃疡。可伴有全身中毒症状，病人常表现为畏寒、高热、恶心呕吐和腹泻等症状。严重者可因感染、肝肾功能衰竭、电解质紊乱或内脏出血而死亡。

**7. 剥脱性皮炎型药疹** 亦属重型药疹。发病呈进行性加剧，皮损为全身皮肤弥漫性潮红、肿胀，伴有糜烂、渗出和结痂等。经10天左右皮肤红肿消退，全身开始出现叶片状脱屑，手足部位呈手套或袜套样剥脱，重者可有毛发和指、趾甲脱落，可累及口腔黏膜和眼结膜，甚至可出现内脏损害。病人常伴有高热、畏寒等全身症状。可伴有支气管肺炎、中毒性肝炎，也可因全身衰竭或继发感染而死亡。

除上述类型药疹外，临床还可见因长期服用碘剂、溴剂或皮质类固醇等引起的痤疮样药疹，服用异丙嗪、四环素等药引起的光感性药疹以及紫癜型药疹。

**（三）辅助检查**

皮肤试验和口服药物激发试验，应在皮损消退半个月以后进行，有一定危险性，应慎重。体外试验安全性高，包括嗜碱性粒细胞脱颗粒试验、淋巴细胞转化试验、放射变应原吸附试验和琼脂弥散试验等。

**（四）治疗评估**

停用一切可疑药物，促进体内药物排泄，对症及支持治疗，防治并发症。

**（五）社会心理状态评估**

重型药疹是一种可危及生命的严重疾病，病人大多有恐惧、精神紧张、焦虑等。

**【护理问题】**

**1. 恐惧** 与突然发病、病情较重和担心预后有关。

**2. 皮肤完整性受损** 与药疹和瘙痒有关。

**3. 潜在并发症** 感染、电解质紊乱。

**【护理目标】**

（1）病人情绪稳定。

（2）瘙痒症状减轻或消失。

（3）病人生命体征平稳，皮疹消退，未发生并发症或并发症被有效控制。

**【护理措施】**

**（一）心理护理**

向病人讲述药疹的愈合过程，使其了解疾病的有关知识，以减轻因疾病而产生的恐惧感，积极配合治疗和护理。

**（二）做好消毒隔离，预防感染**

重型药疹因大面积皮肤损害，创面极易感染，应保持病室清洁，温湿度适宜，病室空气每日用紫外线消毒2次，地面用含氯消毒液浸泡过的拖布擦拭2次/日，严格遵守无菌操作原则，病人的衣物应高压灭菌。

**（三）危重病人的护理**

危重病人应密切观察生命体征，监测水、电解质、酸碱平衡以及肝肾功能的变化。

**（四）保持创面清洁**

及时清除皮损表面的分泌物和坏死的上皮，有糜烂、渗液者，用3%硼酸溶液或生理盐水湿敷。有大疱时应抽去疱液，保留疱壁，尽量采用干燥、暴露疗法。协助病人翻身、按摩，局部垫空心圈或气垫。

**（五）五官科护理**

眼部受累时，用生理盐水冲洗后滴眼药水或涂眼药膏；口腔黏膜有破损，应勤漱口并做口腔护理；鼻黏膜糜烂结痂用盐水棉签反复湿润后涂搽抗生素软膏。

**（六）其他护理**

剪短指甲，尽量避免搔抓，分散注意力，根据医嘱应用抗组胺药或10%葡萄糖酸钙等控制皮疹和缓解瘙痒。

**（七）健康指导**

（1）指导病人进食高蛋白质、高热量、高维生素易消化的饮食，配合支持治疗。

（2）宣传药疹的有关知识，告诫病人切勿滥用药物，应遵医嘱用药，对已明确的致敏药，一定要牢记，不得再用。

## 第三节　感染性皮肤病病人的护理

扫码“学一学”

### 一、脓疱疮病人的护理

脓疱疮（impetigo）俗称黄水疮，是由金黄色葡萄球菌和（或）乙型溶血性链球菌引起的一种急性化脓性皮肤病。本病可通过密切接触或自身接种传播。

**【护理评估】**

**（一）健康史**

了解病人所处的外界环境及清洁卫生状况，有无闷热多汗、皮肤浸渍，是否因患有瘙痒性皮肤病（如痱子、湿疹）而搔抓或外伤导致皮肤破损。

**（二）身体状况**

**1. 寻常性脓疱疮**　本型传染性强，常在托幼园所中流行。皮损好发于暴露部位如面部、口鼻周围及四肢。皮损初起为红色斑点或小丘疹，迅速转变成脓疱，周围有红晕，疱壁薄，易破溃、糜烂，脓液干燥后形成黄色厚痂；常因搔抓使相邻脓疱向周围扩散或融合，陈旧的痂一般6～10天后脱落，不留瘢痕。病情严重症者可有全身中毒症状，甚至引起败血症或急性肾小球肾炎。

**2. 深脓疱疮**　又名臁疮，主要由溶血性链球菌引起。多见于营养不良的儿童或老年人。好发于小腿和臀部。皮损初起为脓疱，逐渐向皮肤深部发展，表面有坏死和蛎壳状黑色厚痂，痂壳去除后可见边缘陡峭的碟状溃疡，疼痛明显，溃疡愈合后可留下瘢痕。

**3. 大疱性脓疱疮**　好发于面部、躯干和四肢，多见于儿童，夏季好发。皮损初起为米粒大小水疱或脓疱，迅速变成大疱，疱液先清澈后混浊，疱壁先紧张后松弛，疱内可见半月状积脓，疱周红晕不明显，疱壁薄，易破溃形成糜烂结痂，痂壳脱落后留有暂时性色素沉着。

**4. 葡萄球菌性烫伤样皮肤综合征**　是由凝固酶阳性、噬菌体Ⅱ组71型金黄色葡萄球菌所引起的急性表皮颗粒层坏死的严重性皮肤感染。多累及出生后3个月内的婴儿。起病前常伴有上呼吸道感染或咽、鼻、耳、鼓膜等处的化脓性感染，皮损常由口周和眼周开始迅速波及躯干和四肢。特征性表现是在大片红斑基础上很快出现松弛性大疱，尼氏征阳性，皮肤大面积剥脱后留有潮红的糜烂面，似烫伤样外观，手足皮肤可呈手套、袜套样剥脱，口周可见放射状裂纹，但无口腔黏膜损害。皮损有明显疼痛和触痛。病情轻者1～2周痊愈，重者可继发败血症、肺炎而危及生命。

**（三）辅助检查**

**1. 血常规检查**　白细胞总数及中性粒细胞比例增高。

**2. 细菌培养**　脓液中可分离培养出金黄色葡萄球菌或乙型溶血性链球菌。

**（四）治疗评估**

应隔离病人，对已污染的衣物及环境应及时消毒；清洁、保护创面，重症病人予以抗感染、支持等治疗。

**（五）社会心理状态评估**

病人可因皮损处的糜烂渗出、瘙痒、疼痛等不适而产生担忧和焦虑。

**【护理问题】**

**1. 皮肤完整性受损** 与脓疱破溃有关。

**2. 焦虑** 与皮损、瘙痒、疼痛不适和担心传染给他人有关。

**3. 潜在并发症** 败血症、肺炎、急性肾小球肾炎。

**【护理目标】**

（1）病人皮损愈合。

（2）病人情绪稳定。

（3）未发生脓毒血症并发症或并发症被及时发现并处理。

**【护理措施】**

**（一）皮损部位的护理**

（1）保持皮肤、床铺的清洁干燥，及时更换污染的衣物。

（2）脓疱未破者可外用10%硫磺炉甘石洗剂，脓疱较大时应抽取疱液，脓疱破溃者可用1:5000高锰酸钾溶液清洗湿敷，再外用抗生素软膏，溃疡处可用红外线、紫外线或He－Ne激光等照射。

（3）搔抓，剧痒者可根据医嘱给予抗组胺药。

**（二）病情观察**

（1）密切观察病人生命征的变化，有无体温过高、过低及脓毒血症、肺炎、脑膜炎等征象。

（2）观察病人有无咳嗽、咳痰、气促等肺炎的症状。

（3）注意病人有无眼睑、双下肢水肿及尿常规变化，警惕急性肾小球肾炎的发生。

**（三）健康指导**

（1）病人应隔离，其用过的物品，如衣服、被褥、玩具均应及时熏蒸、日光曝晒消毒、清洗。

（2）注意个人卫生，勤洗澡和换衣服。

（3）指导病人进食高蛋白、高维生素饮食，加强营养，正确用药。

## 二、浅部真菌病病人的护理

浅部真菌病（superficial mycosis）是由皮肤癣菌侵犯表皮角质层、毛发和甲板的真菌病。根据发病部位不同，可分为头癣、体癣与股癣、手癣和足癣、甲癣等。

**【护理评估】**

**（一）健康史**

浅部真菌病主要通过直接或间接接触患病病人或宠物而传染。详细询问病人的居住环境，卫生状况，了解有无直接接触患病病人或宠物；是否接触了被真菌病病人污染的物品，如理发用具、帽子、梳子、枕巾、毛巾、浴巾、袜子、衣物、拖鞋等；家族中有无类似病人。

**（二）身体状况**

**1. 头癣**　是指累及头发和头皮的癣菌感染，多累及少年儿童，成人少见。

（1）黄癣　皮损初起为针尖大小的淡黄红色斑点，覆薄片状鳞屑，以后形成黄豆大小的淡黄色痂，周边翘起，中央紧附着头皮形如碟状（黄癣痂），嗅之有鼠臭味，除去痂后其下为潮红糜烂面，扩大后可融合并形成大片，严重者可覆盖整个头皮。真菌在发内生长，造成病发干燥无光泽，变脆易折断，毛囊破坏，毛发脱落并形成永久性秃发，愈后遗留萎缩性瘢痕。病人伴有轻度瘙痒。

（2）白癣　皮损初起为群集的红色小丘疹，很快向四周扩大成灰白色鳞屑斑，圆形或椭圆形，病发于高出头皮 2～4mm 处折断，残根部包绕灰白色套状鳞屑（菌鞘），病人有不同程度的瘙痒。白癣至青春期可自愈，愈后不留瘢痕。

（3）黑癣　较少见，皮损初起为散在的鳞屑性灰白色斑，以后逐渐扩大成片。病发刚出头皮即折断，其残根留在毛囊内，毛囊口处断发呈黑点状。皮损炎症轻，稍痒。病程发展缓慢，可久病不愈。愈后留有局灶性脱发和点状瘢痕。

**2. 体癣和股癣**

（1）体癣　指在平滑皮肤上引起的真菌感染。皮损初起为红色丘疹、丘疱疹或小水疱，继之形成有鳞屑的红色斑片，境界清楚，皮损边缘不断向外扩展，中央趋于消退，形成环状或多环状，边缘可分布丘疹、丘疱疹和水疱，中央色素沉着。自觉瘙痒，可因长期搔抓刺激引起局部湿疹样改变或浸润肥厚呈苔藓样变。

（2）股癣　指腹股沟、会阴、肛周和臀部的皮肤癣菌感染。基本皮损与体癣相同，由于患处透气性差、潮湿、易摩擦，常使皮损炎症明显，长期搔抓刺激引起局部湿疹样改变或苔藓样变。

**3. 手癣和足癣**　是最常见的浅部真菌病，夏秋季发病率高，多累及成年人。根据临床特点，分为三种类型。

（1）水疱型　好发于指（趾）间、掌心、足跖和足侧缘。皮损初起为针头大小的深在水疱，疱液清，壁厚而发亮，不易破溃，瘙痒明显。水疱经数日后干涸，呈现领圈状或片状脱屑。

（2）浸渍糜烂型　好发于指（趾）缝，特别是第 3～4 和第 4～5 趾及趾下方屈侧，表现为局部浸渍发白，基底潮红糜烂。有不同程度的瘙痒，继发细菌感染时有恶臭味，可并发淋巴管炎、淋巴结炎、丹毒和蜂窝织炎。

（3）角化过度型　好发于足跟及掌跖部。皮损处皮肤变厚、干燥、粗糙，以冬季为甚。由于皮肤的弹性降低，易发生皲裂、疼痛，一般无瘙痒。

**4. 甲癣**　特指皮肤癣菌所致的甲感染。初起为 1～2 个指（趾）甲受感染，以后可累及其他甲，甚至全部指（趾）甲。损害表现为甲变色，可有白色、黄色、灰色和褐色等，甲板浑浊呈云雾状，失去光泽，甲板与甲床分离，甲前缘残缺不齐。

**（三）辅助检查**

取病发、痂皮、病灶边缘活动区的鳞屑做直接镜检，可见菌丝或孢子；也可做真菌培养以确定致病菌。

### （四）治疗评估

**1. 头癣** 应采取综合治疗方案，口服灰黄霉素，局部涂搽抗真菌制剂，用硫磺皂或2%酮康唑洗头，剪发，用过的物品煮沸消毒。

**2. 体癣和股癣** 以外用药物治疗为主，可外用克霉唑霜、酮康唑霜等；皮损广泛或外用药疗效不佳者可考虑内服药。

**3. 手癣和足癣** 以外用药为主，水疱鳞屑型应选用刺激性小的霜剂和水剂；浸渍糜烂型应选用比较温和或浓度较低的抗真菌外用制剂；角化过度型一般宜用抗真菌软膏或与尿素软膏合用，以促进角质脱落。

**4. 甲癣** 外涂30%冰醋酸溶液，每日2次，直至新甲生成为止；也可用40%尿素软膏封包使病甲软化剥离，再外用抗真菌制剂。

### （五）社会心理状态评估

患有头癣的病人因永久性秃发影响外观形象而感到自卑，因疾病反复发作，治疗时间长缺乏耐心和信心，常有焦虑、情绪低落。

**【护理问题】**

**1. 皮肤完整性受损** 与浅部真菌病引起的皮损有关。

**2. 体象紊乱** 与暴露部位的皮肤、毛发、指（趾）甲损伤有关。

**3. 潜在并发症** 感染、淋巴管炎、蜂窝织炎。

**【护理目标】**

（1）病人皮损得到有效处理，皮肤恢复正常。

（2）病人接受外表的变化，养成良好的卫生习惯，避免复发。

（3）未发生继发感染。

**【护理措施】**

### （一）心理护理

安慰和鼓励病人，消除病人的顾虑，对黄癣病人的永久性秃发，可建议病人配戴假发，使其保持良好的心态，配合治疗。

### （二）皮损部位的护理

（1）保持皮损处清洁、干燥，督促病人勤洗澡、勤换衣服和鞋袜。

（2）瘙痒剧烈时，不要搔抓、摩擦或热水烫洗，应按医嘱用药，促进皮损愈合，避免继发感染。

### （三）健康指导

（1）指导病人遵医嘱用药，坚持正规治疗，不得自行停药。

（2）病人接触过的物品，如内衣、毛巾、脸盆、梳子、理发用具等应进行煮沸消毒，病发要烧毁。注意个人卫生，不用他人的浴具和鞋袜，公用设施和用品应定期消毒，避免与患癣的人和动物接触，以减少感染机会。

## 三、带状疱疹病人的护理

带状疱疹（herpes zoster）是由水痘－带状疱疹病毒引起的病毒性皮肤病。以沿单侧周围神经分布的簇集性小水疱为特征，常伴有明显的神经痛。

**【护理评估】**

**（一）健康史**

水痘－带状疱疹病毒属 DNA 病毒，有亲神经和皮肤的特性。询问近期有无呼吸道感染史，有无应用免疫抑制剂及是否接受过放射治疗等导致免疫功能低下病史，以及有无过度劳累等诱发因素。

**（二）身体状况**

发疹前可有轻度乏力、低热、食欲减退等全身症状，患处皮肤自觉灼热感或神经痛，持续 1～3 天，好发部位依次为肋间神经、颈神经、三叉神经和腰骶神经支配区域。患处常首先出现红斑，继而出现簇集性粟粒大小红色丘疹或水疱，疱壁紧张、疱液澄清，外周绕以红晕，各簇水疱群间皮肤正常。皮损沿某一周围神经呈带状排列，多发生在身体的一侧，一般不超过体表正中线。神经痛为本病特征。数日后水疱干涸、结痂，2～4 周痊愈。

**（三）辅助检查**

疱底刮取物涂片做细胞学检查可见到多核巨细胞和核内包涵体。

**（四）治疗评估**

抗病毒、止痛、消炎、防治并发症。

**（五）社会心理状态评估**

病人因疼痛有烦躁不安、焦虑、失眠等表现。

**【护理问题】**

**1. 皮肤完整性受损**　与带状疱疹引起的皮损有关。

**2. 急性疼痛**　与感觉神经受累有关。

**3. 有感染的危险**　与皮损及搔抓有关。

**【护理目标】**

（1）病人皮损愈合。

（2）病人疼痛减轻或消失。

（3）未发生感染等并发症。

**【护理措施】**

**1. 皮损的护理**　病人取健侧卧位，保持皮损处清洁，避免搔抓、摩擦，防止水疱破损。疱疹未破时，用含 0.25% 冰片的炉甘石洗剂或阿昔洛韦乳膏涂搽，疱疹破溃后可酌情用 3% 硼酸溶液或 1∶5000 呋喃西林溶液湿敷。

**2. 疼痛的护理**　疱疹处可用红外线、紫外线、频谱治疗仪等照射，可缓解疼痛，促进水疱干涸和结痂。神经痛明显者遵医嘱给予止痛剂。

**3. 健康指导**

（1）向病人宣传疾病有关的知识。注意个人卫生，勤换内衣，保持床铺清洁、干燥。

（2）患病期间禁止吸烟、饮酒，注意劳逸结合。

（3）向病人解释后遗神经痛随着病情的好转，过一段时间可消失，不必顾虑。

## 四、疥疮病人的护理

疥疮（scabies）是由疥螨引起的接触传染性皮肤病。

**【护理评估】**

**（一）健康史**

疥螨是一种表皮内寄生虫，分为人型疥螨和动物疥螨，人的疥疮主要由人型疥螨引起。主要通过直接接触（如身体接触、握手等）传染，接触被污染的被褥、衣物等也可造成间接传染。要详细询问有无与病人接触史，是否用过他人的被褥、衣物等。

**（二）身体状况**

疥疮好发于皮肤薄嫩部位（如指缝、腕部、肘窝、腋窝、乳房下部、脐周、下腹部、股内侧和外生殖器等部位），皮损为米粒大小的丘疹、丘疱疹和灰白色或浅灰色线状隧道，丘疹为正常肤色或淡红色，男性病人病程长或疥疮活跃时可在阴囊、阴茎、龟头等部位出现直径3～5mm的暗红色结节（疥疮结节）。自觉剧烈瘙痒，尤以夜间为甚。久病者常因搔抓而出现湿疹样变或继发脓皮病。本病多发生于冬季，病程长短不一，有的可迁延数月。

**（三）辅助检查**

**疥螨检查法** 取新鲜丘疱疹，疱内刮取物直接显微镜检查可发现疥虫或虫卵。

**（四）治疗评估**

本病以外用药物治疗为主，给予杀虫、止痒、消炎和防止继发感染。

**（五）社会心理状态评估**

病人因剧烈瘙痒可有烦躁不安、失眠等表现。

**【护理问题】**

**1. 知识缺乏** 缺乏疥疮的防治知识。

**2. 睡眠型态紊乱** 与夜间的剧烈瘙痒有关。

**【护理目标】**

（1）病人了解疥疮的防治知识。

（2）夜间剧烈瘙痒的症状减轻。

**【护理措施】**

**1. 皮损护理** 第一次涂药前必须先用热水、肥皂洗澡，沐浴后用10%～20%硫磺软膏（婴幼儿用5%）或10%～25%苯甲酸苄酯乳膏涂搽除头面部以外的全身皮肤，疥疮结节处应用力多涂，每天1～2次，连续3天，搽药期间不洗澡，不换衣，第4天再洗澡，更换衣服、被褥。治疗后1～2周内如有新疹发生需重复上述治疗。

**2. 疥疮结节** 可外用糖皮质激素，亦可局部注射泼尼松龙混悬液，减轻炎症反症，使结节逐渐缩小、软化。

**3. 健康指导**

（1）劝告病人尽量避免搔抓，以防继发感染，瘙痒严重者可在睡前服用镇静止痒药。

（2）介绍疾病的防治知识，采取自我隔离措施。

（3）注意个人卫生，勤洗澡、勤换衣服，常洗晒被褥，一般在50℃水中浸泡10分钟即可达到灭虫的目的；不宜烫洗者，放置于阳光下暴晒1～2天。

## 第四节　其他皮肤病病人的护理

扫码“学一学”

### 一、银屑病病人的护理

银屑病（psoriasis）又名牛皮癣，是一种常见的慢性鳞屑性皮肤病，典型皮损为鳞屑性红斑，多发生于青壮年，冬春季节易复发或加重，而夏秋季节多缓解。

**【护理评估】**

**（一）健康史**

询问病人有无银屑病的家族史，了解病人的生活环境，有无感染、精神紧张、外伤、手术、妊娠、分娩、药物、季节气候等诱发因素。

**（二）身体状况**

根据银屑病的临床特征可分为四型：寻常型、关节病型、红皮病型及脓疱型。其中寻常型占99%以上，其他类型多由寻常型银屑病外用刺激性药物、系统使用糖皮质激素、免疫抑制剂过程中突然停药以及感染、精神压力诱发。

**1. 寻常型银屑病**　最常见。初起皮损为红色丘疹或斑丘疹，逐渐扩展成为境界清楚的红色斑块，上覆厚层鳞屑，空气进入角化不全的角质层，由于反光作用而使鳞屑呈银白色，刮除成层鳞屑，犹如轻刮蜡滴（蜡滴现象），刮去银白色鳞屑可见半透明薄膜，称薄膜现象，剥去薄膜可见点状出血。蜡滴现象、薄膜现象与点状出血对银屑病有诊断价值。自觉不同程度瘙痒。病情分为3期：进行期、静止期和退行期。

**2. 关节病型银屑病**　寻常型银屑病基础上出现大小关节病变。

**3. 红皮病型银屑病**　表现为全身皮肤弥漫性潮红、浸润肿胀并伴有大量糠状鳞屑，其间可见片状正常皮肤（皮岛），可伴有全身症状如发热、头痛、关节痛、浅表淋巴结肿大等。病程较长，易复发。

**4. 脓疱型银屑病**　分为泛发性和局限性两型。

（1）泛发性脓疱型银屑病　常急性发病，在原有寻常型银屑病的基础上，出现针尖至粟粒大小的黄色无菌性小脓疱，常密集分布，可融合形成片状脓湖，常伴全身症状，出现寒战和高热，呈弛张热型。病人也可因继发感染，全身衰竭而死亡。

（2）局限性脓疱型银屑病　皮损局限于手掌和足跖，对称分部，掌部好发于大小鱼际，可扩展到掌心、手背和手指，跖部好发于跖中部及内侧。皮损为成批发生在红斑基础上的无菌性小脓疱，1～2周后脓疱破裂、结痂、脱屑，新脓疱又可在鳞屑下出现，时轻时重，经久不愈。甲常受累，可出现点状凹陷、横沟、纵嵴、甲浑浊、甲剥离及甲下积脓等。

**（三）辅助检查**

**1. 组织病理学检查**　有助于诊断。

**2. X线检查**　关节病型银屑病示软骨消失、骨质疏松、关节腔狭窄伴不同程度的关节侵蚀和软组织肿胀。

**（四）治疗评估**

轻者以外用药治疗为主，重症病人根据病情做全身治疗。

**1. 外用药物治疗** 常用角质促成剂或剥脱剂、糖皮质激素、钙泊三醇、维 A 酸等。

**2. 内用药物治疗** 常用的药物有免疫抑制剂、维 A 酸、维生素制剂、糖皮质激素、抗生素、免疫调节剂等。

**（五）社会心理状态评估**

多数病人因病程长、病情反复发作、长期不愈，而出现焦虑、烦躁、悲观情绪。

**【护理问题】**

**1. 焦虑** 与病情反复发作，外表形象改变和长期不愈有关。

**2. 体象紊乱** 与暴露部位皮损导致外观形象改变有关。

**3. 睡眠型态紊乱** 与瘙痒有关。

**4. 躯体活动障碍** 与关节受累、活动障碍有关。

**【护理目标】**

（1）病人焦虑症状减轻。

（2）病人皮肤症状减轻，瘙痒减轻或消失。

（3）睡眠状况改善。

（4）病人生活能基本自理。

**【护理措施】**

**（一）心理护理**

做好耐心细致的思想工作，让病人了解本病的防治知识，嘱其尽量避免各种诱发因素，使其认识到本病的长期性与反复性特点，解除心理与精神负担，积极配合治疗。

**（二）皮损的护理**

（1）保持皮损部位清洁，勤洗澡，忌搔抓及热水烫洗。

（2）正确使用外用药物，每次用药前应先沐浴，将鳞屑洗去，以提高药效。在急性期勿用刺激性强或浓度高的药物，首次用药应从低浓度小面积开始，涂量不宜过多，可分区分批用药，防止药物吸收过多而中毒。

**（三）用药护理**

（1）使用免疫抑制剂者，应每周检查一次血常规，如白细胞计数过低应停药，并按医嘱服升白细胞药。

（2）使用糖皮质激素，应注意用药后的局部和全身不良反应，长期使用强效类激素可产生耐药或反跳，停药后可诱发红皮病型或脓疱型银屑病。

（3）遵医嘱用药，不得随意增减药量，若出现高血压、剥脱性皮炎或皮损加重等情况时，应及时就诊。

（4）瘙痒剧烈时可遵医嘱给镇静或抗组胺药。

**（四）健康指导**

（1）嘱病人进食清淡饮食，禁忌辛辣刺激性食物及海鲜产品，不饮酒、不喝浓茶及咖啡，避免各种可能的诱发因素。

（2）制定训练计划，指导病人加强患肢运动和功能锻炼，改善病变关节的功能，以增进关节活动度，使其生活能逐步自理。

## 二、神经性皮炎病人的护理

神经性皮炎（neurodermatitis）又称慢性单纯性苔藓，本病以皮肤苔藓样变及剧烈瘙痒为特征。

**【护理评估】**

**（一）健康史**

神经性皮炎是一种慢性皮肤神经功能障碍性皮肤病。详细询问病人是否有过精神紧张、性情急躁、思虑过度、忧郁、劳累、失眠等神经精神因素；有无消化不良、饮酒、进食辛辣食物和鱼虾等；有无搔抓、摩擦、日光照射、汗水浸渍等局部刺激；生活环境是否发生改变。

**（二）身体状况**

本病多累及中青年。临床上可分为局限型与播散型。局限型占 90% 以上。发生于颈项部，其他如眼睑、肘窝、腰骶部、会阴和肛周区亦可发生；开始常先局部奇痒，搔抓后出现针头至米粒大小的多角形扁平丘疹，淡红、淡褐色或正常肤色，质地较为坚实而有光泽，表面可覆有糠秕状菲薄鳞屑，久之皮损逐渐融合成片，皮肤增厚，皮脊突起，皮沟加深，形似苔藓（苔藓样变），直径可达 2～6cm 或更大，边缘仍可见散在的扁平丘疹，境界清楚。自觉阵发性瘙痒，常于局部刺激时加剧，夜间明显；皮损及其周围常见抓痕及血痂，也可因外用药不当而产生接触性皮炎或者继发感染。本病病程慢性，常年不愈或反复发作，一般为夏重冬轻。

**（三）辅助检查**

皮肤组织病理学检查有助于本病的诊断。

**（四）治疗评估**

避免各种刺激，可辅以心理护理，配合药物治疗。

**（五）社会心理状态评估**

病人因病情反复发作、长期不愈、阵发性瘙痒而有烦躁、焦虑、失眠等表现。

**【护理问题】**

**1. 焦虑**　与病情反复发作、长期不愈有关。

**2. 睡眠型态紊乱**　与瘙痒有关。

**【护理目标】**

（1）病人情绪稳定，无焦虑。

（2）瘙痒减轻，睡眠状况改善，皮肤症状减轻或好转。

**【护理措施】**

（1）皮损轻而局限者，可用止痒剂、糖皮质激素乳剂或软膏外涂；皮损较重，苔藓样变明显者可用糖皮质激素软膏封包治疗；皮肤增厚且范围较小者可给予糖皮质激素皮损内注射。

（2）保持皮损部位清洁，忌搔抓，忌用热水及肥皂洗擦。

（3）剧烈瘙痒或外用药效果欠佳者可用抗组胺药，睡前加用镇静安眠药。

（4）健康指导

1）积极寻找病因，去除诱发因素。

2）指导病人穿柔软宽松的棉织内衣，避免摩擦。保持情绪稳定，生活规律，养成良好的卫生习惯。

3）饮食应清淡，多吃水果和蔬菜，忌辛辣刺激性食物，戒烟酒、浓茶、咖啡。

扫码“学一学”

# 第五节　常见性病病人的护理

## 一、淋病病人的护理

淋病（gonorrhea）是由淋病奈瑟菌引起的泌尿、生殖系统化脓性传染性疾病。是当前性传播疾病中发病率最高的一种。

**【护理评估】**

**（一）健康史**

淋病奈瑟菌是一种革兰阴性双球菌，淋病病人是主要的传染源。询问病人是否有不洁性交史，是否接触被病人分泌物污染的衣裤、床上用品、毛巾、浴盆等，了解孕妇是否患有淋病。

**（二）身体状况**

本病多见于性活跃的中青年人。潜伏期一般2～10天，平均3～5天，潜伏期病人具有传染性。

**1. 男性淋病**　以急性尿道炎为主，初起为尿道口红肿、发痒、轻微刺痛，并有稀薄黏液流出，24小时后病情加重，分泌物变为黄色脓性，且量增多。可有尿道刺激症状（尿频、尿急、尿痛），有时可伴发腹股沟淋巴结炎。后尿道受累时可出现终末血尿、血精、会阴部轻度坠胀等，夜间常有阴茎痛性勃起。可合并前列腺炎、附睾炎、精囊炎和膀胱炎。

**2. 女性淋病**　60%女性感染后无症状或症状轻微，较易漏诊，好发于宫颈、尿道。淋菌性宫颈炎的分泌物初为黏液性，后转为脓性，体检可见宫颈口充血、水肿甚至糜烂，常伴有外阴刺痒和烧灼感；尿道炎症状较轻，有尿频、尿急、尿痛、尿道口红肿及脓性分泌物；淋菌性前庭大腺炎表现为单侧前庭大腺红、肿、疼痛，严重时上行感染引起盆腔炎，并出现下腹痛、寒战、高热等全身症状。

幼女淋病性外阴阴道炎多为与患病的父母密切接触和共用浴室用具而间接感染，少数因性虐待所致。常见表现为外阴红、肿、疼痛，阴道有脓性分泌物。

**3. 非性器官淋病**

（1）淋菌性结膜炎　成人多因自我接种或接触被分泌物污染的物品所感染，多为单侧；新生儿多为母亲产道感染，多为双侧。表现为眼结膜充血水肿，有大量脓性分泌物，严重时角膜发生溃疡、穿孔，导致失明。

（2）淋菌性咽炎　多见于口交者，表现为咽部红、肿、吞咽疼痛和咽部有脓性分泌物。

**（三）辅助检查**

分泌物直接涂片，可找到典型的革兰染色阴性双球菌；淋球菌培养阳性可确诊。

**（四）治疗评估**

早期、足量、正规使用敏感抗生素，对性伴侣也同时进行治疗。常用的抗生素有头孢曲松、青霉素、环丙沙星、氧氟沙星等；淋菌性眼炎病人同时应用0.5%红霉素和1%硝酸银溶液滴眼。

**（五）社会心理状态评估**

淋病病人多有不洁性交史，常有自责、羞愧及怕被歧视等心理情绪变化；已婚者担心家庭失去和睦，常隐瞒病情，忌讳就医，表现为焦虑不安。

**【护理问题】**

**1. 情境性自尊低下**　与社会对性病的歧视和病人自责、羞愧心理有关。

**2. 焦虑**　与缺乏淋病相关知识、担心被歧视有关。

**3. 潜在并发症**　失明、不育。

**【护理目标】**

（1）病人的心理负担减轻，恢复自尊。

（2）病人焦虑减轻或消失。

（3）无并发症发生或并发症得到及时处理。

**【护理措施】**

**（一）心理护理**

主动关心、尊重病人，建立病人与医护人员之间的信任关系，克服自责和自卑心理，改善病人与家庭人员之间的关系，维护病人的隐私权，使病人解除思想顾虑，卸下包袱，积极配合治疗。

**（二）用药护理**

治疗性病必须早期、足量、正规使用抗生素，性伴侣应同时治疗。对病程长或有并发症者，需做药敏试验，选用敏感的抗生素，治疗结束后4～8天，症状、体征消失，做淋球菌复查阴性。

**（三）健康指导**

（1）治疗期间给予清淡饮食，多吃新鲜蔬菜水果，多饮水，禁止饮酒、喝浓茶、咖啡及食用辛辣刺激性食物。

（2）做好消毒隔离，病人用过的衣裤、床上用品、毛巾、浴盆等应及时清洗消毒，禁止与婴幼儿同床、同浴或衣物共洗。

（3）加强宣传教育，洁身自爱，杜绝性乱，推广使用避孕套，病人在治疗期间禁止性生活。

## 二、梅毒病人的护理

梅毒（syphilis）是由梅毒螺旋体引起的一种多系统多脏器损害的慢性传染性疾病，主要通过性接触和血液传播。本病危害性极大，早期主要侵犯皮肤黏膜，晚期侵犯全身各种器官组织。

**【护理评估】**

**（一）健康史**

梅毒是由梅毒螺旋体引起的一种人类传染病。在一、二期本病通过直接接触伤口传染或经胎盘、产道传染给婴儿。该细菌抵抗力弱，离开人体不能生存。梅毒螺旋体可侵犯任何器官，引起许多种可能的临床表现。询问病人有无不洁性交史，是否间接接触病人的污染物，有无输血史，母亲是否患有梅毒，有无共用注射器吸毒史等。

**（二）身体状况**

梅毒分为后天（获得性）梅毒和先天（胎传）梅毒。根据病程分为早期梅毒（一、二期梅毒，病程 <2 年）与晚期梅毒（三期梅毒，病程 >2 年）。

**1. 后天梅毒（获得性梅毒）**

（1）一期梅毒　潜伏期平均 2～4 周，主要表现为硬下疳和硬化性淋巴结炎。

1）硬下疳　常发生在外生殖器，男性好发于阴茎冠状沟、龟头、包皮及系带，女性多见于大小阴唇、阴唇系带、会阴及子宫颈。典型的硬下疳初起为小片红斑，迅速发展为无痛性炎性丘疹，数天内丘疹扩大形成硬节，表面发生坏死形成单个直径为 1～2cm、圆形或椭圆形无痛性溃疡，境界清楚，周边水肿并隆起，基底平坦呈肉红色，触之硬如软骨，表面有浆液性分泌物，内含大量的梅毒螺旋体，传染性很强。未经治疗的硬下疳可持续 3～4 周，治疗者在 1～2 周后消退，消退后遗留暗红色表浅性瘢痕或色素沉着。

2）硬化性淋巴结炎　发生于硬下疳出现 1～2 周后。常累及单侧腹股沟或患处附近淋巴结，呈质地较硬的隆起，表面无红肿破溃，一般不痛。消退常需数月。淋巴结穿刺检查可见大量的梅毒螺旋体。

（2）二期梅毒　一期梅毒未经治疗或治疗不彻底，梅毒螺旋体由淋巴系统进入血液循环形成菌血症播散全身，引起皮肤黏膜及系统性损害。常发生于硬下疳消退 3～4 周后（感染 9～12 周后），先有全身不适、头痛、发热等流感样前驱症状及全身淋巴结肿大，随之出现皮肤黏膜损害，也可累及骨、内脏、眼和神经系统。皮肤黏膜损害主要表现如下。

1）梅毒疹　常呈泛发性、对称性分布，皮损内含有大量梅毒螺旋体，传染性强，不经治疗一般持续数周可自行消退。皮疹以斑疹和斑丘疹最多，呈玫瑰色、紫色或铜红色，数目较多，好发于躯干、四肢、掌跖部。掌跖部呈暗红或铜红色鳞屑性斑疹，为二期梅毒的特征性损害，常无自觉症状。

2）扁平湿疣　好发于肛周、外生殖器、会阴、腹股沟及股内侧等部位。皮损初起为表面潮湿的扁平丘疹，随后扩大或融合成直径为 1～3cm 大小的扁平斑块，边缘整齐或呈分叶状，基底宽而无蒂，周围暗红色浸润，表面糜烂，有少量渗液。皮损内含大量梅毒螺旋体，传染性强。

3）梅毒性秃发　由梅毒螺旋体侵犯毛囊造成毛发区血供不足所致。表现为局限性或弥漫性脱发，呈虫蚀状，头发稀疏，长短不齐，秃发非永久性，及时治疗后毛发可以再生。

4）黏膜损害　多见于口腔、舌、咽、喉或生殖器黏膜。损害表现为一处或多处境界清楚的红斑、水肿、糜烂，表面可覆有灰白色膜状物。

二期早发梅毒未经治疗或治疗不当，经 2～3 个月后自行消退。病人免疫力降低可导致二期复发梅毒，皮损较大、数目较少、破坏性大。

（3）三期梅毒　早期梅毒未经治疗或治疗不充分，经过 3～4 年（最早 2 年，最晚 20 年），40% 病人发生三期梅毒。主要表现为结节性梅毒疹和树胶样肿。前者好发于头面部、肩部、背部及四肢伸侧，皮损为直径 0.2～1cm 大小的铜红色结节，可自行吸收，遗留萎缩性瘢痕，也可破溃形成溃疡。树胶样肿，为破坏性最大的一种损害，除好发于皮肤外，还侵犯口腔及鼻黏膜，引起树胶肿舌炎、鼻中隔穿孔及马鞍鼻等。三期梅毒还侵犯全身各内脏器官或组织，破坏性大，如重要器官被累及可危及生命。三期梅毒皮损中难查到梅毒螺旋体，传染性小。

**2. 先天梅毒（胎传梅毒）**　多在怀孕4个月后经胎盘传染，胎儿可发生死亡、流产或分娩出先天梅毒儿。

**3. 潜伏梅毒**　病人有梅毒感染史，无临床症状或症状已消失，体检未见任何器官系统的梅毒表现，仅梅毒血清反应为阳性，脑脊液正常，称潜伏梅毒。

**（三）辅助检查**

**1. 梅毒螺旋体检查**　取病灶组织渗出物或淋巴结穿刺液，用暗视野显微镜检查，或直接免疫荧光技术，可见活动的梅毒螺旋体，适用于早期梅毒者。

**2. 梅毒血清试验**　是诊断梅毒必须的检查方法。

**3. 脑脊液检查**　用于诊断神经梅毒。

**（四）治疗评估**

首选青霉素，梅毒螺旋体对青霉素极为敏感，如果得到早期、足量、正规的治疗是可以治愈的。对青霉素过敏者可选用头孢曲松钠、四环素、红霉素等。

**（五）社会心理状态评估**

病人因对自己的行为感到羞愧和自责以及缺乏对梅毒知识的了解，可有焦虑、恐惧心理。

**【护理问题】**

**1. 情境性自尊低下**　与社会对性病的歧视和病人自责、羞愧心理有关。

**2. 焦虑**　与缺乏梅毒有关知识、担心愈后有关。

**3. 知识缺乏**　缺乏梅毒防治知识。

**4. 潜在并发症**　吉－海反应。

**【护理目标】**

（1）病人心理负担减轻，能正确对待疾病，配合治疗。

（2）病人症状好转或治愈，焦虑减轻。

（3）病人及家属掌握梅毒的防治知识，积极采取预防措施，其他人未被传染。

（4）吉－海反应得以预防或及时被发现和处理。

**【护理措施】**

**（一）心理护理**

尊重病人的人格，多与病人进行沟通，讲解梅毒的相关知识，进行心理疏导，维护病人的隐私权，解除思想顾虑，使其保持良好的心理状态，配合治疗。

**（二）用药护理**

坚持早期、足量、正规治疗，用药期间，密切观察病情变化，避免发生吉－海反应，即梅毒病人接受高效驱梅药物治疗后梅毒螺旋体被杀死并释放出大量异性蛋白，引起机体发生的急性变态反应，多在用药后数小时发生，表现为寒战、发热、头痛、呼吸加快、心动过速、肌痛及原发疾病加重，严重时可发生心绞痛或主动脉破裂。为防止发生吉－海反应，在治疗前一日口服泼尼松。

**（三）健康指导**

（1）指导病人进食清淡饮食，忌饮酒、浓茶及咖啡等刺激性食物；注意休息，减少活动，防止发生病理性骨折。

（2）加强宣传教育，鼓励病人接受正规治疗，切勿随意中断，以免延误病情。

（3）治疗期间禁止性生活，动员其性伴侣同时接受检查和治疗；病人的衣物应消毒灭菌后再清洗。

（4）治疗后应定期随访，一般至少坚持 3 年，第 1 年内每 3 个月复查 1 次，第 2 年内每半年复查 1 次，第 3 年在年末复查 1 次，若检查正常则停止观察。

（5）对于未育的患病夫妇，应劝其积极治疗至复查正常再怀孕，以确保优生优育。

（6）加强自身修养，自尊、自爱，取缔娼妓，禁止性乱交，推广使用避孕套，医务人员要注意医疗防护。

## 三、尖锐湿疣病人的护理

尖锐湿疣（condyloma acuminous，CA）又称生殖器疣（genital wart）或性病疣。是由人类乳头瘤病毒感染所致，常发生在肛门及外生殖器等部位，主要通过性行为传染。

**【护理评估】**

**（一）健康史**

询问病人有无不洁性交史，是否使用过公用浴盆、便器等。

**（二）身体状况**

本病好发于性活跃的中青年。潜伏期一般为 1～8 个月，平均为 3 个月。男性多见于龟头、冠状沟、包皮系带、尿道口、阴茎部、会阴，同性恋者好发于肛门及直肠。女性多见于大小阴唇、阴道口、阴蒂、阴道、宫颈、会阴及肛周，少数病人可见于肛门生殖器以外部位（如口腔、腋窝、乳房、趾间等），皮损初起为单个或多个散在的淡红色小丘疹，质地柔软，顶端尖锐，后渐增多增大，依疣体形态可分为无柄型（即丘疹样皮损）和有柄型，后者可呈乳头状、菜花状及鸡冠状，疣体常呈白色、粉红色或污灰色，表面易发生糜烂，有渗液、浸渍及破溃，尚可合并出血及感染，有恶臭。多数病人无明显自觉症状，少数可有异物感、灼痛、刺痒或性交不适。少数病人疣体过度增生成为巨大型尖锐湿疣，部分可发生恶变。

**（三）辅助检查**

**1. 醋酸白试验** 在可疑皮损处外涂 5% 醋酸 3～5 分钟，肛周皮损处 15 分钟，若是该病可见局部变白。

**2. 组织病理学检查** 可见乳头瘤样增生，颗粒层和棘层上部细胞有空泡形成。

**（四）治疗评估**

去除局部疣体组织。

**1. 外用药物治疗** 0.5% 足叶草毒素酊，每日 2 次外用，连用 3 天停药 4 天为一个疗程，可根据病变程度连续用 1～3 个疗程，治愈率较高。适用于任何部位的皮损，因可致畸，孕妇禁用。

**2. 物理疗法** 激光、冷冻、电灼、微波等方法，可酌情选用，巨大疣体可手术切除。

**3. 内用药物治疗** 可配合使用干扰素。

**【护理问题】**

**1. 情境性自尊低下**　与社会人群对性病的歧视有关。

**2. 皮肤完整性受损**　与皮损处糜烂、破溃有关。

**【护理目标】**

（1）病人恢复自尊。

（2）病人皮肤恢复完整。

**【护理措施】**

**（一）心理护理**

尊重病人人格，建立良好的护患关系，维护病人的隐私权，向病人及家属介绍本病的防治知识，消除不良心理，使其能早期诊断和彻底治疗。

**（二）皮损的护理**

（1）保持局部清洁卫生，内衣裤应勤消毒换洗。

（2）涂药时注意保护病变周围的正常皮肤或黏膜。若采用激光或冷冻等物理方法治疗，应注意保持创面干燥，避免受到摩擦刺激，以免发生继发感染。

（3）治疗期间禁止性生活，创面结痂快要脱落时局部发痒，嘱其勿搔抓，待其自然脱落。

**（三）健康指导**

（1）指导病人进食清淡饮食，忌饮酒、辛辣刺激性食物，对病变部位发生在肛周或肛管内的病人，嘱其多吃新鲜蔬菜和水果，保持大便通畅，避免便秘。

（2）病人的衣物、被褥、浴巾、浴盆及便具等都应及时清洗消毒，家属在病人面前保持良好的心境。

## 目标检测

### 选择题

A1/A2 型题

1. 男性，15 岁。颜面、手背发生多数散在帽针头大扁平丘疹，色淡褐，部分呈串珠状排列，微痒。诊断为

A. 扁平疣　　B. 传染性软疣

C. 毛囊炎　　D. 痒疹

E. 脓疱疮

2. 右胸发生多片淡红斑，上有集簇性水疱伴神经痛，应考虑

A. 疱疹样皮炎　　B. 带状疱疹

C. 单纯疱疹　　D. 寻常型天疱疮

E. 脓疱疮

3. 男性，40 岁。腰围沿扎裤带处皮肤发生多片环形损害，境界清楚，边有丘疹、丘疱疹、鳞屑，中心消退，痒。最可能的诊断是

A. 带状疱疹　　B. 玫瑰糠疹

C. 脂溢性皮炎　　D. 麻风

E. 脓疱疮

4. 头皮出现小片状鳞屑斑，毛发细小，病发刚出头皮即折断，应考虑

A. 石棉状癣　　B. 黑点癣　　C. 黄癣

D. 白癣　　E. 脓癣

5. 急性湿疹，皮肤呈红斑，密集丘疹、丘疱疹。无水肿、糜烂、渗液，外用药首选

A. 炉甘石洗剂　　B. 氧化锌糊剂　　C. 黑豆馏油糊剂

D. 5%糠馏油软膏　　E. 新氢松软膏

6. 女性，23岁。接触油漆家具两天后，面部、手背重度红肿，上有密集小水疱，剧痒。外用药首选

A. 3%硼酸溶液湿敷　　B. 肤轻松霜

C. 去炎松尿素霜　　D. 氧化锌糊剂包敷

E. 40%氧化锌油

7. 急性荨麻疹伴有休克症状者，除静脉滴注皮质类固醇激素外，尚应立即皮下注射

A. 阿托品　　B. 氯苯那敏　　C. 苯海拉明

D. 0.1%肾上腺素　　E. 10%葡萄糖酸钙溶液

8. 男性，20岁。因咽痛肌内注射青霉素一针。约十分钟后自感胸闷、气紧、头晕、心悸、手足发麻，全身布红色风团，伴痒。继之面色苍白，四肢厥冷，脉细弱，血压下降。考虑诊断为

A. 败血症　　B. 过敏性休克　　C. 荨麻疹

D. 冠心病　　E. 血管性水肿

9. 40岁，男性。四肢伸侧、头皮发生红丘疹及斑块，厚白鳞屑，抓后点状出血。伴右肘关节肿痛，关节呈梭形，活动受限。过去无关节炎及心脏病史。诊断为

A. 类风湿性关节炎　　B. 银屑病性关节炎

C. 风湿性关节炎　　D. 痛风

E. 系统性硬皮病

扫码“练一练”

（韩贤明）

# 参考答案

第四章　麻醉病人的护理

1. C　2. A　3. E　4. D　5. D　6. B

第六章　外科感染病人的护理

1. B　2. D　3. C　4. C　5. A　6. C　7. A

第十章　颈部疾病病人的护理

1. D　2. A　3. E　4. C　5. D　6. E

第十四章　胃肠疾病病人的护理

1. C　2. D　3. C　4. D　5. C　6. B　7. B　8. B　9. D

10. C　11. C　12. A　13. C　14. D　15. C　16. C　17. B

第十五章　肝胆胰疾病病人的护理

1. D　2. E　3. A　4. C　5. C　6. D

第十六章　周围血管疾病病人的护理

1. D　2. A　3. E　4. E　5. A　6. B

第十九章　骨与关节疾病病人的护理

1. E　2. C　3. D　4. A

第二十章　皮肤病、性病病人的护理

1. B　2. B　3. A　4. B　5. A　6. A　7. D　8. B　9. B